JN277793

健康・病気予防に役立つ人体の構造とはたらき

図解

からだのしくみ大全

検査の数値がよくわかる

からだのシグナルでわかる病気

◆監修◆
伊藤善也
日本赤十字北海道看護大学教授

永岡書店

はじめに

老若男女を問わず、“健康”は常に私たちの目標です。できれば元気に活発に日々の生活をエンジョイしたいものです。でも私たちのまわりには“健康”を害する誘惑がいっぱい。また病気の影におびえるひとが多いのか、テレビのスイッチを入れても新聞を開いても“病気”の話題には事欠きません。しかし“健康”にしても“病気”にしても、それらが正しく理解されているとはいえません。また医学は新しい知識、検査法や治療方法を私たちに日々提供してくれていますが、それらを勉強したいけれど追いつけないのが現状ではないでしょうか。

本書はこのような医学の進歩を踏まえて、ひとのからだの構造から働きまでを、病気を理解するという観点から平易な言葉とわかりやすいイラストで大判にし、解説したものです。

からだの調子が悪いときや病院で聞いた説明をもう一度復習したいときに、本書をひもといていただければ、理解を深めるための一助となるでしょう。また読み物として読んでいただいても、知らなかったことがたくさん発見できると思います。

このような本書が皆さんの健康増進にお役に立てば、監修を担当したものとしてとても幸せに思います。

伊藤善也

からだのシグナルでわかる

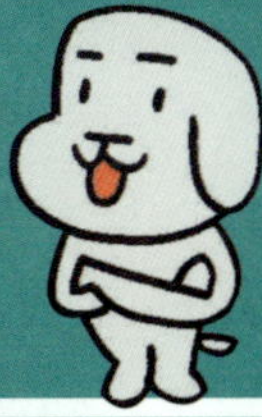

病気と前兆

数値と目的がよくわかる

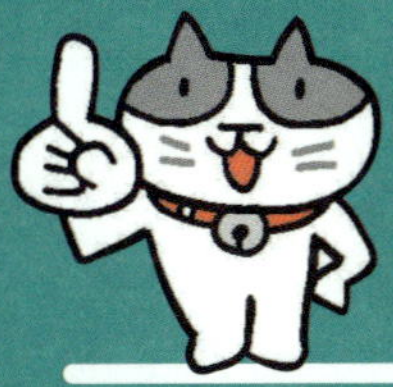

検査の知識

からだのシグナルでわかる病気と前兆

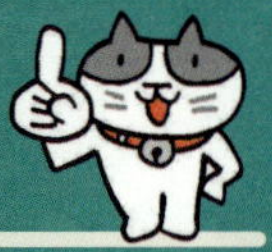

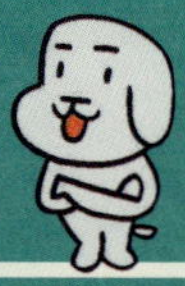

不意に訪れる病気。
早く気づいていれば…と後悔しないためには、
ちょっとしたからだの異変を
見逃さないことが大切です。

ここであげた病名はあくまでも一例です。ほかの病気の可能性もあるので、くわしくは医師に相談してください。

どんな病気が多いか？

下の数字は、ある1日に病院や診療所の外来を受診した人について、どんな病気で受診したのかを調べ、その数字を人口10万人あたりに換算したものです。高血圧、糖尿病といった生活習慣病や胃腸の病気で外来に来る人が多いのがわかります。

● **病気別の受療率**（人口10万人対）

ウイルス性肝炎 22人	胃がん 15人	大腸がん 22人
肝臓がん 4人	肺がん 13人	糖尿病 175人
高血圧 528人	心臓病 105人	脳血管疾患 74人
ぜんそく 100人	胃潰瘍及び十二指腸潰瘍 24人	肝臓病 26人

（厚生労働省「平成26年患者調査の概況」より作成）

朝 …………………目覚め

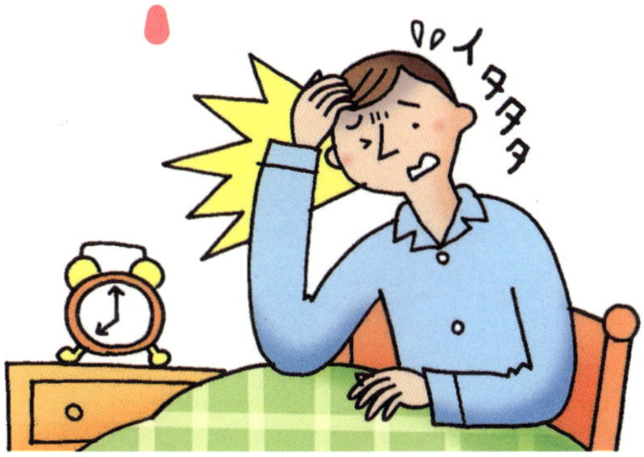

朝から頭痛がする

脳に重大な病気が起こっている可能性があるので要注意。たとえば、**脳腫瘍**《のうしゅよう》や**髄膜炎**《ずいまくえん》などによって頭蓋内の圧力が高くなると、頭痛が起きてきます。

頭を強打し、血のかたまりが頭蓋内で大きくなる**硬膜下**《こうまくか》**血腫**《けっしゅ》を起こすと、しばらくしてから頭痛が起こることも。意識や視覚の障害、手足のしびれなど、ほかの症状もあるようなら至急脳外科へ。

朝から手足がむくむ

血液中の水分である血漿《けっしょう》が、特定の場所にたまった状態がむくみです。夕方になると足がむくむのはよくあることですが、これは立ちっぱなしや座りっぱなしなどで血液循環が悪くなったために起こります。同じような理由で手指から甲にかけてもむくみやすいものです。ただし、朝起きたときからむくんでいるという場合は、**腎臓病**や**心臓病**などが原因のこともあるので、甘くみないように。

朝、起きたら顔がむくんでいる

飲み過ぎた翌日や、高い枕で寝たあとなど、起きたら顔がむくんでいる場合があります。また、疲れたときなども顔がむくみがちですが、いずれにせよ病的なものでなければ、昼ごろまでには自然にむくみは解消するものです。それが解消せず、1日中顔がむくんでいる場合は、**腎臓病**の可能性も。尿量が減ってないか、チェックしましょう。

起きなくてはと思うのに起きられない

誰でも疲れがたまったときなど、朝起きられないことはあります。しかし、毎日のように起きられず、日常生活に差し支えるようになると問題。原因としては、**低血圧**や**貧血**などがあり、倦怠感や疲労感からなかなか起きられないことがあります。また、起きる気力がわかない、憂うつで起きる元気がない場合、**うつ病**だったということもあります。

手がこわばる

関節リウマチの典型的な症状のひとつに、朝の手のこわばりがあります。リウマチの炎症により、手指に滲出液《しんしゅつえき》がたまってむくみ、そのため手がこわばった感じがするのです。最初のうちは、手がこわばってもすぐに解消するのでそのまま放っておかれがちですが、リウマチが進行するにつれ、こわばりの時間も長くなってきます。

朝……食事

食べ物がのどにつかえる

食べ物をうまく飲み込めないとか、つかえる感じがあることを嚥下《えんげ》困難といいます。**神経のまひ、舌やのどの炎症**によって起こることもありますが、注意したいのは食道の異変。**食道炎**、**食道潰瘍《かいよう》**、**食道がん**、**食道憩室《けいしつ》**などが起こっていると、途中でつかえる感じがしたり、むせる、せき込むなどが起きてきます。へんだなと思ったら放置しないように。

味を感じない

大好きなものを食べているのに、おいしくない、味がしないなどというように、味がわからなくなることを味覚障害といいます。加齢（味を感じる舌の味覚細胞が減るため）や薬の副作用などで起こるほか、栄養素の**亜鉛が不足**して起こることもあります。極端なダイエットや偏食、添加物の多い食事、ファーストフード中心の食生活などを続けていると、亜鉛は不足しがちなので、気をつけたいもの。

また、顔の筋肉を司っている神経がまひする**顔面神経まひ**でも、味を感じなくなることがあります。

胃がもたれる

上腹部が張ったような、重苦しい感じが続くことを「胃がもたれる」と表現します。過食したときにも感じる症状ですが、ふつうに食べているのにしばしば起こってくるのなら、胃の収縮力が低下して胃の中に入った食べ物

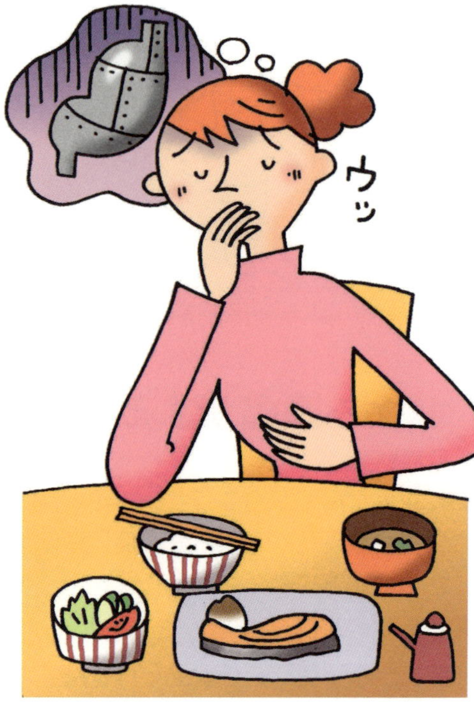

がなかなか腸のほうへ行かないためと考えられます。**胃下垂**、**萎縮性《いしゅくせい》胃炎**、**胃がん**、**胃酸過多**などがあると、こうした症状があらわれてきます。

最近、やたらと食欲がある

適度な食欲は健康な証拠ですが、肥満を招くほど食欲が旺盛すぎる場合は要注意。ストレスや不安から食欲に走るケースもありますが、**甲状腺《こうじょうせん》機《き》能《のう》亢進症《こうしんしょう》**や**糖尿病**などが原因になっていることもあります。甲状腺機能亢進症では、甲状腺ホルモンの過剰により代謝が亢進するためエネルギーの消費量が増え、それを補うために食欲が亢進します。糖尿病で

はエネルギー源である糖の利用がうまくいかなくなるため、からだがさらに糖を補充しようとして食欲旺盛になりがちです。

お腹がすくと胃が痛む

胃酸は空腹時にも分泌されています。胃や十二指腸にただれや潰瘍などがあった場合、その部分に胃酸が触れると胃がシクシクするような痛みを感じることになります。そして、何か食べると痛みがおさまるのですが、これは食べ物によって胃酸が薄められるからです。病気としては、**胃・十二指腸潰瘍**が疑われ、その場合は放置しておくと痛みがどんどん強くなってきます。

胸やけが起こる

胸骨の裏面に熱いような、焼けつくような不快感があることを胸やけといいます。胃液が食道に逆流して食道を刺激することによって起こります。刺激の強いものや消化の悪いものを食べたあとに一時的に起こることが多いのですが、胸やけを繰り返す場合は、**食道裂孔《れっこう》ヘルニア**、**食道狭窄《きょうさく》**、**逆流性食道炎**、**胃・十二指腸潰瘍**などが原因で起こっている可能性もあります。

食事中よくむせる

食べ物や飲み物を飲み込んだときに、誤って気管に入るとむせてしまいますが、これを誤嚥《ごえん》といいます。高齢になると、舌やのどなどの筋肉が低下したり、唾液《だえき》の分泌量が減ったりすることにより、誤嚥を起こしがちです。また、よくむせるようになったので、のどに異常があるのかと病院へ行ったら、実は**認知症**や**脳血管障害**、**神経系の病気**などが原因だったということもあります。

食べているときに口の中で音がする

顎《がく》関節症だと、食事の際に口の中で音がするようになります。人にも音が聞こえたり、音だけでなく痛みを感じることもあります。顎関節症はあごの関節の動きやかみ合わせがスムーズでない状態をいいますが、あごの関節円盤という部分がずれたり、すり減ったことなどが原因となります。また、ストレスからあごの筋肉が過度に緊張し、スムーズに動かなくなってしまうこともあります。

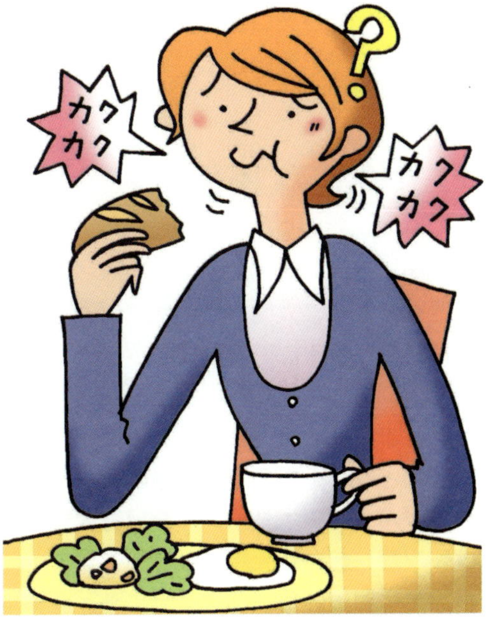

朝……トイレ

便が黒い

黒い便は、タール便といい、血液と混じったために便の色が黒くなっています。小腸や大腸、肛門などの下部消化管からの出血であれば便は黒くなりません。それより上部の消化管、つまり食道や胃、十二指腸で出血が起こっていると黒くなります。出血の原因として多いのは、**食道潰瘍《かいよう》**、**胃・十二指腸潰瘍**、**出血性胃炎**、**胃がん**などです。

便に血が混じる

便に鮮血が混じっている場合は、下部消化管、つまり小腸や大腸、肛門などからの出血と考えられます。**大腸ポリープ**、**大腸がん**、**大腸憩室炎**、**クローン病**、**潰瘍性大腸炎**、**痔《じ》**などがあると、便に血が混じります。また排便時に血がポタポタ落ちるという場合、痔かと思っていたら実は**大腸がん**だったということもあるので、注意しましょう。

がんこな便秘

便秘には腸の機能が低下したりして起こる機能性便秘と、大腸などの病気による器質性便秘があります。前者は食事や運動などの生活習慣によって起こりがちで、病的なものではありませんが、後者は病気の症状として便秘が起きているものです。原因となる病気は、**大腸がん**、**大腸ポリープ**、**潰瘍性大腸炎**、**クローン病**、**虚血性大腸炎**などです。また、**ヘルニア**や**卵巣腫瘍《しゅよう》**などによって腸が圧迫されて便秘になることもあります。

下痢便が続く

２週間以上下痢が続くことを慢性下痢といいます。下痢のほかに、微熱や血便があったり、１日に何度も下痢をする場合は、**大腸がん**、**炎症性腸炎**、**潰瘍性大腸炎**、**過敏性大腸炎**などの疑いがあります。また、**膵炎《すいえん》**や**ホルモンの異常**によって慢性下痢になることも。

尿が漏れてしまう

トイレが間に合わずに漏れてしまうとか、せきやくしゃみをした拍子に尿が漏れてしまうことを**切迫性尿失禁**といい、女性に多くみられます。**脳や脊髄《せきずい》の病気**などによって起こることもありますが、自分の意志に関係なく、膀胱《ぼうこう》が尿を押し出してしまう**膀胱の過活動**が原因になっている場合も。後者の場合なら、トレーニングや薬による治療が可能です。

尿の量が多い

１日の正常な尿の量は１～２リットル。３リットル以上になると多尿と呼ばれます。腎臓の機能が低下すると、薄い尿が大量に出るようになります。腎臓そのものの病気が原因のほか、**糖尿病**や**高血圧**、**痛風**などの病気によって腎臓がダメージを受け、機能が低下することもあります。また、脳の病気で抗利尿ホルモンが分泌されなくなると、**尿崩症《にょうほうしょう》**といって大量の尿が出ることも。

朝……歯磨き、スキンケア

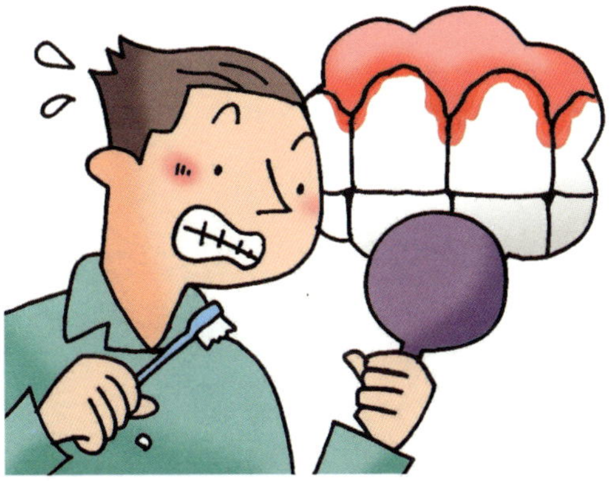

歯ぐきから出血する

歯を磨くと血が出るのは、たいていの場合は**歯周病**が原因です。歯周病は細菌によって歯周組織が炎症を起こし、組織が壊れていく病気で、放置しておくと歯を失いかねません。一方、**急性白血病**や**特発性血小板減少性紫斑《しはん》病《びょう》**、**再生不良性貧血**などの血液の病気によって歯ぐきから出血することもあります。特に急性白血病の初期症状としてこの症状がみられます。止まりにくい出血には要注意です。

口臭が気になる

口臭は口の中や歯のトラブル、つまり**虫歯**、**歯周病**、**歯垢《しこう》**、**舌苔《ぜったい》**などが原因で起こるほか、胃の病気や糖尿病などで起こることもあります。熱を出したり、過労になったりして唾液《だえき》の分泌が悪くなったときにも口の中がくさくなります。ただし、実際には口臭はないのに、自分でひどい口臭があると信じ込んでいる場合もあるので、気になるときは歯科や口臭外来のある医療機関へ。

口内炎がよくできる

口内炎は口の中が不潔になっているときや、入れ歯が合わないときなどに、よく起こります。ヘルペスやカンジダといったウイルスや真菌が口内で増殖したときや、**ベーチェット病**、**シェーグレン症候群**、**糖尿病**などが原因で口内炎ができることもあります。また、過労などから体力が衰えているときにできることもありますので、特に原因がないのに口内炎ができるときは、休息を。

顔色が悪い

顔色が悪い場合にまず考えられるのは**貧血**。血液中のヘモグロビンという赤色素が減っているため、顔色の赤みが少なくなります。貧血は女性に多く、からだが酸素不足状態になるので、疲れやすい、気力が出ないなどの症状も出てきます。

顔の皮膚が黄色っぽくなっているときは、**肝臓や胆嚢《たんのう》・胆管の病気**からくる黄疸《おうだん》の可能性があります。

舌の色が悪い

舌の色は血液の状態を反映していて、健康な人の舌はピンク色です。**貧血**の人の場合、顔色と同様に赤みが少なくなり、舌の色が白っぽくなりがちです。逆に、赤みを増すのは、熱を出したとき。そして、紫がかった暗赤色になっているときは、血液の循環が悪くなっている可能性があります。

昼 通勤・外出

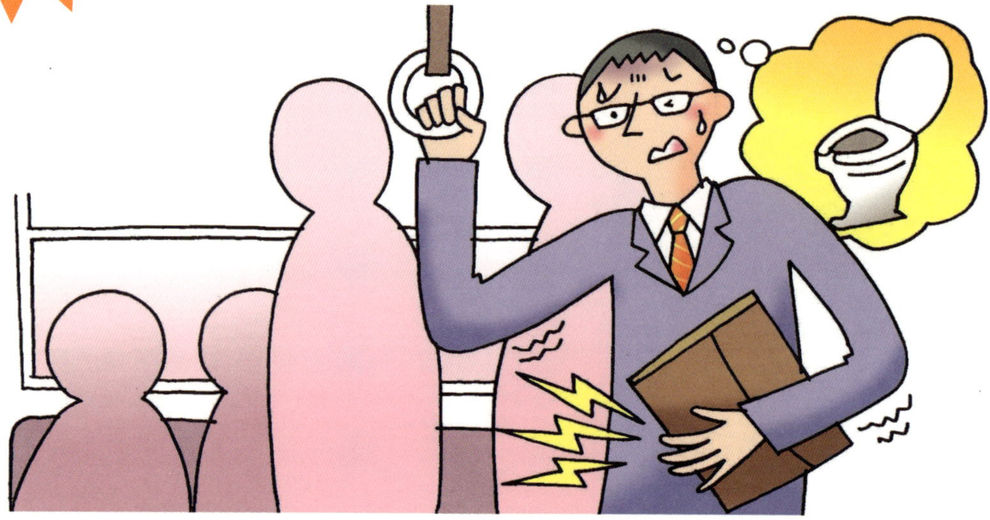

歩いている最中に急に足がだるくなる

歩いていると、ふくらはぎや足の先が痛んで歩けなくなる。少し休んでいると痛みがなくなるが、再び歩き出すとまた痛くなる。こんな症状を**間欠性は行**といいます。原因は足の動脈硬化によって血流が悪くなったり、止まってしまうために起こり、足の狭心症ともいわれています。これが起きるということは、ほかの部位の血管も動脈硬化を起こしているということです。

歩いていると、やたらに物にぶつかる

脳腫瘍《のうしゅよう》では、腫瘍が小脳や内耳の平衡器官を圧迫することがあり、そうなると平衡障害が出てきます。まっすぐ歩いているつもりなのにフラフラしていたり、やたらと物にぶつかるといった症状です。

電車の中で急に便意をもよおす

通勤電車の中や会議の途中、大切な商談の前などに、急にお腹が痛くなり、トイレに駆け込むと下痢便が出るということがあります。過度の緊張やストレスを脳が感じることで自律神経が乱れ、腸を刺激するために起こります。これを**過敏性腸症候群**といいますが、ときどき起こる程度なら心配ありません。ただし、毎日のように起こって困るほどであれば、ストレス対策や薬による治療などが必要かも。

階段を踏みはずすことがしばしばある

階段を踏みはずしてしまう、急須のお茶を茶碗の中に注ごうとしているのにずれてこぼれてしまうなどというときは、目の病気である**緑内障**を疑います。緑内障は、視神経がダメージを受け、視野の一部が徐々に欠けてく

る病気。初期のうちはなかなか気づかないのですが、進行すると最悪の場合は失明の危険性もあります。片目で物を見て見えないところがないかどうか、チェックを。

立ちくらみをよく起こす

立ち上がった瞬間目の前が真っ暗になり、しばらくじっとしていると治るという症状は立ちくらみです。急に立ったことで血圧が下がり、脳へ行く酸素が一時的に途絶えたことによって起こる**脳貧血**で、多くの場合は心配のないものです。しかし、急に頻繁に起こるようになったとか、椅子から立ったときでも起きるなどというときは、**貧血**や**心臓病**などの可能性もあります。

やたらと痰が出る

痰《たん》は気管や気管支、肺胞《はいほう》からの分泌物などからなるもので、健康な人でも多少は出ます。量が多くなったときは、気管や気管支、肺に異常が起きている可能性があります。たとえば、**気管支炎**、**気管支拡張症**、**気管支ぜんそく**、**肺結核**などです。

足がかゆくてがまんできない

足の指の間がふやけたような状態になり、強いかゆみがあるのなら、**水虫**かもしれません。ジクジクしたり、皮がむけてくることもあります。水虫は白癬菌《はくせんきん》というカビの一種が皮膚に住み着いて起こります。長時間靴を履くなど足がむれた状態のときに感染・増殖するため、男性だけでなく、女性にも水虫に悩む人が増えています。放置すると治りにくくなってしまうので、早めに対処を。

光がまぶしくてしかたがない

日差しや電灯の光をやたらにまぶしく感じることがあります。多くの場合は、**疲れ目**によるものです。疲れ目であれば一時的なものですが、何日も続くようであれば、**白内障**や**角膜の炎症**などが疑われます。

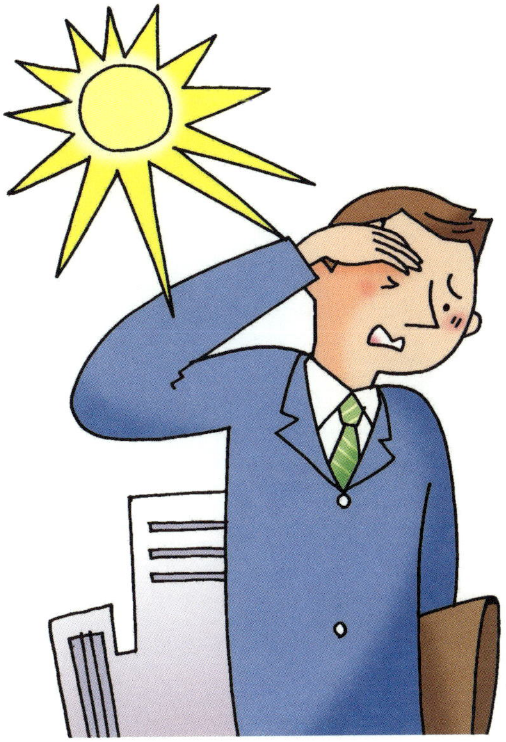

昼……仕事や家事などの最中

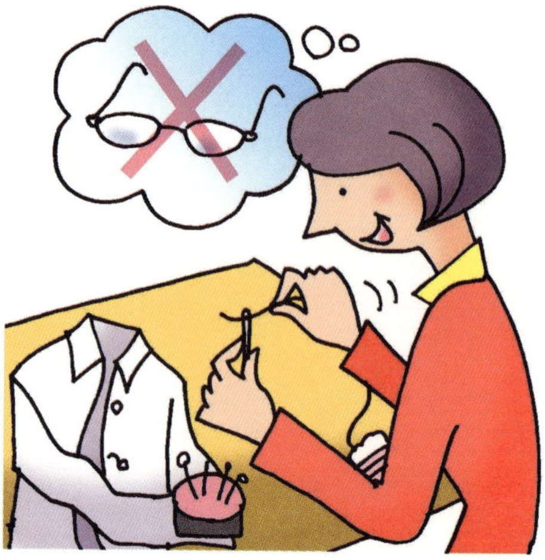

老眼だったのに、最近、近くのものがよく見える

老眼が治ったかのようなこの現象。実は、**白内障**だったということがあります。

白内障は、目の水晶体という部分が白く濁ってくる病気で、多くは加齢に伴って起こります。水晶体はカメラでいえばレンズにあたる部分で、濁るだけでなく、中心部（核）が硬くなると、そこを通過する光の屈折率が増し、近視傾向になることがあります。こうなると、見えづらかった小さな文字がよく見えるようになるのです。

目がかすむ

かすみがかかったようにくもって見える状態を「目がかすむ」といいます。**近視**などで視力が低下している場合もありますが、水晶体や硝子体《しょうしたい》に濁りが生じてくる**白内障**、**ぶどう膜炎**、**硝子体混濁**などの場合にも目がかすんできます。ときに、脳の血管にできた**動脈《どうみゃく》瘤《りゅう》**が目の動きを司る動眼神経を圧迫してかすみ目を起こすこともあります。

物が二重に見える

物がだぶって見えるときは、片目を隠してもう一度確認を。片目を隠してもだぶって見えるとき（単眼性複視）は、**乱視**や**白内障**などの可能性があります。逆に片目を隠すとふつうに見えるとき（両眼性複視）は、**眼筋まひ**（糖尿病や炎症、腫瘍《しゅよう》などで起きる）などが考えられます。

黒いへんなものが見える

糸くずが舞っているように見える、蚊が飛んでいるように見えるというときは、**飛蚊症《ひぶんしょう》**かもしれません。これは加齢に伴って起きる症状で、特に心配はいりません。しかし、いつも同じところに黒い点が見えるとか、突然黒いススのようなものが目の前に現れるなどというときは、**網膜剥離《もうまくはくり》**や**眼底《がんてい》出血**などの可能性があるので要注意。

手に力が入らない

手先がしびれ、特に親指に力が入らなくなったときは、手根管《しゅこんかん》が障害を受ける**絞《こう》扼性《やくせい》神経障害**かもしれません。手仕事をする女性に多い病気です。また、**変形性頸椎症《けいついしょう》**や**頸部脊椎症《けいぶせきついしょう》**など、首の骨に異常があった場合、手に力が入らなくなることがあります。

最近疲れやすい、集中力がない

貧血かもしれません。貧血は血液中のヘモグロビンが減少した状態です。ヘモグロビンは全身の各組織に酸素を運ぶ役割を担っているので、貧血になるということは全身が酸素不足に陥っているということで、こうなると疲れやすいとか集中力がない、気力が低下するなどの症状が出てきます。

また、疲れやすい、集中力がないは、**甲状《こうじょう》腺《せん》機《き》能亢《のうこう》進症《しんしょう》**の代表的な症状でもあります。

のどが詰まって、左肩が痛い

狭心症や**心筋梗塞《しんきんこうそく》**の発作は、胸が押しつぶされるように痛くなるばかりではありません。ときに、痛みがほかの部位に広がり（放散痛）、胸痛よりも、そちらの痛みのほうが強く感じられることもあります。特に、左肩、左腕の内側、あご、のどのあたりが痛みます。まさか心臓発作とは思わず、がまんしているうちに手遅れになる可能性もあります。いままでに経験のない痛みは要注意です。

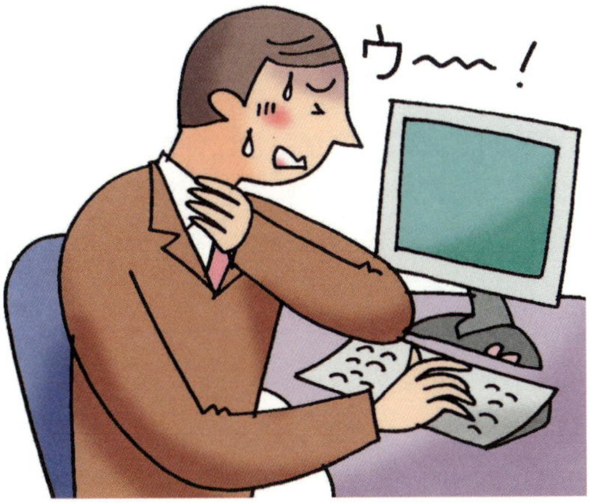

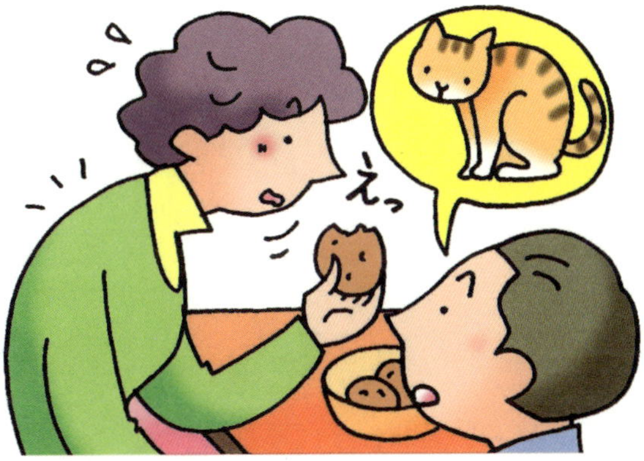

最近ねこ背になってきた

骨粗鬆症《こつそしょうしょう》の初期段階かもしれません。骨粗鬆症は、60 代以降の女性に多い病気ですが、50 代ごろから骨の老化は徐々に始まっています。自分ではわかりにくいものですが、背中が丸くなったとか、ねこ背になっていると指摘されたら、一度骨密度検査を受けてみたほうがよいかも。

肩こりがひどい

たかが肩こり、されど肩こり。単なる筋肉の疲れかと思っていたら、骨に異常が起きていることもあります。たとえば、朝起きたときや、夕方になると肩が痛くなり、首を曲げたりすると痛みが増したり、しびれたりするようなら、**変形性頸椎症**かもしれません。また、肩こりが激しく、首が自由に動かせなくなったり、手の先までしびれるようなら、**頸椎椎間板《けいついついかんばん》ヘルニア**の可能性も。

夜……アフターファイブ

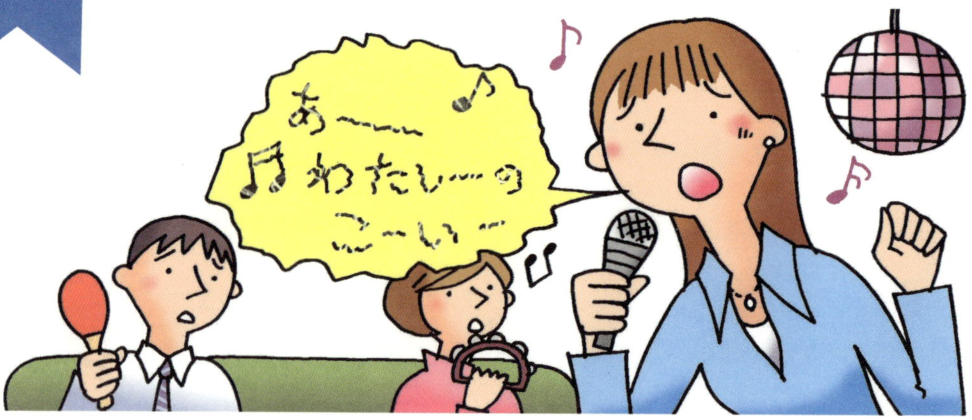

カラオケの最中にのどがかすれる

のどがかすれる、あるいは声がかれるという症状は、**声帯の炎症**や**声帯ポリープ**（良性）でみられます。声帯ポリープでは、ポリープが大きくなるにつれ、声のかれが気になるようになります。声がれがひどくなると声がまったく出なくなることも。

注意したいのは、声のかれは**喉頭《こうとう》がん**でもみられるということです。

お酒の量が増えてしまった

酒量が増えたという場合、その背景に**ストレス**が隠れていることがあります。酒量のほか、いらいらする、すぐかっとなる、早口でしゃべるなども一種のストレスのあらわれです。お酒でストレスを発散するのもときにはよいのですが、毎日のように大量に飲み続けていると、肥満や肝臓病、高脂血症などを招きます。また、アルコール依存症になることもあります。ほかのストレス対策もぜひ試みましょう。

お酒が弱くなり、酔っぱらうようになった

お酒が強く、毎日のように飲酒していた人が、急に酔っぱらうようになると「もう年だから」などと思われがちですが、年だけのせいではなく、肝臓が疲れてきたためでもあります。肝機能が低下し、アルコールをうまく処理できなくなってきたのです。このまま無理して飲み続けていると、やがては**肝硬変**へと移行する可能性があります。

やたらにのどが渇く

汗をかいて体内の水分が失われたときは、のどが渇いて水分をとりたくなります。これは生理的なものですが、特に汗をかいたりしていないのに、しきりにのどが渇くときは要注意。まず**糖尿病**の初期症状として、のどの渇きがあります。糖尿病では多尿になるため、どうしてものどが渇くのです。また、心因性多飲といって、からだ自体は水分不足になっていないのに、心理的原因からのどの渇きを感じ、過剰に水分をとる場合もあります。

夜……くつろぎタイム

爪の形や形状がおかしい

爪は全身の健康状態を表します。爪が薄くなったり、割れやすい、へこんでスプーンのようになるのは**貧血**。逆に爪が厚くなり、縦に線が走るのは**真菌**（カビの一種）によるもの。指先が膨らんで、爪もひろがった状態のときは、**心臓病**や**呼吸器疾患**、**肝硬変**など。爪に縦の筋が入るのは、**ネフローゼ症候群**や**貧血**など。

耳鳴りがする

耳鳴りはさまざまな原因で起こりますが、難聴を伴う場合は、耳の病気からきていると考えられます。たとえば、**外耳道異物**や**中耳炎**、ときに**腫瘍**《しゅよう》（コレステリン肉芽腫《にくがしゅ》やグロームス腫瘍）が原因になります。

一方、難聴を伴わない耳鳴りの場合は、**脳腫瘍**の前兆であることがあります。また、**メニエール症**の前兆でも、耳鳴りだけが起きたりします。

なお、健康な人でも、耳の血流の音を感じることはあります。神経質な人だと、それを四六時中感じて耳鳴りがすると訴えます。

お腹の力が弱い
お腹が冷たい

仰向けに寝て手でお腹を押したときにお腹が反発するのは、体力が十分にある人。逆にお腹がへこんで手がすっと沈むのは、体力があまりないとか、落ちている人です。

また、お腹に手をあてて冷たいと感じるときは、胃や腸、肝臓、子宮、卵巣、膀胱《ぼうこう》などの臓器や周囲の血液の循環が悪いといわれています。

お腹を触っていたら
しこりを感じた

お腹にはさまざまな臓器があるので、しこりを感じたときにいちばん気になるのは、**胃がん**、**大腸がん**、**肝臓がん**、**膵臓がん**、**胆嚢**《たんのう》**がん**、**子宮がん**、**卵巣がん**など、臓器の腫瘍です。腫瘍以外では、炎症で膿《うみ》がたまる**肝臓膿瘍**《のうよう》、**腎膿瘍**などや、臓器の一部に液体がたまる**腎嚢胞**《じんのうほう》や**肝嚢胞**などでも、しこりを感じることがあります。

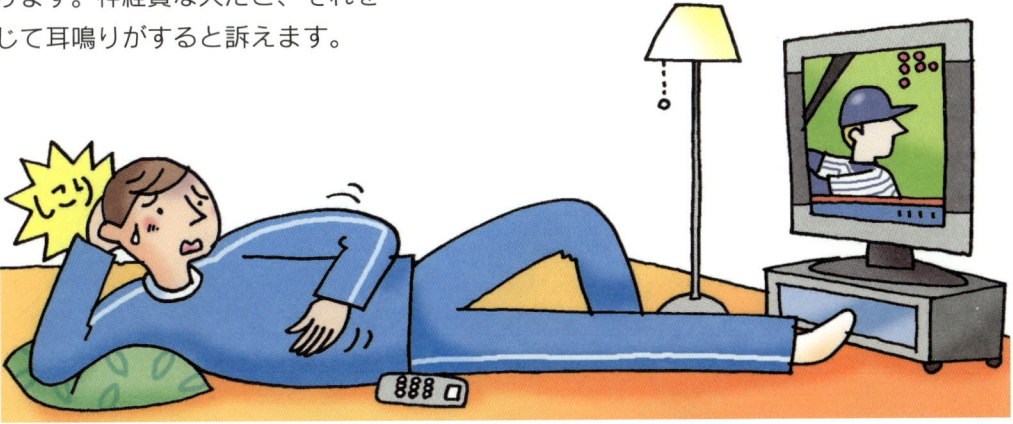

夜……お風呂

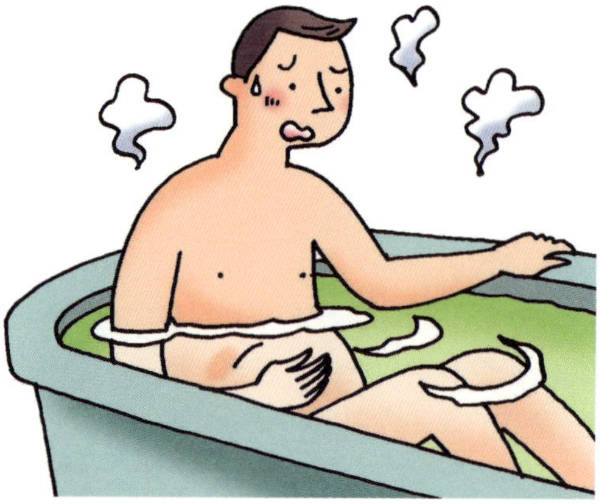

最近、徐々にお腹が出てきた

中高年になると、ウエストが太くなってきます。しかし、へその高さの腹囲が男性は85cm以上、女性は90cm以上になったら危険信号です。ウエストサイズが太くなり、なおかつ高中性脂肪（または低HDL）、高血圧、高血糖のうち2項目があてはまる人は、動脈硬化につながる**メタボリックシンドローム**（内臓脂肪症候群）に該当します。

乳房にしこりができた

よく知られているように乳房にしこりができたら、まっさきに考えるのは**乳がん**です。でも、**乳腺線維腺腫《にゅうせんせんいせんしゅ》**、**乳腺症**、**乳腺嚢胞症《のうほうしょう》**などでも、乳房にしこりができます。また、排卵期や月経前に女性ホルモンの影響で一時的に乳房が張ってしこりができることもあります。いずれにせよ、ふだんから乳房をチェックし、異変が起きたときに早く気づくことが大切です。

最近、やせてきた

特にダイエットをしているわけでもなく、食欲もあるのにやせてきたときは、栄養の吸収や消化に問題が起きている可能性があります。たとえば、**糖尿病**や**肝臓病**、**慢性膵炎《すいえん》**、**潰瘍性《かいようせい》大腸炎**、**甲状腺機能亢進症《こうじょうせんきのうこうしんしょう》**などがあると、やせてきます。**寄生虫**もやせの原因になります。食欲がなくてやせてきた場合は、**神経性食欲不振症**、**うつ病**などの心の病気が原因のことも。

足の裏にほくろができた

ほくろで気をつけたいのは、急に大きくなったものや、輪郭が不整で黒い色がにじんだようなもの、黒ずみが濃くなっていくものなど。**悪性黒色腫《こくしょくしゅ》**の疑いがあります。できる部位はさまざまですが、足の裏や足指の間にできるものが多く、注意を要します。また、**基《き》底細胞腫《ていさいぼうしゅ》**や**ボーエン病**でも、ほくろのような皮疹ができ、これらも悪性です。

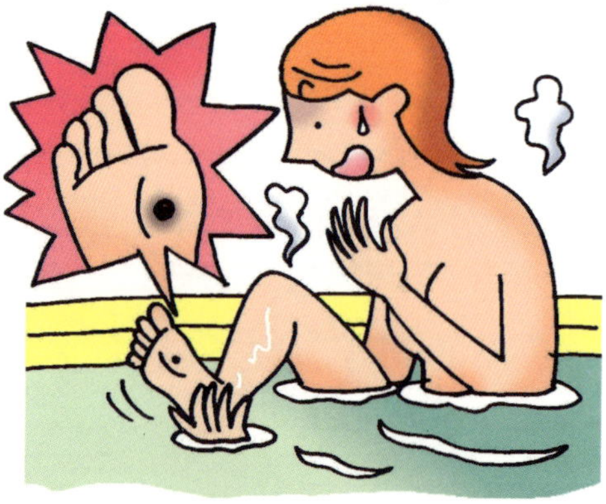

夜 ……就寝中

寝汗が出る、暑がる

　室温が高いわけでもないのに、やたらに寝汗が出たり、暑く感じる場合は、**甲状腺《こうじょうせん》機能《きのう》亢進症《こうしんしょう》**かもしれません。なんらかの原因で甲状腺ホルモンの分泌が盛んになっている状態です。原因となるのは、**バセドウ病**や**甲状腺腫瘍《しゅよう》**、**甲状腺刺激ホルモン産生腫瘍**などの病気です。

寝ているのにドキドキする

　静かに寝ているのに心臓がドキドキしてくる、つまり動悸を感じるというときは、**不整脈**や**高血圧**、**自律神経失調症**、**甲状腺機能亢進症**などが考えられます。自律神経失調症の場合は、不安感を伴うことも多く、ストレスが大きな原因となります。

大きないびきをかく

　睡眠中は上気道が狭くなって軟口蓋《なんこうがい》が呼吸のたびに振動し、このとき口呼吸をしていると音が出ていびきとなります。いびきが起こりやすいのは、**扁桃腺《へんとうせん》肥大**や**慢性喉頭炎《こうとうえん》**、**副《ふく》鼻腔炎《びくうえん》**など、のどや鼻の病気があるときです。また、肥満によって気道周囲に脂肪がつくと、いびきをかきやすくなります。注意したいのは**睡眠時無呼吸症候群**。大きないびきをかいたあとに、数十秒ほど呼吸が止まる病気で、突然死とも関係があるといわれています。自分では気づきませんから、家族などに指摘されたら病院へ。

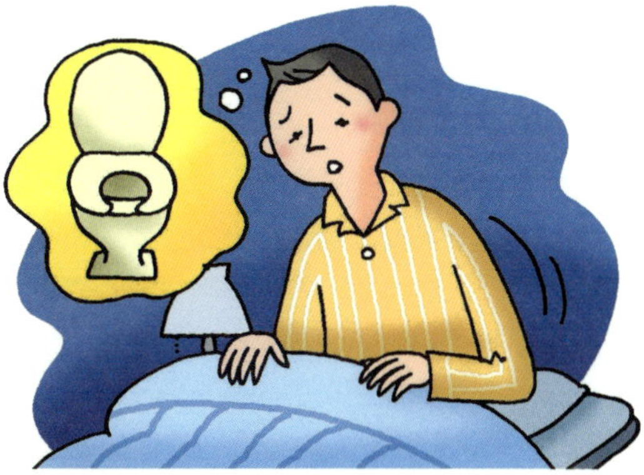

夜中に何度もトイレに起きる

　この場合、もっとも気をつけたいのが**糖尿病**。糖尿病では多尿になります。男性の場合は、**前立腺《ぜんりつせん》肥大症**も気になります。前立腺が大きくなって尿道を圧迫するため、トイレの回数が多くなるのです。尿がなかなか出ない、全部出るまで時間がかかるという症状も出てきます。また、脳下垂体後葉《のうかすいたいこうよう》から分泌される抗利尿ホルモンの分泌が低下すると、やはり多尿が起きます。

寝ているときにおしっこが出る

　眠っている間は脳から抗利尿ホルモンが分泌され、尿の量は少なくなります。ですから、昼間は２、３時間おきにトイレに行っている人でも、７、８時間ぐらいトイレにいかずにすむのです。ところが、**脳の病気**や**睡眠障害**などで抗利尿ホルモンの分泌が低下すると、寝ているときにも尿がどんどん作られるようになり、失禁してしまうことがあるのです。これを**尿崩症《にょうほうしょう》**といいます。

そのほかこんな症状にも注意！

かぜでもないのに せきが出る

かぜでもないのにせきが出るときは、**気管支炎**や**気管支ぜんそく**かもしれません。また、かぜが治ったあとにせきがいつまでも続くときは**肺炎**の可能性も。長い間喫煙をしてきた人が、せきのほか、痰《たん》がいつもからんだり、階段を上ると動悸がするなどを訴えるときは、**COPD**（慢性閉塞性《へいそくせい》肺疾患）の疑いがあります。また、肺がんでもせきが出てきます。

若いのに、汗をかく、だるい などの更年期症状が出る

更年期障害では、顔がほてる、汗が出る、だるいなどの症状が出てきますが、若い女性なのにこれと同じような症状が出てきたときは、**甲状腺《こうじょうせん》機能《きのう》亢進症《こうしんしょう》**が疑われます。これは甲状腺ホルモンが過剰に分泌される病気で、動悸《どうき》やふるえ、眼球突出などを伴うこともあります。

くさいおならがよく出る

食事をするとある程度空気も一緒に飲み込みますが、その空気と腸内で発生したガスが混じったものがおならです。おならがくさくなるのは、腸内の悪玉菌のしわざ。腸内に**悪玉菌**が多いと、腸の内容物を腐敗させるためくさいガスが発生し、それがくさいおならになります。ちなみに、腸内には100種以上の細菌がいて、善玉菌、悪玉菌、日和見菌（場合によって悪玉に変身）がバランスよく生息しています。ところが悪玉菌が増えると、便秘や下痢などを引き起こします。ですから、くさいおならが頻繁に出るのは腸からのSOS。腸内の善玉菌を増やす対策を。

つばが出にくくなり 食べ物が食べづらい

唾液《だえき》の量が減って口の中が乾くときは、**シェーグレン症候群**の可能性があります。唾液が減るので、食べ物が食べづらくなり、熱いものや刺激の強いものを食べると口の中がヒリヒリします。唾液だけでなく、涙の量も減るため、眼がゴロゴロすることもあります。

無性に氷を食べたくなる

氷やせんべいのようなかたいものを無性に食べたくなり、バリバリと食べずにいられないときは、**貧血**かもしれません。貧血の症状として異食症というのがあり、昔は土の壁をほじって食べてしまうことがよくありました。こうした行動がなぜ起こるのかというと、行動を抑制する脳内物質の働きが鉄が欠乏することによって阻害されるからではないかといわれています。

最近、頻繁に 物忘れをする

「人の名前が出てこない」「物をどこにしまったか思い出せない」などの物忘れ症状は、加齢に伴い誰にでも起こってくるものです。若い人でも疲れたときや睡眠不足のときに物

忘れをすることがあり、これらは心配のないものです。しかし、日常生活に差し支えるほど物忘れが進んだときは要注意。原因としては、**認知症**、**パーキンソン病**、**多発性硬化症**などの脳の病気や、**脳卒中**や**高血圧性脳症**などの脳血管障害が問題になります。**うつ病**や**うつ状態**、**アルコール依存症**など、心の病気から物忘れが激しくなることもあります。

まぶたが重く垂れ下がる

上まぶたが垂れ下がり、眼がよく開かない状態を眼瞼《がんけん》下垂《かすい》といいます。眼瞼下垂が起きたときは、**重症筋無力症**の可能性があります。また、**脳血管障害**や**脳腫瘍**《のうしゅよう》などで動眼神経がまひし、眼瞼下垂が起こることもあります。

気になる発疹がある

発疹とひと口にいっても、種類や原因は実にたくさん。ウイルス感染などによって皮膚が炎症を起こして発疹が出ることが多いのですが、内臓の病気や異変によって出てくることもあります。たとえば、水疱《すいほう》や痛みを伴うものは**帯状疱疹**《たいじょうほうしん》の可能性があります。

また、膠原病《こうげんびょう》でも発疹が出ることがあり、たとえば頬に蝶形の紅斑《こうはん》ができたときは**全身性エリテマトーデス**、上まぶたを中心にむくんだような紅斑ができたときは**皮膚筋炎**が疑われます。

薬疹といって、薬の副作用で発疹が出ることもあります。いずれにせよ、いつもと違う発疹が出たときは要注意。

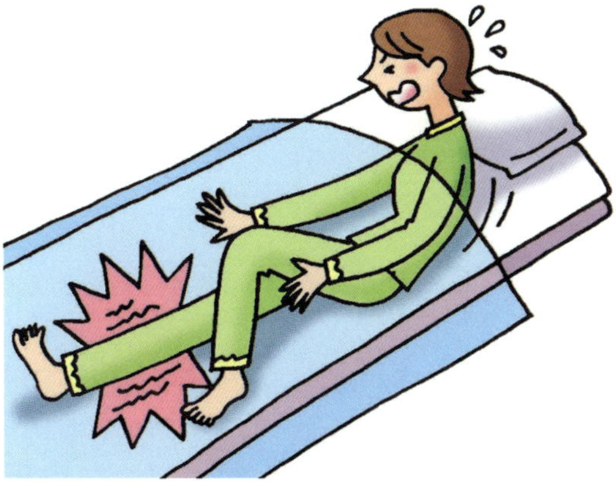

ふくらはぎがけいれんする

いわゆる足がつるという状態です。長距離を歩いたとか、激しい運動をしたあとなどに起こることが多いのですが、ときに病気によって足がつることもあります。たとえば、**変形性脊椎症**《せきついしょう》や**椎間板**《ついかんばん》**ヘルニア**などからの神経障害によるものです。また、カリウムやナトリウム、カルシウム、マグネシウムなどの**ミネラルの過不足**により起こることもあります。

だるい、疲れやすい

仕事や運動などによって疲れ、だるさを感じても、ふつうは睡眠や休養をとれば回復するものです。ところが、慢性的にだるさや疲れが抜けない場合は、病気が潜んでいることがあります。たとえば、**糖尿病**、**甲状腺疾患**、**肝障害**、**腎障害**、**筋萎縮性側索**《きんいしゅくせいそくさく》**硬化症**、**ギランバレー症候群**などです。また、**うつ病**や**神経症**など心の病気によってからだがだるくなることもしばしばあります。

数値と目的がよくわかる検査の知識

**病気を診断したり、
程度を知るうえで欠かせない検査。
やり方や目的がわかっていれば、
安心して受けることができます。**

定期的に健診を受けましょう

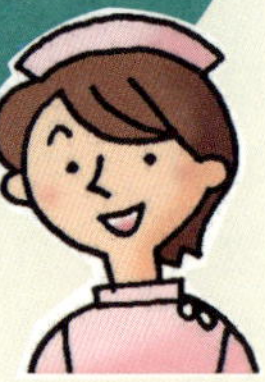

自分は健康と思っている人も、いつ病気になるかわかりません。病気の早期発見・早期治療のためには、健康診断（健診）を定期的に受けたいものです。

健診を受ける

会社の健診、自治体の健診、人間ドックなど、自分が受けやすい健診を活用したい。

→ **異常あり** →

**再検査
医師の診察**

さらにくわしい検査、および医師の問診、触診などを受ける。

↓

診　断

病気かどうかの診断がつく。

↓

治　療

治療を受け、病気を治す、あるいは悪化しないようにする。

（健診を受ける）↓ **異常なし** ↓

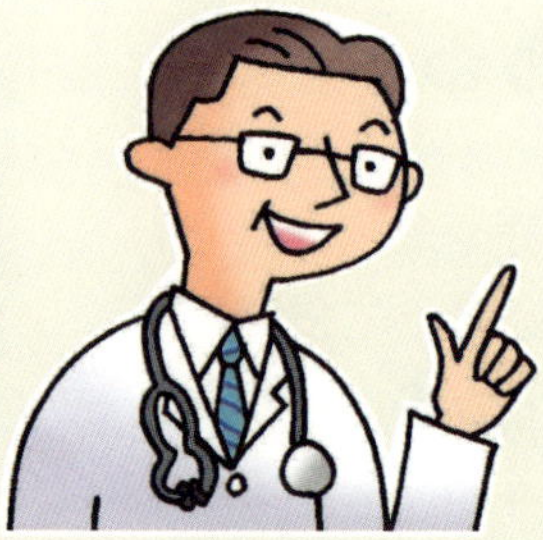

**1年後に
健診を受ける**

1年に1度は健診を受け、からだをチェックする習慣を。

各検査の基準値については、検査方法や検査会社によって多少違いがあります。本書では、株式会社エスアールエルの基準値を載せました。基準値以外の記述は、編集部および監修者によるものです。

基本的な検査

会社の健診や自治体主催の健診では、集団の中から健康が疑問視される人たちを見つけるための基本的な検査が行われます。高血圧や糖尿病、高脂血症など、初期段階での自覚症状に乏しい病気は、これらの健診で見つかることが多いものです。

尿検査

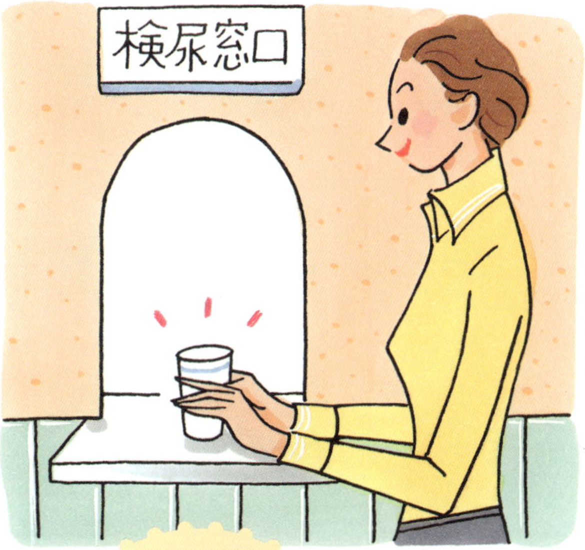

検査の方法は？

尿を採取し、試験紙につけて反応を見たり、成分を調べたりする。

糖

定性検査（試験紙に尿をつける）
陰性（－）……基準

定量検査
1日1g以下……基準値

●何がわかるのか？
からだにとって大切なエネルギー源であるブドウ糖は、本来は尿に漏れ出ることはほとんどありませんが、糖尿病によって、尿に漏れ出ることがあります。それをチェックする検査です。

たんぱく

定性検査（試験紙に尿をつける）
陰性（－）……基準

総たんぱく
1日31.2～120mg以下……基準値

●何がわかるのか？
血液中のたんぱく質は、通常は腎臓で再吸収されるため、尿に漏れ出る分はほんのわずかです。もし、尿のたんぱく量が多い場合は、腎臓病の疑いがあるので再検査が必要。

潜血反応

陰性（－）……基準

●何がわかるのか？
腎臓や尿管、膀胱、尿道などから出血があると、尿に血液が混じるため、それをチェックします。

血液検査

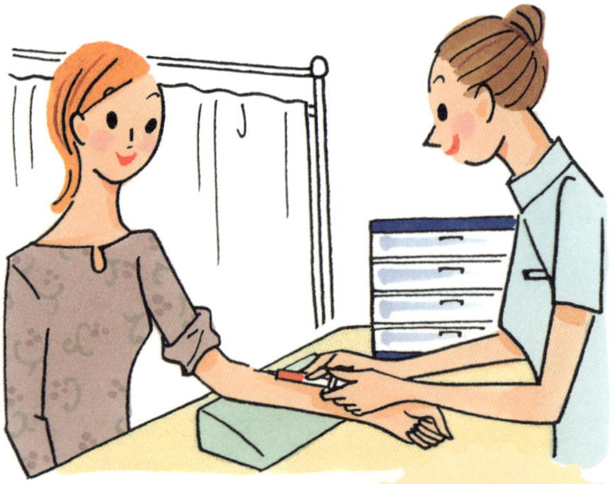

検査の方法は？

血液を採取し、
分析器などにかけて
その成分を調べる。

糖尿病の検査

血糖値（空腹時）

126mg/dL 以上 ……糖尿病域
110～125mg/dL ……境界域
70～109mg/dL ……正常域

● 何がわかるのか？

血液中の糖量を調べて、糖尿病の有無やその傾向を知ることができます。通常は、126mg/dL を超えていた場合、経口《けいこう》ブドウ糖負荷試験などの精密検査を行い、診断します。110～125mg/dL の境界域の場合は、糖尿病予備軍と心得、食べすぎや飲みすぎ、肥満に注意しましょう。

HbA1c（国際標準値）

4.6～6.2%
（総ヘモグロビン中に対するHbA1cの割合）

● 何がわかるのか？

赤血球の成分で、酸素を運ぶ働きをしているヘモグロビンに、血液中の糖が結合したものを HbA1c といいます。赤血球の寿命は約 120 日なので、HbA1c の値を調べることで、検査日だけでなく、過去 1 ～ 3 か月間の血糖値の平均を知ることができます。日本糖尿病学界の診断基準では 6.5%以上が糖尿病型。

高脂血症（脂質異常症）の検査

総コレステロール

150～219mg/dL …… 基準値

● 何がわかるのか？

血液中のリポたんぱくの中のコレステロールの総計が総コレステロール。基準値より高い場合は、高脂血症とされます。コレステロールはからだにとって大切なものなので、低すぎる場合も問題になります。

HDL コレステロール

男性　40～86mg/dL …… 基準値
女性　40～96mg/dL …… 基準値

● 何がわかるのか？

血液中の余ったコレステロールを回収する役割をしているのが HDL。したがって、これはある一定量あることが必要です。少ない場合は高脂血症を招きがちです。

LDL コレステロール

70～139mg/dL …… 基準値

● 何がわかるのか？

コレステロールを各細胞へ送り届ける役割をしているのが LDL というリポたんぱく。この LDL の値が高いということは、コレステロールが過剰にあるということで、動脈硬化を促進する可能性があるので要注意。

中性脂肪

50～149mg/dL …… 基準値

● 何がわかるのか？

炭水化物や糖分は体内でブドウ糖となってエネルギー源になりますが、余分なブドウ糖は中性脂肪となり、体内に貯えられます。中性脂肪値が多すぎると、高脂血症とされ、食事や運動面での対策が必要です。

基本的な検査

肝機能の検査

AST（GOT）
10～40 U/L ……基準値

ALT（GPT）
5～40 U/L ……基準値

● 何がわかるのか？

AST、ALTはトランスアミナーゼと呼ばれる酵素の一種。肝細胞に多く含まれ、肝炎や肝臓がん、肝機能障害などによって肝細胞がダメージを受けると、血液中に出てくる。胆石、胆嚢《たんのう》炎《えん》などの胆道系の病気でも高値に。

γ-GTP
男性　70 U/L以下
女性　30 U/L以下

● 何がわかるのか？

γ《ガンマ》-GTPはたんぱく質を分解する酵素。肝炎や脂肪肝、肝臓がん、胆石、膵炎《すいえん》、膵臓がんなど、肝臓や膵臓、胆道に異常があると高値になります。飲酒によって高く出ることも。

血清ビリルビン
総ビリルビン 0.2～1.0 mg/dL…基準値

● 何がわかるのか？

ビリルビンとは、赤血球中のヘモグロビンが分解されてできる物質で、胆石や胆道系の病気、肝炎などの肝臓病などで高値になります。

LDH（乳酸脱水素酵素）
115～245 U/L……基準値

● 何がわかるのか？

LDHは、肝臓病や心筋梗塞《しんきんこうそく》、腎不全、悪性貧血、各種のがんなどがあると、高値になります。

血清総たんぱく
6.7～8.3 g/dL…基準値

● 何がわかるのか？

140種ほどある、体内のたんぱく質の血清中の値が血清総たんぱく。低値のときは肝臓病や腎臓病、高値のときは脱水症などの可能性が。

血液の状態を検査

赤血球数
男性 427万～570万/μL …基準値
女性 376万～500万/μL …基準値

● 何がわかるのか？

赤血球の役割は酸素をからだ中に運ぶことで、低値の場合は貧血が疑われます。

ヘモグロビン
男性 13.5～17.6 g/dL…基準値
女性 11.3～15.2 g/dL …基準値

● 何がわかるのか？

赤血球の成分で、酸素と結びつく鉄を含んでいる。低値の場合、貧血が疑われます。

ヘマトクリット
男性 39.8～51.8％ …基準値
女性 33.4～44.9％ …基準値

● 何がわかるのか？

貧血の有無がわかります。

白血球数
男性 3900～9800/μL …基準値
女性 3500～9100/μL …基準値

● 何がわかるのか？

細菌やウイルス、異物などを排除する働きがあり、からだの中で炎症が起こると高値に。

痛風の検査

尿酸
男性　3.7～7.0 mg/dL…基準値
女性　2.5～7.0 mg/dL…基準値

● 何がわかるのか？

尿酸は核酸が処理されるときに生じる物質。尿酸の排泄がスムーズにいかなかったり、食事の影響などで血液中の尿酸値が高くなると、痛風や腎結石、尿路結石などが起こる可能性が。

腎機能の検査

クレアチニン
男性 0.61～1.04 mg/dL…基準値
女性 0.47～0.79 mg/dL…基準値

● 何がわかるのか？

クレアチニンは筋肉などにあるクレアチニンが代謝されてできる物質で、通常は尿として排泄されます。腎臓の糸球体《しきゅうたい》に異常があると血液中に増加するため、腎機能のチェックに使われます。

血圧検査

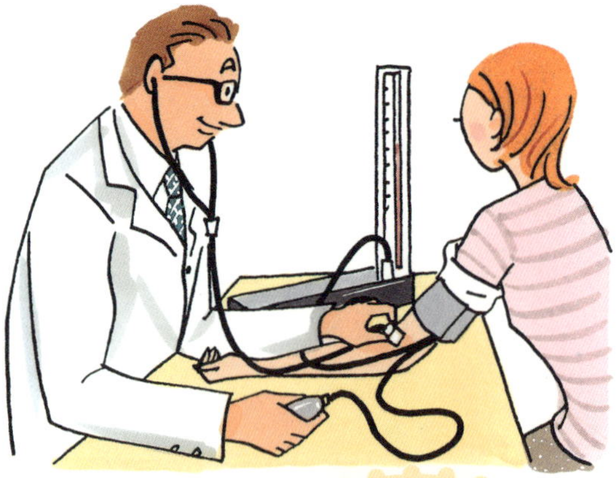

検査の方法は？

上腕部の血圧を血圧計で測定する。正式には医師や看護師が測定するが、自動血圧計も普及している。

血圧計のしくみ

1

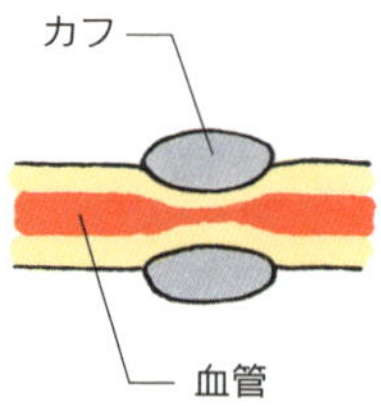

カフに圧力を加えて、血液の流れを止める。

2

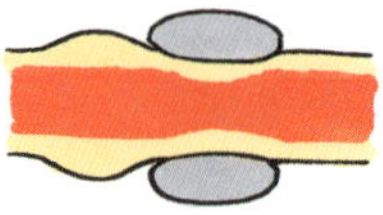

カフの圧力を徐々に下げていくと、血液の流れが再開され、聴診器から血管音が聞こえる。このときのカフの圧力が最高血圧。

3

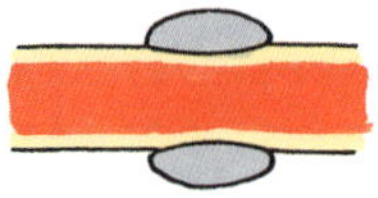

さらにカフの圧力を下げていくと、血管音がだんだん小さくなってついに聞こえなくなる。このときの圧力が最小血圧。

高血圧の診断とレベル

	収縮期血圧（最高血圧）	拡張期血圧（最低血圧）
正常血圧	130 mmHg未満	85 mmHg未満
正常高値血圧	130～139 mmHg	85～89 mmHg
軽症高血圧	140～159 mmHg	90～99 mmHg
中等高血圧	160～179 mmHg	100～109 mmHg
重症高血圧	180 mmHg以上	110 mmHg以上

（日本高血圧学会の基準）

- 正常高値血圧とは、高血圧予備軍といえるレベル。
- 軽症高血圧は、治療（生活改善）が必要なレベル。
- 中等～重症高血圧は、薬による治療が必要なレベル。

● 何がわかるのか？

心臓は、血液をからだに送り出すためのポンプのような役割をしていて、常に収縮と拡張を繰り返しています。心臓が収縮することで中の血液が送り出されるわけですが、このとき血管にかかる血液の圧力は最大になります。これを最高血圧と呼びます。

そして、血液を送り出したあとは心臓は拡張しますが、このときに血管にかかる圧力は最小になります。これを最低血圧と呼びます。

血圧測定は、最高血圧と最低血圧を測定して、血圧が正常かどうかを調べるものです。高血圧状態が長く続くと、動脈硬化を促進し、脳卒中や心《しん》筋《きん》梗塞《こうそく》・狭心症など、重大な病気を引き起こす可能性があるので、要注意です。

視力検査

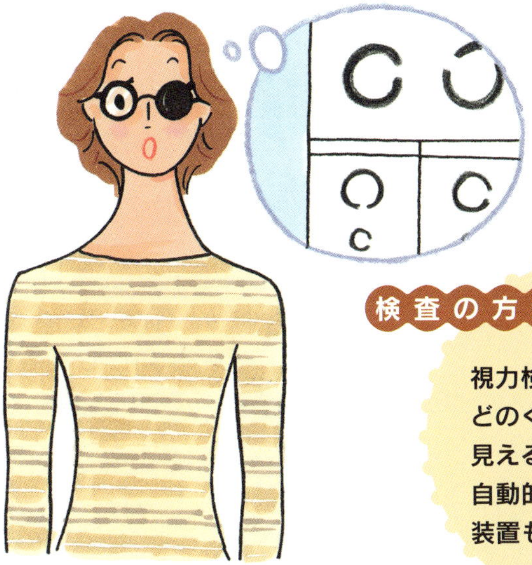

検査の方法は？

視力検査表を見ながら、どのぐらい小さな文字まで見えるかを調べる。自動的に視力を計測する装置もある。

裸眼視力

裸眼視力 1.0 以上 ……基準値

運転免許では、片目 0.3 以上、両目 0.7 以上ないと眼鏡使用となる。

● 何がわかるのか？

まず裸眼で視力を測定します。視力が低下している場合は、測定した視力に合わせたレンズをつけ、それで視力が出るかどうかをチェックするのがふつうです。これは、近視や遠視、乱視であれば、レンズで矯正が可能ですが、それ以外の目の病気（白内障、緑内障など）によって視力が落ちている場合は、レンズで矯正しても視力が出ないので、それをチェックするために行います。

細隙灯《さいげきとう》顕微鏡検査

検査の方法は？

眼球に光を当てながら、医師が眼科用の顕微鏡で目を観察する。

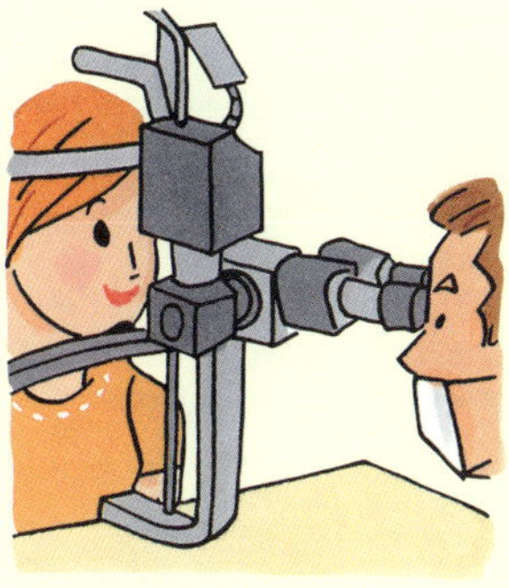

● 何がわかるのか？

結膜、前房、虹彩《こうさい》、瞳孔《どうこう》、水晶体などのようすがよくわかるので、白内障や緑内障の診断に欠かせない検査。

眼圧検査

検査の方法は？

角膜に空気を噴射し、一定の平面積に変形するまでの時間を計り、眼球内の圧力を推測する装置で調べる。

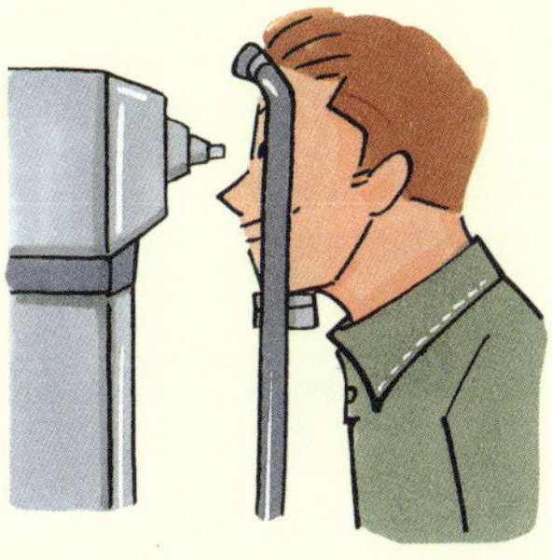

● 何がわかるのか？

眼圧が高くなると視神経が圧迫され、視野が徐々に欠けていく緑内障が起きてくる。緑内障の早期発見のために欠かせない検査。

眼底検査

検査の方法は？

目に凸レンズを当て、瞳孔から光を入れながら、医師が眼球の中を観察する。

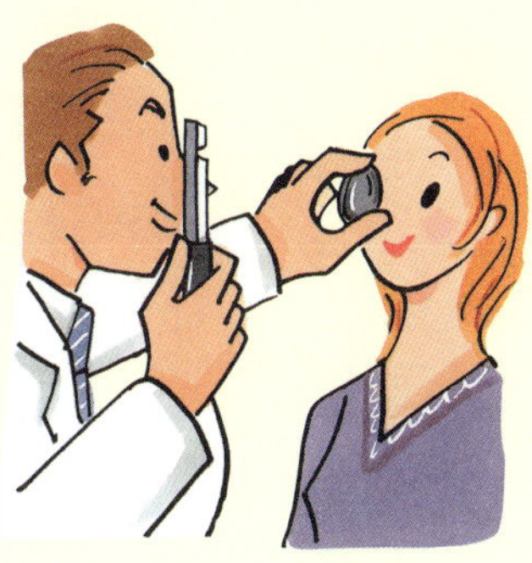

● 何がわかるのか？

目の内部（硝子体《しょうしたい》、網膜、視神経など）をじかに観察することで、緑内障などの有無がチェックできる。

便検査

検査の方法は？

便を採取し、試薬を使って血が混じっていないかどうかを調べる。

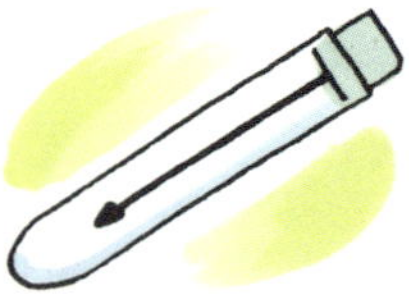

● 便潜血反応検査

陰性（−）が正常

● 何がわかるのか？

食道や胃、腸などの消化管から出血があると、便に血が混じってきますが、肉眼では確かめられないこともあるため、検査で調べます。出血があると潜血反応が陽性（+）になります。陽性の場合は、胃・十二指腸潰瘍《かいよう》、食道静脈瘤《じょうみゃくりゅう》、大腸ポリープ、胃がん、大腸がん、痔《じ》などの病気を疑って、さらにくわしい検査が必要です。

X線検査

検査の方法は？

X線を人体に照射し、撮影する。

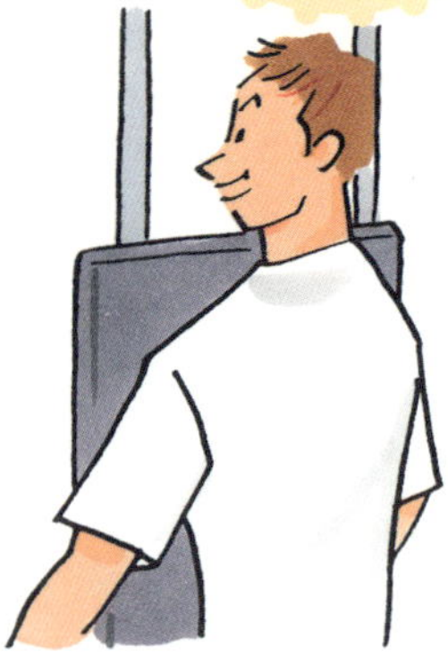

● 胸部X線検査

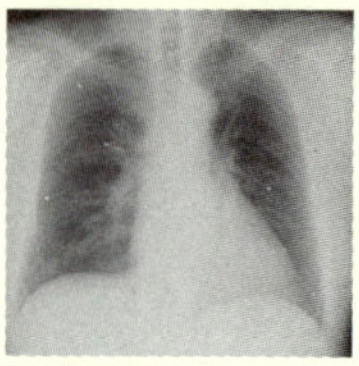

正常な肺

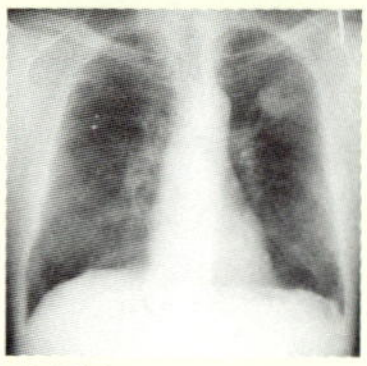

肺がん

● 何がわかるのか？

肺の部分は黒っぽく映りますが、白い影が映った場合、肺がん、肺結核、肺炎、気管支炎などの病気の疑いがあります。また、心臓も映るので、心肥大や心拡大などがないか、チェックできます。

● 胃バリウムX線検査

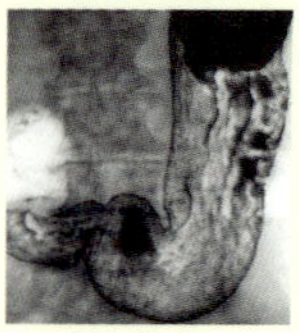

正常な胃

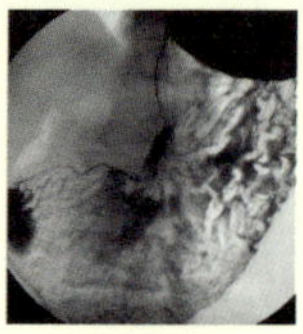

進行胃がん

● 何がわかるのか？

造影剤（バリウム）と発泡剤を飲んで、胃をふくらませて撮影します。胃壁に生じた病変がわかるので、胃・十二指腸潰瘍の診断に欠かせない検査です。胃がん、胃ポリープ、食道潰瘍などの有無のチェックにも有用です。

内視鏡検査

検査の方法は？

小型ビデオカメラつきの細い管を体内に入れ、内部のようすを撮影する検査。

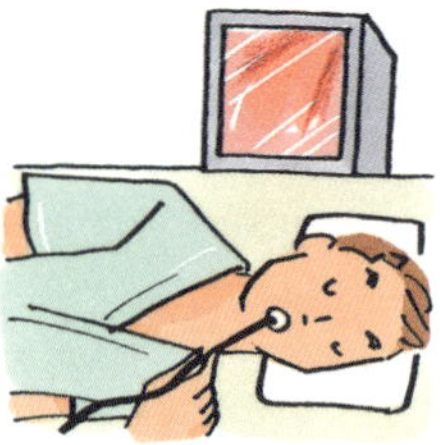

● 胃内視鏡

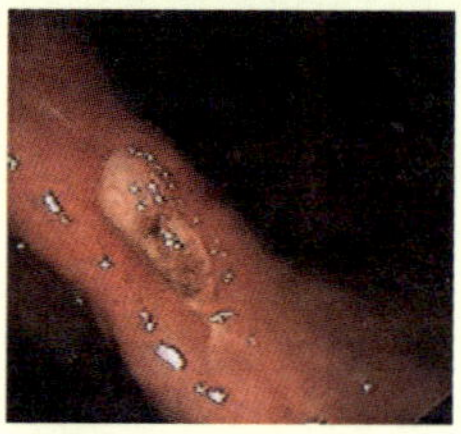

胃潰瘍

● 何がわかるのか？

食道や胃、十二指腸潰瘍の粘膜のようすを観察します。食道がん、胃がん、食道炎、胃・十二指腸潰瘍の診断に欠かせません。内視鏡の先端にメスが収納されているので、病変部を切除し、組織細胞検査へ回すことも。

● 大腸内視鏡

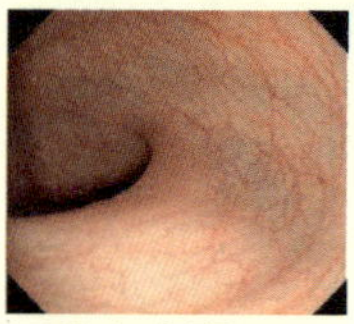

正常な大腸

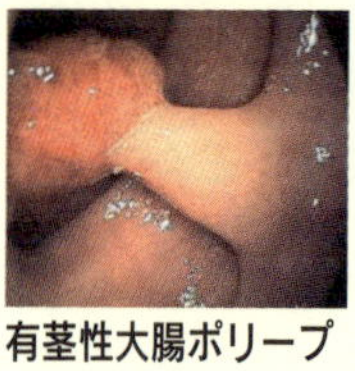

有茎性大腸ポリープ

● 何がわかるのか？

大腸から小腸の入口までの粘膜のようすを観察します。大腸がん、大腸ポリープ、大腸憩室などの診断に欠かせません。胃内視鏡と同様に、病変部を切除し、組織検査へ回すこともあります。

超音波検査

検査の方法は？

からだに超音波を当て、
はね返ってきたエコーを
画像処理して
モニターに映し出し、
そのようすを観察する検査。

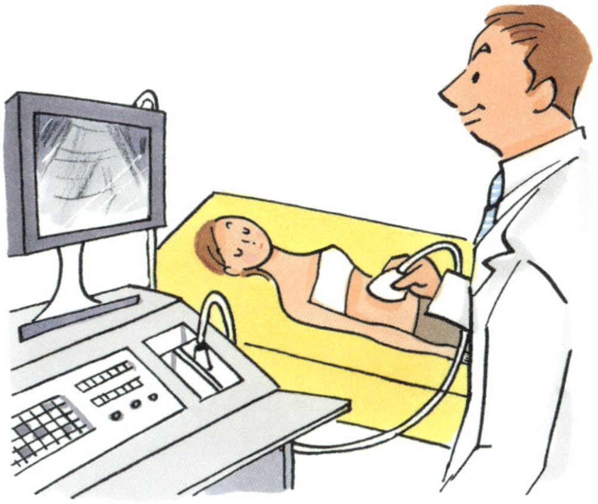

腹部超音波検査

腹部超音波検査写真

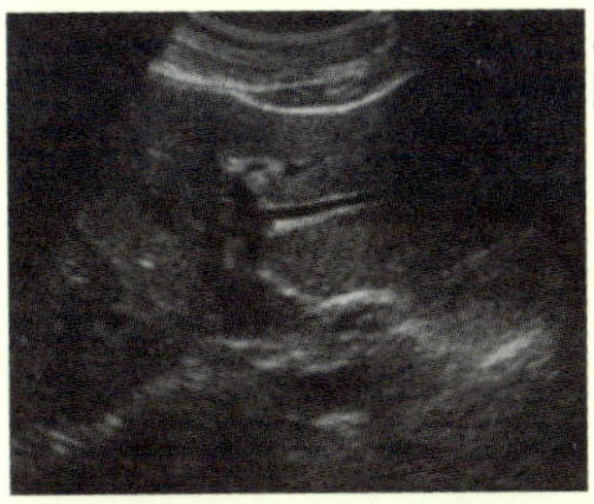

正常な肝臓

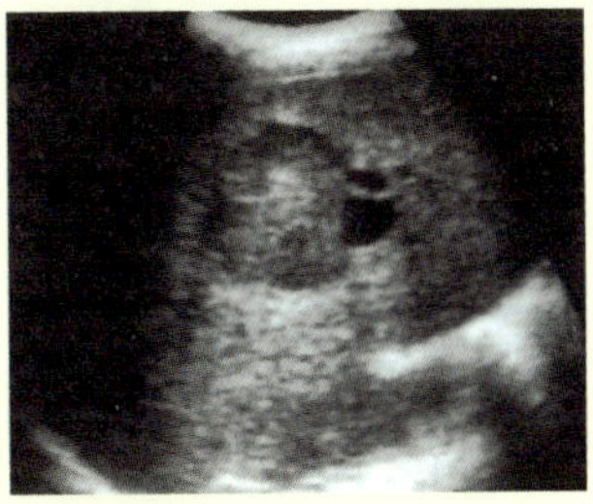

肝臓がん

● 何がわかるのか？

肝臓、胆嚢《たんのう》、脾臓《ひぞう》、膵臓《すいぞう》、腎臓などに異常がないかどうか、観察します。肝臓がん、脂肪肝、肝硬変、胆石症、胆嚢炎、膵臓がん、腎結石、腎臓がん、水腎症などの有無がわかります。

心電図検査

検査の方法は？

からだに電極をつけ、
心臓が発する電気信号を
とらえて波形にして
記録する検査。

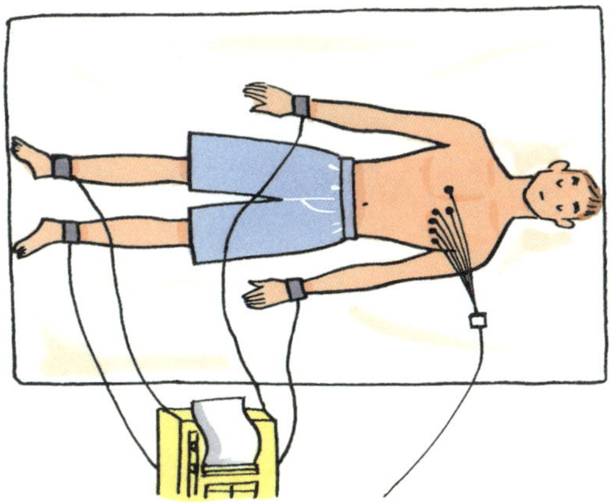

心電図

正常な心電図

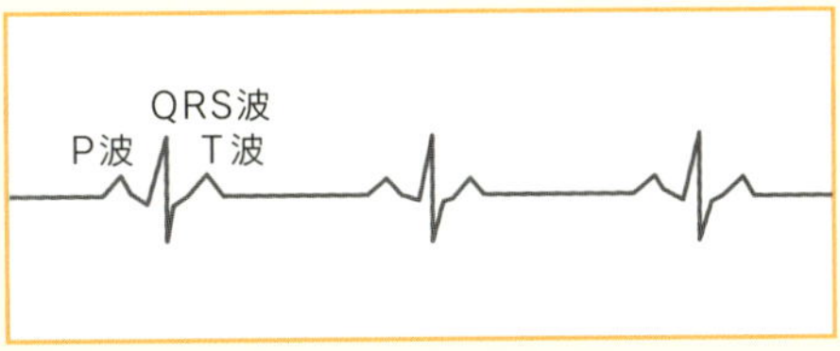

心房細動（不整脈の一種）の心電図

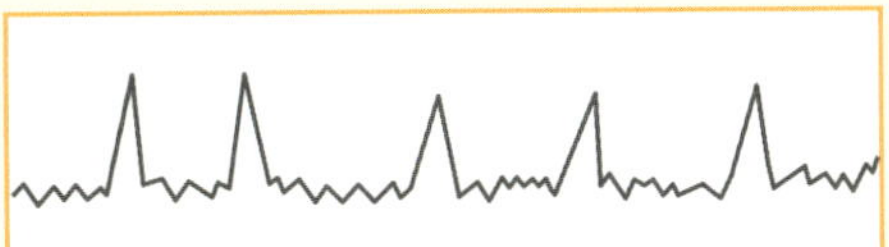

QRS波の間隔が不規則で、こまかい振れがあり、P波、T波が見られない

● 何がわかるのか？

心臓の拍動と収縮に異常があったり、冠状動脈の血流に異常があったりすると、心電図にそれが現れます。不整脈、心肥大、狭心症、心筋梗塞《しんきんこうそく》などの心臓病を発見するのに必要な検査です。

特別な検査

検診などで異常が見つかった場合、あるいは気になる症状などがある場合、病気を診断するためにくわしい検査が必要です。それらの検査の中から、最新の医療機器や医療技術を用いて行われる検査について、いくつかここで紹介しましょう。

MRI検査

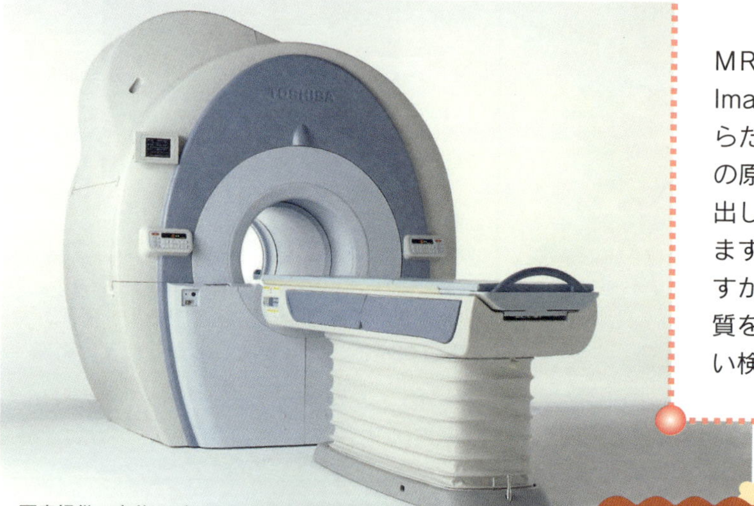

写真提供：東芝メディカルシステムズ株式会社

MRIのしくみ

MRIとは、Magnetic Resonance Imaging（磁気共鳴画像）の略。からだに磁気を当てると、体内の水素の原子核が共鳴してエネルギーを放出します。それをとらえて画像化します。MRIは撮影に時間がかかりますが、撮影条件を変えると組織の性質を見ることができます。痛みのない検査です。

検査の方法は？

磁気を利用してからだの断層写真を得る検査。

脳MRI

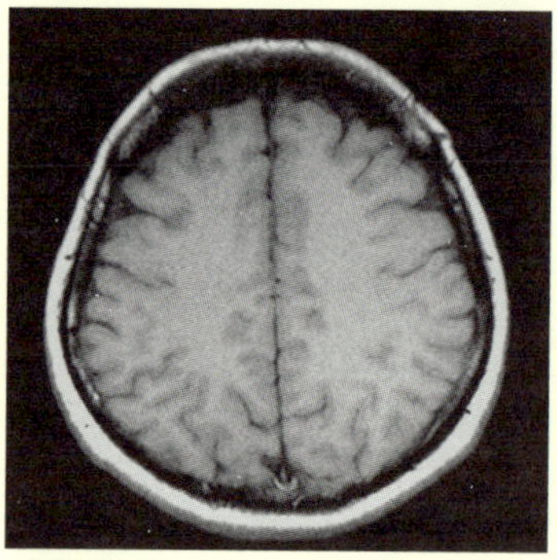
正常な脳

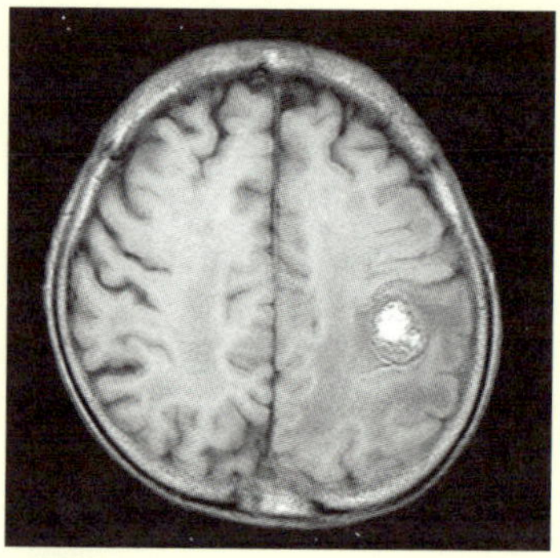
脳腫瘍

何がわかるのか？
脳梗塞《のうこうそく》、脳出血、くも膜下出血、脳動脈瘤《どうみゃくりゅう》などの発見に欠かせない検査です。

その他の部位のMRI

脳以外では、脊椎《せきつい》、四肢《しし》、下腹部などをよく映し出します。特に、下腹部MRIは、肝臓がん、膵臓《すいぞう》がん、卵巣がん、前立腺《ぜんりつせん》がんなどの診断に使われます。

CT検査

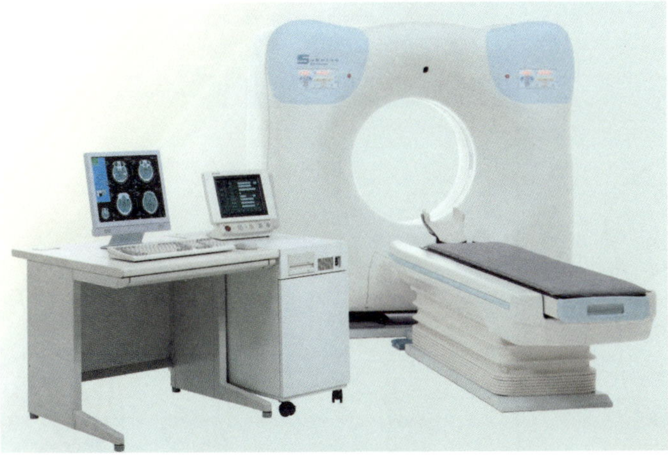

写真提供：株式会社島津製作所

CTのしくみ

CTとは、Computed Tomography（コンピュータ断層撮影）の略。X線ビームを多方面からからだに照射し、X線の吸収ぐあいを測定し、コンピュータ処理したうえでそれを画像化します。MRIに比べ、検査時間が短いので、緊急時の検査にも適しています。痛みのない検査です。

検査の方法は？

X線ビームを利用してからだの断層写真を得る検査。

腹部CT

● 何がわかるのか？

腹部を輪切りにしたような画像が得られるので、肝臓、膵臓、腎臓などの病変を発見するのに役立ちます。

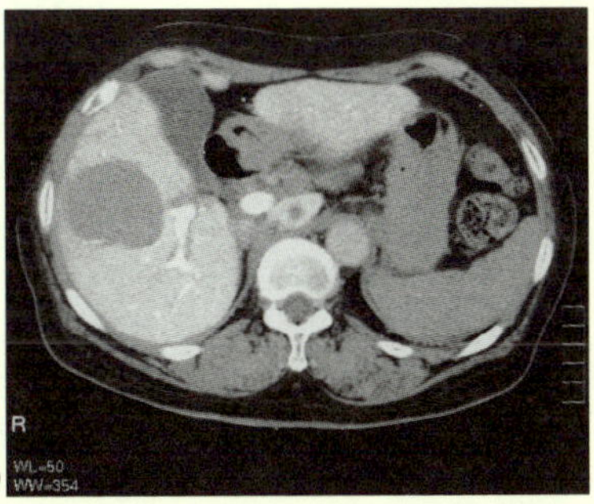

腹部CT（肝臓がん）

胸部CT

● 何がわかるのか？

胸部を輪切りにしたような画像が得られるので、肺や気管、気管支の病変を発見するのに役立ちます。

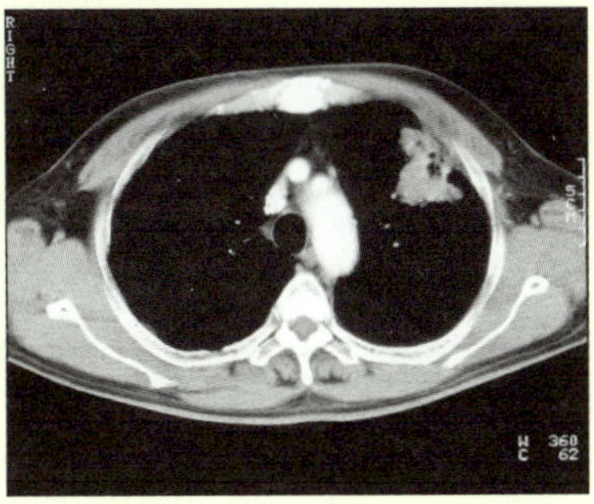

胸部CT（肺がん）

その他の部位のCT

脳CT検査もよく行われます。脳梗塞、脳出血、脳《のう》腫《しゅ》瘍《よう》などの診断に欠かせません。

造影剤を使うことも

小さな病変を見つけるために、造影剤を注射して検査を行うこともあります。造影剤によって血管や腫瘍が白く染まるため、病変を見つけやすくなります。

腫瘍マーカー

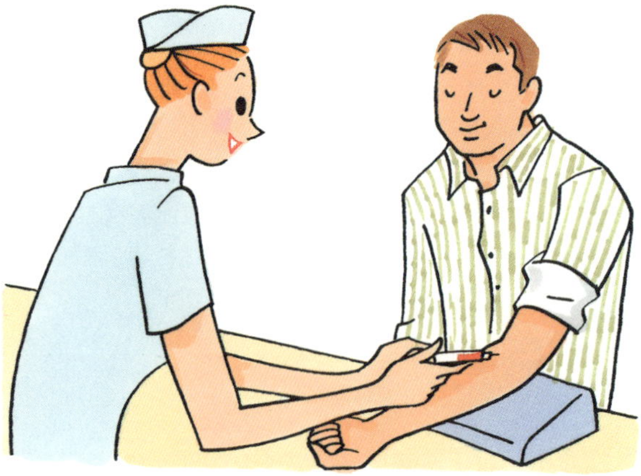

検査の方法は？

血液や尿を採取し、特定の物質の数値を測定する検査。

腫瘍マーカーとは？

マーカーとは目印のことで、がん細胞の目印という意味で腫瘍《しゅよう》マーカーといいます。つまり、がん細胞が増殖するとできる物質、あるいはがん細胞と反応して正常な細胞がつくる物質のことです。

腫瘍マーカーは、○○がんならこの物質というように、がん細胞を特定できるものもありますが、複数のがん細胞に共通のものもあります。

腫瘍マーカーの値が高値に出たとしても、必ずしもがんとは限りません。また、早期がんでは数値が高くなりません。つまり、腫瘍マーカーだけでがんの有無を判断できません。あくまでもほかの検査の補助的な役割をしたり、がんの進行度を見るために使われたりする検査です。

主な腫瘍マーカー

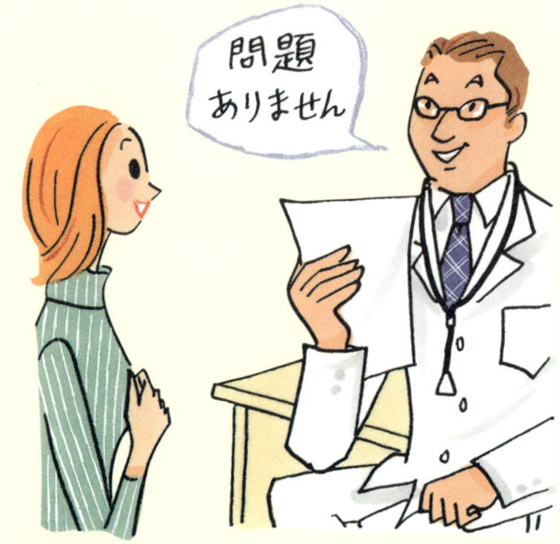

食道がん

SCC　1.5ng/mL 以下 …… 基準値
CEA　5.0ng/mL 以下 …… 基準値

肺がん

シフラ　3.5ng/mL 以下 …… 基準値
SCC　1.5ng/mL 以下 …… 基準値
NSE　16.3ng/mL 以下 …… 基準値
CEA　5.0ng/mL 以下 …… 基準値

乳がん

CA 15-3　25.0U/mL 以下 …… 基準値
CEA　5.0ng/mL 以下 …… 基準値
NCC-ST-439　7.0U/mL 以下 …… 基準値

胃がん

CA72-4　10.0U/mL 以下 …… 基準値
STN　45U/mL 以下 …… 基準値
CEA　5.0ng/mL 以下 …… 基準値

肝臓がん

AFP　10.0ng/mL 以下 … 基準値
PIVKA-II　40mAU/mL 未満 …… 基準値

● 何がわかるのか？

がんの検査に用いられます。がんの疑いがあった場合、さまざまな検査をして確定診断をしますが、腫瘍マーカーの検査もその一種です。がんの種類の診断やがんの進行度などがわかるほか、治療後の経過観察、再発の発見などにも欠かせない検査です。

胆嚢・胆管がん

CA 19-9　37.0U/mL 以下 …… 基準値
NCC-ST-439　7.0U/mL 以下 …… 基準値

膵臓がん

CA 19-9　37.0U/mL 以下 …… 基準値
エラスターゼ 1　100 ～ 400ng/dL …… 基準値
NCC-ST-439　7.0U/mL 以下 …… 基準値

大腸がん

CEA　5.0ng/mL 以下 …… 基準値
CA　19-9　37.0U/mL 以下 …… 基準値

腎臓がん

BFP　75ng/mL 以下 …… 基準値

前立腺がん

PSA　4.0ng/mL 以下 …… 基準値
γ-Sm　4.0ng/mL 以下 …… 基準値

子宮がん

SCC　1.5ng/mL 以下 …… 基準値

卵巣がん

CA 125　35.0U/mL 以下 …… 基準値
CA 72-4　10.0U/mL 以下 …… 基準値

PET検査

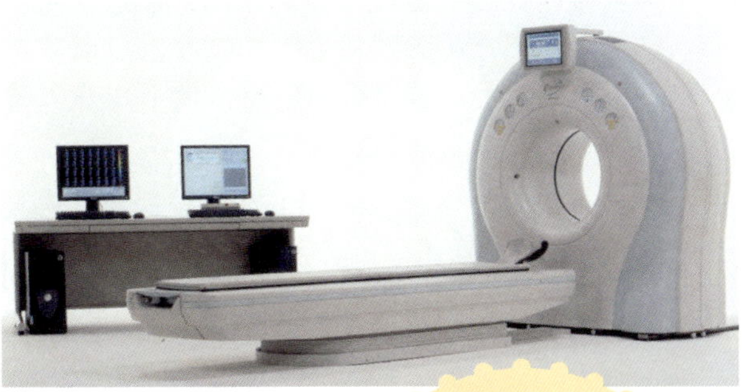

写真提供：株式会社島津製作所

検査の方法は？

薬剤を注射し、PET装置に入り、全身を撮影する。

PET検査のしくみ

PETとは、Positron Emission Tomography（陽電子放射断層撮影法）の略です。がん細胞はブドウ糖をとりこみやすいという性質があるのですが、それを利用してがんを発見しようという検査です。ブドウ糖に似た物質に放射性同位元素を合成した薬剤を注射し、それが全身に行き渡ったところでPETの装置に入って撮影をします。がんがあると、薬剤がそこへ集まるため、それを画像でチェックするのです。

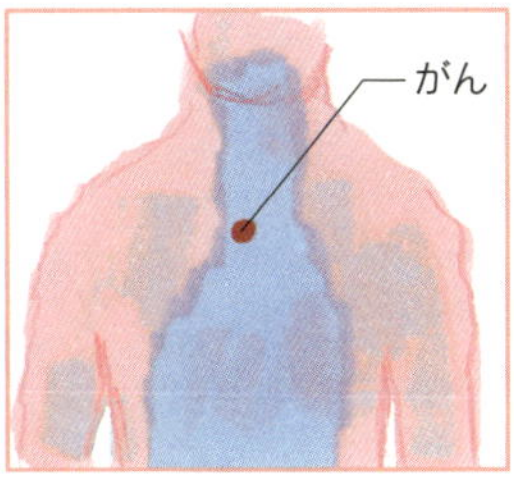

● 何がわかるのか？

従来なら、たとえば肺がんと子宮がんを発見するにはそれぞれの検査が必要でしたが、PET検査なら、全身のさまざまながんを同時に発見することができます。ただし、腎臓や膀胱《ぼうこう》、前立腺《ぜんりつせん》などは、薬剤の排泄経路であるため薬剤が集まりやすく、がんとの区別が難しいといわれています。

婦人科の検査

女性にとって気になる乳がん、子宮がん、骨粗鬆症…。こうした女性特有の病気を診断するための検査もいくつかあります。自治体の婦人科検診があったら、ぜひ受けましょう。会社の健診や人間ドックのオプションでついていることもあります。

マンモグラフィ検査

検査の方法は？

乳房を装置の圧迫板ではさみ（上下、左右の2方向）、X線撮影をする検査。

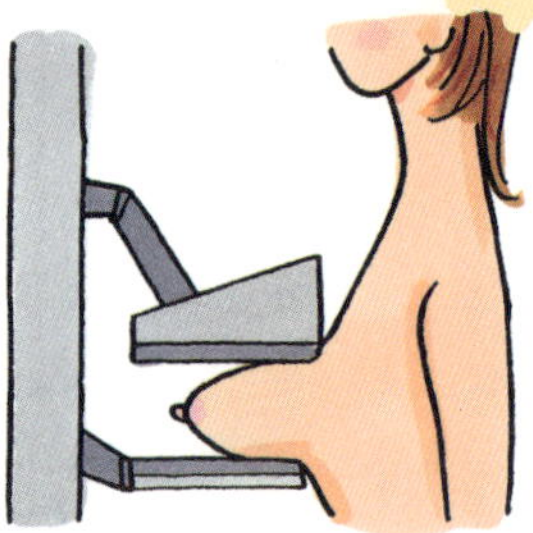

● 何がわかるのか？

乳がんを発見するための検査です。触診ではわかりにくい1cm以下のしこりや、石灰化（がんの一部が壊死《えし》し、カルシウムが沈着した状態）を発見することができます。装置が普及し、乳がん検診に欠かせない検査になりつつあります。

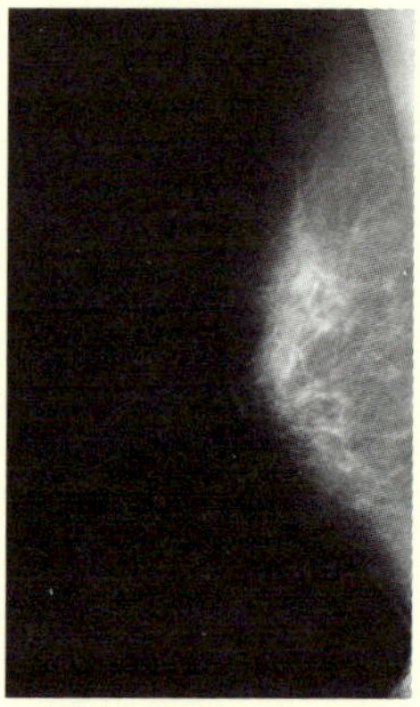

正常な乳房

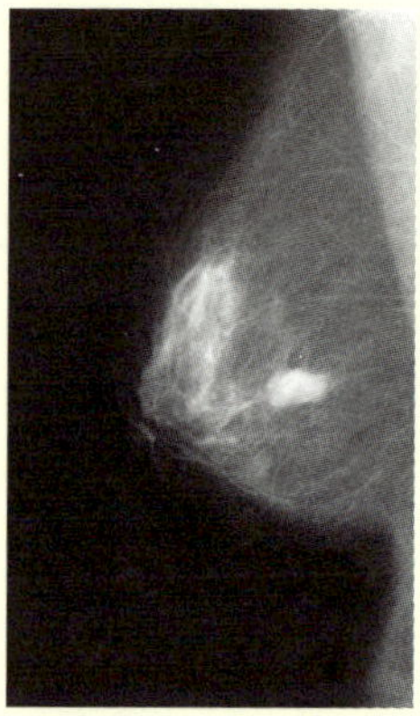

乳がん

超音波検査

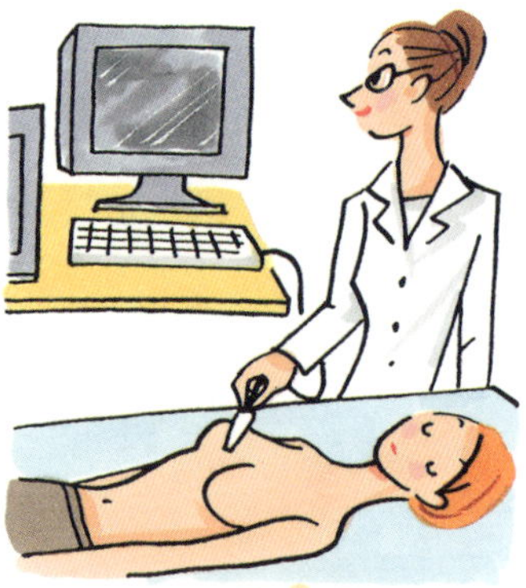

検査の方法は？

胸部や腹部に超音波エコーを当て、病変がないかを調べる検査。

乳房超音波

● 何がわかるのか？

乳がんの有無を調べるために行われます。20～30代の若い女性の場合、乳腺が発達していて密度が濃いため、マンモグラフィではがんと脂肪の区別がつきにくいことがあり、超音波検査のほうが適しているという意見もあります。

腹部超音波

● 何がわかるのか？

下腹部に超音波を当て、子宮や卵巣の大きさを見たり、腫瘍《しゅよう》や子宮筋腫の有無などを調べます。また、妊娠したときには、胎児の大きさや成長ぐあいを確認するのに欠かせない検査です。

経腟超音波

● 何がわかるのか？

腟《ちつ》にプローブ（超音波を発信する部分）を入れ、子宮や卵巣のようすを調べる検査です。腹部超音波検査が腹部全体を見るのに適しているのに対し、子宮や卵巣を個別にくわしく見るのに適しています。

内　診

検査の方法は？

医師が膣に手指を入れ、
子宮や卵巣のようすをチェックする検査。

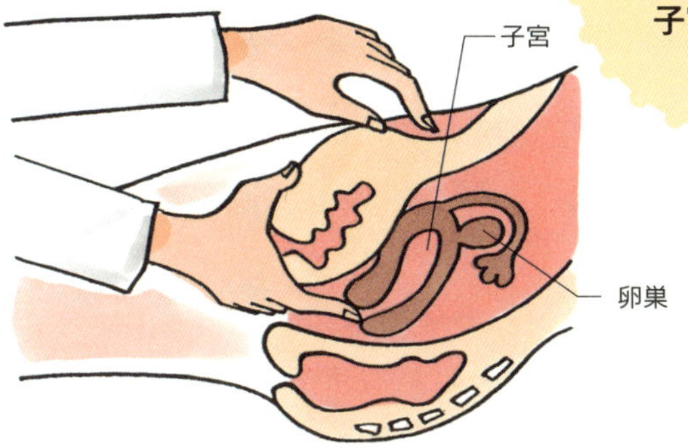

● 何がわかるのか？

内科の触診にあたるもので、子宮や卵巣の大きさや、しこりや癒着《ゆちゃく》の有無などをチェックします。また、膣鏡を使って、膣壁や子宮口を観察し、炎症やポリープの有無、おりもののようすなども調べます。

子宮がんの検査

検査の方法は？

組織の一部を採取し、
がん細胞の
有無を調べる検査。

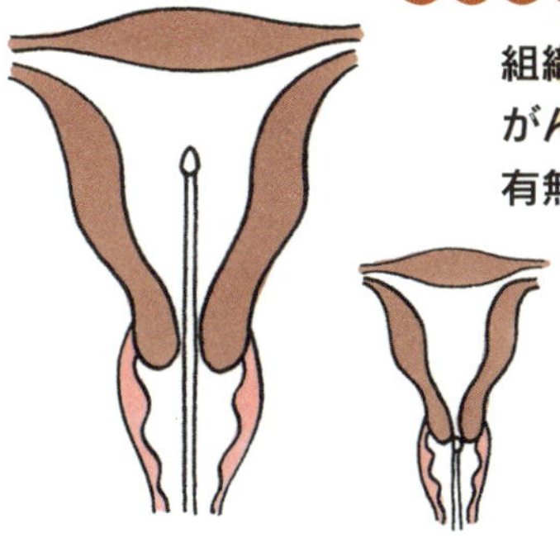

子宮体がん検査　子宮頸がん検査

子宮頸がん

● 何がわかるのか？

子宮頸部《けいぶ》にできるがんを発見するための検査。専用の綿棒で子宮頸部の細胞をこすりとり、顕微鏡で見てがんの有無をチェックします。

子宮体がん

● 何がわかるのか？

子宮体部《たいぶ》のがんを発見するための検査。子宮内に専用の綿棒を入れて細胞をこすりとり、顕微鏡で見てがんの有無をチェックします。

骨密度検査（骨量検査）

検査の方法は？

X線を照射し、
骨のカルシウム量を
計測する検査。

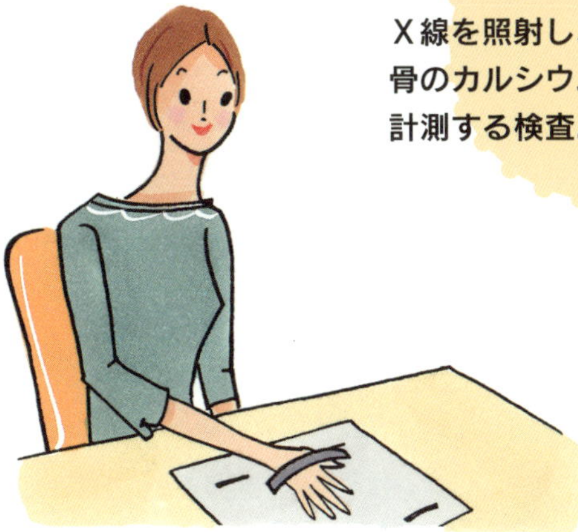

骨のカルシウム量

若年成人平均値（YAM）を基準として比較

80%以上 ……正常
70～79% ……骨粗鬆症の疑い
70%未満 ……骨粗鬆症

● 何がわかるのか？

骨粗鬆症《こつそしょうしょう》の有無や進行度をチェックする検査です。カルシウムが減少すると骨がもろくなるので、そのカルシウム量を計測します。手をX線撮影装置で照射して測定するMD法と、特殊なX線装置で全身の骨を測定できるデキサ（DXA）法があります。そのほか、超音波を当てて測定する方法もあります。

そのほかの検査

検査	基準値	何がわかるのか？
血小板数	男性●13.1万～36.2万/μL 女性●13.0万～36.9万/μL	出血を止める役割をしている血小板の数
白血球分画		
●好中球	40～74%	感染症、白血病、心筋梗塞、悪性腫瘍などの有無
●好酸球	0～6%	寄生虫症、アレルギー、クラミジア感染症などの有無
●好塩基球	0～2%	白血病、甲状腺機能低下症などの有無
●単球	0～8%	結核、はしか、梅毒、白血病などの有無
●リンパ球	18～59%	感染症、甲状腺機能亢進症、悪性リンパ腫などの有無
赤沈（赤血球沈降速度）	男性●10mm/1時間以下 女性●15mm/1時間以下	感染症や腎臓病、肝臓病、血液疾患などの有無
A/G比（アルブミン/グロブリン比）	1.2～2.0	肝障害の程度
TTT（チモール試験）	4U以下	肝臓病、感染症などの有無
ZTT（クンケル試験）	2～12U	肝臓病、感染症などの有無
ALP（アルカリフォスファターゼ）	115～359 U/L	胆管の病気、肝臓病、骨の病気などの有無
コリンエステラーゼ（ChE）	男性●242～495 U/L 女性●200～459 U/L	肝硬変、慢性肝炎などの有無
血清たんぱく分画		肝硬変、慢性肝炎、ネフローゼ症候群、感染症などの有無
●アルブミン	60.2～71.4%	
●α1グロブリン	1.9～3.2%	
●α2グロブリン	5.8～9.6%	
●βグロブリン	7.0～10.5%	
●γグロブリン	10.6～20.5%	
尿素窒素（UN）	8～22mg/dL	腎機能が正常かどうか
電解質		
●ナトリウム	136～147mEq/L	脱水症、クッシング症候群、腎不全などの有無
●カリウム	3.6～5.0mEq/L	腎不全、アジソン病、腎尿細管性アシドーシスなどの有無
●クロール	98～109mEq/L	脱水症、クッシング症候群、慢性腎炎などの有無
●カルシウム	8.5～10.2mg/dL	副甲状腺機能亢進症・低下症、白血病、腎不全などの有無
●リン	2.4～4.3mg/dL	副甲状腺機能亢進症・低下症、腎不全などの有無
●マグネシウム	1.8～2.6mg/dL	腎不全、アジソン病、吸収不良症候群などの有無
HBs抗原・HBc抗体	陰性（－）	B型肝炎ウイルス感染の有無
HCV抗体	陰性（－）	C型肝炎ウイルス感染の有無
CRP（C反応性たんぱく）	定性検査　陰性（－） 定量検査　0.3mg/dL以下	炎症性の病気の有無
アミラーゼ	血清アミラーゼ　37～125 U/L 尿アミラーゼ　65～700 U/L	急性膵炎、膵臓がん、マクロアミラーゼ血症などの有無
リパーゼ	11～53 U/L	膵炎、膵臓がん、腎不全、肝硬変などの有無
IgE抗体	173 IU/mL以下	アレルギー体質の有無
RAテスト	陰性（－）	慢性関節リウマチ、肝硬変、慢性肝炎などの有無

● もくじ ●

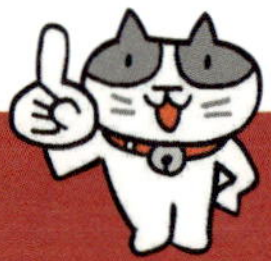

生きているからだ……81

1章 消化器系……82

口の中……84

歯の並び方……85
歯のしくみ……85
舌のしくみ……86
唾液腺のしくみ……86
永久歯がじっと出番を待っている……87
第３大臼歯の“苦難”……87
歯並びのよい､悪いはどうしてできる？……87
なぜ虫歯になるの？……88
歯周病は、なぜ起こる？……88
味覚障害の起こるわけ……89
おいしいものほど唾液が出るの !?……89

食道……90

食道のしくみ……91
食物を飲み込むしくみ……91
胸やけはなぜ起こる？……92
食道がんのリスクファクター……92
声を出すことも可能？ 食道の発声法……92
飲み込むとつっかえる……93
初期の内視鏡は 12mm！……93

胃・十二指腸……94

胃の粘膜と胃酸……95
胃の運動……95
十二指腸の位置と形……96
十二指腸と消化……96
胃液の成分は塩酸。溶けないのは？……97
ストレスで胃が痛い。どうして？……97
食後のげっぷ……98
「吐く」は有害物質を入れない反応……98
大食いの人の胃は巨大なの？……99
消化薬、健胃薬などの違いは？……99
お腹が鳴るのは……100
胃炎や胃潰瘍の状態は？……100
胃がんになりやすい人……101
ピロリ菌が生きられるワケ……101

小腸……102

小腸の構造……103
栄養の吸収……103
消化酵素で消化……104
腸は免疫にも関係している……104
腸がふさがる腸閉塞……105
肥満を増長するホルモン !?……105

大腸・直腸・肛門……106

盲腸・虫垂の役割……107
結腸の構造……107
直腸と肛門の構造……108
排便のしくみ……108
便の色……109
下痢便……109
たかが便秘、されど便秘……110
朝食後に排便したくなるのはなぜ？……110
便秘対策の王道……111
100兆個の細菌が腸にいる……111

肝臓……112

肝臓の構造……113

肝臓の血液の流れ……114
アルコールの分解……114
有害物質からからだを守る肝臓……115
肝炎の原因はウイルス性が多い……115
肝臓は再生できるサバイバルな臓器……115
胆汁は脂肪の消化・吸収を助ける……116
栄養素は肝臓で活用しやすい形に……116
お酒に強い人と弱い人、違いは……117
脂肪肝の肝臓は脂肪で黄色っぽい……117

胆嚢・胆管……118
胆嚢と胆汁……119
胆汁の成分……119
なぜ胆石ができる？……119

膵臓……120
インスリンとランゲルハンス島……121
膵液の分泌……121
消化酵素で三大栄養素を消化……122
膵液で膵臓が消化されないワケ……122
膵液の反乱、それが急性膵炎……123
慢性膵炎の原因は？……123
インスリンの分泌異常で糖尿病……124
糖尿病の予防には？……125
インスリン節約でやせられる!?……125

2章 呼吸器系……126

鼻……128
副鼻腔の構造……129
嗅細胞と嗅神経……129
くしゃみは異物の侵入を防ぐ防御システム……130
鼻水、鼻クソの正体……131
鼻呼吸と口呼吸どっちがよい？……131
子どもが鼻血を出しやすいワケ……132
鼻血を止めるにはどんな姿勢が……132
鼻と耳、鼻と目はつながっている……133
鼻づまりはなぜ起こる？……133

咽頭・喉頭……134
扁桃のしくみ……135
声帯のしくみ……135
しゃっくりは筋肉のけいれん……136
いびきをかくワケ……136
いびきと睡眠時無呼吸症候群……137
のどに違和感を感じたら？……137
火葬場で拾うのどぼとけは？……138
声変わりはどうして起こる？……138
扁桃腺の切除……139
声帯はからだの中の楽器……140
声の出しすぎと声帯ポリープ……140
なぜ、のどが渇くのか？……141
あなどれないうがいの効用……141

気管・気管支……142
気管の断面……143
異物の排除反応がせき……144
せきが止まらないとき……144
いつもと違うたんに要注意……145
気管支炎はどうなっている？……145

肺……146
肺胞の構造……147
肺内の血液の流れ……147
ガス交換のしくみ……148
肺活量って、どういう力？……149
呼吸は肺だけではできない!?……149
ヘビースモーカーの肺は？……150

運動すると息が切れるのはなぜ？ ……150
高齢者が特に注意したい肺炎 ……151
呼吸が止まると死ぬのはなぜ？ ……151

3章 循環器系 ……152

心臓 ……154
心臓の内部 ……155
心臓の弁 ……155
心臓の血液の流れ ……156
心臓の収縮と脈拍の関係 ……157
どんなときに脈拍は速くなる？ ……157
心臓は電気で動いている !? ……158
心電図とは、結局なんなのか？ ……158
血圧とは、どこにかかる圧力？ ……159
なぜ血圧は高くなる？ ……159
血圧が高いとなぜ悪いのか？ ……160
高血圧に塩分がいけないワケ ……160
心筋に酸素がいかなくなると ……161
聴診器の音でわかるコト ……161

血管 ……162
静脈の構造 ……163
毛細血管の構造 ……163
血液の循環には二つの経路 ……164
血液が流れるしくみは ……164
血液が流れる速度は速い？　遅い？ ……165
なぜ静脈は青く見える？ ……165
血行のよしあしを左右するのは？ ……166
動脈がかたくなると ……166
弁が壊れて起こる下肢静脈瘤 ……167
足の静脈とロングフライト症候群 ……167

血液とリンパ ……168
血液が作られるところ ……169
リンパ液について ……169
酸素や二酸化炭素を運ぶ赤血球 ……170
赤血球は赤い !? ……170
外敵からからだを守る白血球 ……171
白血球は多すぎても、少なすぎても ……171
膿の正体は白血球の死骸 !? ……172
血が止まるのはどうしてか？ ……172
骨髄移植ってどうやるの？ ……172
貧血とはどういう状態？ ……173
免疫機能を担うリンパ節って何？ ……173
血沈とは何が沈むのか？ ……173

4章 泌尿器系 ……174

腎臓 ……176
腎臓の構造 ……177
ネフロンのしくみ ……177
1日に尿はどれくらい作られる？ ……178
尿は何からできている？ ……178
塩分をとりすぎるとなぜむくむ？ ……179
尿の色によって健康状態がわかる ……179
就寝中にトイレが遠くなるのは ……180
トイレが近い人は何が原因？ ……180
血液をろ過する人工透析 ……181
尿の検査で何がわかるのか？ ……181

膀胱 ……182
男性の尿路 ……183
女性の尿路 ……183
膀胱炎は女性の宿命 !? ……184
男性に多い尿路結石 ……184
どこまでトイレをがまんできるか ……185
前立腺肥大症、尿道はどうなる？ ……185

5章 感覚器系 ……186

目 ……188
網膜の構造 ……189
物が見えるしくみ ……189
近視になると、なぜピンボケに？ ……190
目が疲れやすくなる遠視 ……190
乱視は焦点が合わない状態 ……190
目の疲れはどうして起こる？ ……191
人間の視野は広い？　狭い？ ……191
だれでも老眼は防げない？ ……192
ドライアイはなぜ起こる？ ……192
目の色はなぜ違う？ ……192
悲しいとき、なぜ涙が出る？ ……193
眼球の保護と形状を保つ白目 ……193

耳 ……194
音の伝わり方 ……195
平衡機能について ……195
鼓膜が破れると聞こえなくなる？ ……196
高いところで耳がツーンとするワケ ……196
めまいはなぜ起こる？ ……197
乗り物酔いはなぜ起こる？ ……197
耳あかの正体は？ ……198
原因によっていろいろある中耳炎 ……198
音を集めて聞こえをよくする耳介 ……199
年をとると耳が遠くなるのは？ ……199

皮膚 ……200
皮膚の感覚 ……201
毛のサイクルについて ……201
汗が出るのはどうして？ ……202
どうしてニキビはできるの？ ……202
危険なホクロはどんなホクロ？ ……203
あかが出るしくみは？ ……203
寒いと鳥肌が立つのはなぜ？ ……204
日焼けすると、なぜ黒くなる？ ……204
爪は皮膚の角質層が厚くなったもの ……205
なぜ白髪が生えてくる？ ……205

6章 脳と神経 ……206

脳 ……208
脳の構造 ……209
大脳皮質 ……209
小脳のはたらき ……210
脳幹のはたらき ……210
脳は肉よりご飯が好き !? ……211
脳だってしっかり眠りたい ……211
やる気を起こす脳の神経は？ ……212
脳死と植物状態とはどう違う？ ……212
人によって違う利き脳 ……213
指を使うと頭がよくなる？ ……213
かむことで脳が活性化される ……214
大量の飲酒は脳を萎縮させる ……214
脳の神経細胞は再生しない？ ……215
ボケを予防する秘訣はあるか？ ……215

神経 ……216
神経の伝わり方 ……217
脊髄神経はどんなはたらきをするのか？ ……218
手術時の麻酔は神経を遮断させる ……218
頭部や顔面の機能に関係する脳神経 ……219
自律神経は生命の維持や恒常性 ……219
運動神経のよしあしとは？ ……220
感覚神経は末梢の感覚を大脳に ……220
反射とはどういうもの？ ……221

からだのしくみ地図

からだの中には何がある？

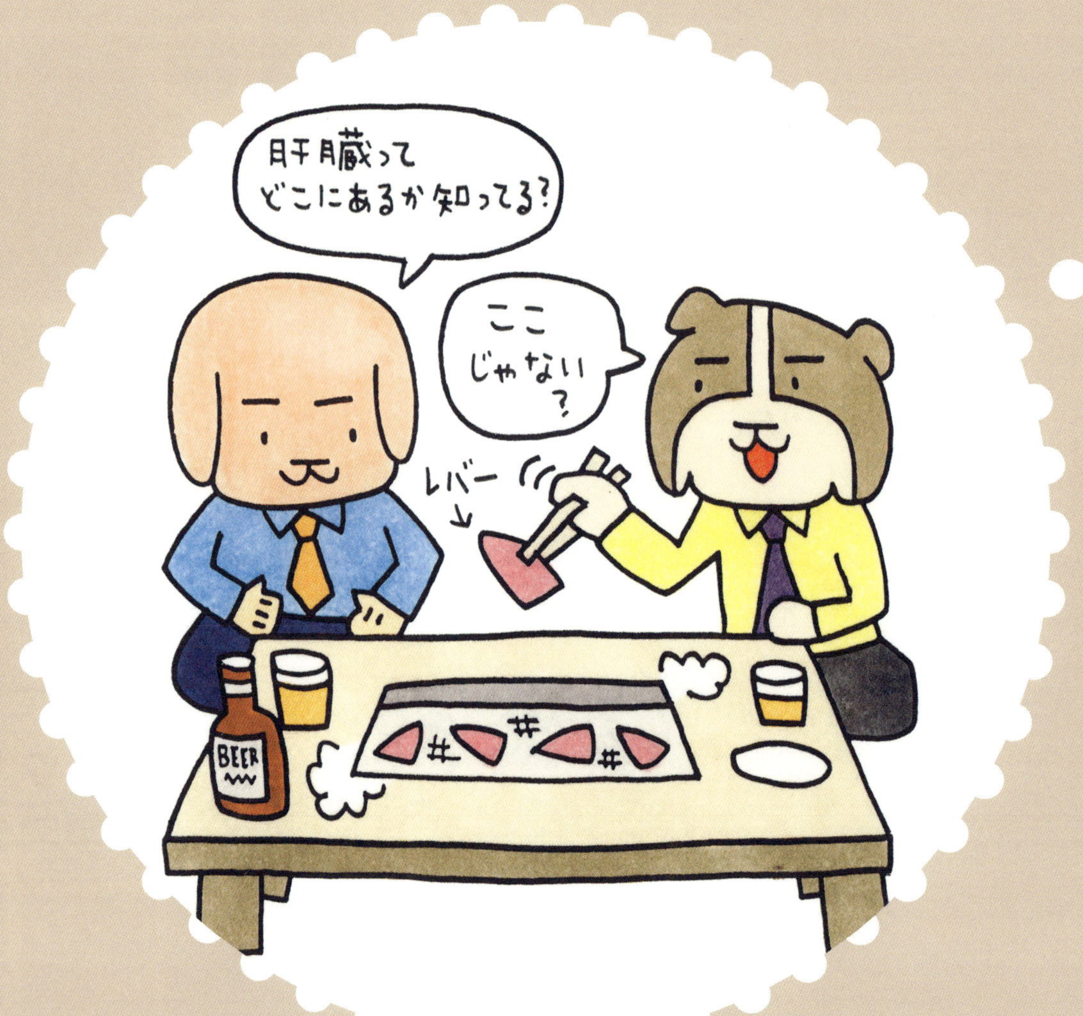
肝臓って
どこにあるか知ってる？
ここ
じゃない
？
レバー
BEER

自分のからだなのに、中がどうなっているのかよくわからないとか、臓器の名前はもちろん知っているが、どこにあるのかあやふやという人は意外に多いものです。

そこで、からだの中をお見せしましょう。部位の名称などは少し難しい言葉が出てきますが、それはさておき、臓器の形や場所など、地図帳でも見るつもりでご覧ください。きっと、自分のからだってすごいって思えるでしょう。

そうですね！

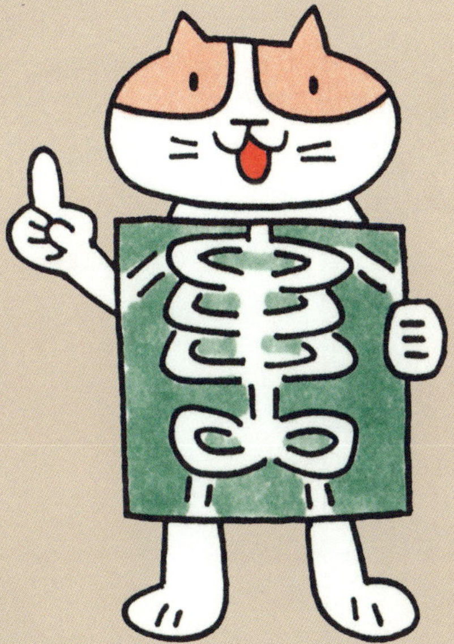

からだの中の様子は次ページから

頭部

脳は、記憶したり、思考したりするところですが、それは脳の中だけでやっていることではなく、外部からの情報が欠かせません。つまり、目が見た映像、耳が聞いた音、鼻が感知したにおいなどが情報として脳に届き、それらに対して脳がいろいろな判断をしていくわけです。まさに人間の知性的な面をつかさどる場所が頭部といえるでしょう。

また、一人ひとりの顔が違うように、頭部というのは一人ひとりの人間の個性がもっとも表れている場所といえます。

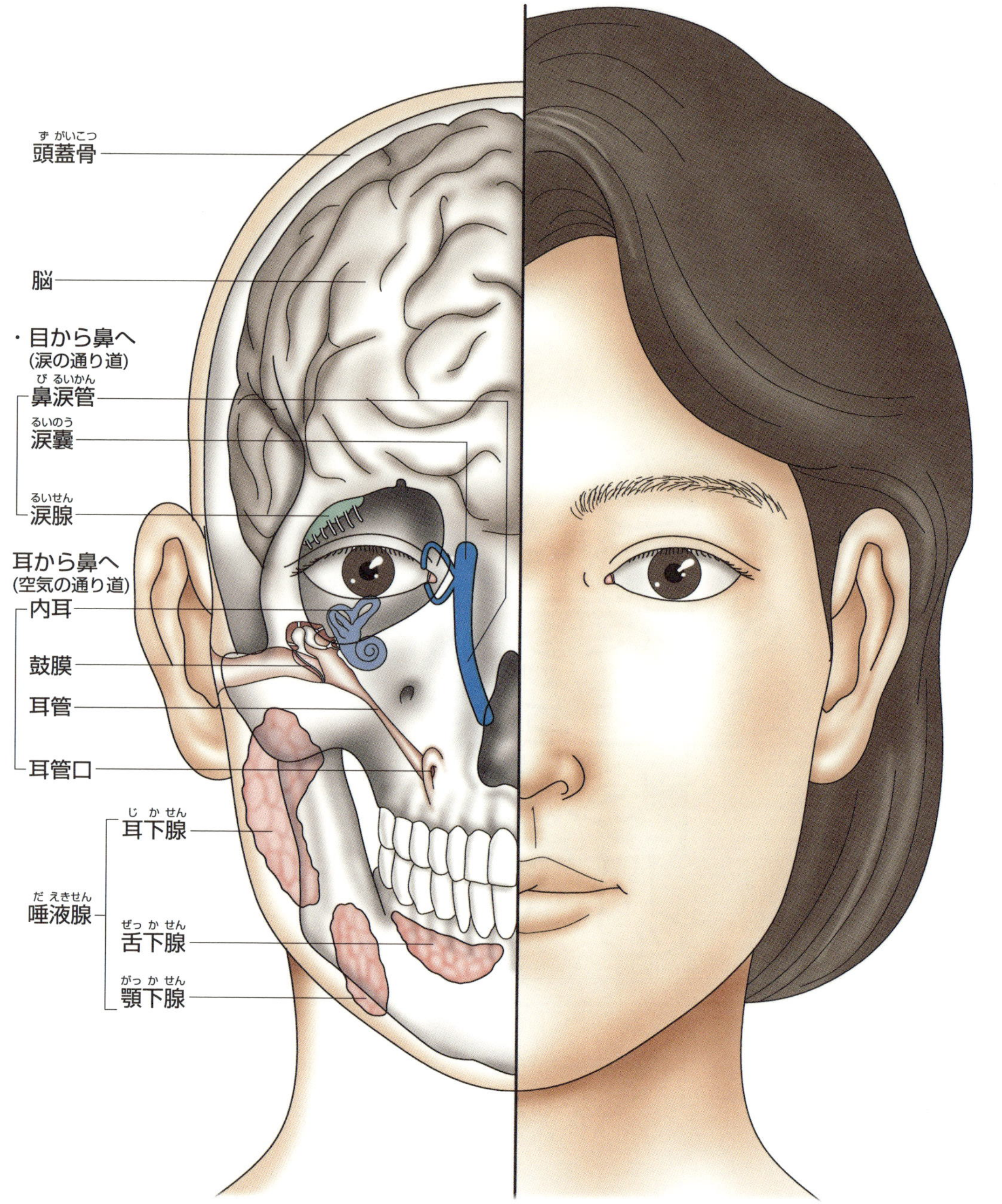

頭《ず》蓋骨《がいこつ》
脳
・目から鼻へ
(涙の通り道)
鼻《び》涙管《るいかん》
涙嚢《るいのう》
涙腺《るいせん》
耳から鼻へ
(空気の通り道)
内耳
鼓膜
耳管
耳管口
耳《じ》下《か》腺《せん》
唾《だ》液腺《えきせん》
舌《ぜっ》下《か》腺《せん》
顎《がっ》下《か》腺《せん》

脳

脳の側面

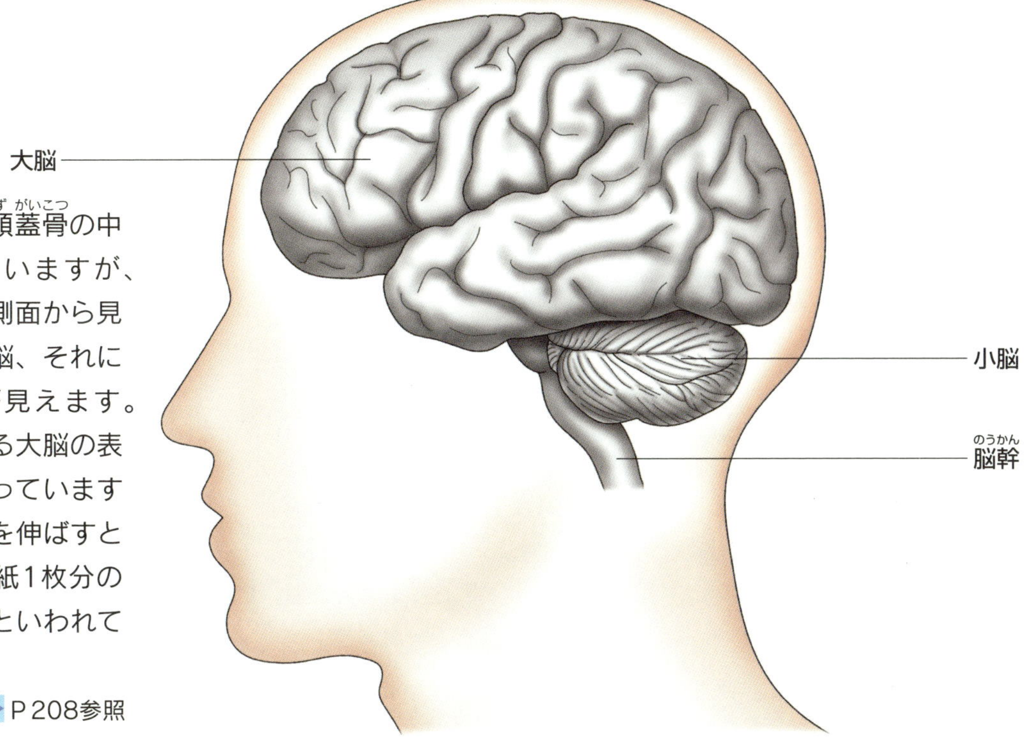
大脳
小脳
脳幹《のうかん》

脳は頑丈な頭蓋骨《ずがいこつ》の中に収められていますが、頭蓋骨の中を側面から見ると大脳と小脳、それに脳幹《のうかん》の一部が見えます。大部分を占める大脳の表面はシワになっていますが、このシワを伸ばすとおおよそ新聞紙1枚分の大きさになるといわれています。

▶P208参照

大脳の機能図

大脳を大きく分けると、前頭葉《ぜんとうよう》、頭頂葉《とうちょうよう》、側頭葉《そくとうよう》、後頭葉《こうとうよう》の四つに分けられます。そして、それぞれの場所ごとに役割が分担されています。こうして見ると、脳はさまざまな仕事をしているところだとわかります。

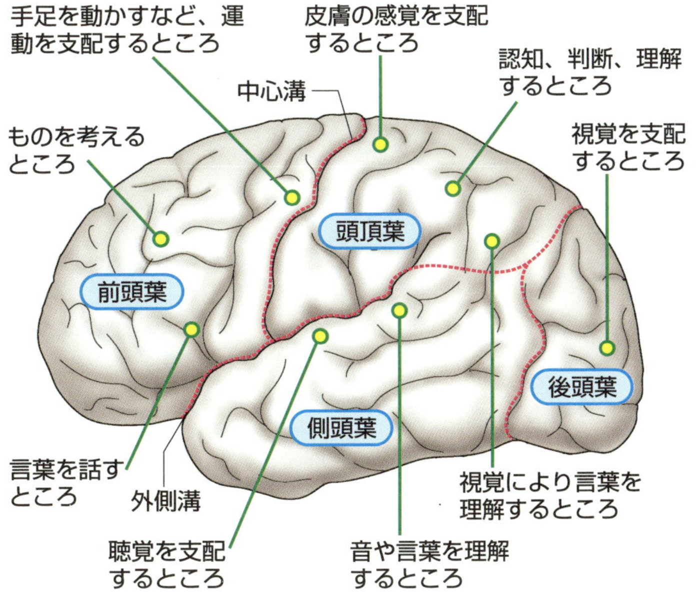
手足を動かすなど、運動を支配するところ
皮膚の感覚を支配するところ
中心溝
認知、判断、理解するところ
ものを考えるところ
視覚を支配するところ
頭頂葉
前頭葉
後頭葉
側頭葉
言葉を話すところ
外側溝
視覚により言葉を理解するところ
聴覚を支配するところ
音や言葉を理解するところ

脳の血管

首の左右には、それぞれ頸《けい》動脈と頸静脈があります。頸動脈はあごの下あたりで、外頸動脈と内頸動脈に分かれ、外頸動脈は主に脳の外側の組織に血液を送り、内頸動脈は大脳や小脳などの中心部に血液を送っています。

脳の動脈の特徴としては、終動脈があることです。通常の動脈の場合、動脈と近くの動脈との間に連絡路があるのですが、終動脈はそれがないため、もしその動脈が詰まった場合、周辺組織に血液が供給できなくなり、組織が壊死《えし》することになります（脳梗塞《のうこうそく》や脳塞栓《のうそくせん》）。

◆後面

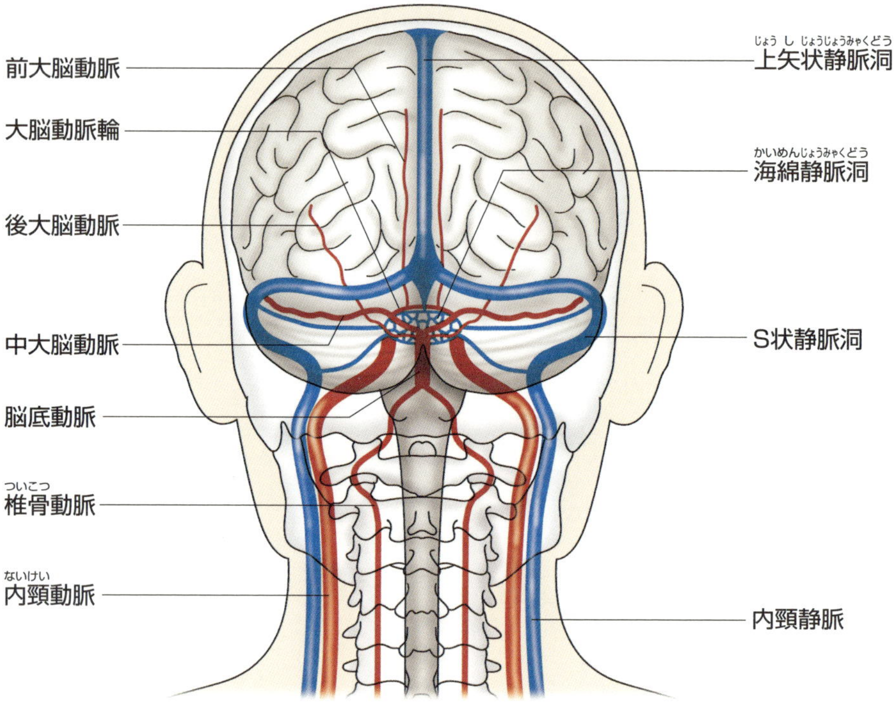
前大脳動脈
大脳動脈輪
後大脳動脈
中大脳動脈
脳底動脈
椎骨《ついこつ》動脈
内頸《ないけい》動脈
上矢状静脈洞《じょうしじょうじょうみゃくどう》
海綿静脈洞《かいめんじょうみゃくどう》
S状静脈洞
内頸静脈

◆側面

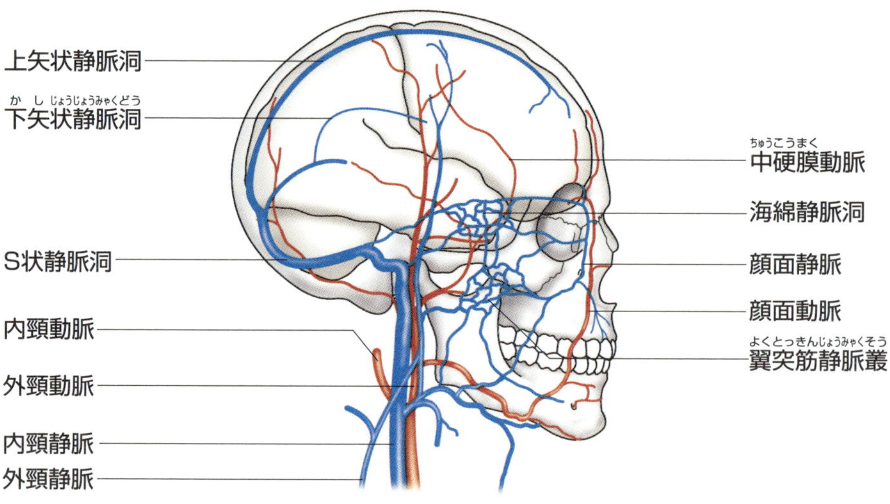
上矢状静脈洞
下矢状静脈洞《かしじょうじょうみゃくどう》
S状静脈洞
内頸動脈
外頸動脈
内頸静脈
外頸静脈
中硬膜《ちゅうこうまく》動脈
海綿静脈洞
顔面静脈
顔面動脈
翼突筋静脈叢《よくとっきんじょうみゃくそう》

脳の内部

脳の内部には脳幹《のうかん》があります。脳幹は大脳と脊髄《せきずい》を結ぶ部分で、間脳《かんのう》と中脳、橋《きょう》、延髄《えんずい》の四つの部位から成っています。

なかでも間脳は、目や耳などの感覚器がキャッチした情報を脳に伝える中継地点であるとともに、呼吸や体温調節、ホルモン、自律神経などをつかさどる役割があり、「命の座」と呼ばれています。

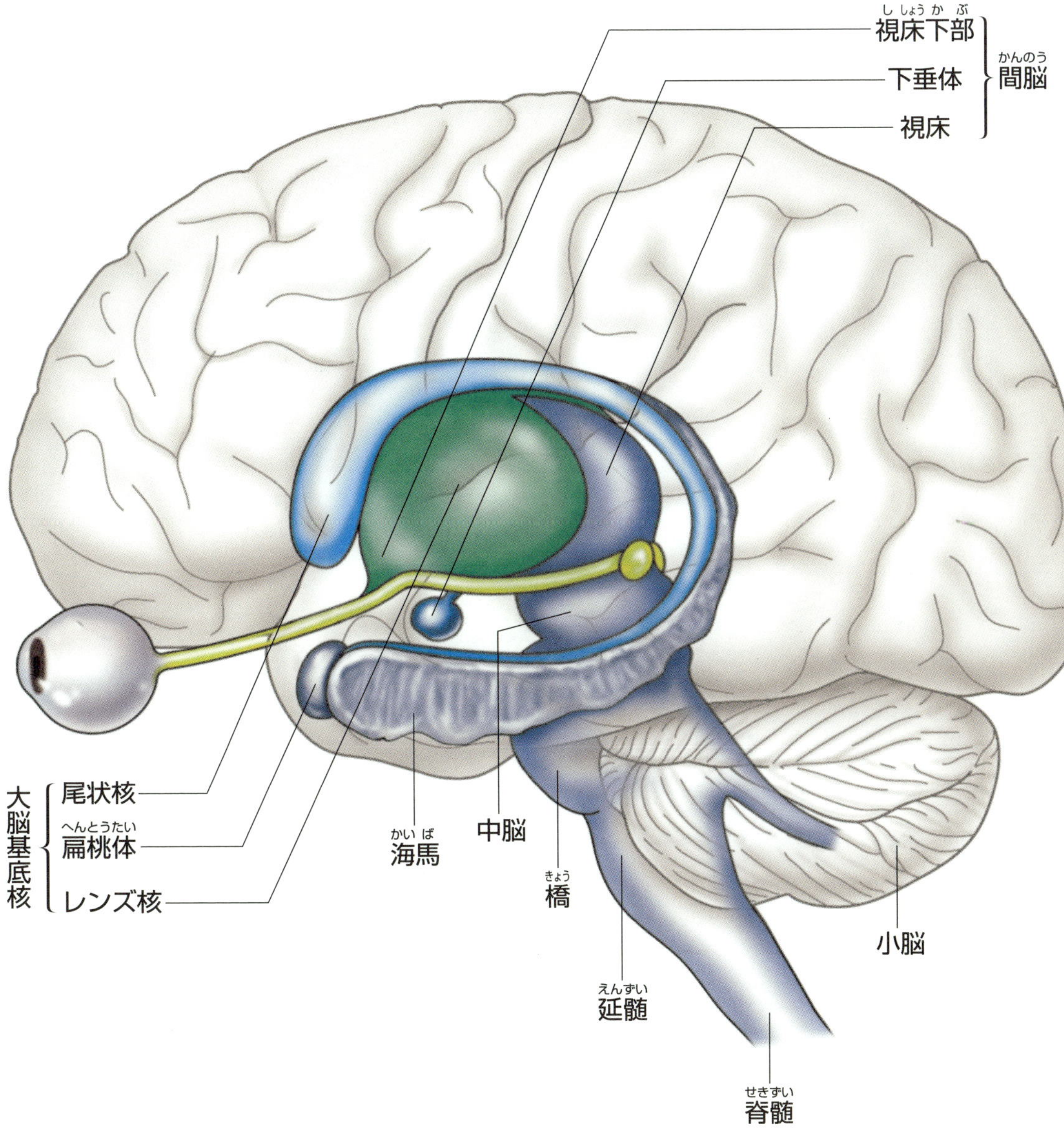
視床下部《ししょうかぶ》
下垂体
視床
間脳《かんのう》
大脳基底核
尾状核
扁桃体《へんとうたい》
レンズ核
海馬《かいば》
中脳
橋《きょう》
延髄《えんずい》
脊髄《せきずい》
小脳

脳神経

脳には、目や耳、鼻などの感覚器や顔面の動きに関係するさまざまな神経が出入りしています。まるで電気製品の配線のようにも見えますが、これらは脳神経と呼ばれるもので、左右12対あります。

12対の内訳は、嗅《きゅう》神経（においに関する情報を伝える）、視神経（視覚に関する情報を伝える）、動眼神経、滑車《かっしゃ》神経、外転《がいてん》神経（眼球の動きをつかさどる）、三叉《さんさ》神経（顔面の感覚やあごの動きをつかさどる）、顔面神経（顔の筋肉の動き、舌の感覚を司る）、内耳神経（聴覚、平衡感覚をつかさどる）、舌《ぜつ》咽《いん》神経（のどや舌の運動や感覚をつかさどる）、迷走神経（のどなどの動きを司る）、副神経（首や肩の動きを司る）、舌下《ぜっか》神経（舌の動きをつかさどる）です。 ▶P216参照

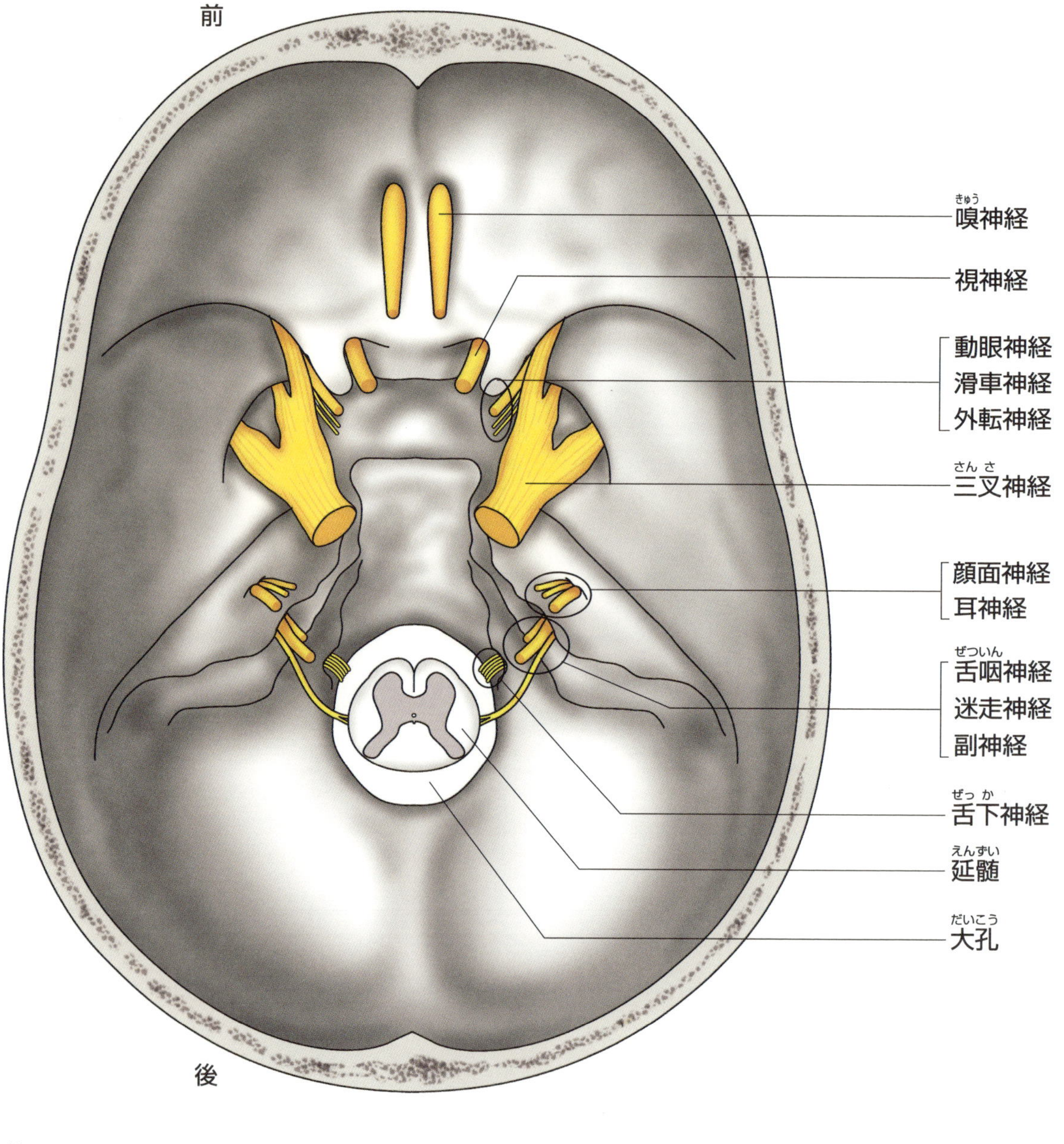
前
嗅《きゅう》神経
視神経
動眼神経
滑車神経
外転神経
三叉《さんさ》神経
顔面神経
耳神経
舌咽《ぜついん》神経
迷走神経
副神経
舌下《ぜっか》神経
延髄《えんずい》
大孔《だいこう》
後

脊髄

◆ 脊髄の位置

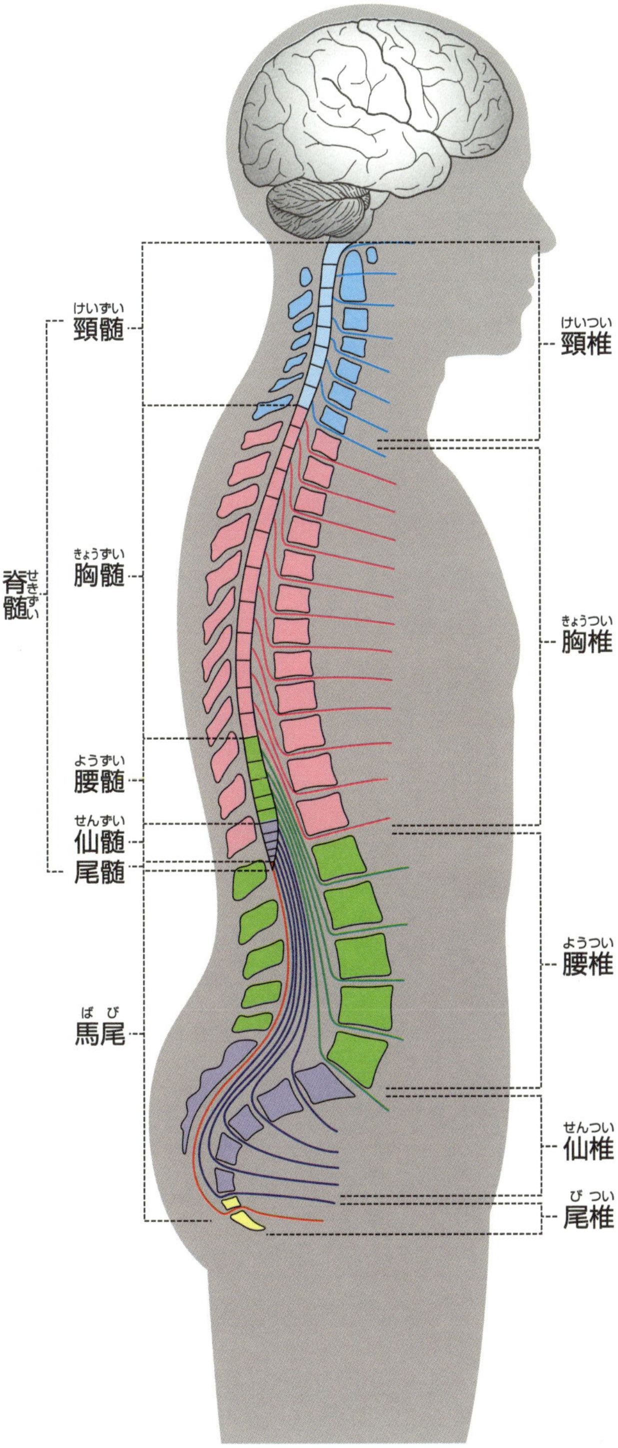

頸髄《けいずい》
胸髄《きょうずい》
脊髄《せきずい》
腰髄《ようずい》
仙髄《せんずい》
尾髄
馬尾《ばび》
頸椎《けいつい》
胸椎《きょうつい》
腰椎《ようつい》
仙椎《せんつい》
尾椎《びつい》

脳の延髄《えんずい》から首、背中へと続く神経線維の束を脊髄《せきずい》といいます。その長さは約44cmで、脊椎骨《せきついこつ》の中に収まっています。脊髄は、軟膜、クモ膜、硬膜という脳と同じ3枚の膜に包まれています。つまり、脊髄は脳の一部でもあるのです。

脊髄からは左右31対の脊髄神経が出ていて、それがさらに枝分かれして、からだのすみずみまで伸びています。 ▶P216参照

◆ 脊髄の構造

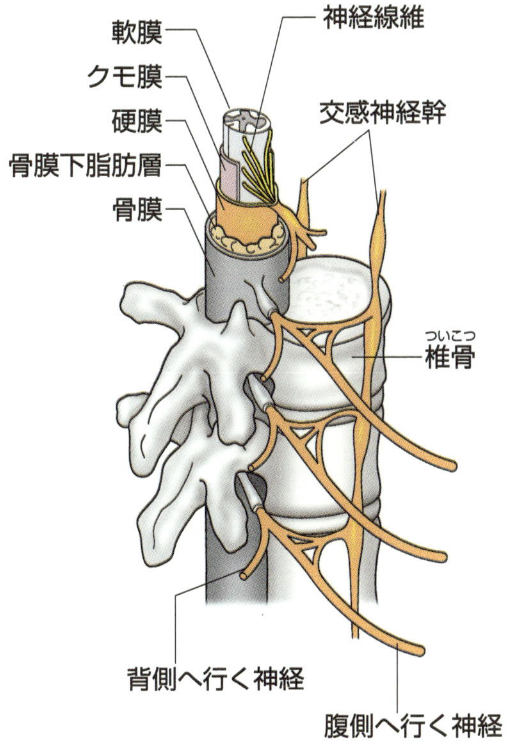

軟膜
クモ膜
硬膜
骨膜下脂肪層
骨膜
神経線維
交感神経幹
椎骨《ついこつ》
背側へ行く神経
腹側へ行く神経

目

目は外界の視覚情報をキャッチして脳に伝える器官です。眼球は眼窩《がんか》という頭蓋骨《ずがいこつ》の穴の部分に収められ、保護されています。眼球は筋肉によって支えられ、動くようになっています。

また、物を見るための装置としての目は、まさに精密機械。カメラのように小さいパーツがいくつもあり、それらが有機的にはたらき合って映像をとらえ、視神経を介して脳に伝えます。

P188参照

◆目の構造

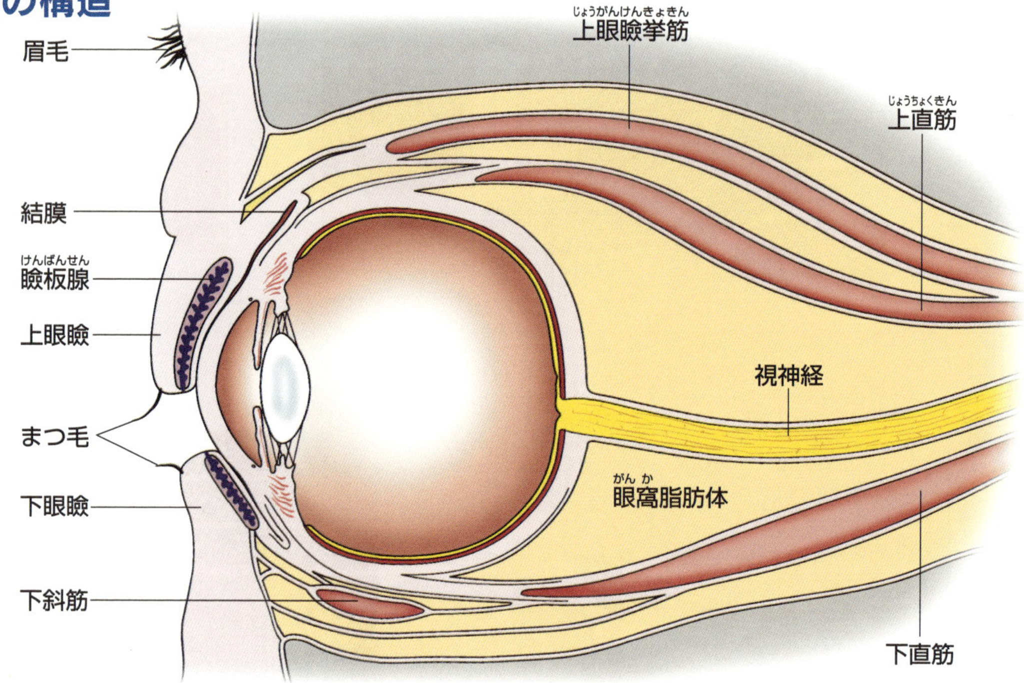
上眼瞼挙筋《じょうがんけんきょきん》
上直筋《じょうちょくきん》
眉毛
結膜
瞼板腺《けんばんせん》
上眼瞼
まつ毛
下眼瞼
下斜筋
視神経
眼窩《がんか》脂肪体
下直筋

◆眼球の各部の名称

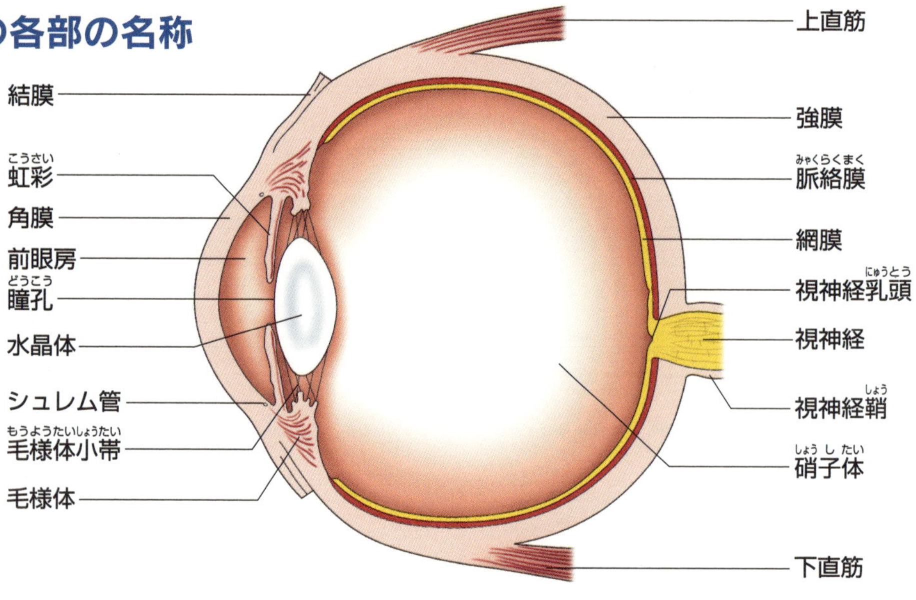
上直筋
結膜
強膜
虹彩《こうさい》
脈絡膜《みゃくらくまく》
角膜
網膜
前眼房
視神経乳頭《にゅうとう》
瞳孔《どうこう》
視神経
水晶体
シュレム管
視神経鞘《しょう》
毛様体小帯《もうようたいしょうたい》
硝子体《しょうしたい》
毛様体
下直筋

耳

耳は音の情報をキャッチして脳に伝える器官です。外から見えるのは耳介《じかい》と外耳道の入り口だけですが、その奥には外耳道が続き、さらに中耳、内耳といわれる部分があります。中耳には鼓膜、耳小骨《じしょうこつ》などがあります。内耳には、三半規管《さんはんきかん》、蝸牛《かぎゅう》などがあり、音を伝えるという役割だけでなく、からだの平衡感覚もつかさどっています。

P194参照

耳の構造

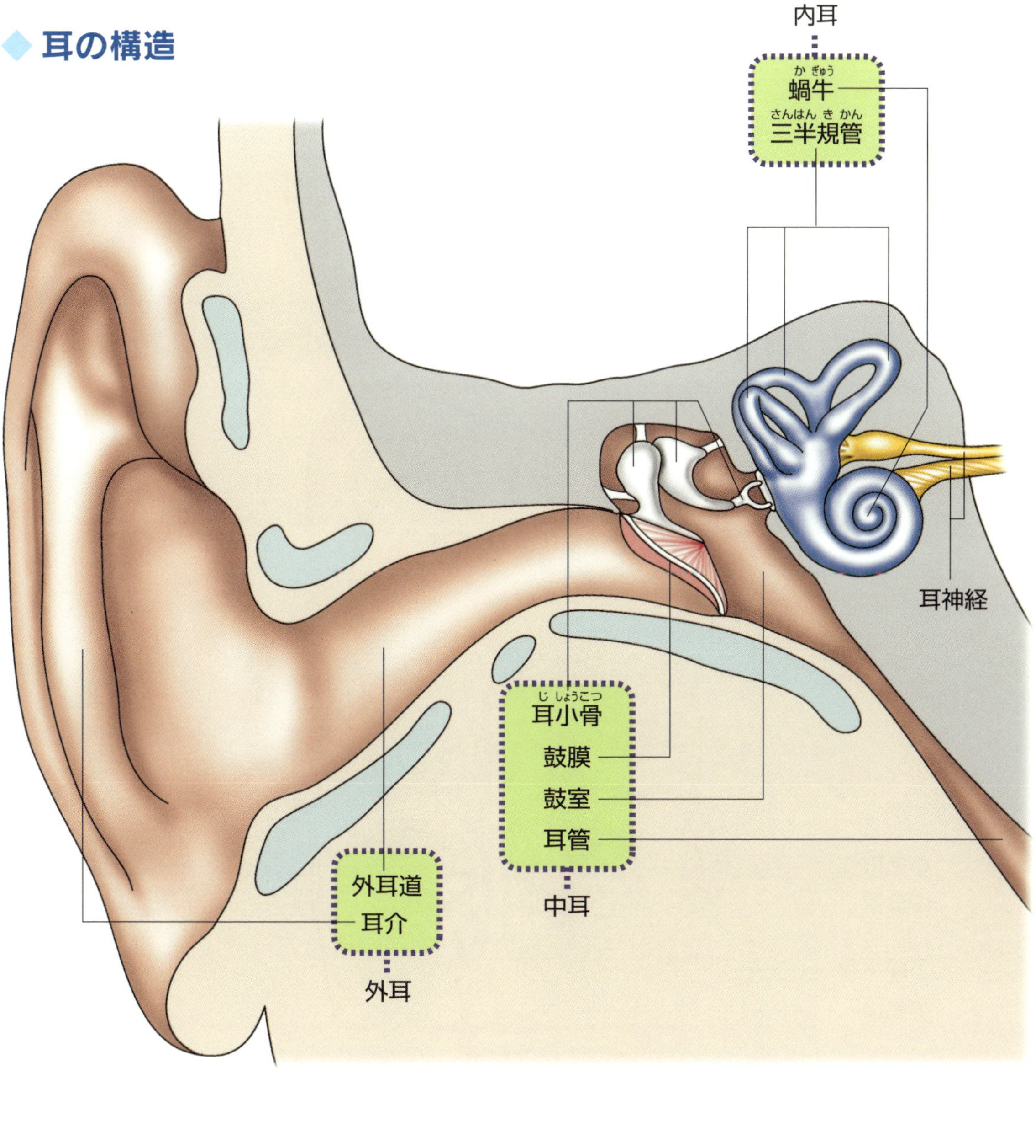

内耳
蝸牛《かぎゅう》
三半規管《さんはんきかん》
耳神経
耳小骨《じしょうこつ》
鼓膜
鼓室
耳管
中耳
外耳道
耳介
外耳

鼻

鼻は空気を吸ったり、吐き出したりする場所であると同時に、においをキャッチして脳に伝える役割があります。外から見える鼻は穴が二つ開いたトンネルのような作りですが、奥のほうは広い空洞（鼻腔《びくう》）になっていて、上・中・下と三つの鼻道があります。上鼻道の天井には嗅球《きゅうきゅう》というにおいを感知する細胞があります。

また、鼻腔とは別に、副鼻腔（前頭洞《ぜんとうどう》、篩《し》骨洞《こつどう》、上顎洞《じょうがくどう》、蝶形骨洞《ちょうけいこつどう》）があります。

▶P 128参照

◆ 横断面

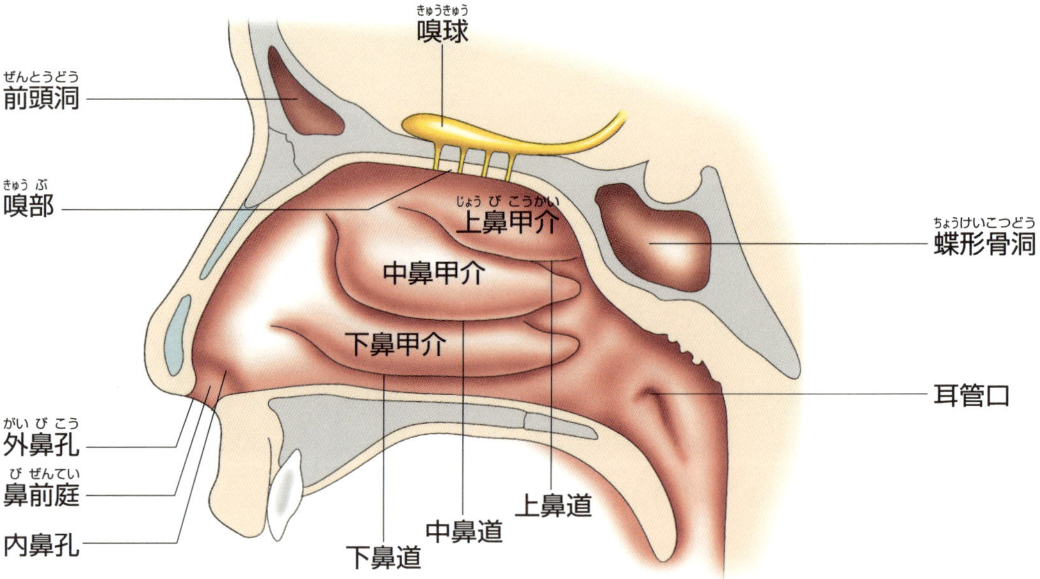
嗅球《きゅうきゅう》
前頭洞《ぜんとうどう》
嗅部《きゅうぶ》
上鼻甲介《じょうびこうかい》
蝶形骨洞《ちょうけいこつどう》
中鼻甲介
下鼻甲介
耳管口
外鼻孔《がいびこう》
鼻前庭《びぜんてい》
内鼻孔
上鼻道
中鼻道
下鼻道

◆ 正面

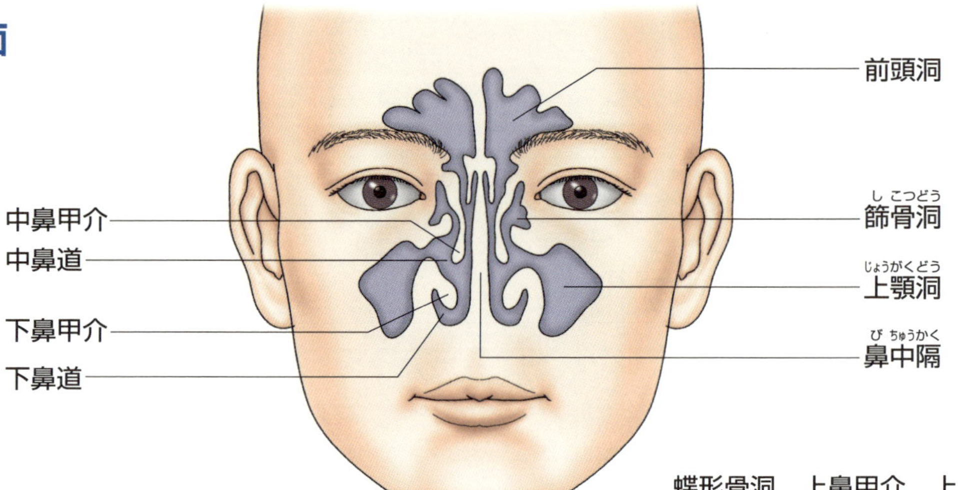
前頭洞
中鼻甲介
中鼻道
篩骨洞《しこつどう》
上顎洞《じょうがくどう》
下鼻甲介
鼻中隔《びちゅうかく》
下鼻道

蝶形骨洞、上鼻甲介、上鼻道は顔のさらに奥にある.

口

口は食物をとり入れる場所ですが、そのための器官として歯と舌があります。

口を開けると、まず歯が見えますが、大人の歯（永久歯）は上下合わせて28本＋親知らず4本です。

のどのほうからは、舌が伸びています。舌の表面には、乳頭《にゅうとう》と呼ばれる小さなツブツブがあります。

▶P84参照

◆口の中

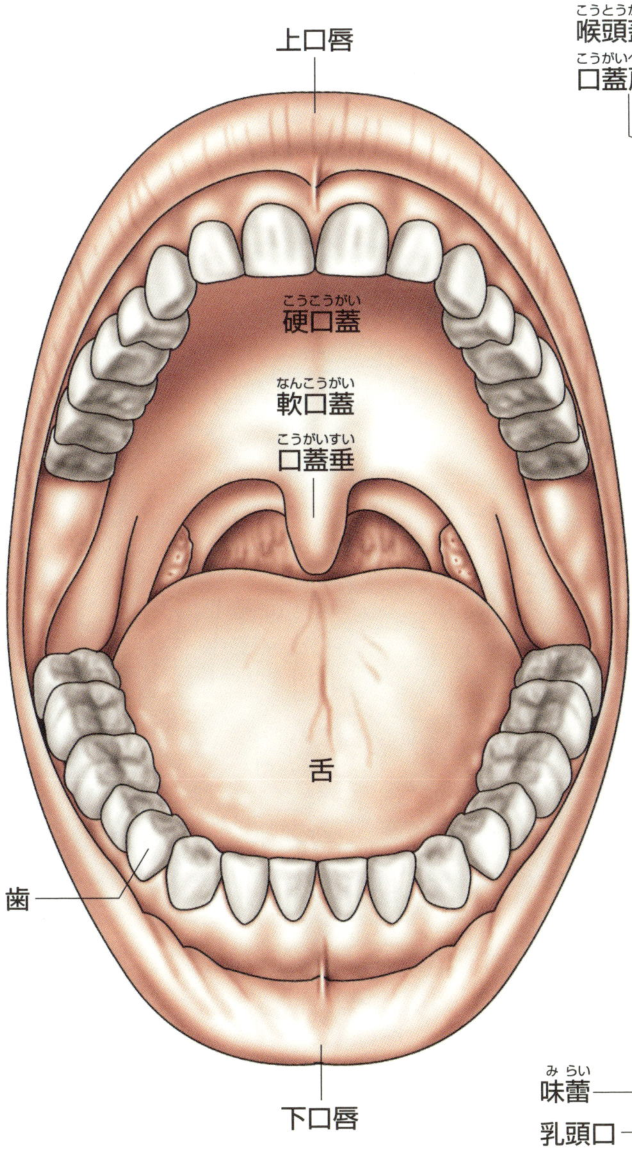

上口唇
硬口蓋《こうこうがい》
軟口蓋《なんこうがい》
口蓋垂《こうがいすい》
舌
歯
下口唇

◆舌の構造

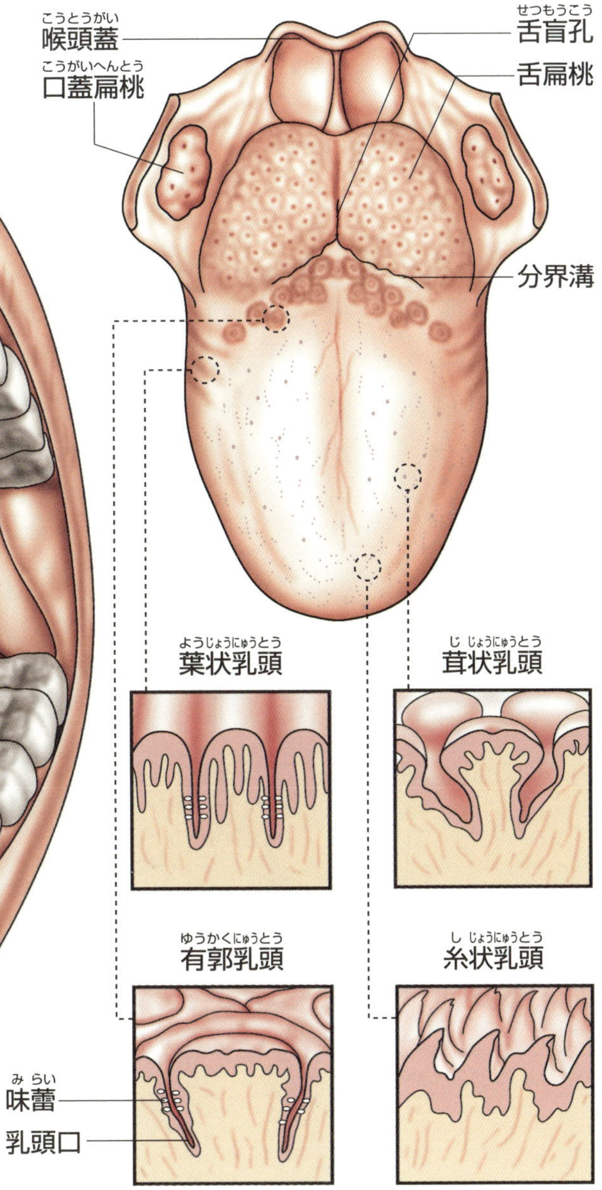

喉頭蓋《こうとうがい》
口蓋扁桃《こうがいへんとう》
舌盲孔《せつもうこう》
舌扁桃
分界溝
葉状乳頭《ようじょうにゅうとう》
茸状乳頭《じじょうにゅうとう》
有郭乳頭《ゆうかくにゅうとう》
糸状乳頭《しじょうにゅうとう》
味蕾《みらい》
乳頭口

胸部

胸骨と肋骨《ろっこつ》によってがっちりと保護されている胸部には、呼吸をするための器官である気管・気管支、肺、それと血液を循環させるポンプである心臓があります。

肺と心臓は、肺静脈、肺動脈という血管によってつながっています。すなわち、全身をめぐって心臓に返ってきた静脈血は、心臓の肺動脈を経て肺へ運ばれ、そこで新鮮な酸素を得てから肺静脈を通って心臓に戻ります。そして、心臓はその新鮮な血液を全身へ送り出すわけです。

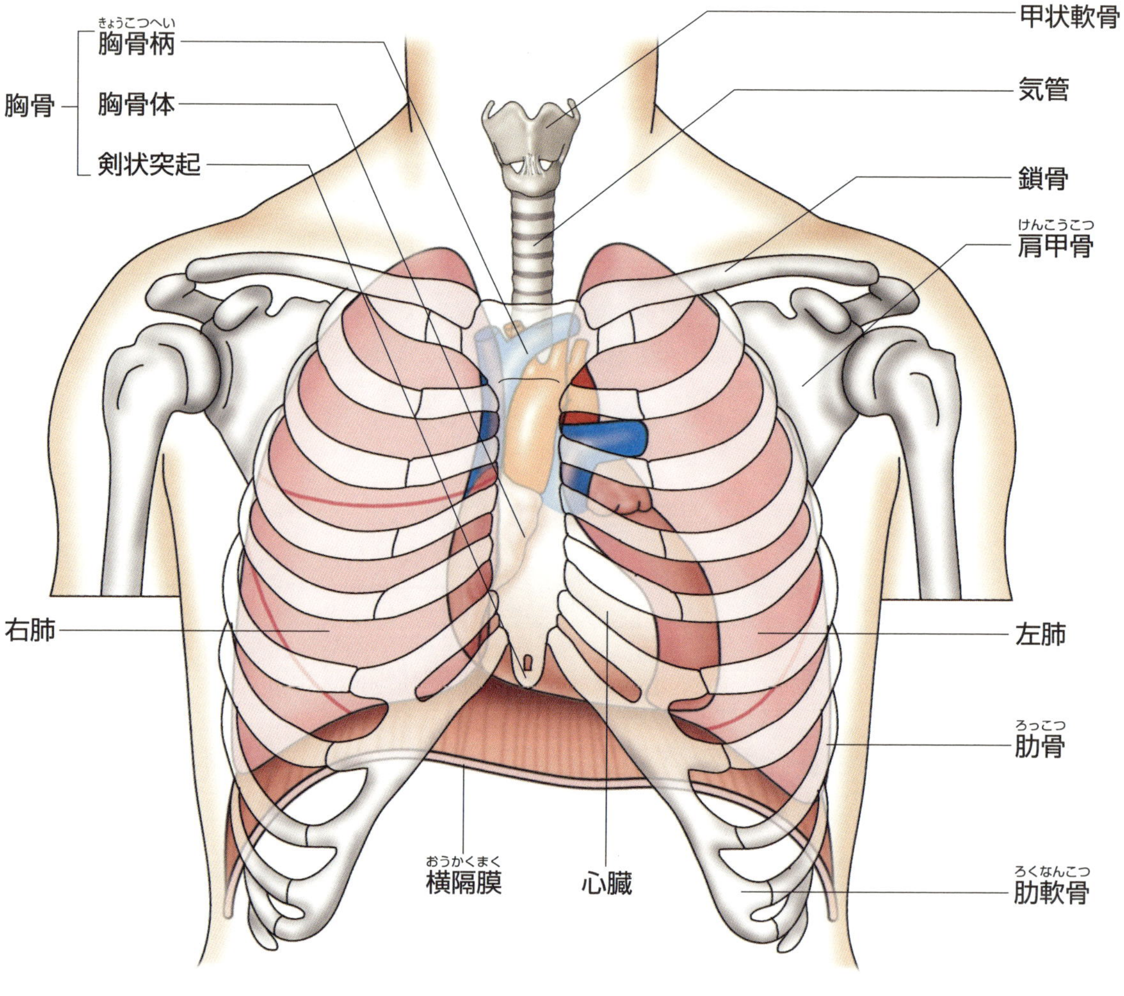

胸骨
胸骨柄《きょうこつへい》
胸骨体
剣状突起
甲状軟骨
気管
鎖骨
肩甲骨《けんこうこつ》
右肺
左肺
肋骨《ろっこつ》
横隔膜《おうかくまく》
心臓
肋軟骨《ろくなんこつ》

気管・気管支と肺

気管はのどの奥にあり、鼻から吸い込んだ空気はここを通っていきます。気管の先は二つに分かれており、そこからは気管支と呼ばれ、左右の肺に入ってさらに細かく枝分かれしていきます。

気管支の最先端（細気管支）の先は肺胞《はいほう》と呼ばれる細胞で、ここで血液のガス交換（血液内の二酸化炭素と酸素を交換）が行われます。

▶P 142、146参照

◆気管・気管支

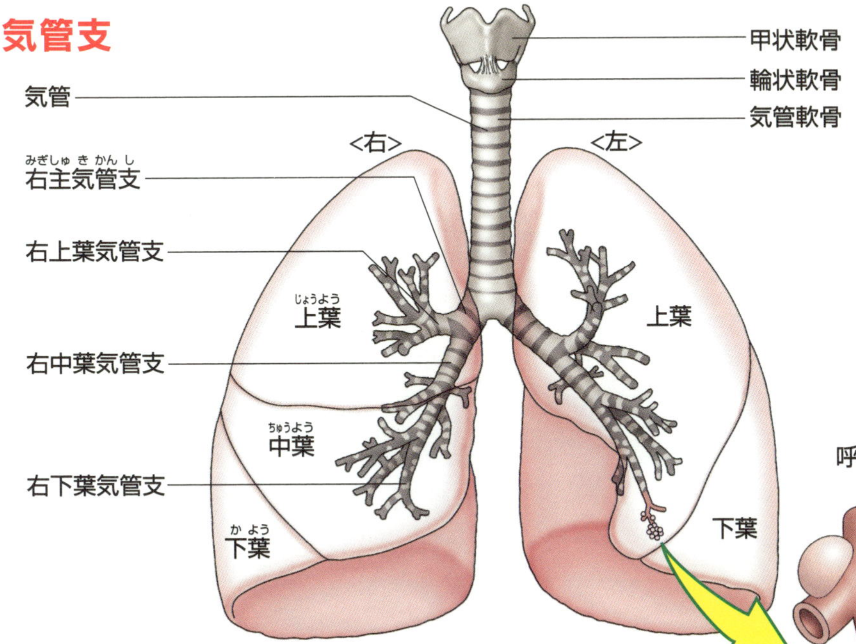

気管
右主気管支《みぎしゅきかんし》
右上葉気管支
右中葉気管支
右下葉気管支
甲状軟骨
輪状軟骨
気管軟骨
<右>
<左>
上葉《じょうよう》
中葉《ちゅうよう》
下葉《かよう》
上葉
下葉

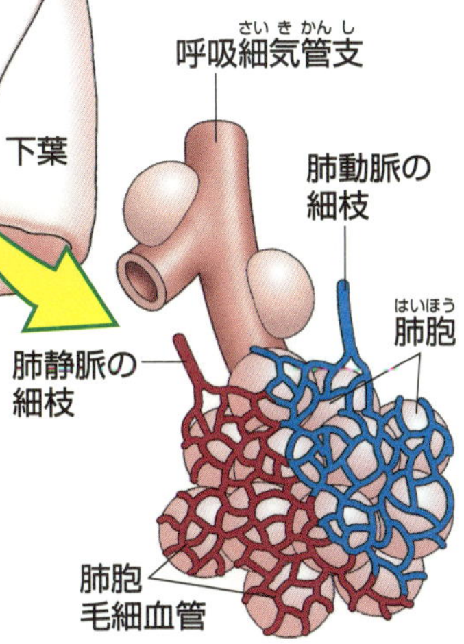

呼吸細気管支《さいきかんし》
肺動脈の細枝
肺胞《はいほう》
肺静脈の細枝
肺胞毛細血管

◆肺と心臓のつながり

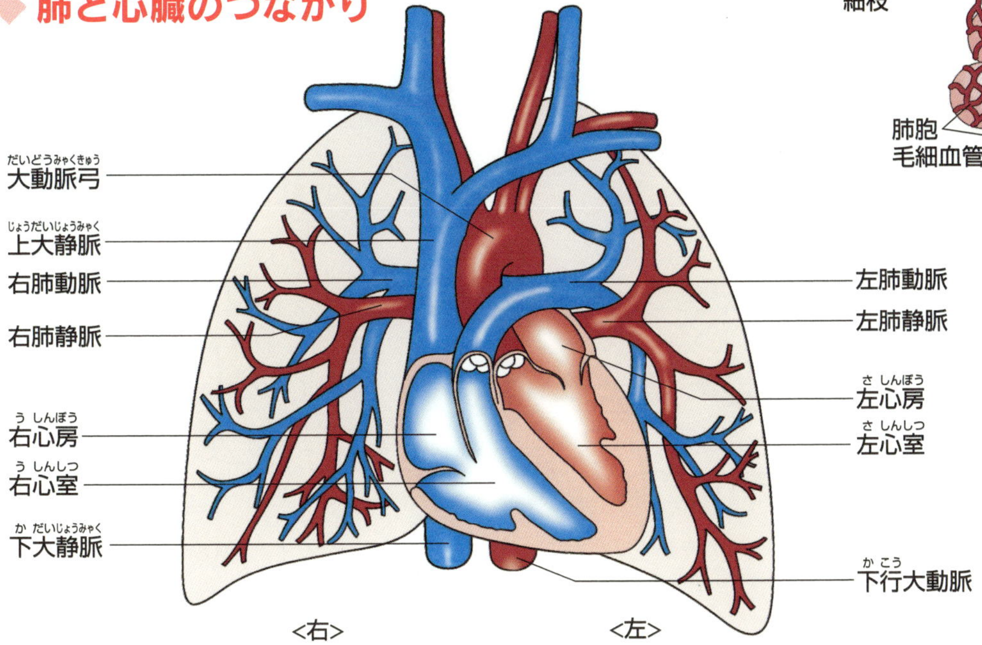

大動脈弓《だいどうみゃくきゅう》
上大静脈《じょうだいじょうみゃく》
右肺動脈
右肺静脈
右心房《うしんぼう》
右心室《うしんしつ》
下大静脈《かだいじょうみゃく》
左肺動脈
左肺静脈
左心房《さしんぼう》
左心室《さしんしつ》
下行《かこう》大動脈
<右>
<左>

心臓

心臓は、血液を全身に循環させるためのポンプの役割を担っています。休みなく収縮と拡張を繰り返すため、心臓そのものは心筋《しんきん》という丈夫な筋肉組織でできています。

心筋の表面には冠状《かんじょう》動脈という血管があり、心筋に栄養と酸素を供給しています。

P 154参照

心臓の全体像

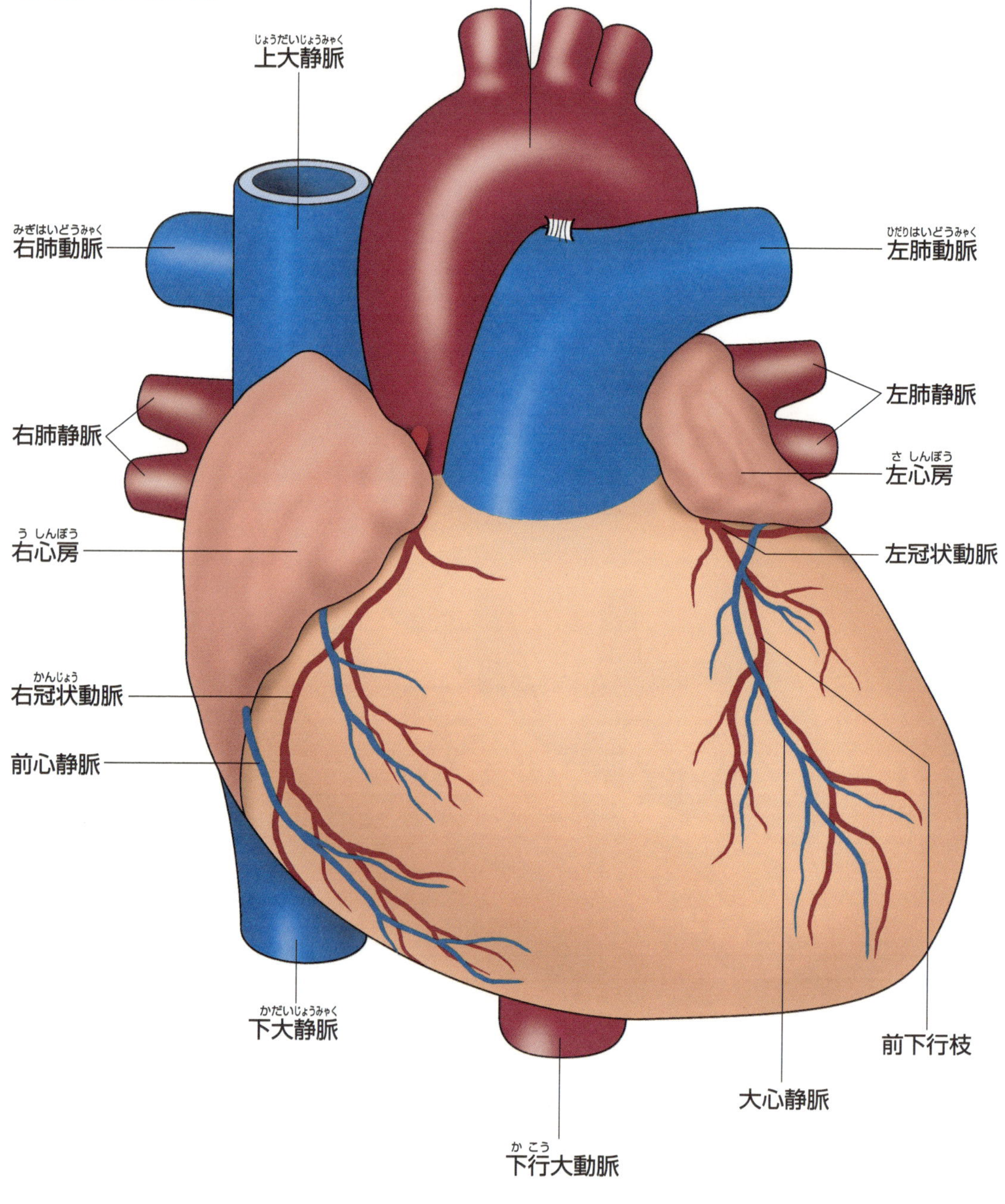

大動脈弓《だいどうみゃくきゅう》
上大静脈《じょうだいじょうみゃく》
右肺動脈《みぎはいどうみゃく》
左肺動脈《ひだりはいどうみゃく》
左肺静脈
右肺静脈
左心房《さしんぼう》
右心房《うしんぼう》
左冠状動脈
右冠状《かんじょう》動脈
前心静脈
下大静脈《かだいじょうみゃく》
前下行枝
大心静脈
下行《かこう》大動脈

心臓は血液循環のためのポンプなので、血液が入り込んだり、送り出すための太い血管がいくつかついています。また、心臓の中は、右心房《うしんぼう》、右心室《うしんしつ》、左心房《さしんぼう》、左心室《さしんしつ》という四つの部屋に分かれています。

全身をかけめぐってきた静脈血は上大静脈と下大静脈で合流し、心臓の右心房→右心室へ入り、そこから肺動脈を経て肺へ送られます。肺で、静脈血の二酸化炭素は酸素と交換され新鮮な血液として生まれ変わります。そして、再び肺静脈を経て心臓の左心房→左心室へ入り、そこから大動脈を経て全身へ送られていきます。

◆心臓の血液の流れ

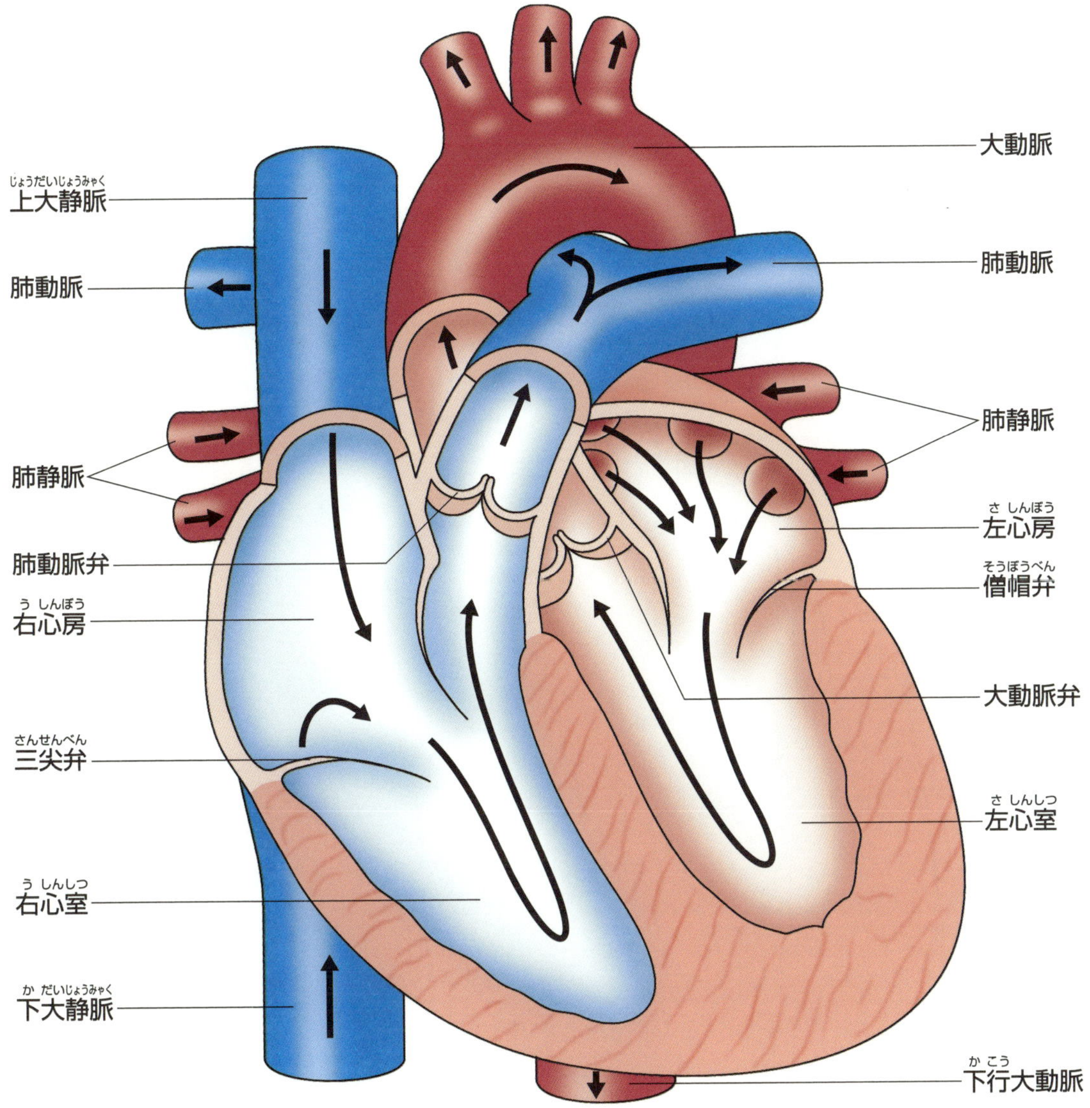

大動脈
上大静脈《じょうだいじょうみゃく》
肺動脈
肺動脈
肺静脈
肺静脈
左心房《さしんぼう》
肺動脈弁
僧帽弁《そうぼうべん》
右心房《うしんぼう》
大動脈弁
三尖弁《さんせんべん》
左心室《さしんしつ》
右心室《うしんしつ》
下大静脈《かだいじょうみゃく》
下行大動脈《かこうだいどうみゃく》

腹部

腹部には、胃、十二指腸、小腸、大腸、肝臓などの消化器と、腎臓《じんぞう》（この図では見えないが、後ろのほうにある）、膀胱《ぼうこう》という泌尿器《ひにょうき》があります。

なかでも大きなスペースを占めているのは、胃・十二指腸から続く小腸（空腸、回腸）、大腸（盲腸、結腸、直腸）です。小腸の長さは伸ばすと6～7m、大腸は1.5～1.7mもあり、それらが腹部の中にコンパクトに収まっています。

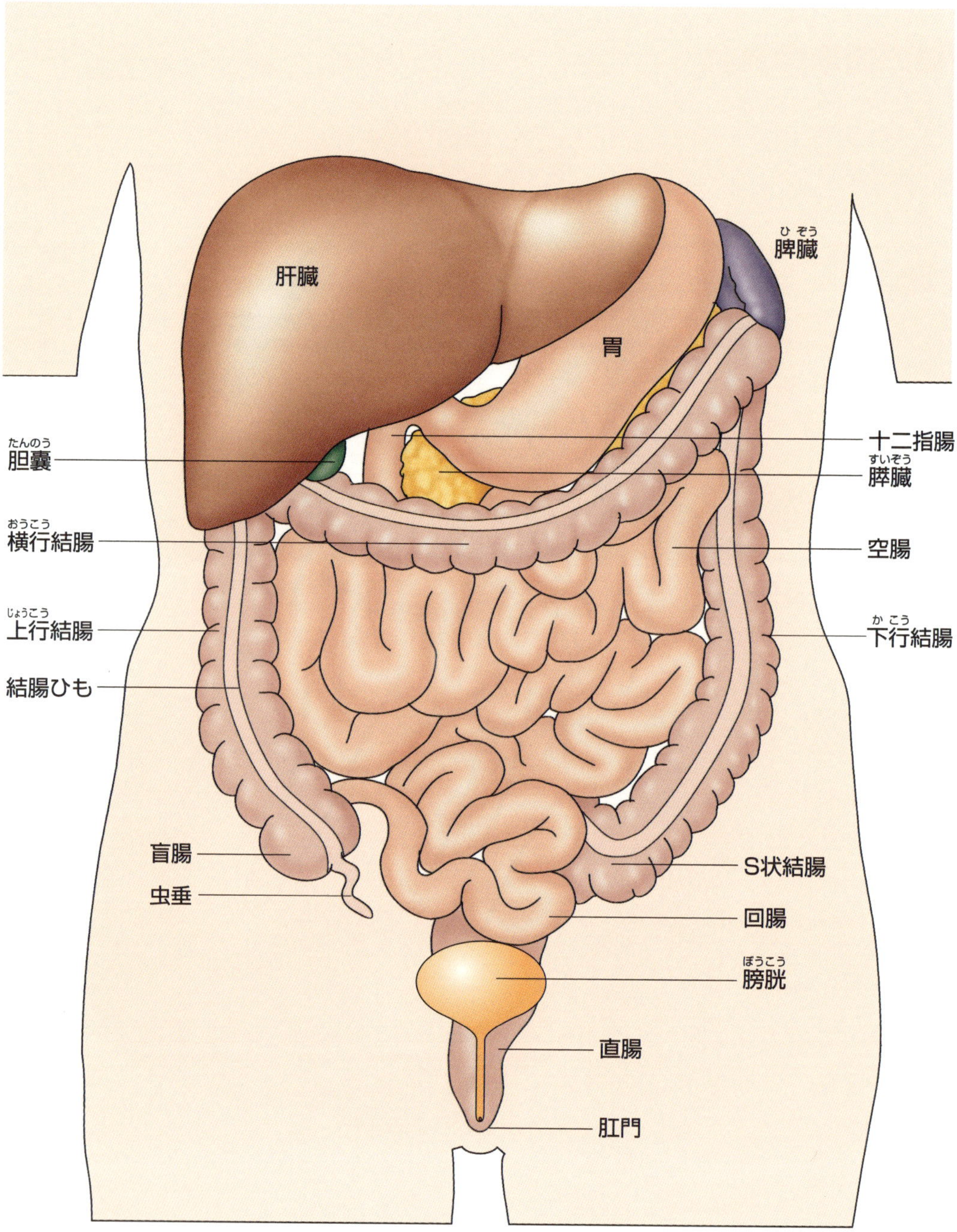

肝臓
脾臓《ひぞう》
胃
胆嚢《たんのう》
十二指腸
膵臓《すいぞう》
横行《おうこう》結腸
空腸
上行《じょうこう》結腸
下行《かこう》結腸
結腸ひも
盲腸
S状結腸
虫垂
回腸
膀胱《ぼうこう》
直腸
肛門

胃・十二指腸

胃は袋状の臓器で、内壁は粘膜組織になっています。粘膜は食物が胃に入ると胃液を分泌し、食物を消化・吸収されやすい形にします。そして、十二指腸へと送り出していきます。

十二指腸には二つの小さな穴（乳頭《にゅうとう》）があり、食物が入ってくると、そこから胆汁《たんじゅう》や膵液《すいえき》が送り込まれ、食物の栄養分を分解し、次の小腸で吸収されやすい形に変えます。

▶Ｐ94参照

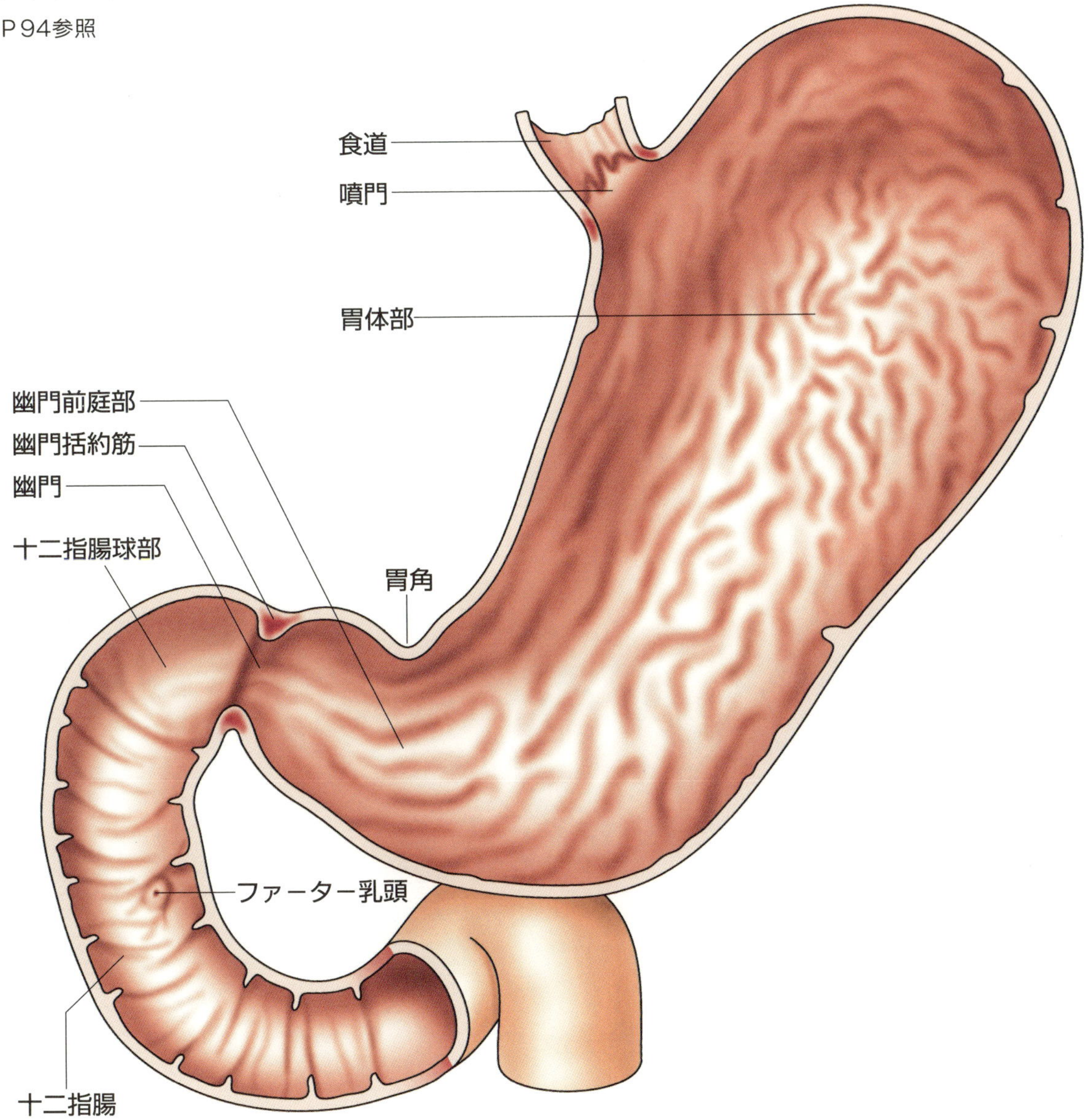
食道
噴門
胃体部
幽門前庭部
幽門括約筋
幽門
十二指腸球部
胃角
ファーター乳頭
十二指腸

膵臓と脾臓

膵臓《すいぞう》は腸の後ろ側にある細長い臓器で、膵《すい》液《えき》とインスリンを分泌しています。膵液には栄養分を分解するさまざまな消化酵素が含まれていて、膵臓内を走る膵管によって十二指腸に運ばれます。

またインスリンは食事をすると上昇する血糖値を抑えるはたらきがあるホルモンです。

脾臓《ひぞう》は、膵臓の左側にある臓器で、おもに血液中の赤血球を貯蔵したり、古くなった赤血球を処理する役割があります。

▶P120参照

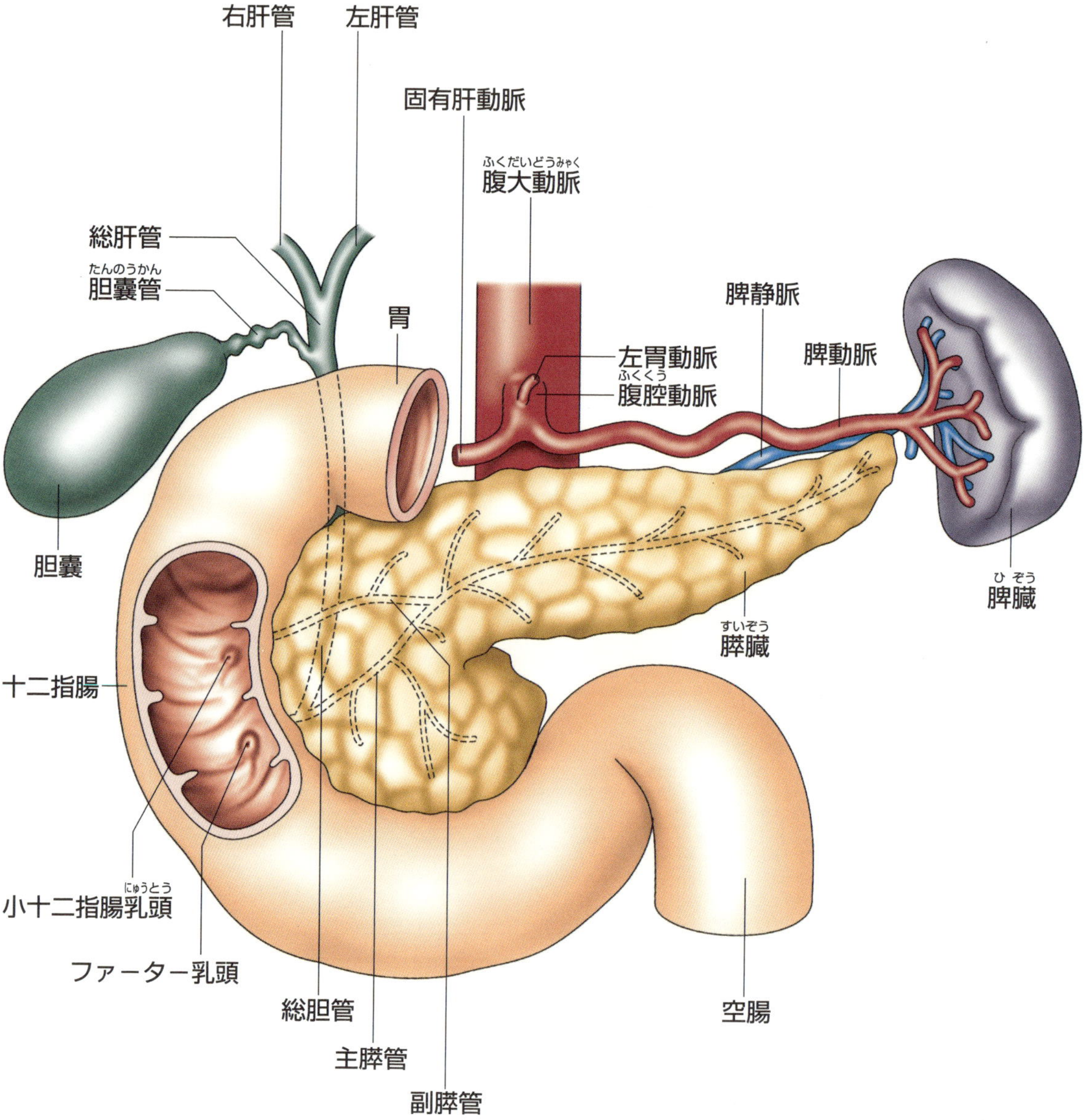

肝　臓

肝臓は、人体最大の臓器で、ちょうど横隔《おうかく》膜《まく》の下に位置します。

肝臓は肋骨《ろっこつ》の下に収められているので、ふつうは手で押しても触れることはできません。しかし、病気によって腫大《しゅだい》することがあり、そうなると肋骨の下部で触れることができるようになります。

肝臓の色はレバーのようなやや黒っぽい赤い色をしています。右葉《うよう》と左葉《さよう》の二つの部分に分けることができ、厚くて大きい右葉は、薄くて小さい左葉の5、6倍もの大きさがあります。

肝臓の下側には、門脈という血管があり、そこから、胃や腸などで吸収された栄養分が運ばれてきます。肝臓に入った栄養分は、からだが利用しやすい形に処理されます。そして、肝臓の上側にある下大静脈を通って心臓に運ばれ、そこから全身へ送り出されます。

また、肝臓は胆汁《たんじゅう》を作る場所でもあります。

▶P112参照

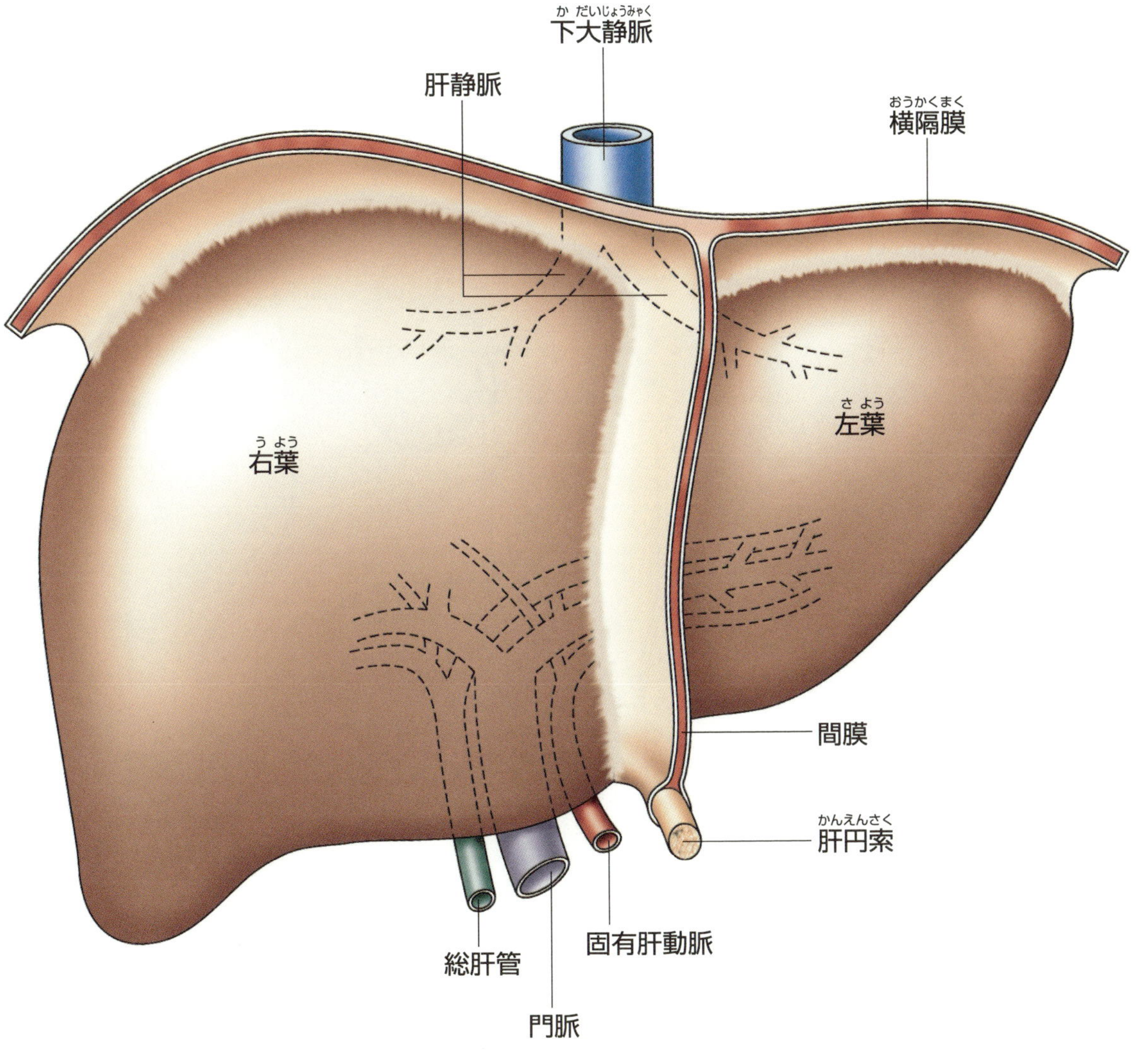

腎臓と膀胱

腎臓《じんぞう》は左右に二つあるそらまめ形の臓器で、腹大動脈から枝分かれした腎動脈が入り込んでいます。そこから入った血液は、腎臓でろ過されて老廃物や塩分などがとり除かれたきれいな状態になり、今度は腎静脈を経て大静脈へと運ばれていきます。

そして、とり除かれた不要な成分は腎臓で尿にされ、尿管を通って膀胱《ぼうこう》にためられます。

▶P176、182参照

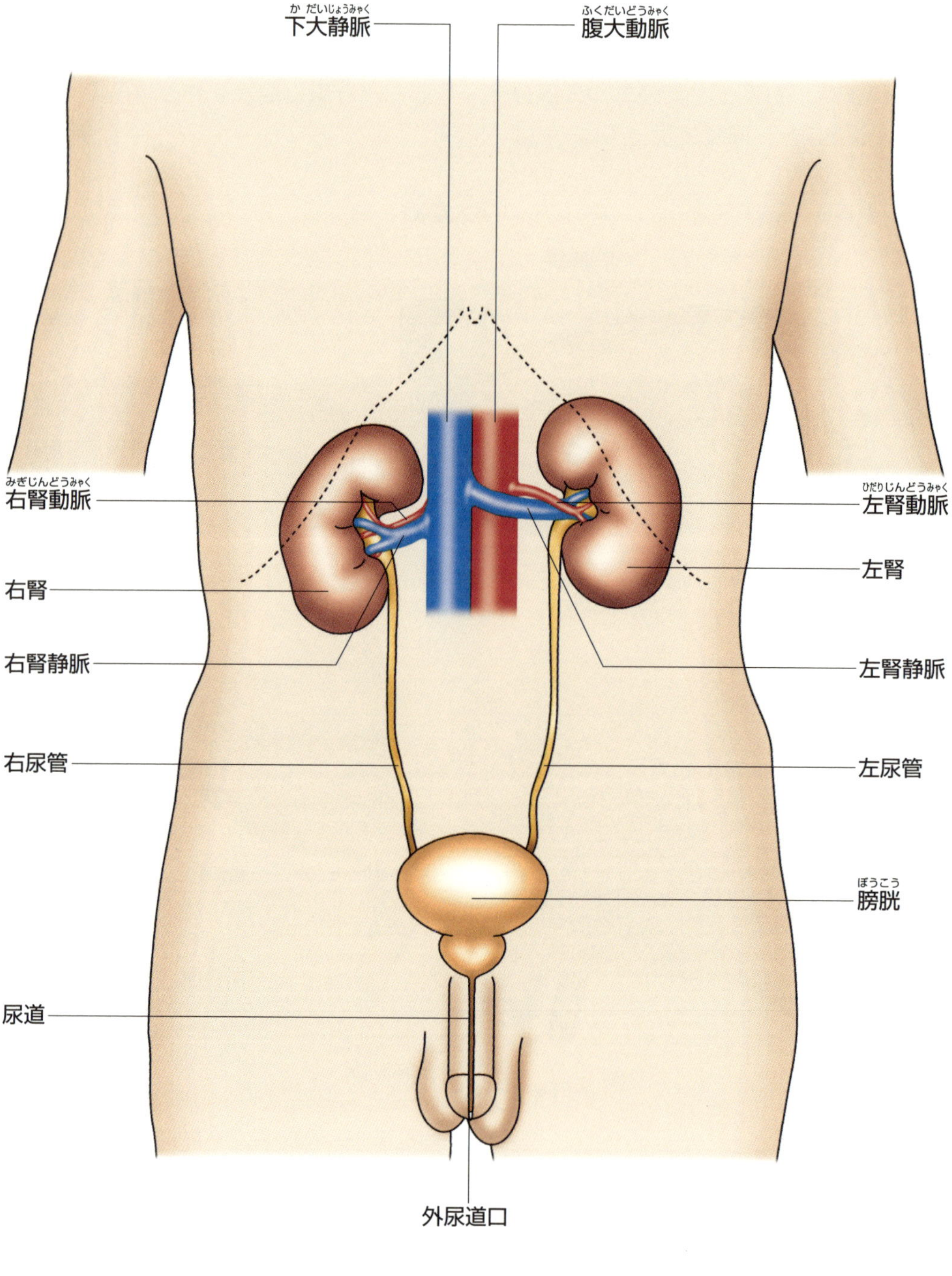
下大静脈《かだいじょうみゃく》
腹大動脈《ふくだいどうみゃく》
右腎動脈《みぎじんどうみゃく》
左腎動脈《ひだりじんどうみゃく》
右腎
左腎
右腎静脈
左腎静脈
右尿管
左尿管
膀胱《ぼうこう》
尿道
外尿道口

腎臓の内部

尿は皮質《ひしつ》と髄質《ずいひつ》の部分で作られ、腎乳頭から流れて腎盂《じんう》に集められます。そして尿管を通って膀胱《ぼうこう》へ送られます。

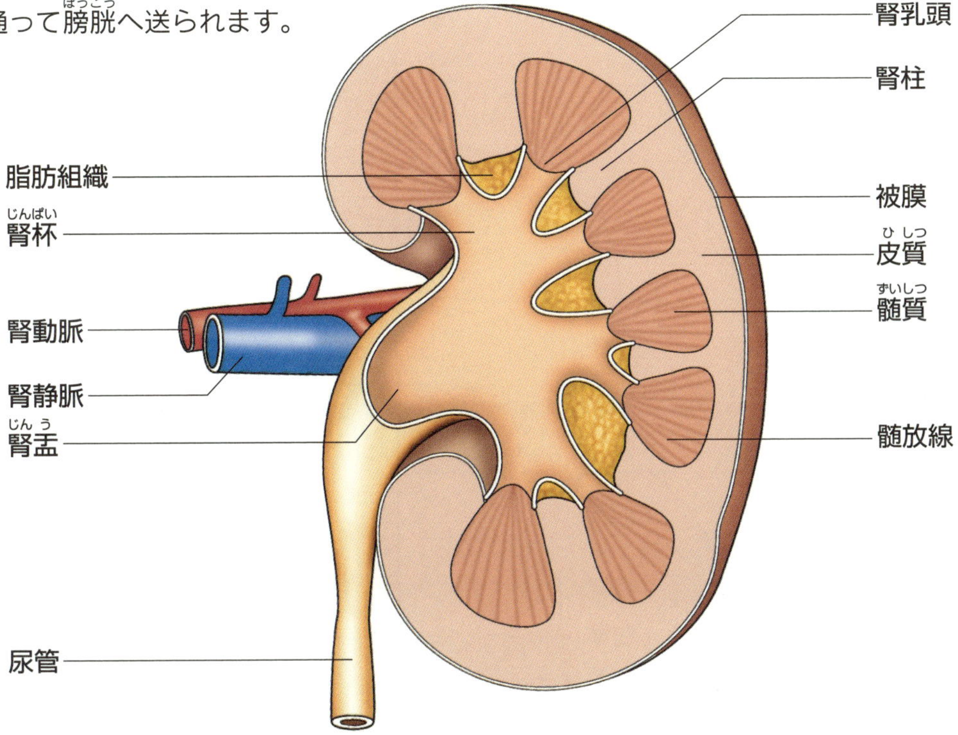

腎乳頭《じんにゅうとう》
腎柱
脂肪組織
腎杯《じんぱい》
被膜
皮質《ひしつ》
髄質《ずいしつ》
腎動脈
腎静脈
腎盂《じんう》
髄放線
尿管

膀胱の内部

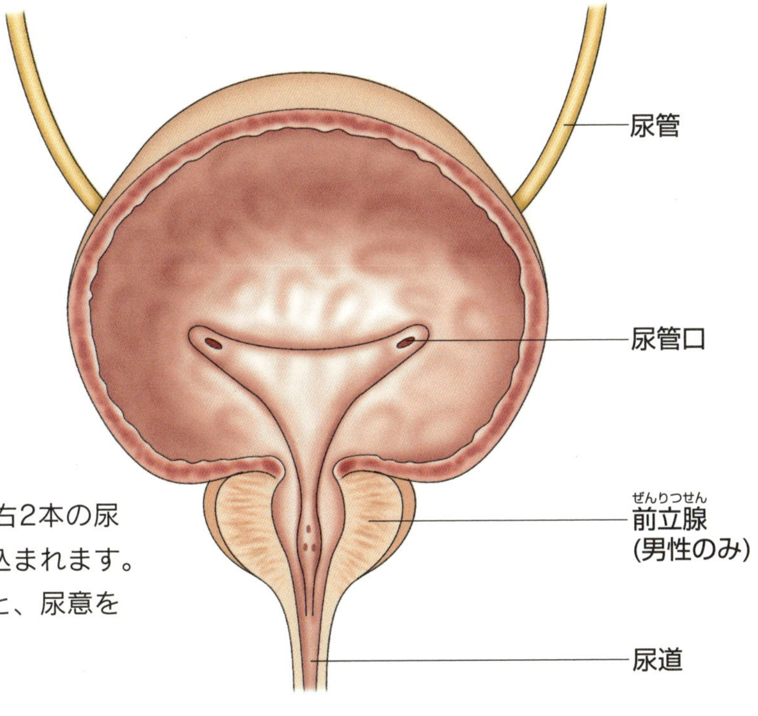

尿管
尿管口
前立腺《ぜんりつせん》
(男性のみ)
尿道

膀胱《ぼうこう》は袋状の臓器で、左右2本の尿管の開口部から、尿が送り込まれます。膀胱に一定量の尿がたまると、尿意を感じるようになります。

骨格

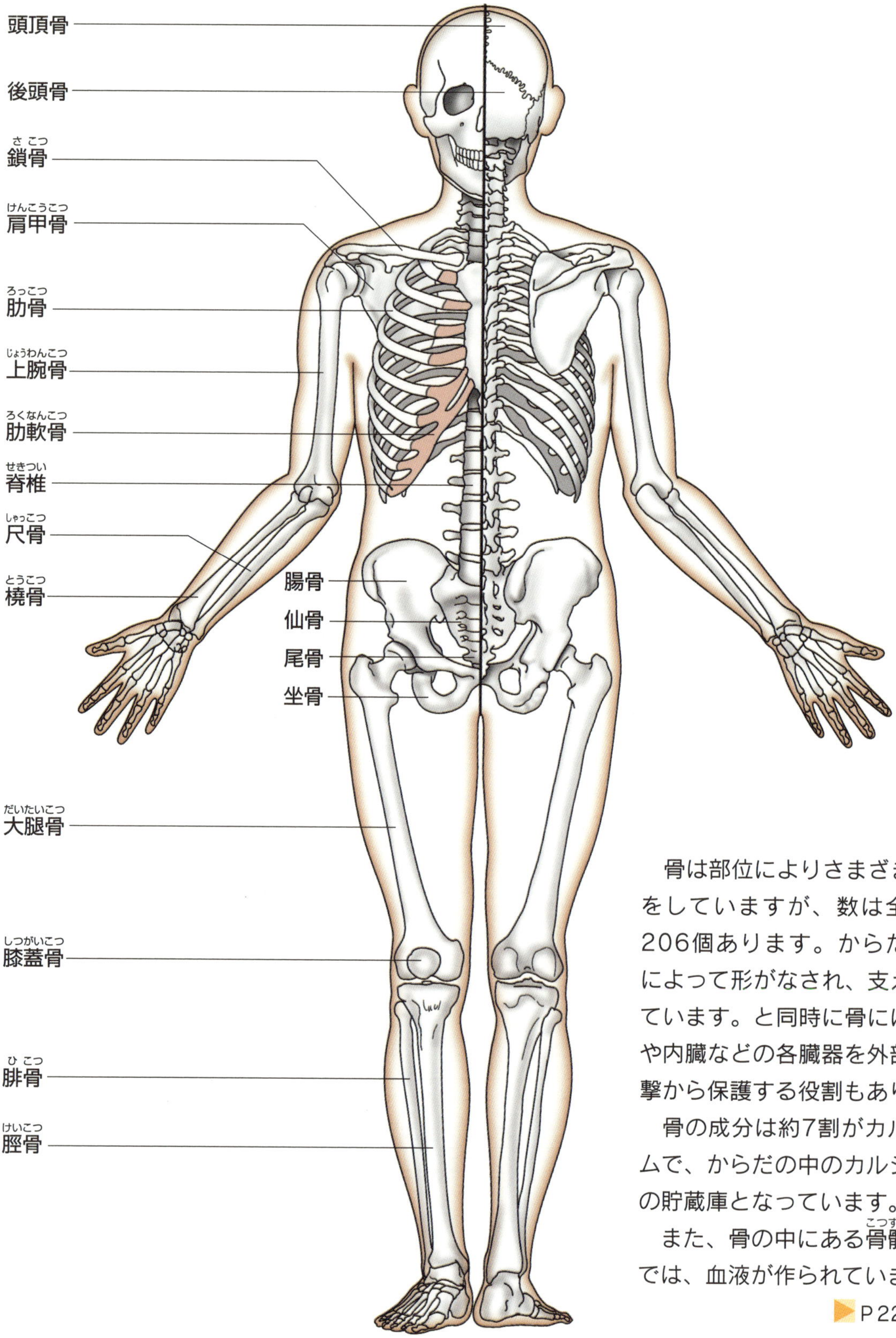
頭頂骨
後頭骨
鎖骨《さこつ》
肩甲骨《けんこうこつ》
肋骨《ろっこつ》
上腕骨《じょうわんこつ》
肋軟骨《ろくなんこつ》
脊椎《せきつい》
尺骨《しゃっこつ》
橈骨《とうこつ》
腸骨
仙骨
尾骨
坐骨
大腿骨《だいたいこつ》
膝蓋骨《しつがいこつ》
腓骨《ひこつ》
脛骨《けいこつ》

骨は部位によりさまざまな形をしていますが、数は全部で206個あります。からだは骨によって形がなされ、支えられています。と同時に骨には、脳や内臓などの各臓器を外部の衝撃から保護する役割もあります。

骨の成分は約7割がカルシウムで、からだの中のカルシウムの貯蔵庫となっています。

また、骨の中にある骨髄《こつずい》組織では、血液が作られています。

▶P224参照

骨格筋

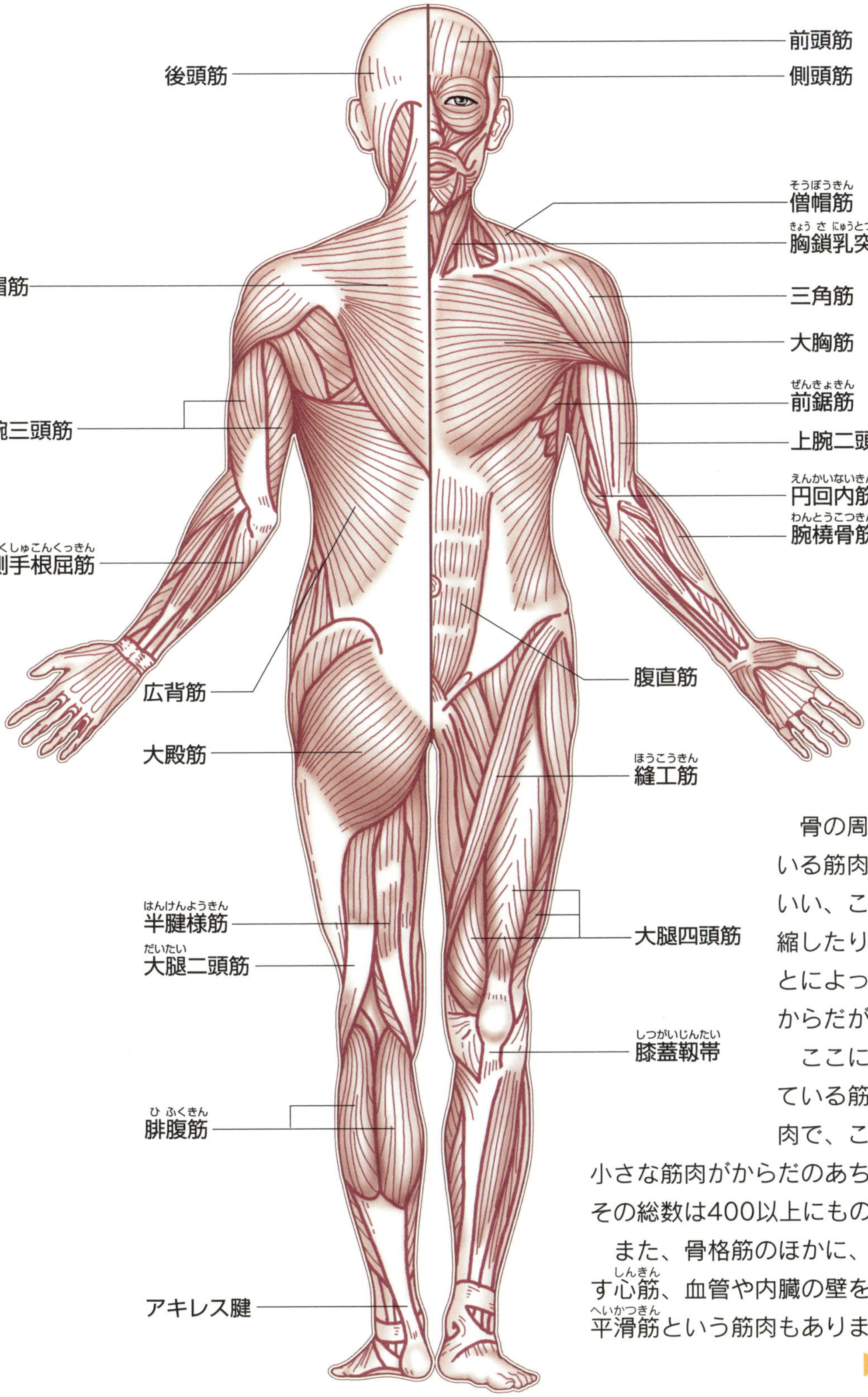
後頭筋
前頭筋
側頭筋
僧帽筋《そうぼうきん》
胸鎖乳突筋《きょうさにゅうとつきん》
僧帽筋
三角筋
大胸筋
前鋸筋《ぜんきょきん》
上腕三頭筋
上腕二頭筋
円回内筋《えんかいないきん》
腕橈骨筋《わんとうこつきん》
尺側手根屈筋《しゃくそくしゅこんくっきん》
広背筋
腹直筋
大殿筋
縫工筋《ほうこうきん》
半腱様筋《はんけんようきん》
大腿《だいたい》二頭筋
大腿四頭筋
膝蓋靭帯《しつがいじんたい》
腓腹筋《ひふくきん》
アキレス腱

骨の周囲についている筋肉を骨格筋といい、この筋肉が収縮したり弛緩《しかん》することによって骨が動き、からだが動きます。

ここに名称がついている筋肉は主な筋肉で、このほかにも小さな筋肉がからだのあちこちにあり、その総数は400以上にものぼります。

また、骨格筋のほかに、心臓を動かす心筋《しんきん》、血管や内臓の壁を作っている平滑筋《へいかつきん》という筋肉もあります。

▶P234参照

血管

動脈

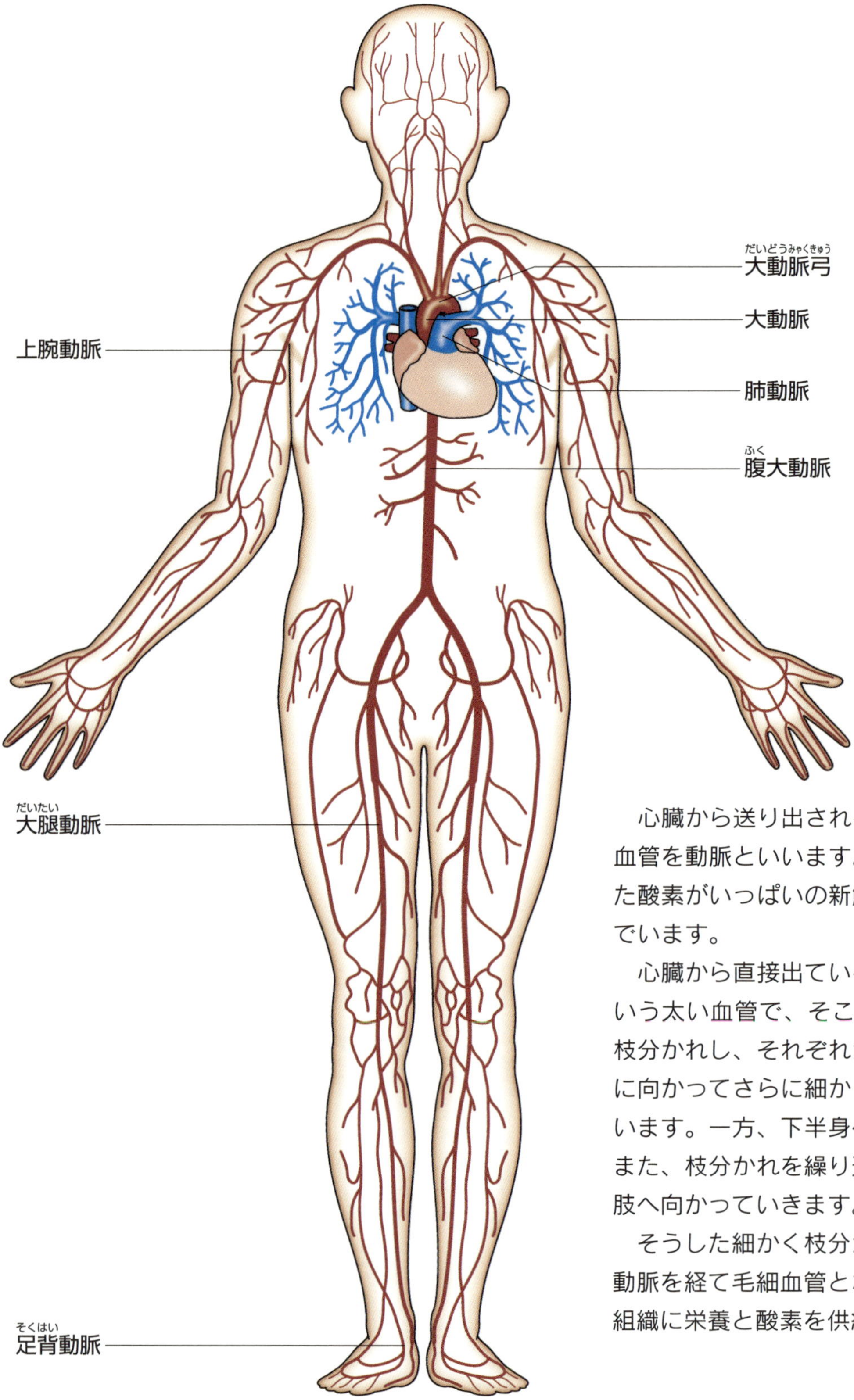
大動脈弓《だいどうみゃくきゅう》
大動脈
上腕動脈
肺動脈
腹《ふく》大動脈
大腿《だいたい》動脈
足背《そくはい》動脈

心臓から送り出される血液が流れる血管を動脈といいます。肺で供給された酸素がいっぱいの新鮮な血液を運んでいます。

心臓から直接出ているのが大動脈という太い血管で、そこからまず3本に枝分かれし、それぞれが頭部や上半身に向かってさらに細かく枝分かれしています。一方、下半身へ向かう動脈もまた、枝分かれを繰り返し、腹部や下肢へ向かっていきます。

そうした細かく枝分かれしたのち細動脈を経て毛細血管となり、そこで各組織に栄養と酸素を供給します。

▶P 162参照

静脈

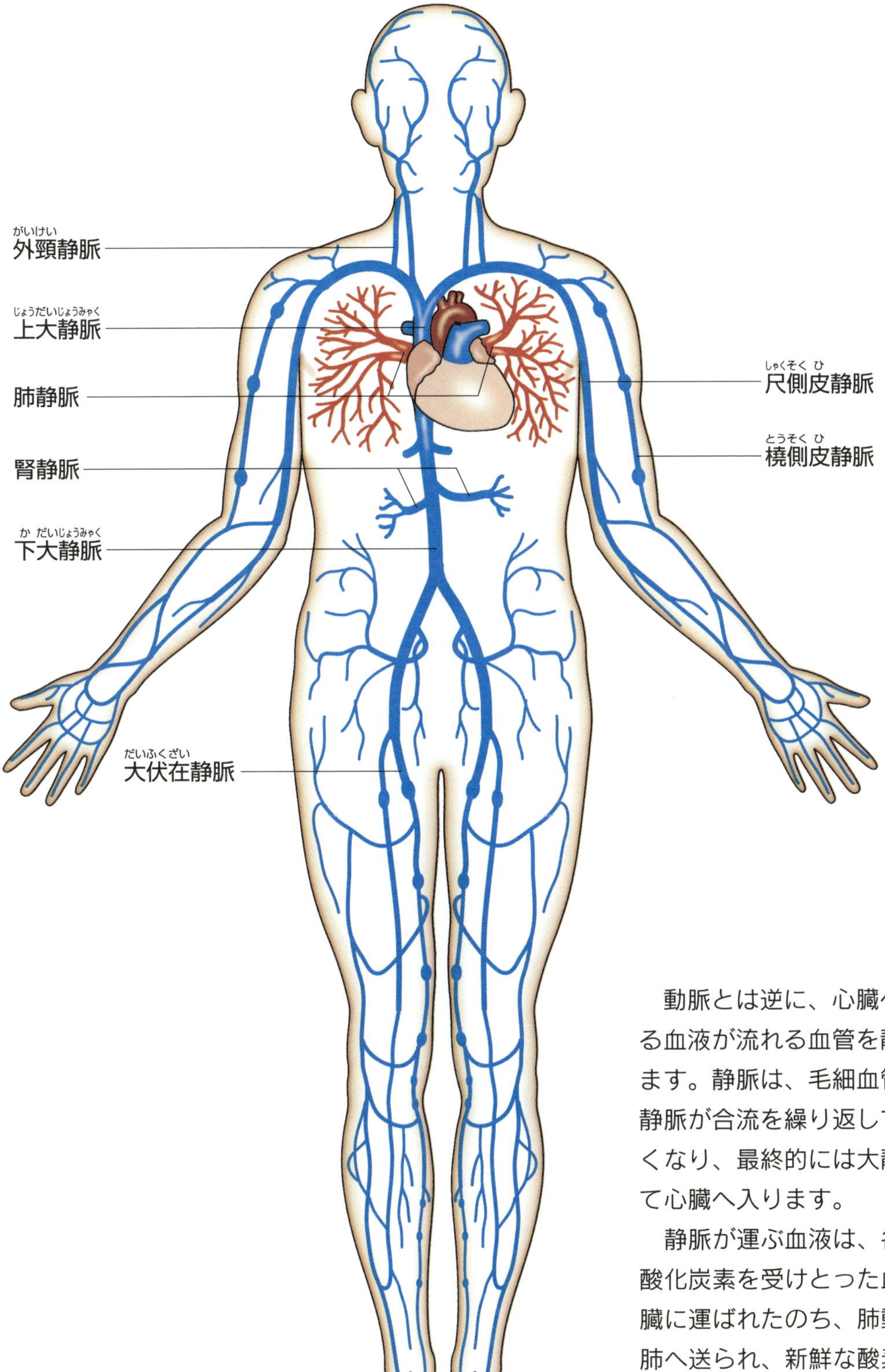
外頸静脈《がいけい》
上大静脈《じょうだいじょうみゃく》
肺静脈
腎静脈
下大静脈《か だいじょうみゃく》
大伏在静脈《だいふくざい》
尺側皮静脈《しゃくそくひ》
橈側皮静脈《とうそくひ》

動脈とは逆に、心臓へ入ってくる血液が流れる血管を静脈といいます。静脈は、毛細血管に続く細静脈が合流を繰り返して徐々に太くなり、最終的には大静脈となって心臓へ入ります。

静脈が運ぶ血液は、各組織で二酸化炭素を受けとった血液で、心臓に運ばれたのち、肺動脈を経て肺へ送られ、新鮮な酸素を供給してもらいます。

男性の生殖器

男性のからだとして特徴的な精巣《せいそう》（睾丸《こうがん》）は、精子を作ったり、男性ホルモンを分泌するところです。精巣にかぶさるようについているのが精巣上体（副睾丸）で、精巣で作られた精子はここに運ばれて成熟します。精巣と精巣上体は陰嚢《いんのう》という袋の中に収まっています。

精巣上体から伸びている管が精管で、精子の通り道です。

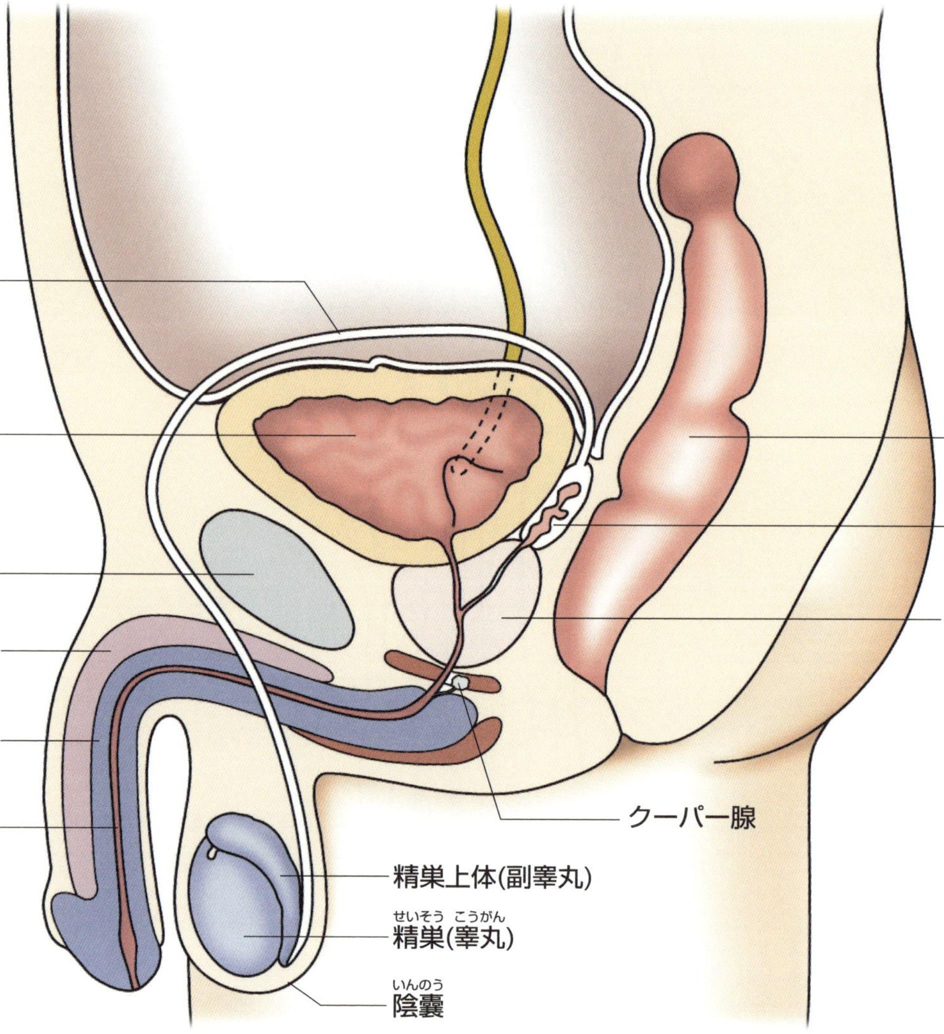
精管
膀胱《ぼうこう》
恥骨《ちこつ》
陰茎海綿体《いんけいかいめんたい》
尿道海綿体
尿道
直腸
精嚢《せいのう》
前立腺《ぜんりつせん》
クーパー腺
精巣上体(副睾丸)
精巣《せいそう》(睾丸《こうがん》)
陰嚢《いんのう》

◆正面

男性の生殖器を正面から見た図ですが、精巣《せいそう》（睾丸）や精巣上体(副睾丸)、精管、精《せい》囊《のう》、クーパー腺は左右に1対ずつあるのがわかります。精管の直径は2～3mmで、長さは約40cmあります。

膀胱から続く尿道には、射精管の出口があり、性的興奮がピークに達するとここから精液が尿道に押し出されます。

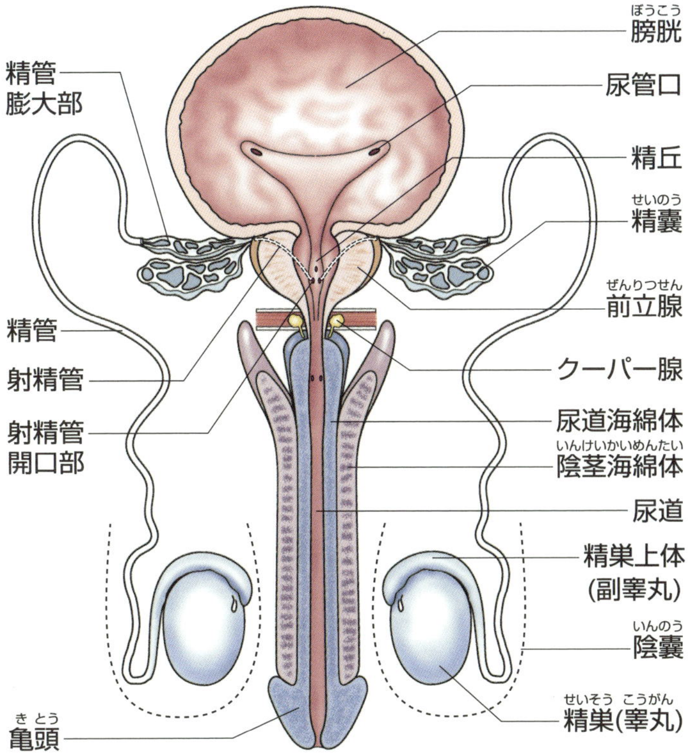

精管
膨大部
精管
射精管
射精管
開口部
亀頭《きとう》
膀胱《ぼうこう》
尿管口
精丘
精囊《せいのう》
前立腺《ぜんりつせん》
クーパー腺
尿道海綿体
陰茎海綿体《いんけいかいめんたい》
尿道
精巣上体
(副睾丸)
陰囊《いんのう》
精巣《せいそう》(睾丸《こうがん》)

◆精巣の構造

精巣（睾丸）の中には曲精《きょくせい》細管《さいかん》という管が左右の精巣でそれぞれ約1000本あり、精子はその中で毎日作られています。その数は1日に約7000万から1億といわれています。

こうして作られた精子は精巣上体の精巣上体管に運ばれ、10～20日間をここで過ごすことで成熟し、受精能力を身につけます。

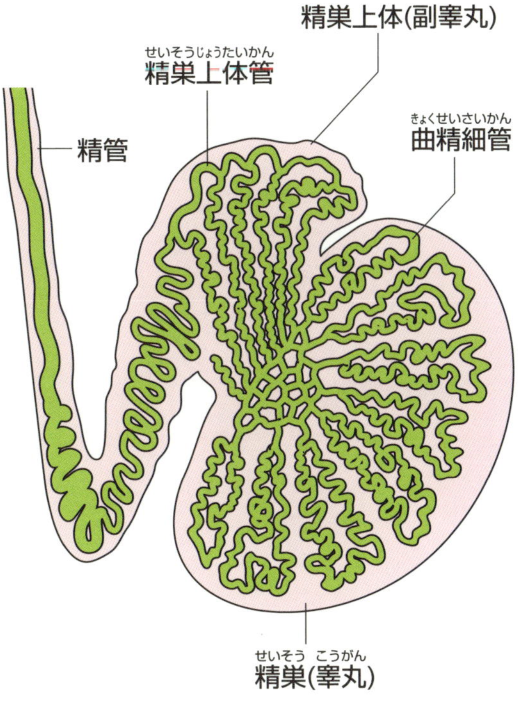

精巣上体(副睾丸)
精巣上体管《せいそうじょうたいかん》
精管
曲精細管《きょくせいさいかん》
精巣《せいそう》(睾丸《こうがん》)

◆精子の構造

精子はオタマジャクシのような形をしていて、長さが約0.6㎜。頭部、結合部、中間部、尾部に分けられ、頭部には染色体などの男性の遺伝情報がつまっています。中間部にはミトコンドリアがつまっていて、これが精子のエネルギー源となります。尾部はオタマジャクシの尾のように左右に動く部分で、性交によって女性の膣《ちつ》に入った精子は尾部を振りながら前進していきます。

1回の射精で放出される精子の数は約2～4億匹。しかし、大半の精子は膣や子宮内、卵管内で力つきてしまい、卵子のいる卵管膨大部まで到達するのはごくわずかです。さらに卵子と結合できるのは、一番早く卵子の中に入った精子だけなのです。

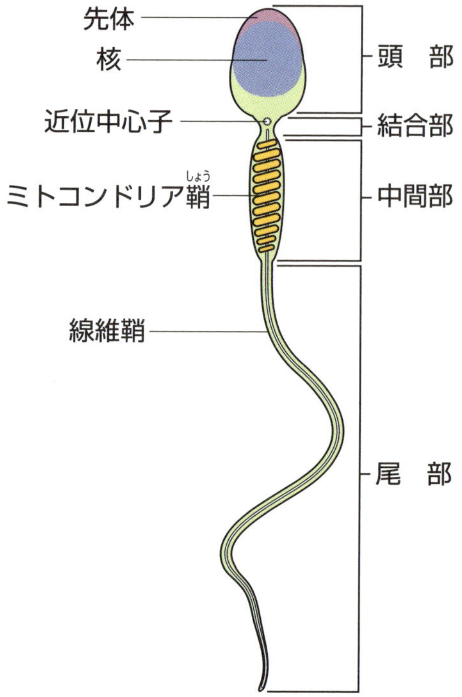
先体
核
近位中心子
ミトコンドリア鞘《しょう》
線維鞘
頭　部
結合部
中間部
尾　部

◆精子の旅

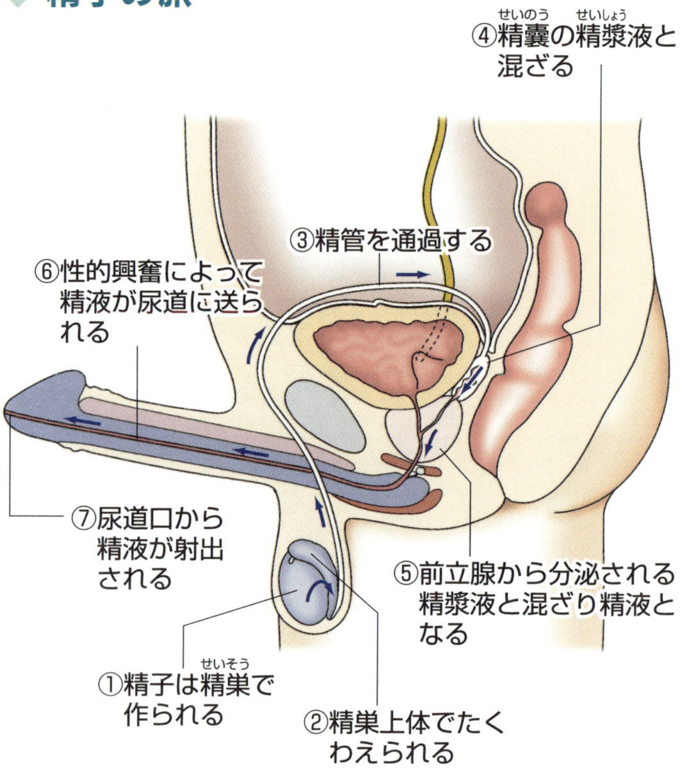
④精嚢《せいのう》の精漿《せいしょう》液と混ざる
③精管を通過する
⑥性的興奮によって精液が尿道に送られる
⑦尿道口から精液が射出される
⑤前立腺から分泌される精漿液と混ざり精液となる
①精子は精巣《せいそう》で作られる
②精巣上体でたくわえられる

精巣《せいそう》（睾丸《こうがん》）で作られた精子は、精巣上体（副睾丸）でたくわえられて成熟したのち、精管膨大部に運ばれ、そこにとどまります。そして、男性に性的興奮が起こると、その刺激で精管膨大部の筋肉が収縮して精子が射精管に押し出され、同時に精《せい》嚢《のう》から精漿《せいしょう》という分泌液も押し出され、精子と精漿は混ざり合って精液となります。

精液は、前立腺や尿道球腺（クーパー腺）からの分泌液とも混ざり合い、尿道に押し出され、陰茎の外へ飛び出していきます（射精）。

ちなみに精液のほとんどは精漿などの分泌液で、精子は精液の1%です。

女性の生殖器

女性の生殖器のシンボルともいえるのが子宮で、妊娠すると胎児が出産まで育つ場所です。子宮のそばには卵巣があり、この中で卵子が成熟したり、女性ホルモンが分泌されたりします。

妊娠していないときの子宮の大きさは鶏卵大ですが、妊娠すると胎児の成長とともに大きくなり、最終的には3kg前後の赤ちゃんが入っていられるほど拡張します。

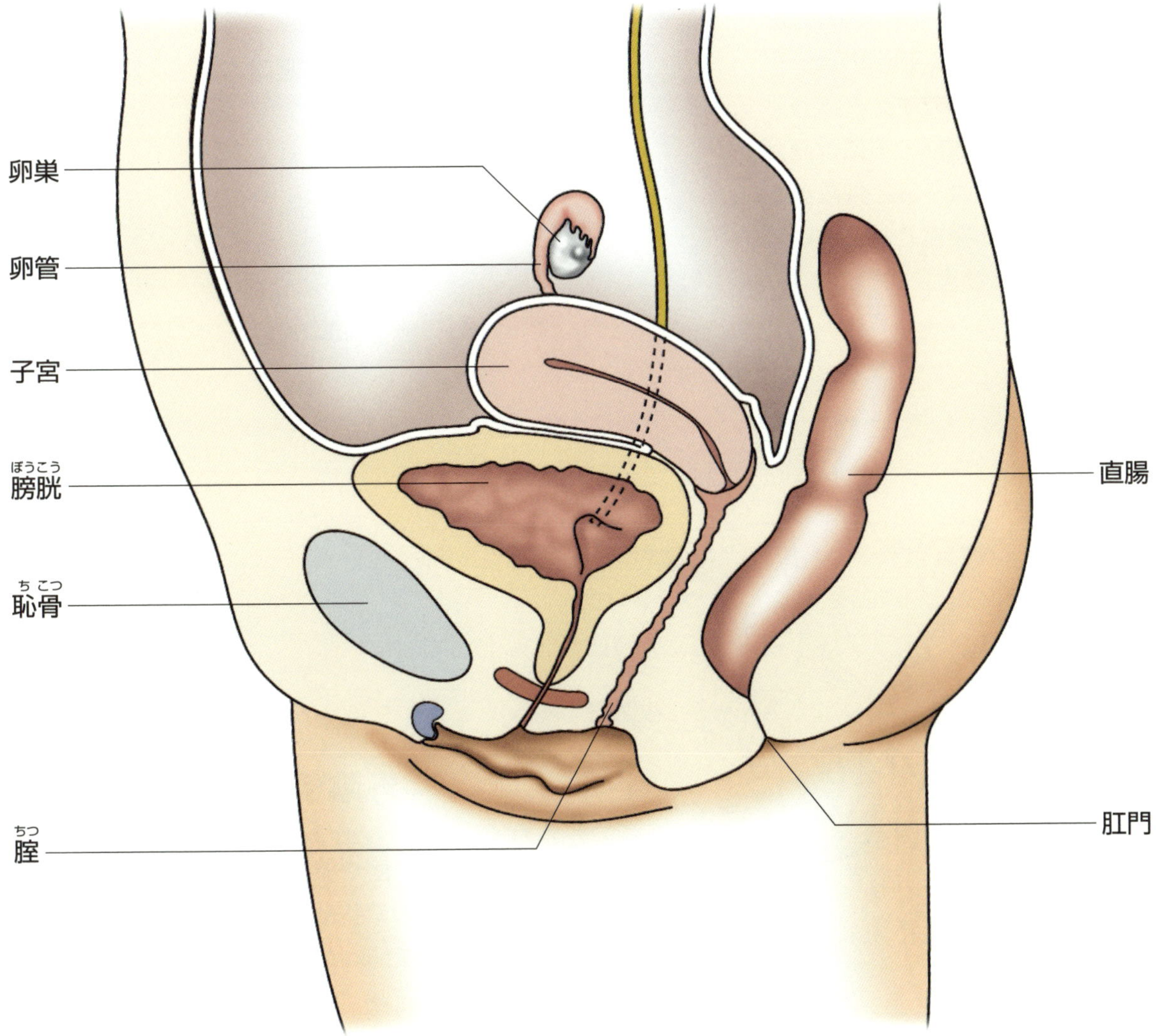

◆ 正面

この図は子宮や卵管、卵巣などを見やすいように広げた図です。卵巣と卵管は、左右に同じようにーつずつあります。

子宮は洋なしのような形をした袋状の器官で、子宮体部と子宮頸部《けいぶ》に分かれます。子宮からは卵管が伸びていて、先端は卵管采《らんかんさい》という部分で、手指を広げたような格好になっています。これは、卵巣から排出された卵子を受けとるのに都合のよい形になっているのです。

一方、子宮頸部の下には膣《ちつ》があります。膣は子宮と外陰部をつなぐ管状の器官で、長さは約8～10cmあります。

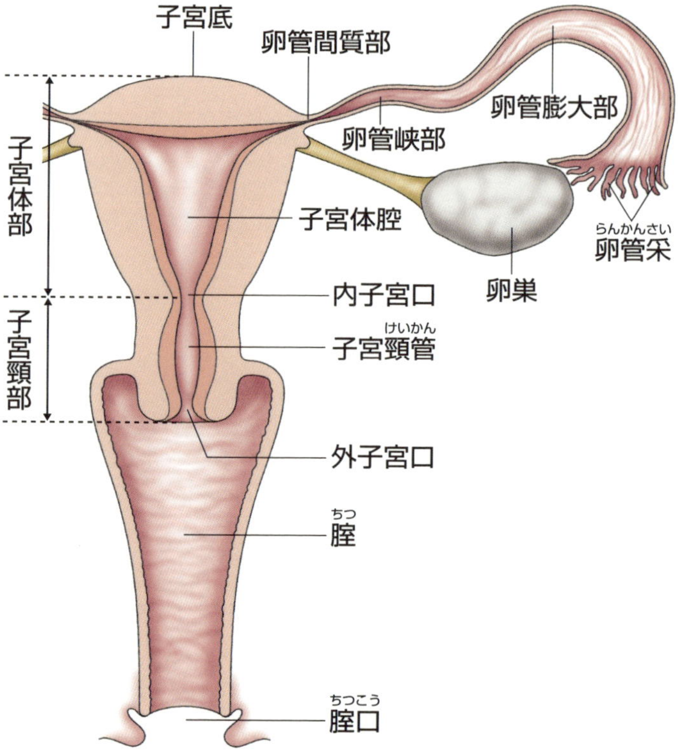

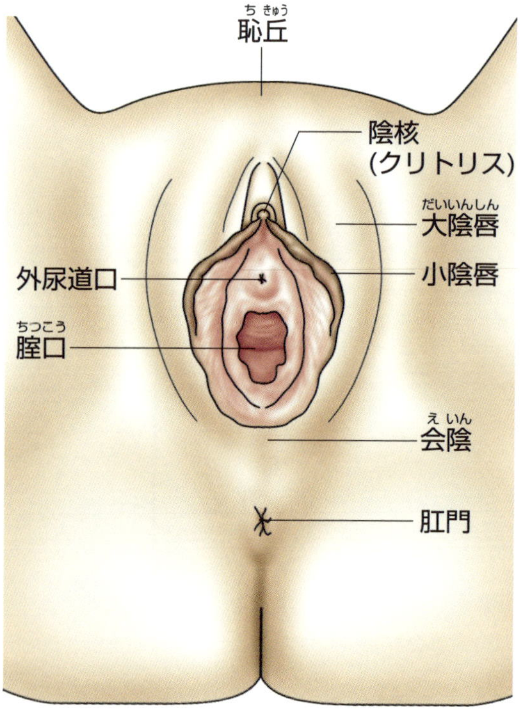

◆ 外陰部

子宮や卵管などはからだの中にあるので内性器と呼ばれていますが、外陰部はからだの外にあるので外性器と呼ばれています。外陰部には、恥丘《ちきゅう》、陰核（クリトリス）、大陰唇《だいいんしん》、小陰唇、会陰《えいん》、外尿道口、膣口などがあります。

◆女性のからだのリズム

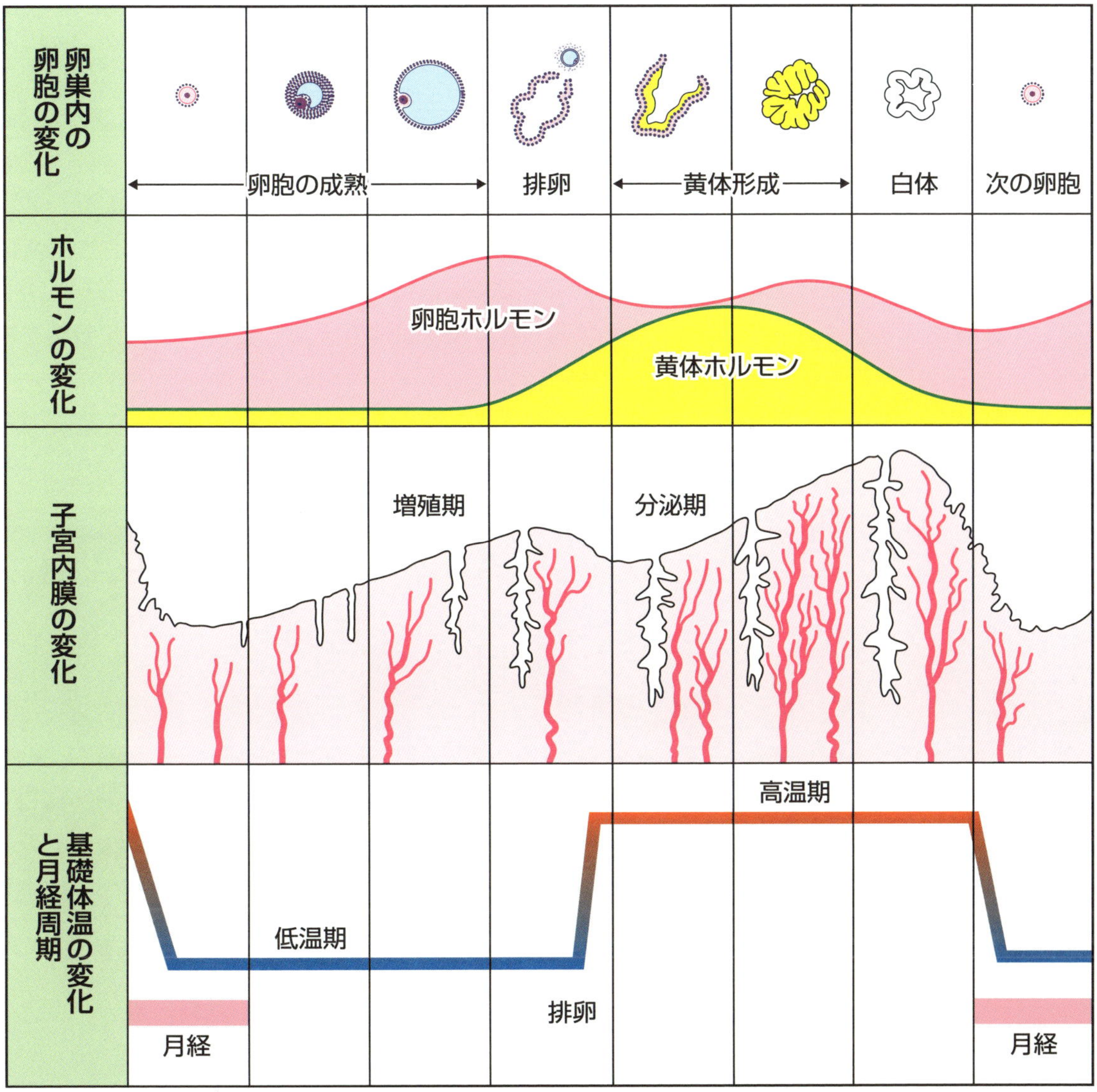
卵巣内の卵胞の変化
卵胞の成熟
排卵
黄体形成
白体
次の卵胞
ホルモンの変化
卵胞ホルモン
黄体ホルモン
子宮内膜の変化
増殖期
分泌期
基礎体温の変化と月経周期
高温期
低温期
排卵
月経
月経

女性には月経がありますが、それは卵巣内の卵子、ホルモン、子宮内膜などの変化と連動したものです。

卵子には生まれながらにして数百万個ともいわれる原始卵胞《らんぽう》があり、周期的に一つずつ（ときには複数個）成熟して成熟卵胞になり、卵子を排出します。これが排卵で、排卵後の卵胞は黄体、白体と変化して消失します。

また、成熟卵胞は卵胞ホルモン、黄体は黄体ホルモンを分泌し、これらにより、子宮内膜が増殖期、分泌期を迎えます。ちょうど排卵後が子宮内膜の分泌期となりますが、これにより受精卵が着床しやすい状態になります。もし排卵前後に性交をして受精した場合、受精卵が子宮内膜に着床すると妊娠が成立します。

しかし、性交をしなかったり、受精卵が着床しなかった場合、子宮内膜は不要となり、はがれ落ちて体外に排出されます。これが月経なのです。

受精から妊娠までの流れ

排卵から受精まで

排卵とは、卵巣内の成熟卵胞《らんぽう》が卵子を排出することです。卵巣から飛び出した卵子は、卵管の先端にある卵管采《らんかんさい》にすくいとられるようにして卵管に入ります。

ちょうどこの前後に性交が行われると、射出された精子は子宮内から卵管へ前進していきます。そして卵管膨大部で卵子と出合い、卵子の中に1匹の精子が飛び込むことによって卵子と精子が合体します。これが受精です。

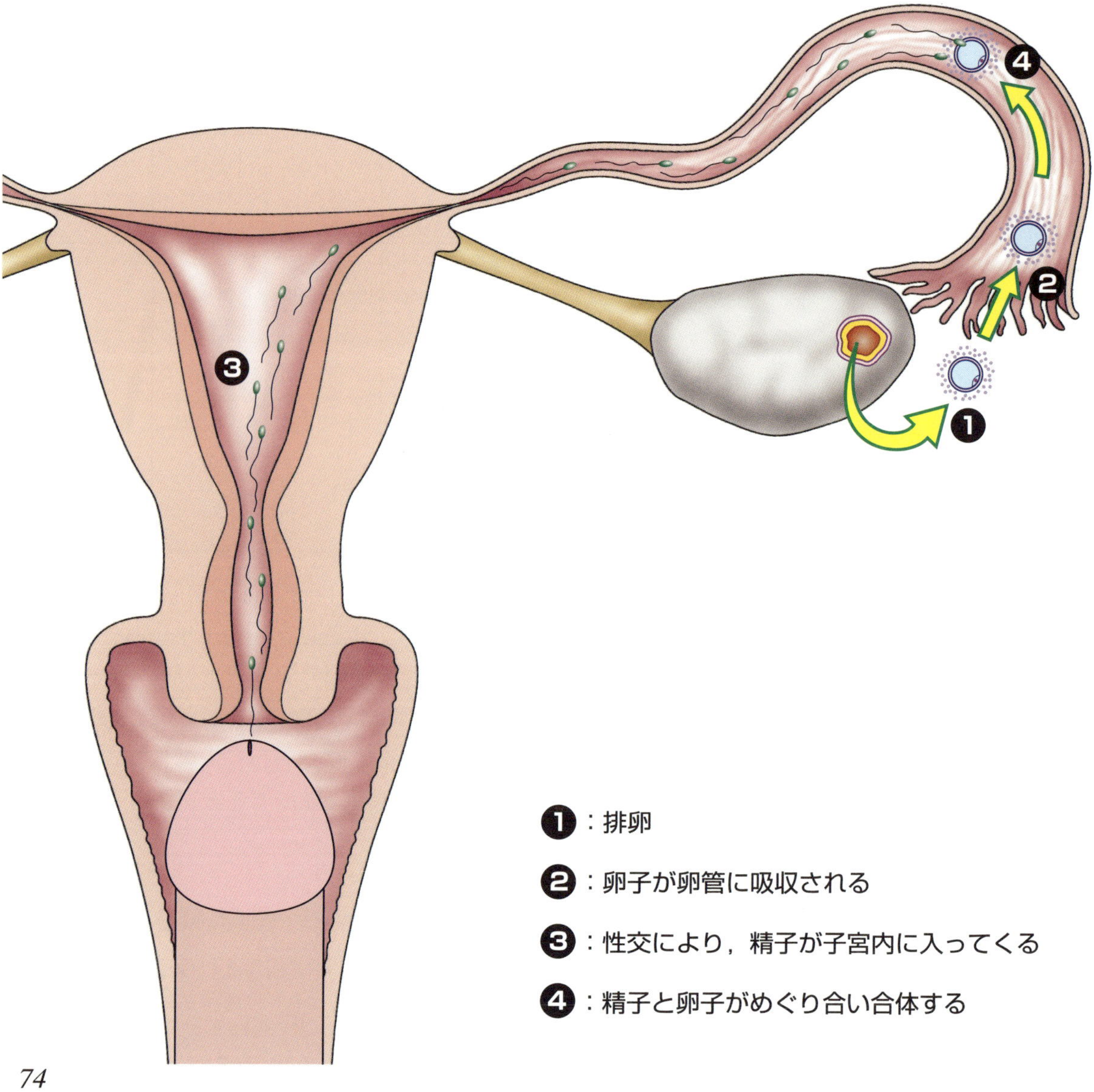

❶：排卵

❷：卵子が卵管に吸収される

❸：性交により，精子が子宮内に入ってくる

❹：精子と卵子がめぐり合い合体する

受精から着床まで

受精卵は卵管を子宮へ向かって移動します。このとき受精卵自体には運動能力はありません。卵管の中の壁はうぶ毛のような組織になっていて、これがそよそよとなびくことによって受精卵を動かすのです。

受精卵のほうは子宮に運ばれる間に細胞分裂を起こします。受精卵は一つの細胞ですが、これが2分割、4分割、8分割と分裂し、桑《そう》実胚《じつはい》と呼ばれる状態になったところで子宮内にたどりつきます。

桑実胚がさらに胞胚《ほうはい》となったところで、子宮内膜にもぐり込み、安定します。これが着床で、妊娠が成立したことになります。

受精卵は必ずしも着床するわけではなく、着床しなかった場合は、月経時に体外に排出されます。

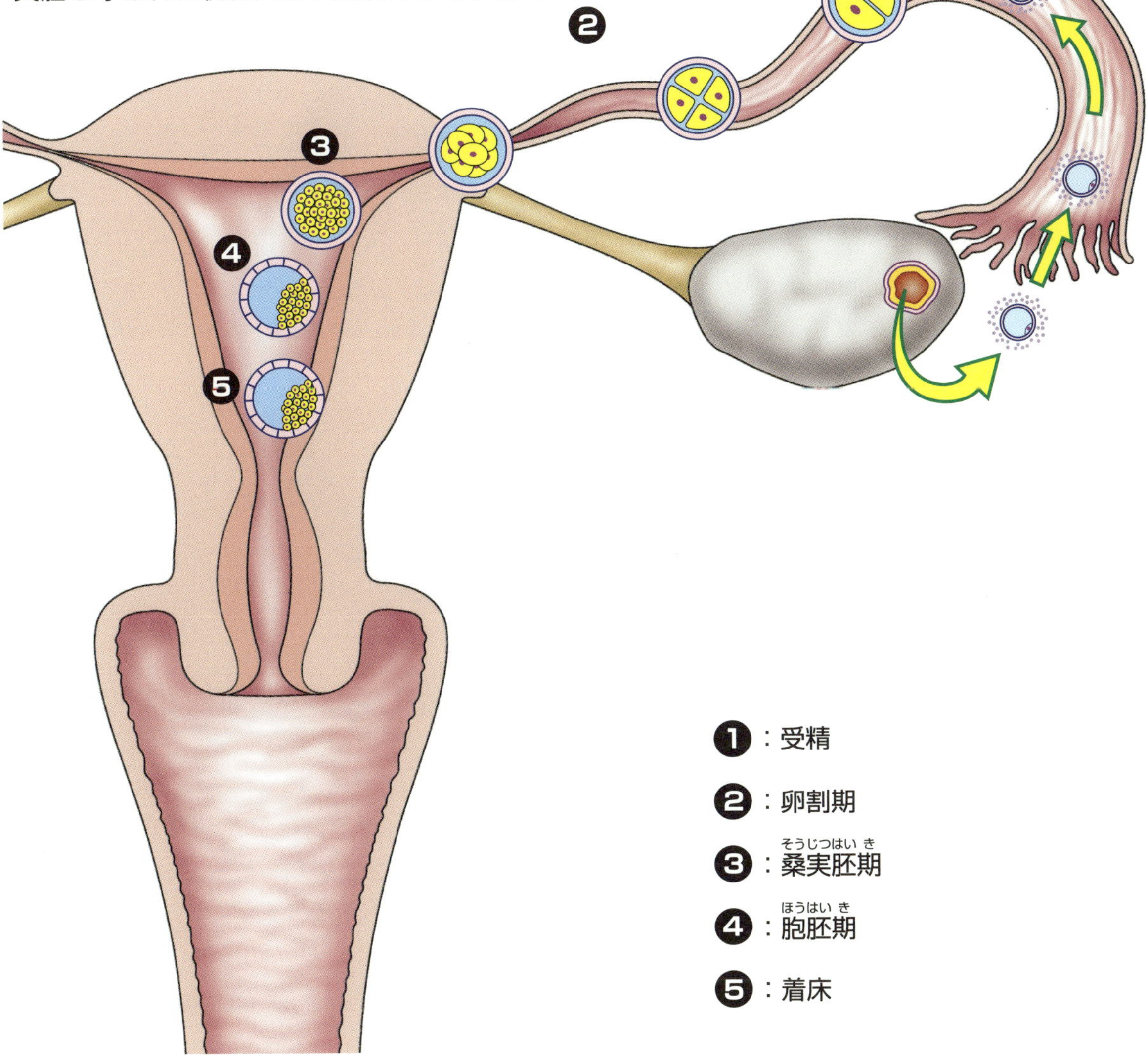

遺伝子

　精子と卵子には、染色体があり、親から子どもへ受け継がれる遺伝情報が詰め込まれています。
　この精子と卵子が合体した受精卵はたった一つの細胞ですが、これが細胞分裂を起こしながら大きくなって胎児となっていきます。
　成長した人間のからだは、60兆個もの細胞から成り立っているといわれていますが、一つひとつの細胞は図のような構造になっています。中心に核と呼ばれるものがあり、46本の染色体があります。
　46本の染色体のうち、44本（22対）は男女共通ですが、性染色体と呼ばれる残りの1対は、男性はＸＹ、女性はＸＸの組み合わせになっています。

◆ 細胞の構造

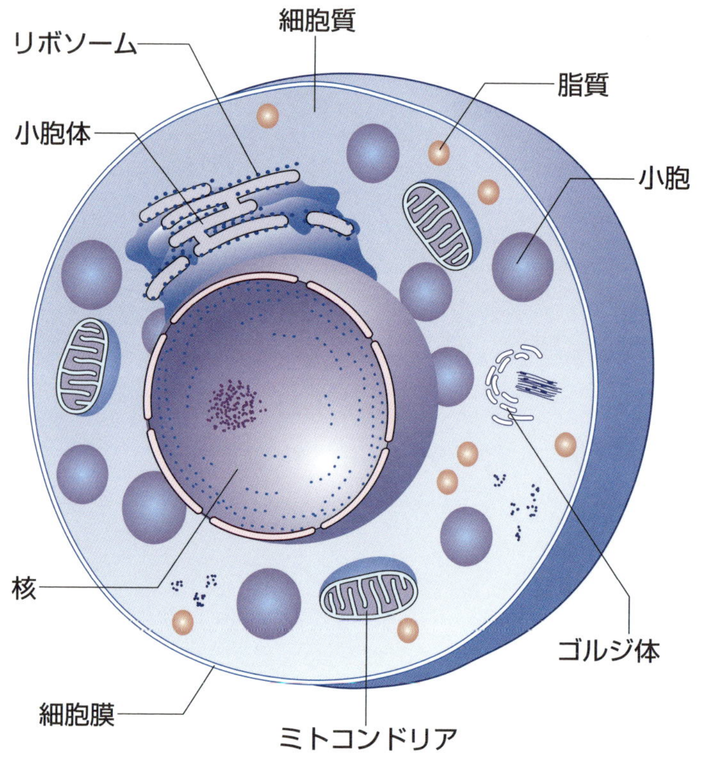

　ひとつの染色体の上には、数千個の遺伝子が並んでいます。遺伝子はＤＮＡ（デオキシリボ核酸）という化学物質で、電子顕微鏡で拡大して見るとその形は二重構造のらせん階段のようになっています。２本のらせんには糖とリン酸が交互に並び、糖にはアデニン、チミン、グアニン、シトシンという塩基のうちどれかが結合しています。
　塩基の結合のしかたは人によって違い、そのことによって一人ひとりの遺伝情報が異な

◆染色体とDNA

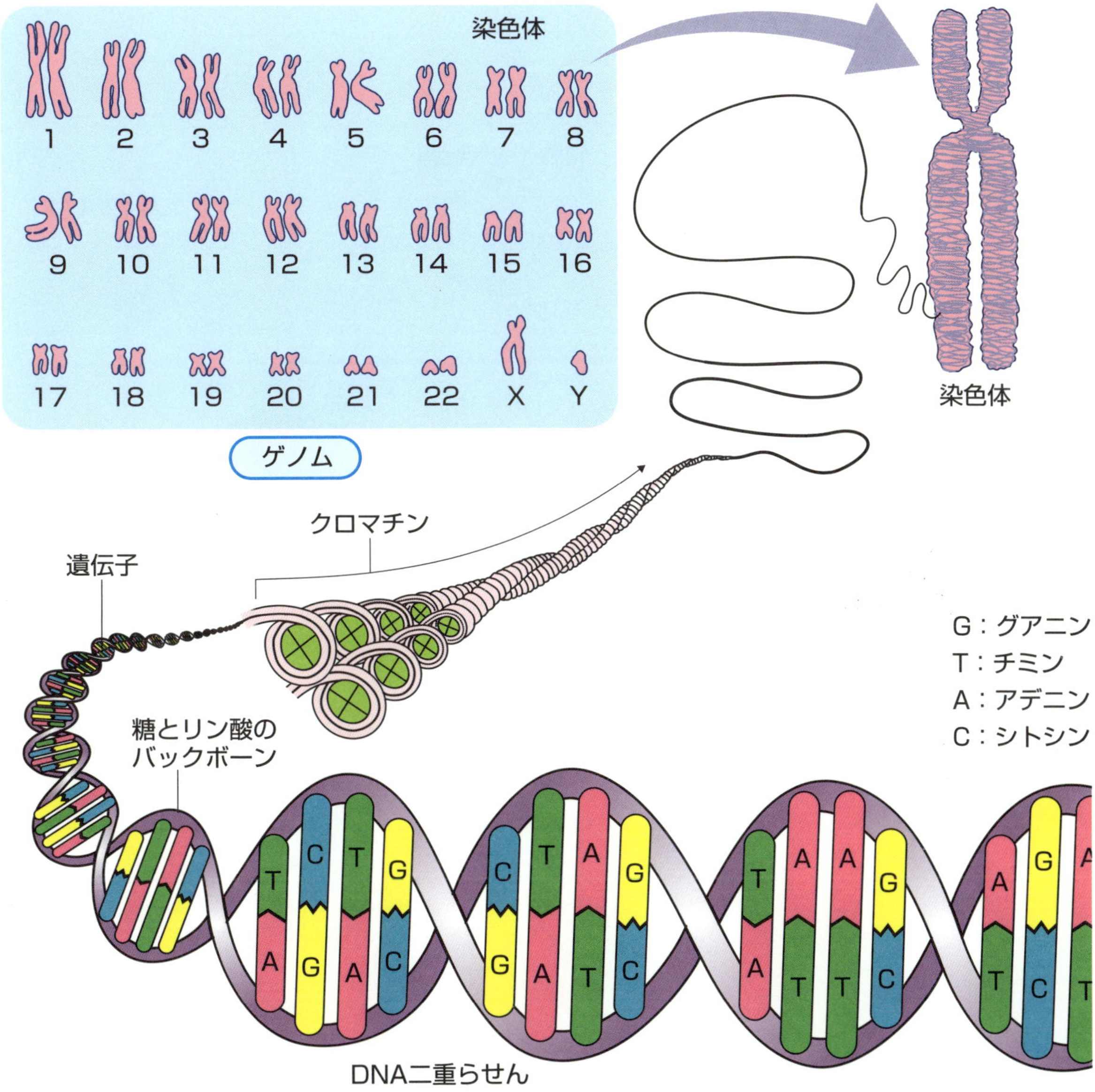

染色体
1 2 3 4 5 6 7 8
9 10 11 12 13 14 15 16
17 18 19 20 21 22 X Y
ゲノム
染色体
クロマチン
遺伝子
糖とリン酸のバックボーン
G：グアニン
T：チミン
A：アデニン
C：シトシン
DNA二重らせん

ってきます。すなわち、からだつきや顔の形、体質など、からだの特徴はＤＮＡによって決まります。

　ＤＮＡは親から受け継ぐものではありますが、その内容は個人個人違います。ですから、親と子、きょうだい同士はまったく同じＤＮＡを持っているわけではありません。ちなみに、まったく同じＤＮＡを持っているのは、ひとつの受精卵から生まれた一卵性双生児、およびクローン人間（今のところ実在しませんが）です。

　また、ＤＮＡの情報はたんぱく質を作って新しい細胞を作るときに設計図になるものですが、その情報を転写して伝達するのがＲＮＡ（リボ核酸）という物質です。

病気と免疫

◆免疫細胞としての白血球

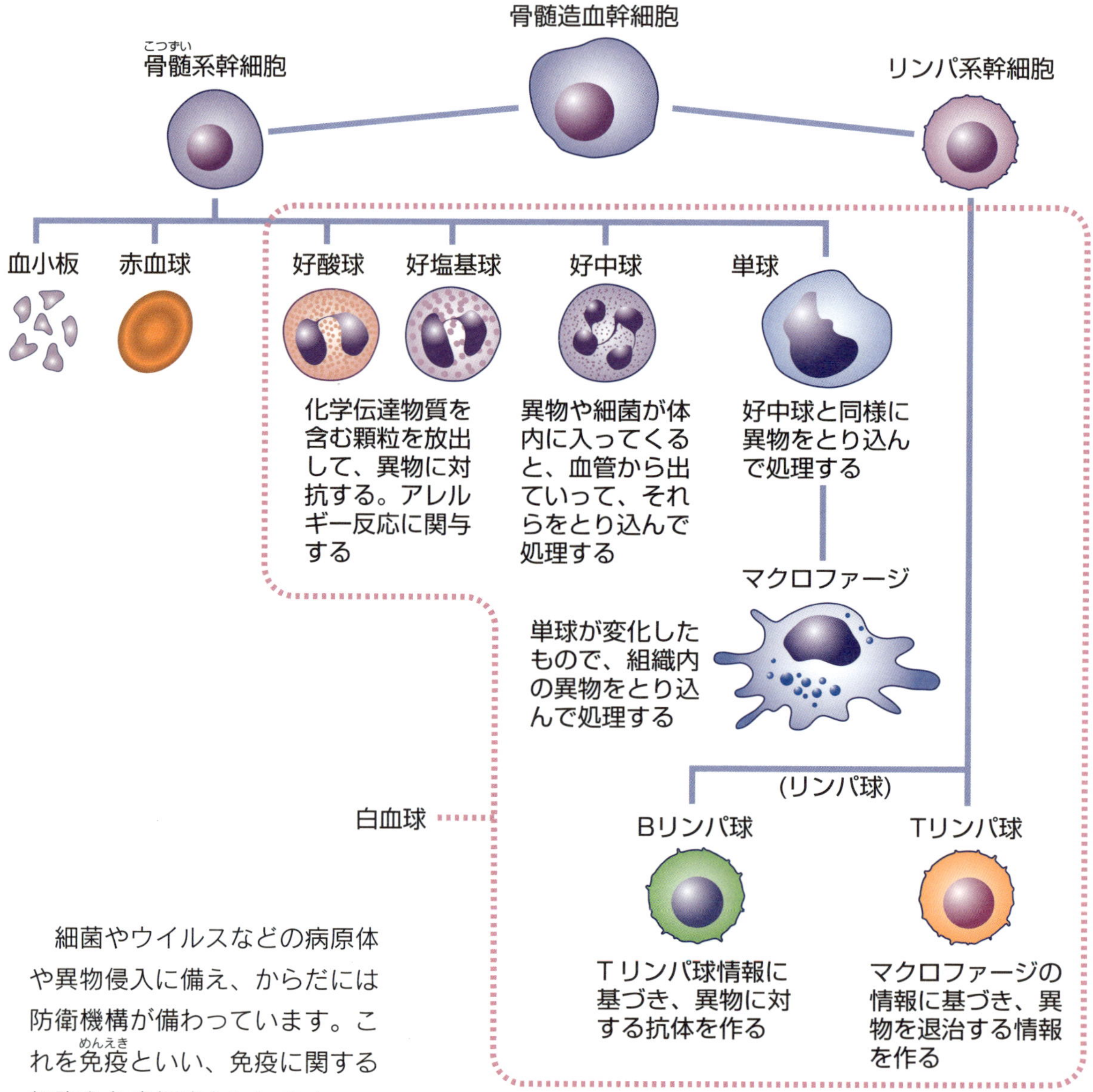
骨髄造血幹細胞
骨髄《こつずい》系幹細胞
リンパ系幹細胞
血小板
赤血球
好酸球
好塩基球
好中球
単球
化学伝達物質を含む顆粒を放出して、異物に対抗する。アレルギー反応に関与する
異物や細菌が体内に入ってくると、血管から出ていって、それらをとり込んで処理する
好中球と同様に異物をとり込んで処理する
マクロファージ
単球が変化したもので、組織内の異物をとり込んで処理する
白血球
(リンパ球)
Bリンパ球
Tリンパ球
Tリンパ球情報に基づき、異物に対する抗体を作る
マクロファージの情報に基づき、異物を退治する情報を作る

細菌やウイルスなどの病原体や異物侵入に備え、からだには防衛機構が備わっています。これを免疫《めんえき》といい、免疫に関する細胞を免疫細胞といいます。

血液の成分の一つである白血球にはいくつかの種類がありますが、それぞれが細菌やウイルスと戦う力を持っており、免疫細胞と呼ばれています。

◆免疫のしくみの一例

1 体内に細菌などの微生物が侵入すると、それと対抗するためリンパ球が抗体を作る

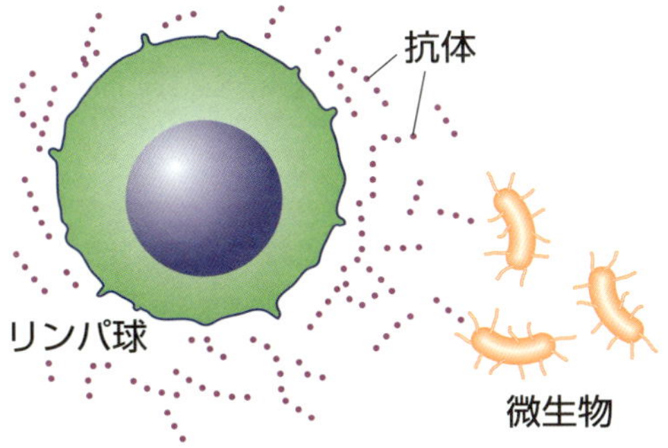

2 抗体が微生物をとり囲み、その動きを封じる(炎症が起こる)

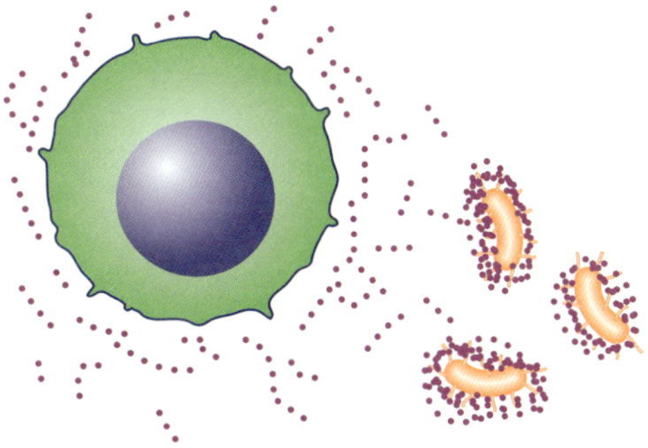

3 血管内の好中球が血管外へ出て、微生物へ近づき、食べてしまう

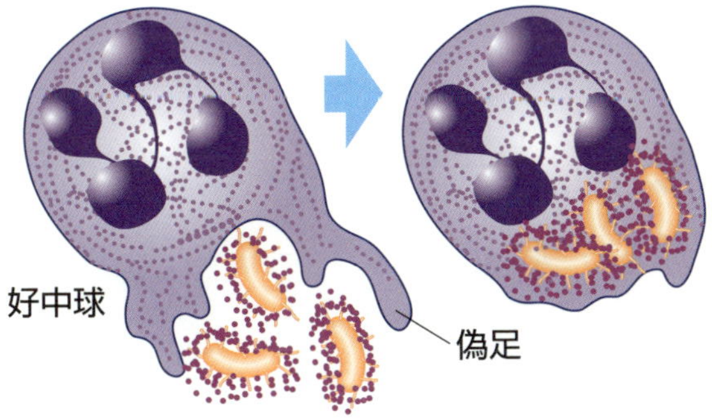

4 使命を果たした好中球は自己融解を起こして死ぬ

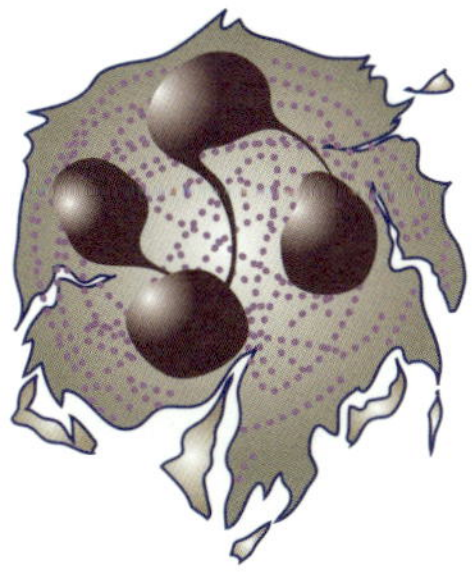

麻疹《ましん》（はしか）や風疹《ふうしん》などに一度かかると、またその病気にかかることはありません。これは、ウイルスや病原菌に対してからだが学習をして、抗体という物質を作るようになるからです。ちなみに、これを人工的に作り出すのが予防接種です。

免疫とアレルギー

免疫はからだにとって重要なしくみですが、ときに異物に対して過剰反応を起こしたり、異常な反応を起こす場合があります。

その一例が、アレルギー反応です。アレルギーにはⅠ型からⅣ型までありますが、ここでは起きやすいⅠ型とⅣ型を示します。

Ⅰ 型

1 抗原(アレルゲン)が体内に入る

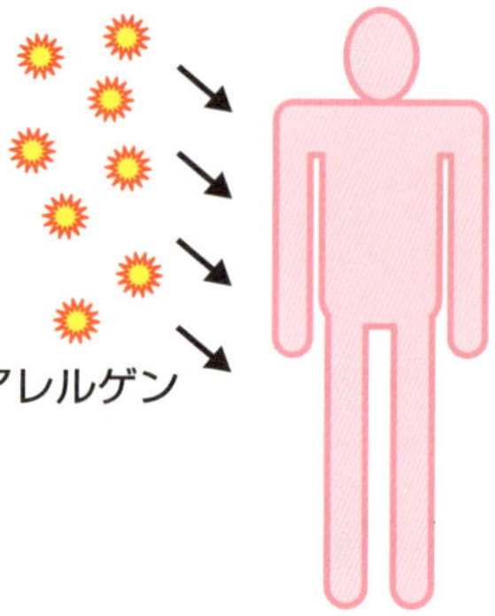

2 Bリンパ球が抗体を作る

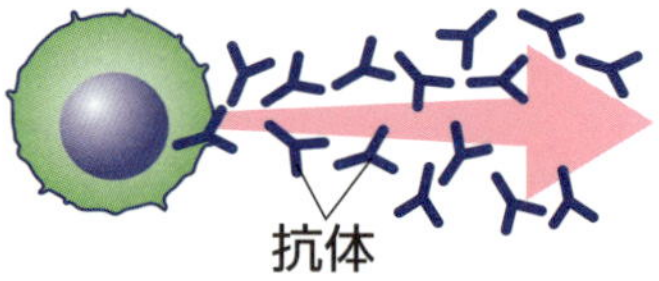

3 抗体が化学伝達物質を含むマスト細胞につく

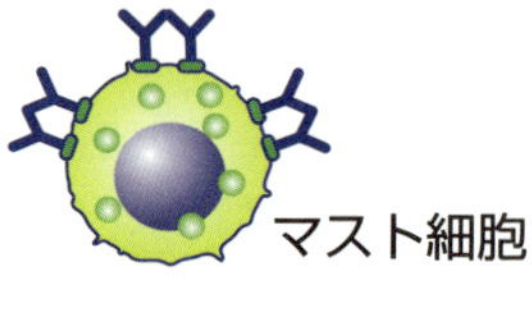

4 再び侵入したアレルゲンがマスト細胞にくっついた抗体と結合する

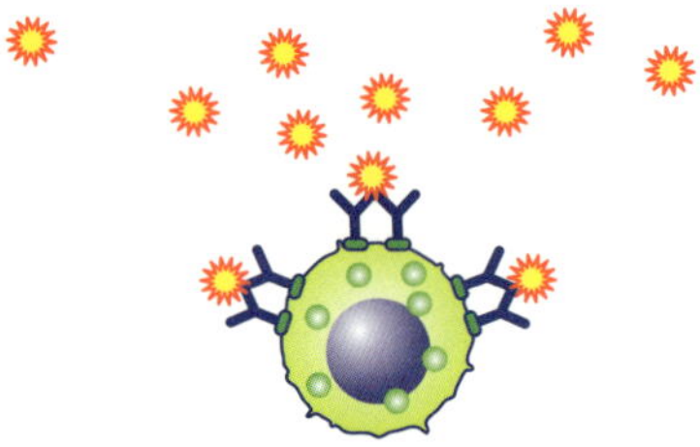

5 マスト細胞が崩壊して中のヒスタミン、ロイコトリエン、プロスタグランジンなどの化学伝達物質が放出される。これらが毛細血管を刺激してアレルギーを起こす

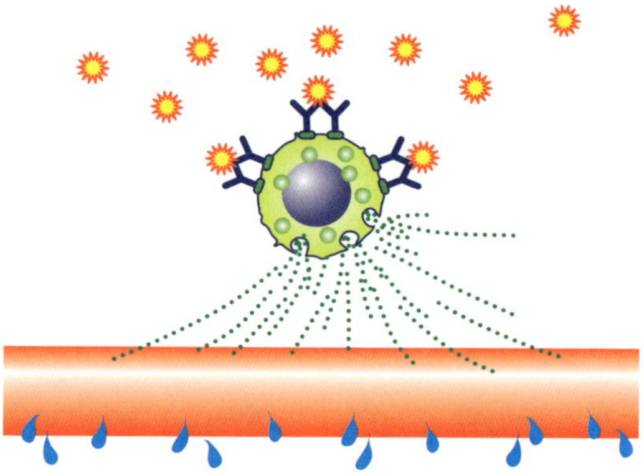

Ⅳ 型

1 抗原(アレルゲン)が体内に入る

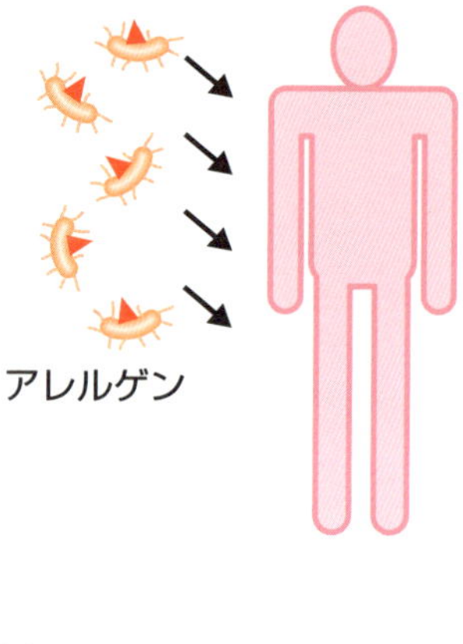

2 マクロファージが抗原をとり込む

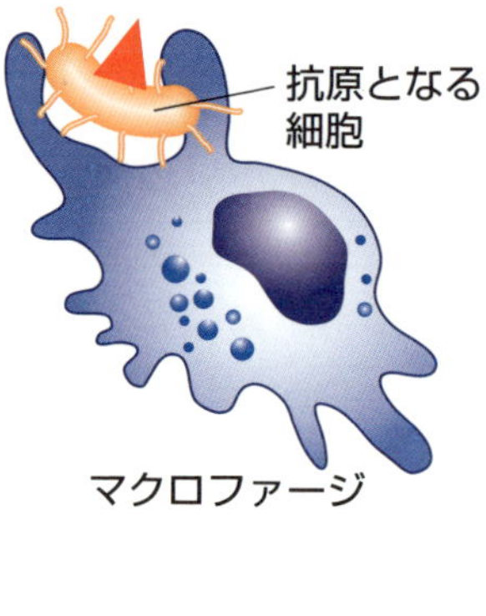

3 マクロファージがTリンパ球を刺激する

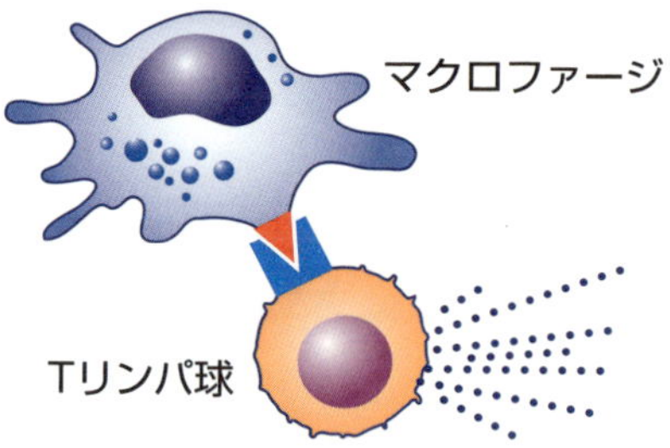

刺激されたTリンパ球はリンフォカインという物質を放出。これが炎症を引き起こす

生きている からだ

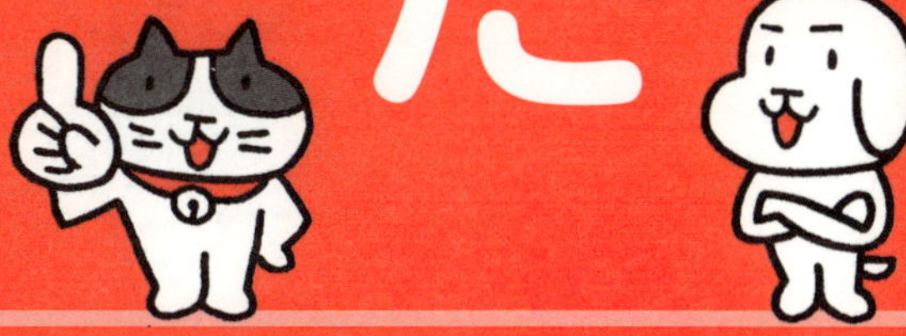

1章 消化器系

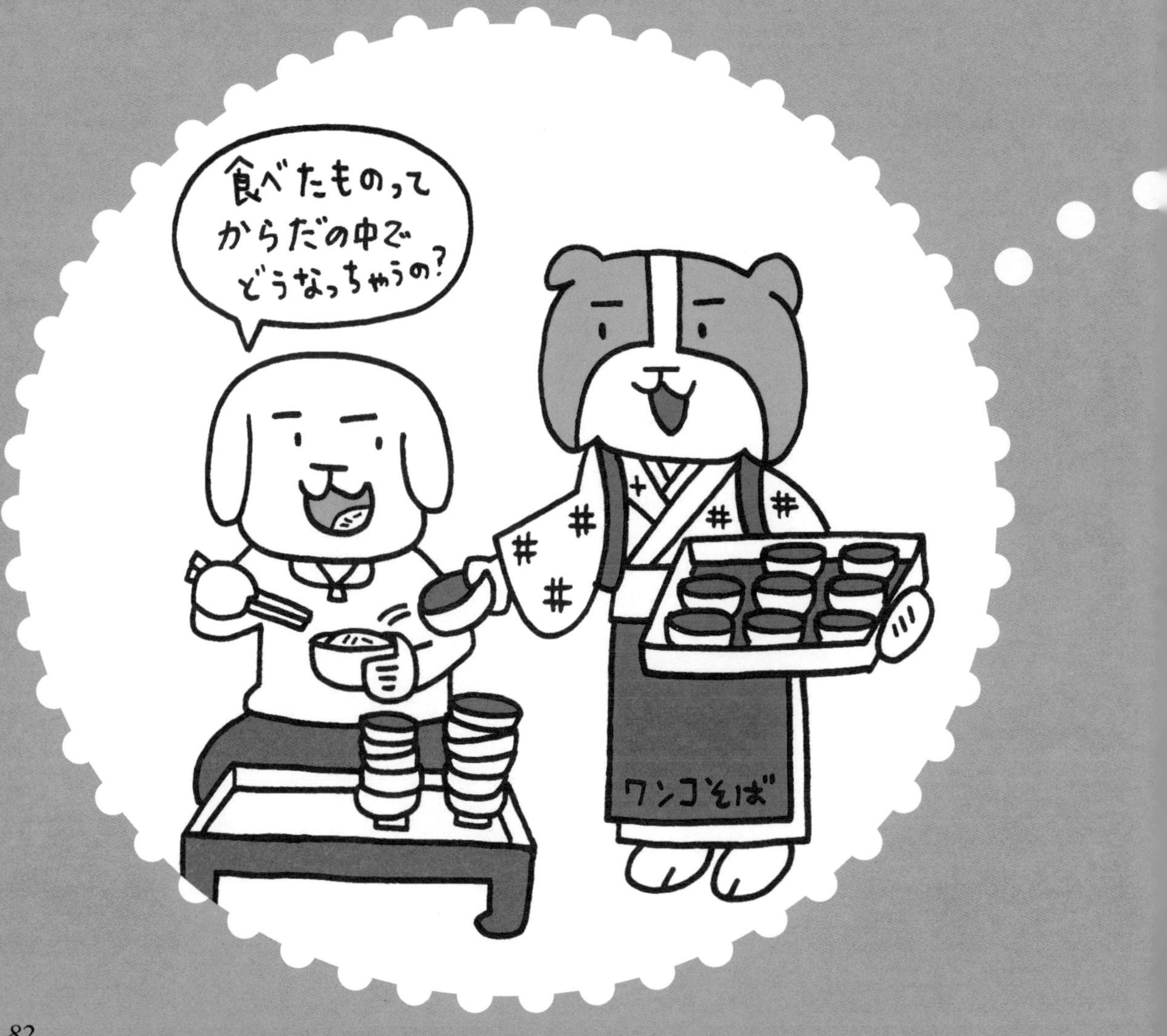

食物はからだの中で分解され、栄養素が抽出されたのちに吸収されて人間が生きていくための燃料になります。残りカスは便になって排泄《はいせつ》されます。これらは消化器と呼ばれる臓器の仕事です。

消化器には、食道、胃・十二指腸、小腸、大腸といった胃腸のほか、食物をとり込む口の中、栄養の吸収を助けるはたらきをする膵臓《すいぞう》、胆嚢《たんのう》・胆管、栄養素を加工する肝臓、便を排泄する直腸、肛門などがあります。

お答えします！

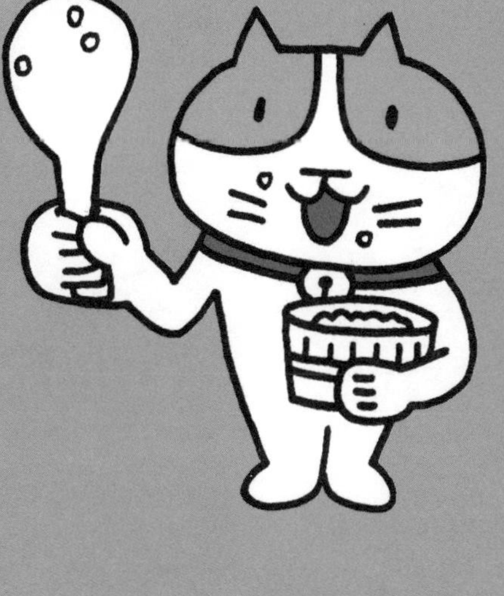

消化器の仕事ぶりは次ページから

歯と唾液と舌が協力し合って食物を人体の旅へ

口の中

口→食道→胃→小腸→大腸→肛門までは長い一本道で、総称して消化管と呼ばれています。

その先頭にいるのは口で、消化管の入り口であり、ここから食物がとり込まれると、まず歯によってかみ切り、細かくくだき、すりつぶし、また舌で唾液《だえき》を食物にまんべんなく混ぜ合わせます。そのことによってやわらかく飲み込みやすくなり、さらに唾液に含まれる消化酵素ででんぷんが麦《ばく》芽《が》糖《とう》に化学分解され、栄養が吸収しやすくなって、食物を食道に送り込む役割を果たしています。

口の地図帳

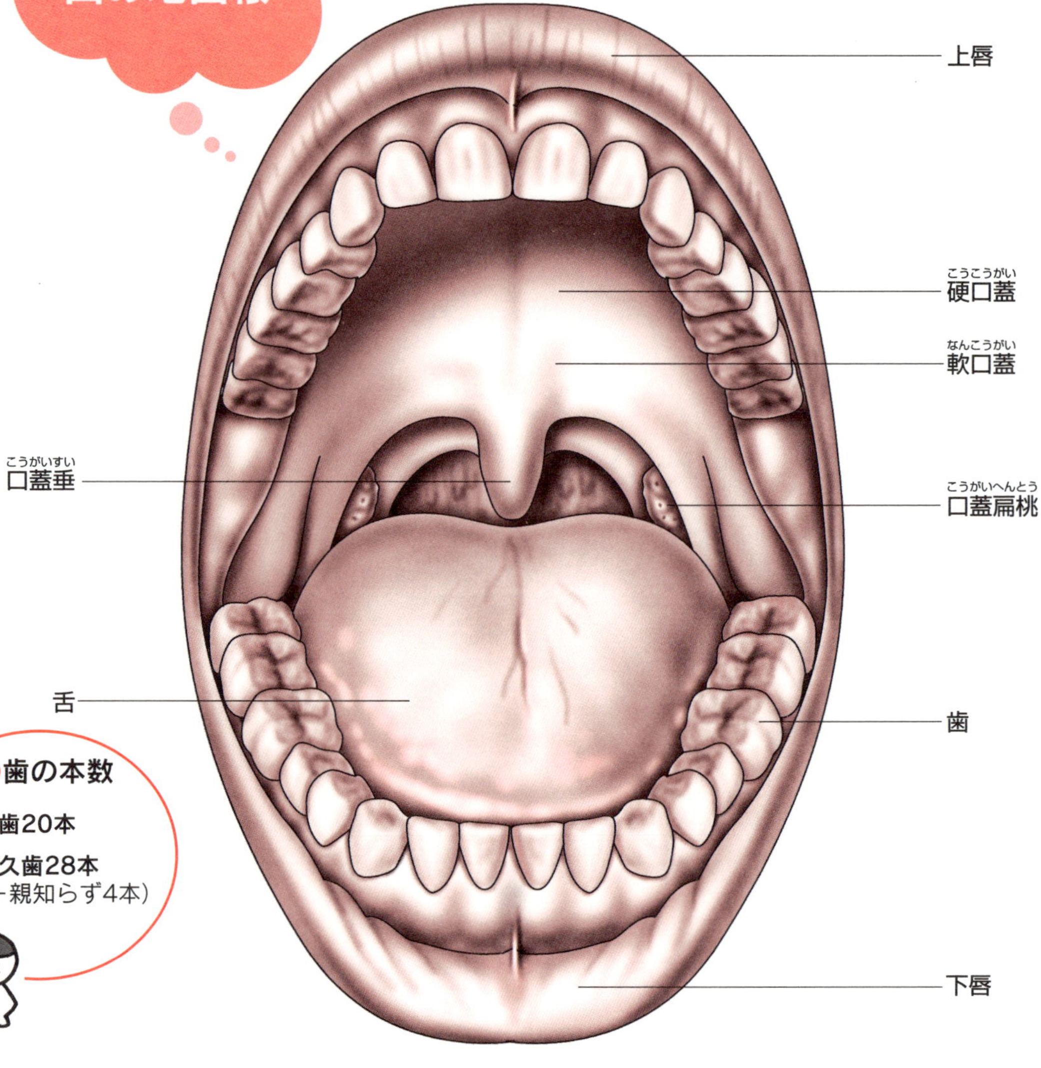
上唇
硬口蓋《こうこうがい》
軟口蓋《なんこうがい》
口蓋垂《こうがいすい》
口蓋扁桃《こうがいへんとう》
舌
歯
下唇

●歯の本数

乳歯20本

永久歯28本
（＋親知らず4本）

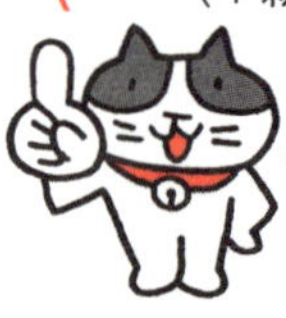

歯の並び方

消化管の入り口にあたる口の中にあり、食物を細かくかみくだく役割を果たす歯は、成人では28～32本あります。上下左右にそれぞれ中切歯《ちゅうせっし》、側切歯《そくせっし》、犬歯《けんし》、2本の小臼歯《しょうきゅうし》、3本の大臼歯《だいきゅうし》というふうに生えています。これが全部生えれば、合計32本ですが、第３大臼歯、いわゆる親知らずが生えない人もいて、そういう人は全部で28本ということになります。まれにもともとの欠損歯もあります。それぞれの歯を表現するときには、真ん中から左右に１～8番というふうに数えます。

切歯と臼歯ではまったく歯の形が違いますが、切歯は刃物のような役割で食物をかみ切り、臼歯は平らな形でそれをくだいたり、すりつぶしたりして飲み込める状態にするというように、役割も違います。

大人の歯は28～32本、形によっての役割分担。

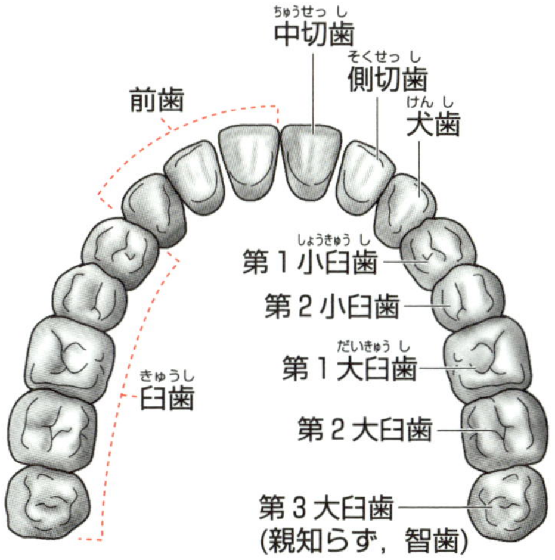

中切歯《ちゅうせっし》
側切歯《そくせっし》
犬歯《けんし》
前歯
第１小臼歯《しょうきゅうし》
第２小臼歯
第１大臼歯《だいきゅうし》
臼歯《きゅうし》
第２大臼歯
第３大臼歯
(親知らず，智歯)

歯のしくみ

歯は見た目よりずっと長い根が、埋まっている

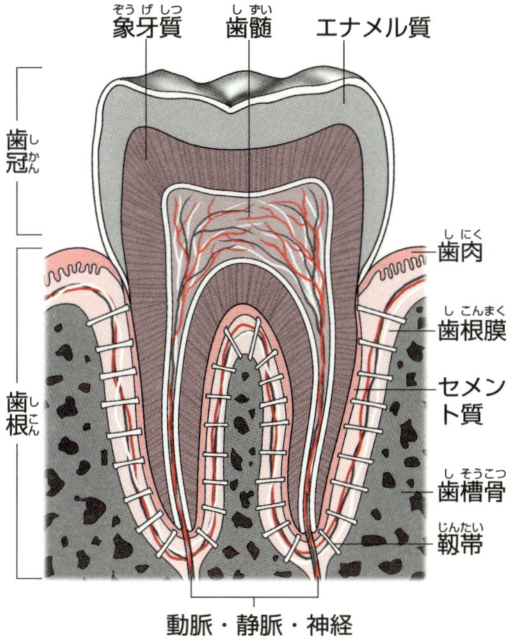

象牙質《ぞうげしつ》
歯髄《しずい》
エナメル質
歯冠《しかん》
歯肉《しにく》
歯根膜《しこんまく》
セメント質
歯根《しこん》
歯槽骨《しそうこつ》
靱帯《じんたい》
動脈・静脈・神経

歯肉《しにく》(歯茎《はぐき》)から出て目に見える部分が歯冠《しかん》、歯肉に隠れて見えない部分が歯根《しこん》です。歯冠の表面は、歯の中心となる象牙質《ぞうげしつ》をおおうエナメル質からできています。このエナメル質は非常にかたく、いろいろなものをかみくだくことができますが、腐食《ふしょく》して虫歯になりやすい弱点があります。

歯根は歯肉の中へ隠れていますが、歯肉のすぐ下は歯槽骨《しそうこつ》というあごの骨となっており、歯根は歯槽骨の中に埋まっています。

歯の中心には、歯髄《しずい》と呼ばれる血管やリンパ管、神経線維などが集まった場所があり、ここから歯に栄養が送られています。

このほか、歯根の象牙質をおおうセメント質、このセメント質と歯槽骨をつなぐ役割をする薄い膜、歯根膜などから歯はできあがっています。

舌のしくみ

舌は、食物を食べたときに、「あっ、これはすっぱい」などの味覚を感知したり、食物を口の中で移動させたり飲み込む、発声したり話をするなどを助ける重要な役割を果たしています。ほとんどが筋肉でできていて、前三分の二の舌体、後ろ三分の一の舌根とに分けることができます。

表面は粘膜でおおわれていますが、小さなツブツブがたくさんあり、これは舌乳頭《ぜつにゅうとう》と呼ばれています。舌乳頭の中に、食物の味を感じることのできる感覚器、「味蕾《みらい》」が含まれているものがあります。味蕾は大人には数千個あるといわれており（子どものほうが多い）、食物の味はこの感覚器が信号を出して、神経に伝わり、最終的に脳に伝達されます。すっぱい、しょっぱい、甘い、苦いといった味は、それぞれ感じる場所が異なっています。（甘い→舌先　すっぱい→舌の両脇　しょっぱい→舌の両脇とごく先端　苦い→舌の奥）

甘い・からいの味はなぜわかるの？

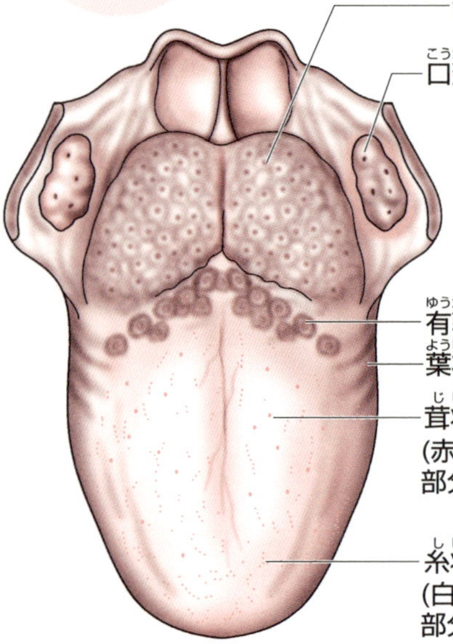
舌扁桃《ぜつへんとう》
口蓋扁桃《こうがいへんとう》
有郭乳頭《ゆうかくにゅうとう》
葉状乳頭《ようじょうにゅうとう》
茸状乳頭《じじょうにゅうとう》
(赤っぽい部分)
糸状乳頭《しじょうにゅうとう》
(白っぽい部分)

唾液腺のしくみ

唾液の役割は口の中の清掃係も

唾液《だえき》は消化液の一つで、主に耳下腺《じかせん》、顎下腺《がっかせん》、舌下腺《ぜっかせん》という三つの唾液腺から自律神経の指令によって分泌されています。1日の分泌量は約0.5～1.5ℓ（ビールロング缶～一升瓶に少し欠けるくらい！）ほどで、その成分は水と電解質、および唾液アミラーゼ（プチアリン）やムチンなどの有機物質です。

唾液アミラーゼは消化酵素の一つで、食物の中の炭水化物（でんぷん）を分解し、麦芽糖《ばくがとう》という糖の一種に変えます。ご飯などを長くかんでいると甘く感じるのはこのためです。

さらに唾液の水分によって食物はやわらかくなり、食道へ通過しやすいようになります。また、唾液には殺菌作用があり、口の中の細菌の繁殖を抑える、口の中を湿らせて食物のカスを流す、口の中を清潔に保つ役割などもあります。もし唾液がなかったら、食べ物も口に張り付いて痛くて食べられません。

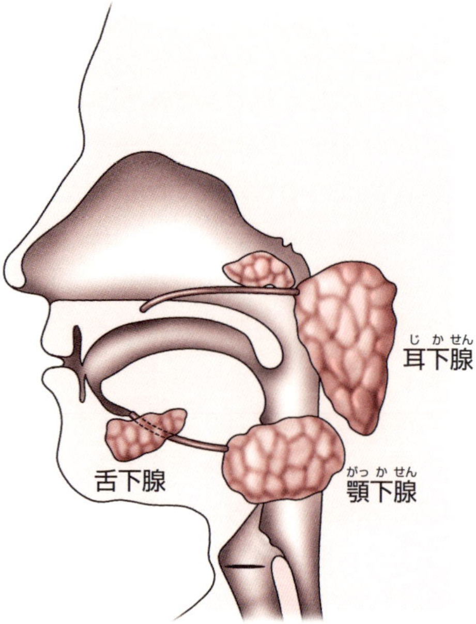
耳下腺《じかせん》
舌下腺
顎下腺《がっかせん》

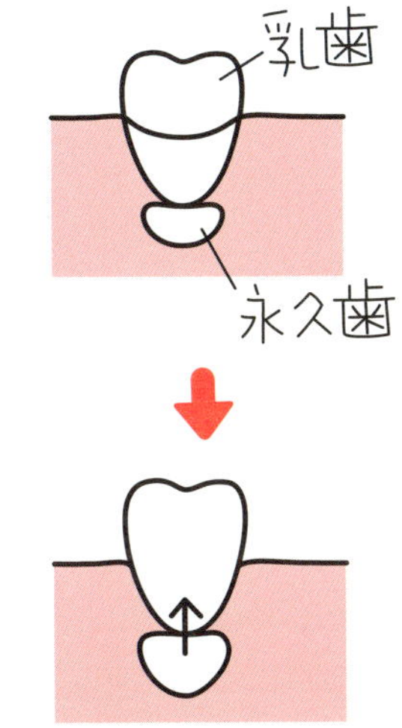

乳歯
永久歯

乳歯の下では永久歯がじっと出番を待っている

赤ちゃんの乳歯が生え始めるのは、生後6か月ごろから。乳歯が生えそろうのはだいたい3歳ごろです。大人に比べてあごが小さいため、乳歯は全部で20本ほどです。そのときすでに永久歯の芽は準備されています。

やがてあごの発達に合わせて5～6歳ごろから、乳歯は抜け始め、大人の歯である永久歯に生え変わります。また、生え変わるだけでなく、乳歯の奥に大《だい》臼《きゅう》歯《し》が上下6本ずつ生えてきます。あごの骨の発達の止まる12～13歳ごろ(遅い人でも15歳ごろ)までには、永久歯は生えそろいます。

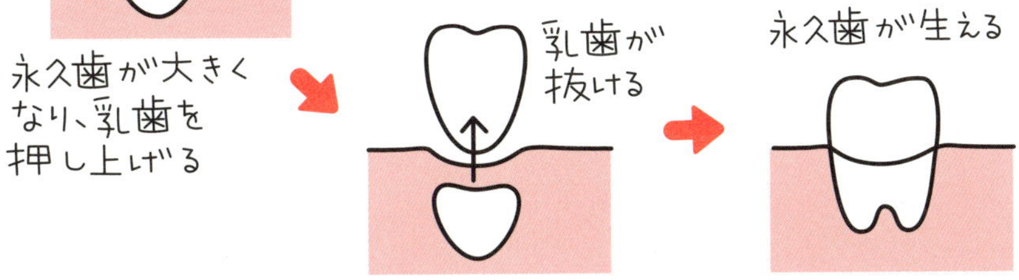

永久歯が大きくなり、乳歯を押し上げる
乳歯が抜ける
永久歯が生える

遅咲きの永久歯 第３大臼歯の"苦難"

「親知らず」の正式名称は、第3大《だい》臼《きゅう》歯《し》。真ん中から数えて8番目にあたります。10代後半から20代に生えてくるもので、寿命の短かった昔には、この歯が生えてくるころには親が亡くなっていたために「親知らず」の名称がつきました。

昔に比べてかたいものをあまり食べなくなって、あごの小さくなった日本人は、親知らずの生えてくるスペースが確保できず、斜めに生えてきたり、半分しか出てこれなかったりして、炎症を起こしたり、虫歯になりやすいなどのトラブルが起こりやすい歯です。生えてこない人もいます。

歯並びのよい、悪いはどうしてできる？遺伝以外にもある理由

歯並びというのは、遺伝的な要素が強いもの。しかし、後天的な要素も多くかかわっています。指しゃぶりの癖が長期間にわたってあったり、やわらかい食物ばかりを好んであごの発育が不十分だったりすると、きちんと歯が生えきれず、歯並びが乱れてしまう恐れも。

また、虫歯を放置して抜歯した場合など、抜けた部分のすきまを補おうとして、歯列が乱れたりします。このようなトラブルは、大人になってからも起こり、かみ合わせの不良なども起こしやすくなります。

なぜ虫歯になるの？ キスでうつるってほんと？

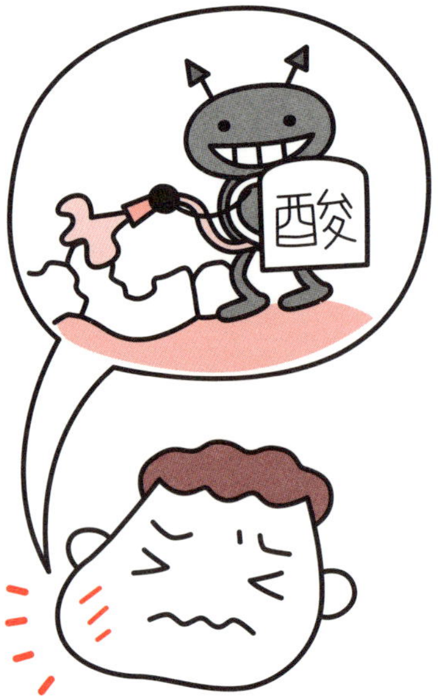

虫歯を作り出す細菌の代表はストレプトコッカス・ミュータンスという細菌ですが、この虫歯菌が、歯に残った食物の残りカス（特に糖質）を発酵させて酸を作ります。この酸はとても強力で、歯の表面をおおっている非常にかたいエナメル質も溶けてしまいます。細菌なのでキスなどでうつることもあります。

エナメル質が溶ける初期のうちは、痛みもほとんどなく、簡単に治療することができます。しかし、それが進行すると象牙質《ぞうげしつ》、さらには歯の中心である歯髄《しずい》にまで及びます。ここまでくると、神経を刺激し冷たいものがひどくしみたりと痛みはかなり強くなり、最終的には歯冠《しかん》部分はすっかり溶けてしまい、ときには歯肉まで炎症が及ぶこともあります。

歯の土台をむしばむ歯周病は、なぜ起こる？

歯周病は歯と歯肉の間にたまった歯垢《しこう》によって、細菌が繁殖し、歯肉や歯周組織に炎症を起こすものです。初期のうちは歯肉が赤くはれて出血する程度ですが、進行すると歯垢は歯石となって、歯と歯肉との間の組織を壊してすきま（歯周ポケット）を作ります。やがて歯槽骨《しそうこつ》が溶けて膿《うみ》がたまり、強い口臭がして、歯がグラグラするようになり、最終的には自然に抜けてしまいます。

歯周病になりやすい要素としては、糖分のとりすぎや不十分なブラッシング、歯並びの悪さ、歯ぎしり、口呼吸、タバコ、偏食などがあげられます。こういう要素の強い人は歯周病にかかりやすくなります。予防のためには、日ごろからていねいなブラッシングと、50歳過ぎたら歯科医での定期検診を心がけ早めの治療を。

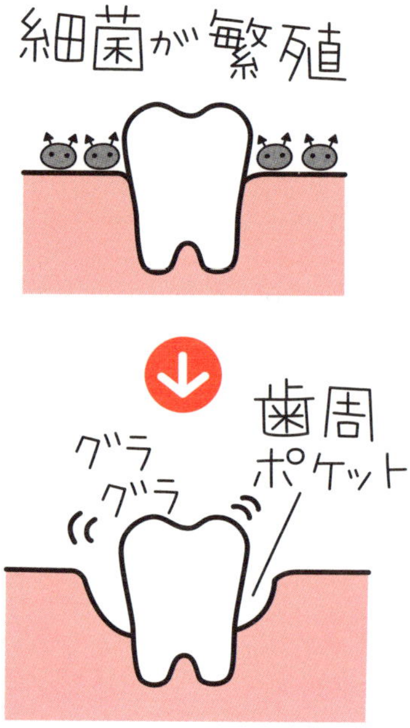

味がわからない!? 味覚障害の起こるわけ

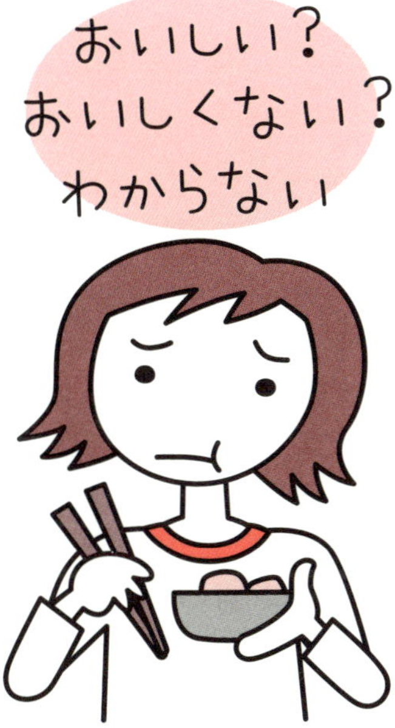

ストレスやかぜなどで一時的に、おいしいと感じない、何を食べても味がしないということはありますが、日常的に味がまったくしない、わからない人が増えています。高齢者は加齢とともに、味細胞が減ったり、神経経路の機能が低下する、あるいは唾液《だえき》の分泌が減るなどの理由から、起こりやすくなります。

しかし最近増えている若年者の味覚障害は、亜鉛の欠乏が原因です。牡蠣《かき》などに多く含まれる亜鉛は、味蕾《みらい》と深いかかわりがある物質ですが、ダイエットなどの極端な偏食や、ときに薬の副作用で欠乏することがあります。そのほか、タバコの吸いすぎやお酒の飲みすぎなども味覚障害の原因となります。味蕾を構成する味細胞の障害や、あるいは味覚を伝達する神経経路の障害などによって起こります。

おいしいものほど唾液が出るの!?

おいしそうな食物を見たり、連想したり、あるいは実際食物を口に入れてよくかむと、自律神経の働きによって唾液《だえき》の分泌が促されます。ゆったりと食事をとってよくかめば、またおいしいものほど唾液の分泌も盛んになり、消化もよくなるというわけです。だから早食いは避けたいもの。

なお、起床時や空腹時などは唾液の分泌量が減ります。また、このような生理的な原因以外に、年齢が上がると唾液の分泌量は減ってきます。シェーグレン症候群といって、唾液や涙が出にくくなる病気や、鎮静剤、抗コリン剤、抗うつ剤、降圧剤などの薬の作用で唾液の分泌量が減ることがあります。唾液が減ると、口の中が不衛生となり、口臭がしたり、食物が飲み込みにくい、虫歯になりやすい、味がわかりづらいなどの原因となります。

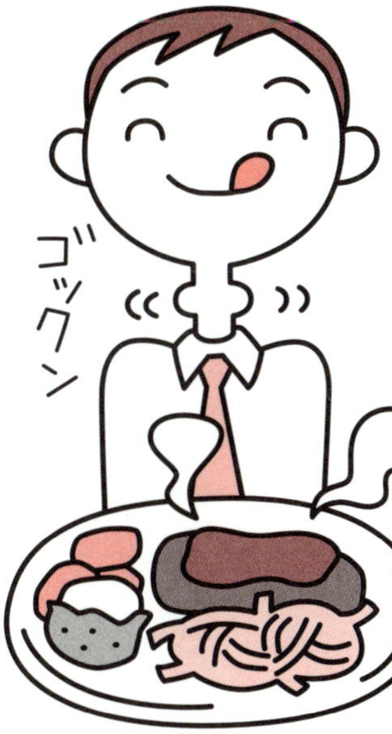

食道

食物を口から胃へ送る通り道

食道は口から胃へつながる1本道（管）で、筋肉でできています。口で咀嚼《そしゃく》され、唾液《だえき》で分解された食物を筋肉の運動で自動的に胃へ送り込む役割を果たしています。その長さは、成人で約20～30cmほど、幅は2cmくらいで、狭いところでは1.5cmにも満たないくらいです。

口から入り、食道へ運ばれた食物は、約6秒ほどで胃に到達します。水分であればわずか1秒というスピードです。

食道の地図帳

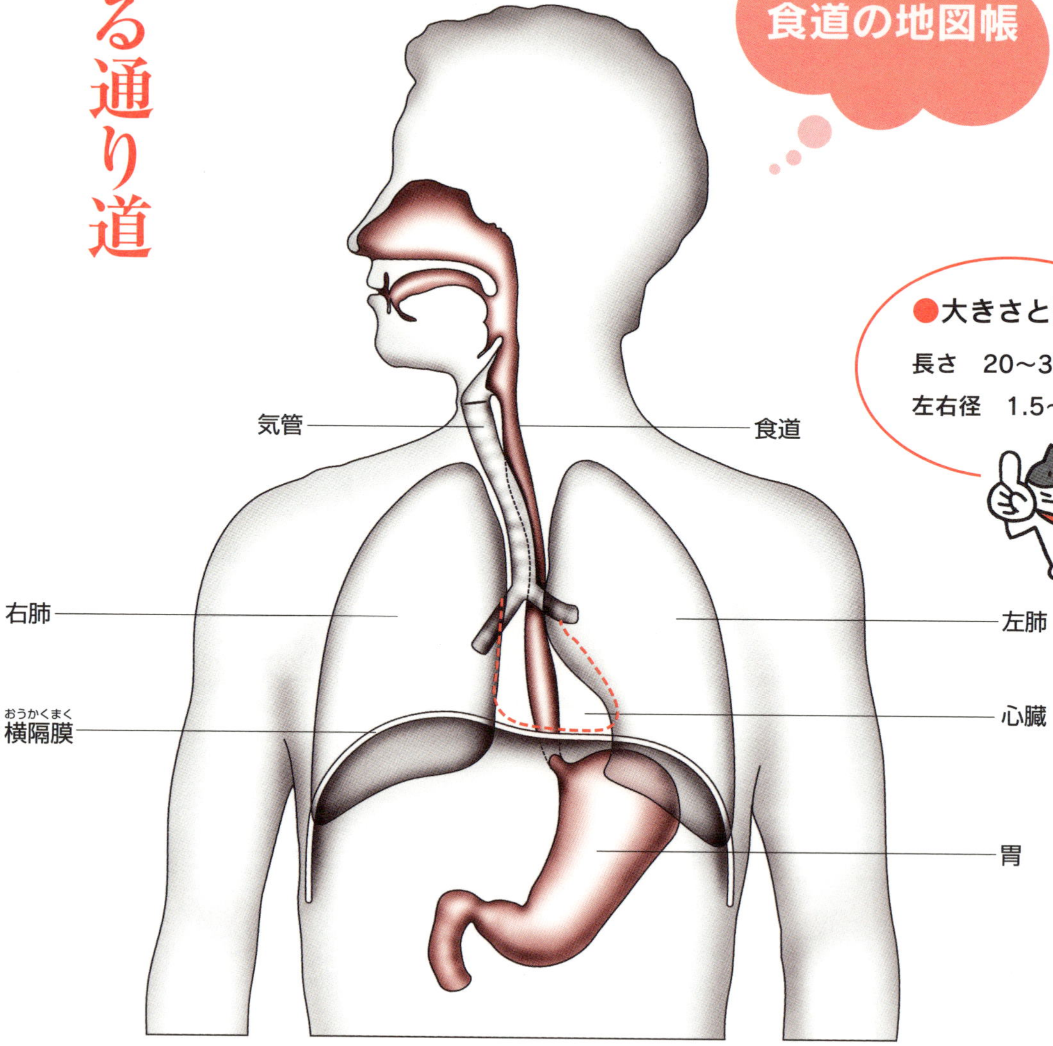
気管
食道
右肺
左肺
横隔膜《おうかくまく》
心臓
胃

●大きさと形
長さ　20～30cm
左右径　1.5～2cm

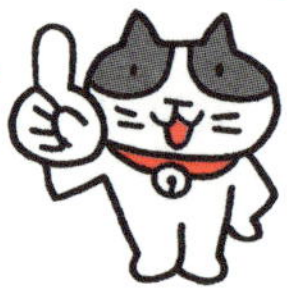

食道のしくみ

さか立ちしても食物が逆流しない不思議は？

食道は、重力の助けを借りて口から食物を胃に送っているわけではありません。食道は粘膜と筋肉から構成されており、この筋肉が収縮して、食物を上から下へと送り込むはたらきをします。このような動きを蠕動《ぜんどう》運動と呼んでいますが、これは食物が逆流するのを防ぐ役割を果たします。

そのため、寝転んでお菓子を食べたり、場合によってはさか立ちをして食事をしても、食べたものは逆流せずにしっかりと胃に送られるしくみになっています。

なお、蠕動運動は、食道だけに限った動きではなく、胃腸を含めたほかの消化器官でもこの運動により食べ物を体内に送り出しているのです。

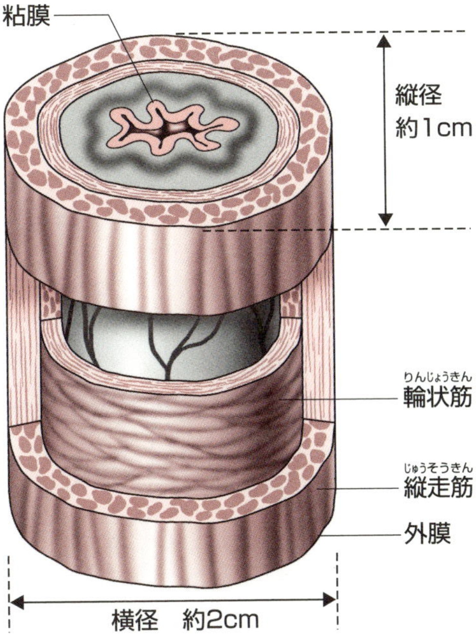

粘膜
縦径
約1cm
輪状筋《りんじょうきん》
縦走筋《じゅうそうきん》
外膜
横径　約2cm

食物を飲み込むしくみ

気管に入らないよう自動切りかえシステム

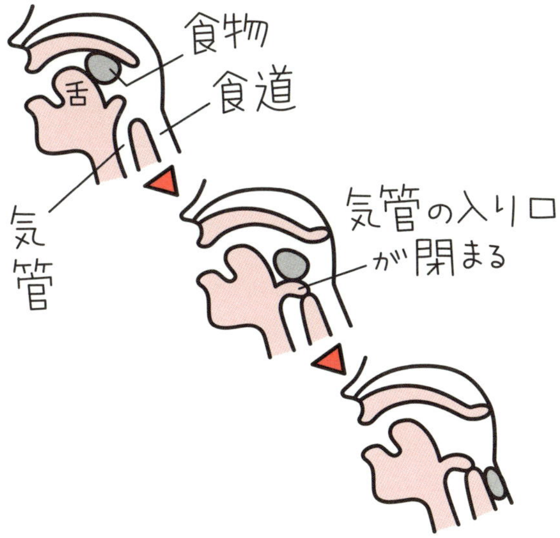

食物
舌
食道
気管
気管の入り口が閉まる

食物を口の中でかんだあとに、「ゴクン」と食道へ送り込みますが、これは実は自分の意識や意思でやっているものではありません。食物がのどに触れると、自然と飲み込むようになっていて、これを嚥下《えんげ》反射と呼びます。

食道は気管のすぐ後ろを通っており、のどはちょうど、食道と気管の分岐点となっています。それなのに、食物が気管に入らないのは、嚥下の際に、気管の入り口がふさがるしくみになっているためです。それでも食べながら笑ったとか、何かのひょうしでたまたま気管の入り口がふさがらないうちに食物を飲み込んでしまうと、むせてしまうことも。高齢者の場合、のどの筋肉や神経が衰えて嚥下のタイミングがずれ、むせやすくなることがあります。

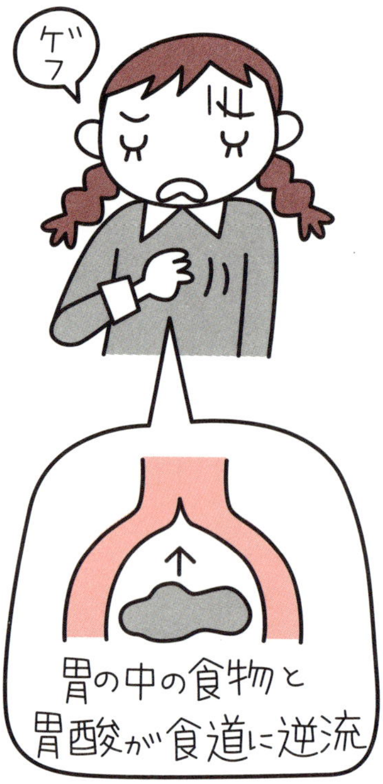

胸やけはなぜ起こる？
実は噴門の働きが故障中

食道から胃への入り口・扉を噴門《ふんもん》と呼んでいます。噴門には括約筋《かつやくきん》があり、食道から食物が蠕動《ぜんどう》運動によって流し込まれてくると、括約筋がゆるんで胃へ通します。その後、いったん胃へ流れ込んだ食物は逆流しないように、噴門は閉じるようにできています。このしくみを噴門反射と呼んでいますが、噴門反射が何らかの原因（たとえば暴飲暴食など）でうまく働かないときに、胸やけが起こります。

胃で分泌される胃液は、食物を消化するために強い塩酸を含んでいます。胃の表面は強い塩酸でも溶けないようなしくみになっていますが、噴門の働きがうまくいかないときには、胃液を含んだ食物や胃液そのものが食道に逆流を起こすことがあり、食道の表面を溶かしてしまいます。これが胸やけの原因になるのです。胸やけがすると、胃の調子が悪いように思いますが、正確には食道に異常が起きているわけです。

タバコ、酒、熱いものなどは、食道がんのリスクファクター

食道がんになりやすい要因としてあげられるのは、体質以外では、第一に飲酒と喫煙だといわれています。お酒（特に濃度の高いもの）を長期間飲みながらタバコも吸う人は、単独にたしなむ人より、数倍がんになりやすいといわれています。

また、熱い飲み物や食べ物、塩気や刺激の強い食物を好む人も、食道への刺激のためにがんになる確率が高くなります。飲み物がしみる、食べ物が通過する感じがする、のどがつかえる気がする場合は要注意です。

声を出すことも可能？食道の発声法

私たちは声帯を空気で振動させて声を出します。しかし、喉頭《こうとう》がんなどで喉頭を摘出してしまうと、鼻から空気を入れず、首の下のほうに作られた気管孔《こう》から空気を入れるため、発声できなくなってしまいます。そこで考えられたのが食道発声法という方法。食道内に空気を飲み込み、吐き出すときに食道の粘膜を振動させて声を出すというものです。訓練が必要ですが、上手になれば日常生活に支障がないようになるそうです。人間のからだはすごいという一例です。

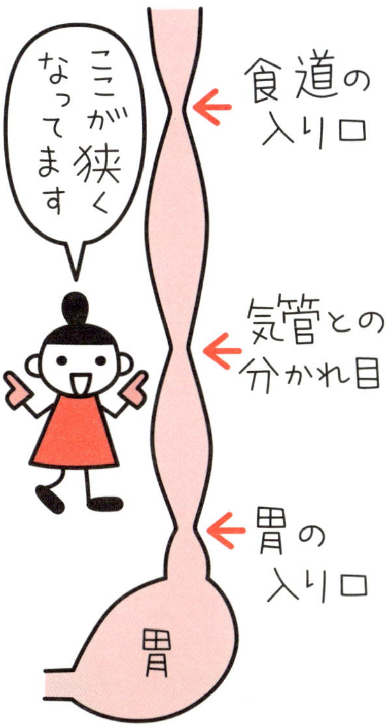

飲み込むとつっかえるときに、気をつけたい病気

食道には、３か所ほど狭窄部《きょうさくぶ》がありますが、よくかまないで、あるいは、いっぺんにたくさんの食物を飲み込むと、この狭窄部に食物がひっかかりやすくなります。咀嚼《そしゃく》の力が弱まったお年寄りがもちなどを食べた際に詰まるのがこの狭窄部です。

しかし、食物を飲み込むたびにつっかえる感じがする、あるいは異物感があるというときには、何らかの病気である可能性が高くなります。前述の食道がんや、精神的な要因が強く、食道の筋肉が弛緩《しかん》しなくなる食道アカラシアなどの病気も考えられます。

いずれにしても、正しい治療が必要になりますので、異物感を感じるようなら、早期にきちんとした診断を受けることです。

初期の内視鏡は12㎜！胃カメラを作ったのは日本人

現代医学に欠かせない内視鏡。この内視鏡の元祖、胃カメラを開発したのは日本人だったという事実は、意外と知られていません。

1949年、人間のからだの中をのぞいて、胃がんを早期発見したいという願いから、東京大学附属病院の外科医がカメラ会社に話を持ちかけたのが発端でした。研究員らの協力により、翌年の1950年には、世界で初めての胃カメラが誕生しました。当時の胃カメラは、直径12㎜もあり、食道をなんとか通るくらいの太さでした。しかも、管の先に小さなフィルムとレンズ、ランプなどをつけ、胃の内部は後日フィルムを現像してから見るものでした。現在の胃カメラ、約9㎜に比べると飲み込むのもひと苦労でしたが、この開発が後の内視鏡の発展につながっていくものでした。

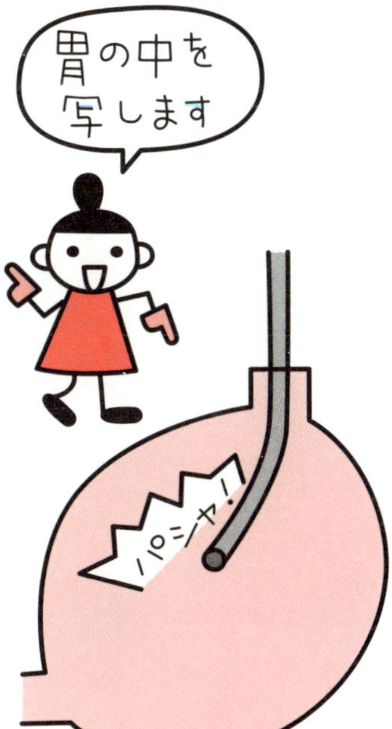

胃・十二指腸

食物は胃の中で胃液と混ざり、消化・吸収されやすい形になって十二指腸へ

食物は胃の中で一時的に貯蔵され、胃の蠕動《ぜんどう》運動によって、酵素と混ざってその後の消化・吸収されやすい形になります。胃液には、ペプシノーゲン、胃酸（塩酸）が含まれており、ペプシノーゲンは胃酸によってペプシンという消化酵素に変化し、食物の中のたんぱく質をポリペプチドに分解します。

酵素とよく混ざってこなされた食物は、だいたい2～4時間ぐらい胃にとどまり、蠕動運動によってやがて十二指腸に送られます。

胃・十二指腸の地図帳

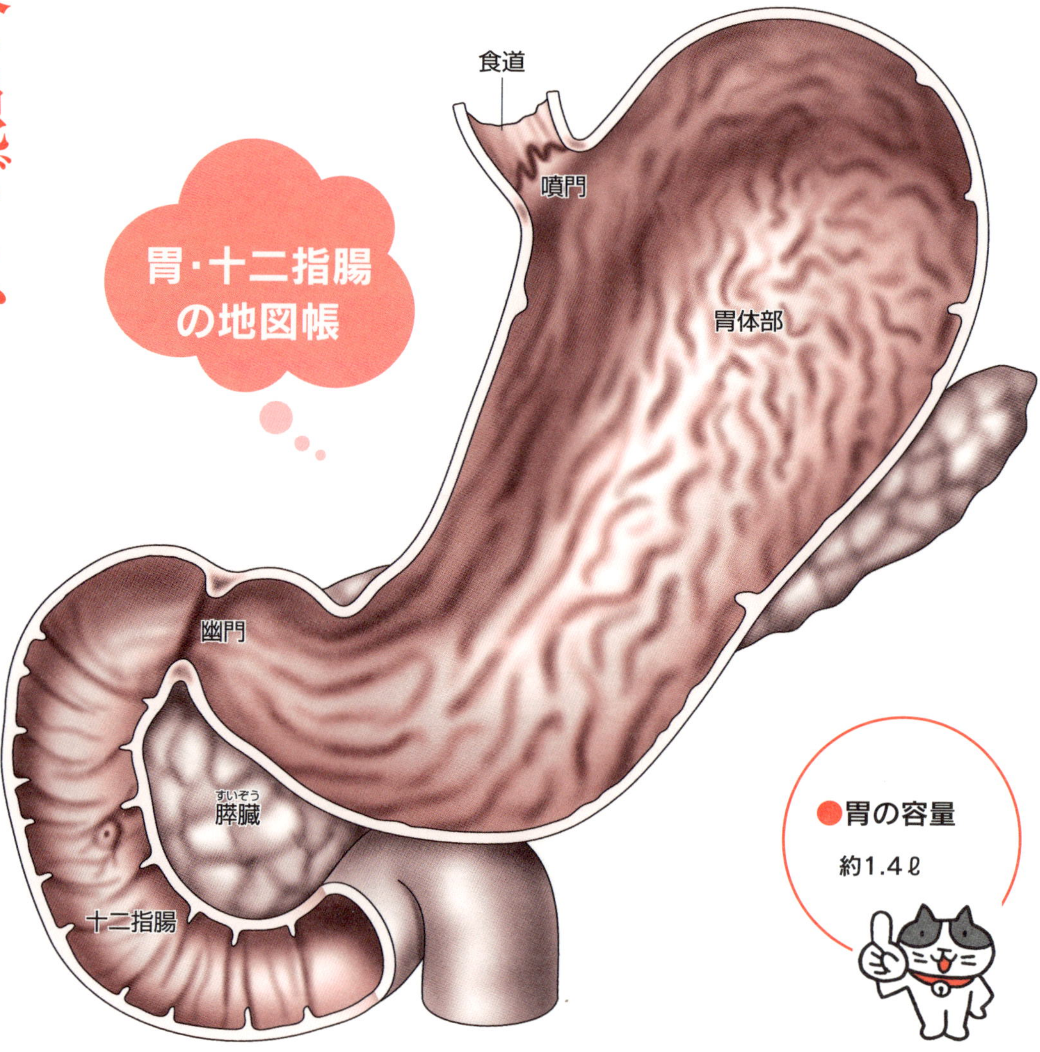
食道
噴門
胃体部
幽門
膵臓《すいぞう》
十二指腸

●胃の容量

約1.4ℓ

胃の粘膜と胃酸

胃の内壁は粘膜になっていて、分泌腺が無数にあります。この分泌腺から分泌されているのが胃液、つまり消化液です。

胃液は常に出ているわけではなく、食物が胃の中に入ると粘膜がガストリンというホルモンを作り出し、それが血液を介して全身に回って再び胃に戻り、胃の分泌腺を刺激することで胃液が分泌されます。その量はなんと1回の食事で500～700mℓ、1日にすると2ℓ前後にもなります。

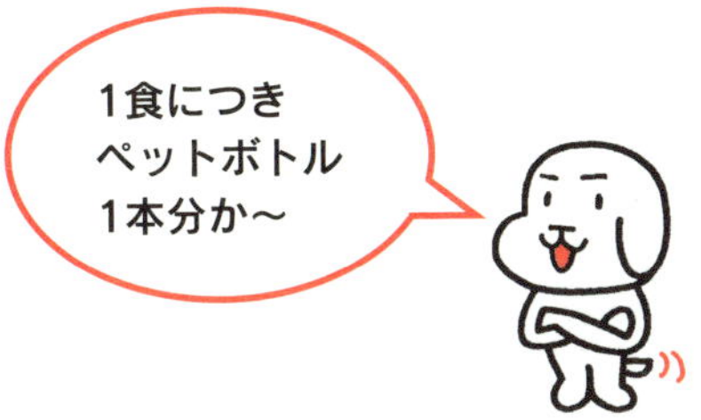
1食につき
ペットボトル
1本分か～

分泌される胃液の量は1食500mℓ以上！

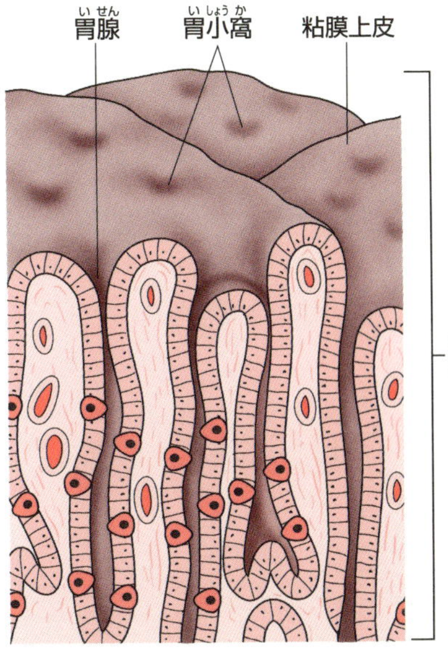
胃腺《いせん》
胃小窩《いしょうか》
粘膜上皮
粘膜

胃の運動

タフな筋肉があるから、食物を消化できる

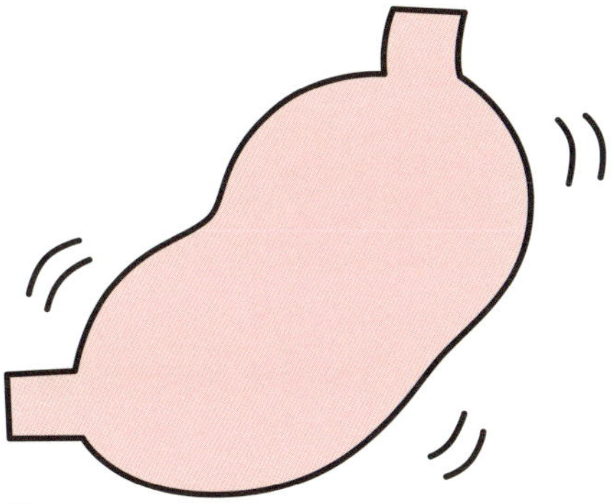

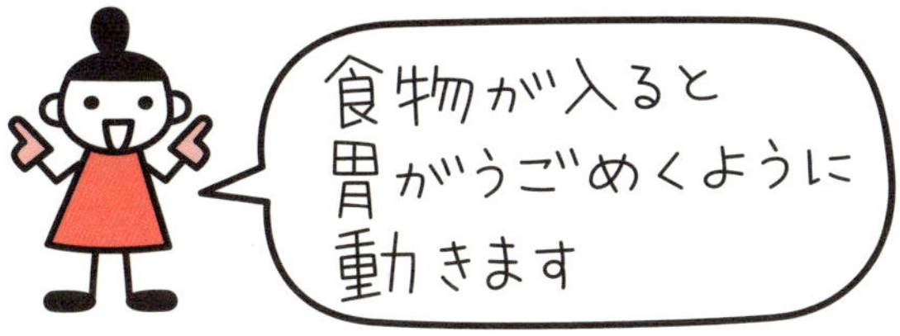
食物が入ると
胃がうごめくように
動きます

胃の中に食物が入ると、胃はそれを混ぜ合わせてやわらかくし、さらに十二指腸に送り出すための運動を始めます。これが蠕《ぜん》動《どう》運動と呼ばれるもので、字の通り、うごめくように胃が動きます。

そのため、胃の筋肉はタフにできています。ほかの臓器は外側の縦走筋《じゅうそうきん》と内側の輪《りん》状筋《じょうきん》からなる二層構造である場合が多いのですが、胃の場合は斜めに走る斜行筋《しゃこうきん》も加わり、より細かい動きができるようになっています。

十二指腸の位置と形

湾曲したボディで胃と小腸をつなぐ

十二指腸は胃の幽門《ゆうもん》と小腸の空腸をつなぐ消化管です。長さは約25cmで、ちょうど指12本分あることから十二指腸という名前がついています。

十二指腸は丸くなった球部とそれに続く管部からなり、管部の内壁は輪状のひだになっています。

十二指腸全体は丸いカーブになっていて、ちょうど内側で膵臓《すいぞう》の頭部を抱え込むような形になっています。

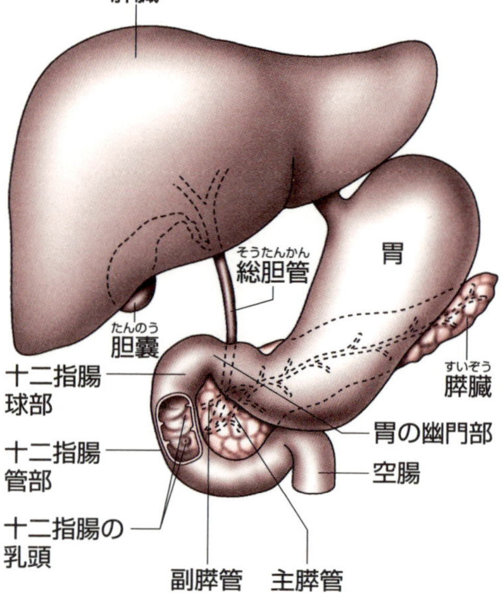

肝臓
胃
総胆管《そうたんかん》
胆嚢《たんのう》
十二指腸球部
膵臓《すいぞう》
胃の幽門部
十二指腸管部
空腸
十二指腸の乳頭
副膵管
主膵管

十二指腸と消化

十二指腸の中で食物は胆汁・膵液と混ざり合う

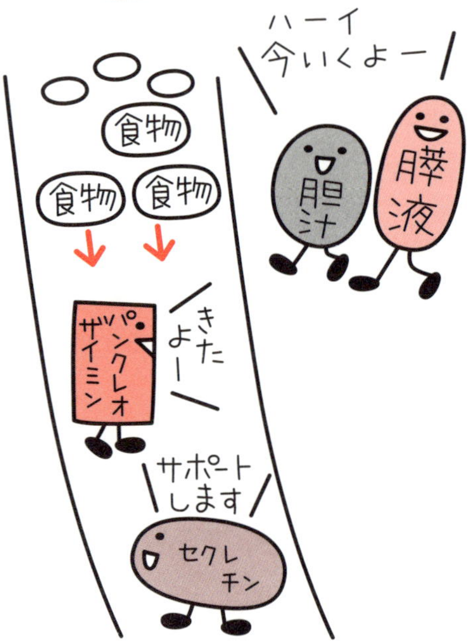

ハーイ今いくよー
食物
食物
食物
胆汁
膵液
パンクレオザイミン
きたよー
サポートします
セクレチン

十二指腸には乳頭《にゅうとう》という穴が二つあり、それぞれから胆汁《たんじゅう》(P116参照)と膵液《すいえき》(P121参照)が分泌され、食物を消化・吸収しやすい状態に変えます。

胆汁は肝臓が作る分泌液で、いったん胆嚢《たんのう》に蓄えられてから、総胆管《そうたんかん》を通って十二指腸に送られます。一方の膵液は、膵臓《すいぞう》で作られる分泌液で、膵管を通じて十二指腸に送られてきます。

胆汁と膵液は、十二指腸に食物が入ると送り込まれるのですが、その合図を出すのが十二指腸の内壁から分泌される二つの消化管ホルモンです。

一つはパンクレオザイミンというホルモンで、胆汁と膵液を分泌するように胆嚢と膵臓に働きかけます。

もう一つは、セクレチンというアミノ酸化合物（ポリペプチド）で、膵臓に働きかけて、アルカリ性の分泌物を出させます。これにより、十二指腸にある食物が弱アルカリ性になり、膵液の消化酵素が働くようになります。

胃液の成分は塩酸。胃が溶けないのはなぜ？

胃液とひと口にいっても、その内容は大きく三つに分かれます。たんぱく質を分解するペプシン、胃を酸性に保つ胃酸、さらに胃の粘膜の表面をおおっている上皮細胞から分泌される粘液です。

胃酸に含まれている塩酸の濃度はかなり濃いもので、pH《ペーハー》1.5～2.0もあり、ふつうの皮膚が胃酸に触れれば、ただれてしまいます。それでは、なぜ胃自身は胃酸によって消化・分解されないのでしょうか。

その秘密が粘液です。粘液は塩酸に溶けない性質を持ち、胃壁全体をバリアのように守っているのです。強い消化能力を持ちながら、胃が溶けないのはこの微妙なバランスのおかげです。

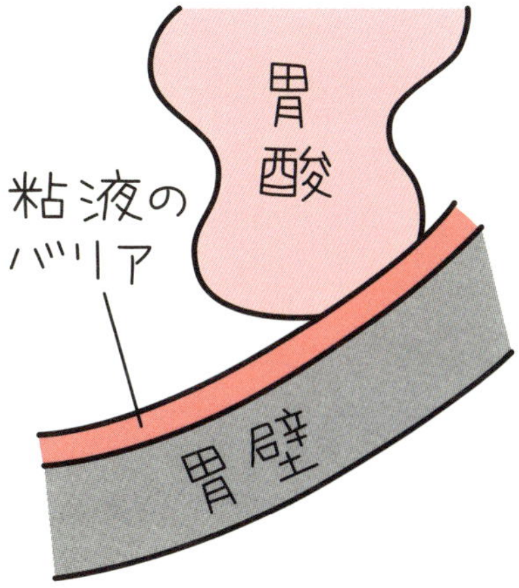

ストレスで胃が痛い。いったいどうして？

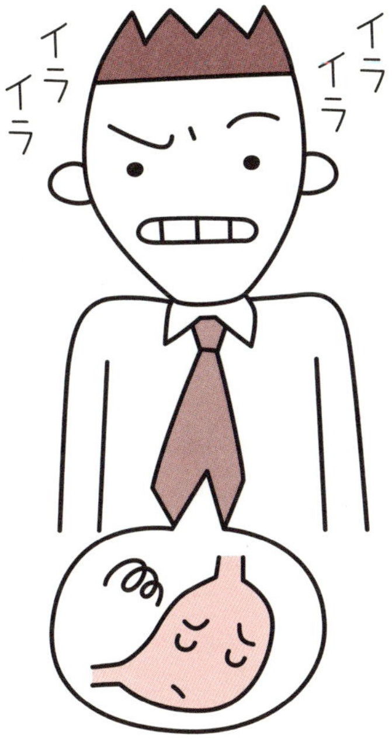

食物の消化に欠かせない胃液の分泌は、自律神経によって行われています。おいしそうなものを見たり、食べたりすると胃液の分泌が増し、食欲が亢進《こうしん》するしくみになっているわけです。

一方で、急激で強いストレスを感じると、自律神経の中の交感神経が活発になり、内臓へ行く血液量が減り、胃の蠕動《ぜんどう》運動は弱まり、胃液の分泌も減ります。その結果、食欲がなくなり、消化力も弱まってしまいます。

このストレスが慢性的になると、交感神経、副交感神経の両方が刺激され、その結果として、胃酸やペプシンの分泌が盛んになりますが、逆に胃壁を保護する粘液の分泌は減ってしまいます。こうなると、丈夫なはずの胃壁もたまりません。

このようにストレスは自律神経を刺激して、胃の中の絶妙なバランスをくずしてしまうわけです。

食後のげっぷ。胃がどうなると出る？

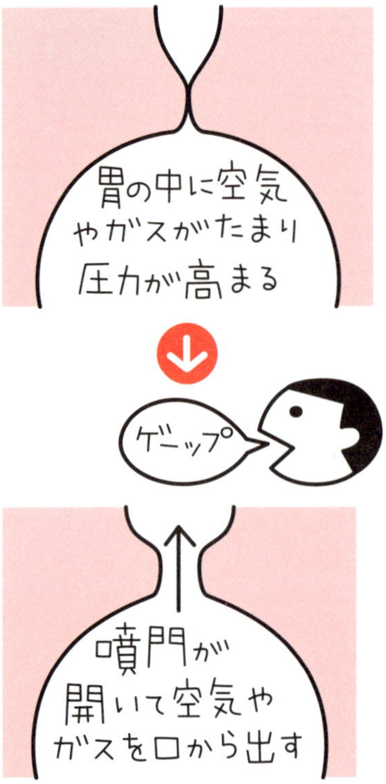

空気を吸い込むのは肺だけだと思われがちですが、実は食事をしているときにも、空気を一緒に胃や腸の中に飲み込んでしまっています。また、食物の中にも空気が含まれていたり、サイダーなどは胃の中で二酸化炭素などのガスを発生させます。

胃は、大きなＪ《ジェイ》の形をした臓器ですが、胃の中の胃底部と呼ばれる部分に食事とともに飲み込んだ空気がたまりやすくなります。この部分に空気やガスがたまったり、たくさんの食物を食べると、胃の中の圧力が高くなります。そうなると苦しいので、空気やガスを排出して、自然と胃の中を減圧しようとするはたらきが起こります。そして、食物を食べたとき以外は閉まっている胃の入り口、噴門《ふんもん》が開き、空気やガスを口から排出するわけです。これが「げっぷ」の正体です。

なお「げっぷは胃酸が多い人が出やすい」というのはウソ。特に胃酸と関係あるわけではありません。

「吐く」は有害物質を入れないためのからだの反応

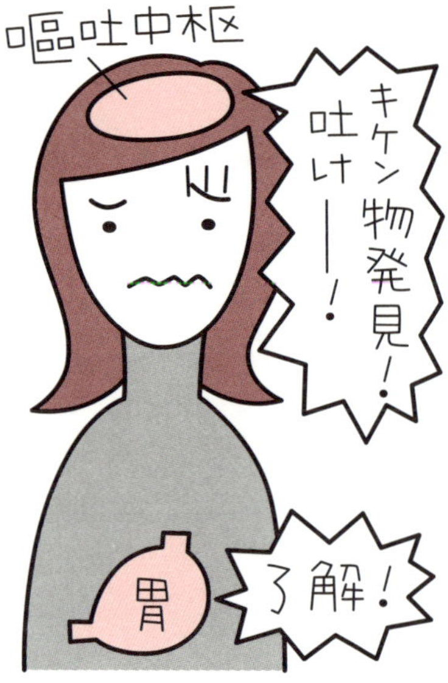

食べたものを吐くとき、たいていムカムカとした気持ち悪さを伴います。これを吐き気（悪心《おしん》）といいますが、それが高じると最終的に胃の内容物を口からもどしてしまいます（嘔吐《おうと》）。この吐き気と嘔吐は、脳の中にある嘔吐中枢《ちゅうすう》が活性化されることによって起こるものです。嘔吐中枢の刺激が胃に伝わって、胃から内容物が押し戻されてきます。

一般的には、吐き気や嘔吐は、身体に刺激性があったり、有毒な物質が入るのを防ぐために起こる生理的な現象です。

ただし、妊娠の初期、薬の影響、胃腸や胆嚢《たんのう》などの炎症、脳の病気、心因性の原因などで吐き気や嘔吐が起こることもありますので、注意が必要です。

大食いの人の胃はやっぱり巨大なの？

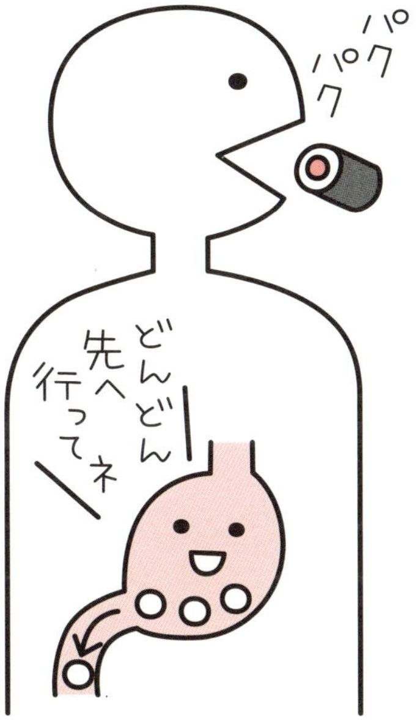

テレビでよく見る「大食いチャンピオン大会」。「すごい！」と感心するとともに疑問に思うのは、出場者の胃はどうなっているのかということです。しかも、彼らのほとんどは、特に太っているというわけではなく、ごくふつうの体形を保っていることも驚きです。

実は、いわゆる「やせの大食いタイプ」の人の胃を調べてみると、胃の大きさは決して大きいわけではないようです。しかし、胃が非常に活発なはたらきをし、食べても食べてもすばやい消化活動によってどんどん食物が腸に押し流されるという状態だというのです。

一般的には、慢性的に食べすぎが続くと胃が大きくなり、さらに食べて太っていくという悪循環を繰り返すのがふつうですから、うらやましいような話です。でも、一方で常に空腹感を感じるという欠点もあるそうです。

ＣＭでもおなじみの胃薬。消化薬、健胃薬などの違いは？

胃薬はそれぞれの目的に合わせ、健胃薬（食欲増進、消化不良改善）、消化薬（消化を助ける）、制酸薬（胃酸の分泌を抑える）などの種類に分けられます。一般的な総合胃腸薬には、このような成分がすべて少しずつ含まれていますが、できれば原因に合わせた薬を飲んだほうがより効果的です。

また、逆に胃酸が出すぎてしまっているのに健胃薬を飲んでは胃酸が出すぎてしまい逆効果になってしまいます。

一般的には食べすぎなどで胃もたれがあるようなときには消化薬、空腹時にムカムカしたり、痛みがあるようなときには制酸薬、夏バテなどで疲れがたまっていて食欲がないようなときには健胃薬を飲むといった選択をするとよいでしょう。なお、薬を買うときには薬剤師さんにきちんと相談をして選んでもらうのがベストです。

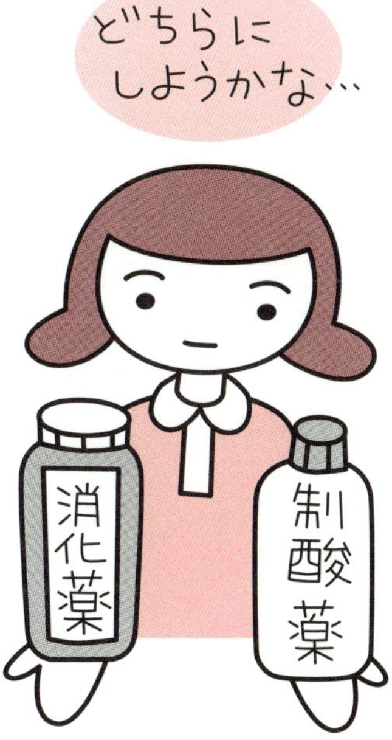

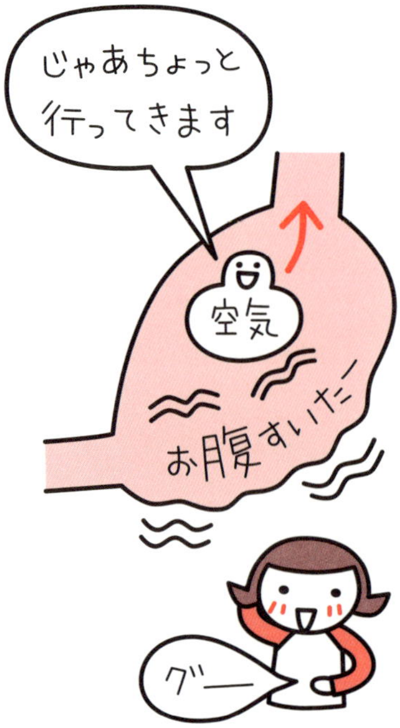

「お腹が鳴る」というのは「食事を」という胃の合図

空腹時にお腹が鳴るのは、胃の収縮運動のためです。胃の中がからっぽの状態になると、一定の間隔で、胃体部から前庭部にかけて飢餓《きが》収縮と呼ばれる強い収縮運動が繰り返されます。この収縮運動が繰り返されるたびに、空腹感が強くなるのですが、その際、胃袋の上のほうにたまっていた空気が圧迫されて出てくるために音がするのです。ですから、少々極端ないい方をすると、グーッとなる音はいわば「胃のおなら」といってもよいかもしれません。

胃の運動は自律神経に支配されていますから、特に空腹時おいしいそうなものを見ると、飢餓収縮の活動が活発になり、「グーッ」と鳴ってしまうわけです。なお、この空腹時に食物を入れておかないと、胃酸の分泌のみが盛んになってしまい、胃壁を荒らす原因となります。

胃炎や胃潰瘍は、粘膜がダメージを受けた状態

胃炎には大きく分けて、急性胃炎と慢性胃炎がありますが、一般的に多い急性胃炎は、ストレスやアルコール、あるいは薬などが原因となって、胃の粘膜がダメージを受けると起こります。すなわち粘膜に炎症が起きて、出血したり、びらんができたりという状態になります。

一方、同じ胃の粘膜のダメージでも、胃潰瘍《いかいよう》の場合は胃の粘膜が消化された状態だといえます。食物を消化するための胃酸やペプシンなどの攻撃因子と、胃壁を保護するための粘液などの防御因子のバランスがくずれ、本来なら消化されないはずの胃壁が消化されてしまうわけです。

胃の中のバランスをくずす原因としては、ストレスや薬、タバコ、アルコールなどが考えられますが、最近ではヘリコバクター・ピロリ菌の関与が指摘されています。

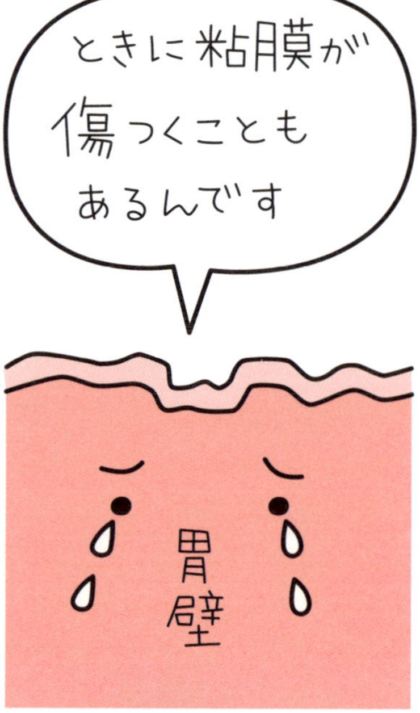

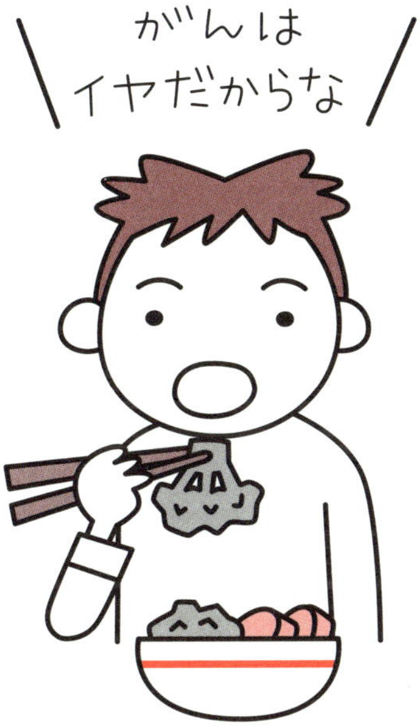

こんな人は胃がんになりやすいから、要注意

胃がんの原因は、遺伝的な要素などの内部的な因子と、食生活や生活習慣、ウイルスの感染などの外部的な環境因子が複雑にかかわっていると考えられています。

なかでも、外部的な環境因子の影響が強く、塩分の濃度の高い食事を好む、緑黄色野菜をあまり食べない、タバコをよく吸う、お酒を大量に飲むといったことが、リスクファクターとなることがわかっています。ですから、このような条件にあてはまる人は、胃がんに要注意です。

また、最近ではヘリコバクター・ピロリ菌（下の項目参照）と胃がんとの関係も指摘されています。ピロリ菌が胃の粘膜に炎症を起こして長期に及ぶと、萎縮《いしゅく》性胃炎となり、やがてがんに進行すると考えられていますが、引き続き研究が進められています。

ピロリ菌が酸性の胃の中でぬくぬくと生きられるワケ

胃の中はpH《ペーハー》1.5～2という強烈な酸性ですから、元来、細菌はすめないものと考えられていました。ところが、こんな環境でもヘリコバクター・ピロリ菌（胃潰瘍《いかいよう》を起こす原因の一つ）は、胃の粘膜層や細胞のすきまでしっかりと生きられることがわかりました。ピロリ菌はどうして酸で死なないのでしょうか？

実はピロリ菌自身が酸性に強いわけではないのです。ピロリ菌は、ウレアーゼという酵素を体内に蓄えていて、この酵素によって、胃液や胃の中の尿素を分解し、アンモニアを作り出します。アンモニアは強烈なアルカリ性なので、胃壁の酸性は中和されて中性になります。このようにして、自分の周囲を中性の状態に保ち、ピロリ菌は酸性の胃の中で生きているというわけです。

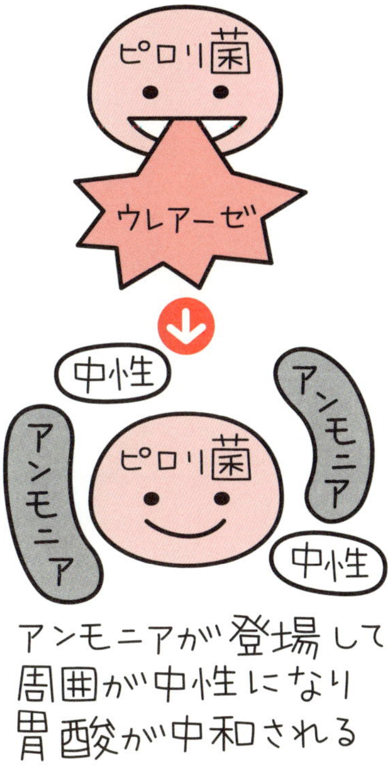

小腸

食物の栄養分は小腸で吸収され、肝臓などを経てからだ全体に供給されていく

小腸は、十二指腸、空腸と回腸の部分からなる消化管（十二指腸についてはＰ96参照）です。空腸は十二指腸から続く部分で、小腸の五分の二を占め、回腸はそれに続く五分の三を占めています。

空腸と回腸という分け方は解剖学上のもので、構造的な違いはほとんどありません。回腸のほうが腸液の分泌が多少多いぐらいです。いずれも、その役割は通過する食物の栄養分を吸収することです。

小腸の地図帳

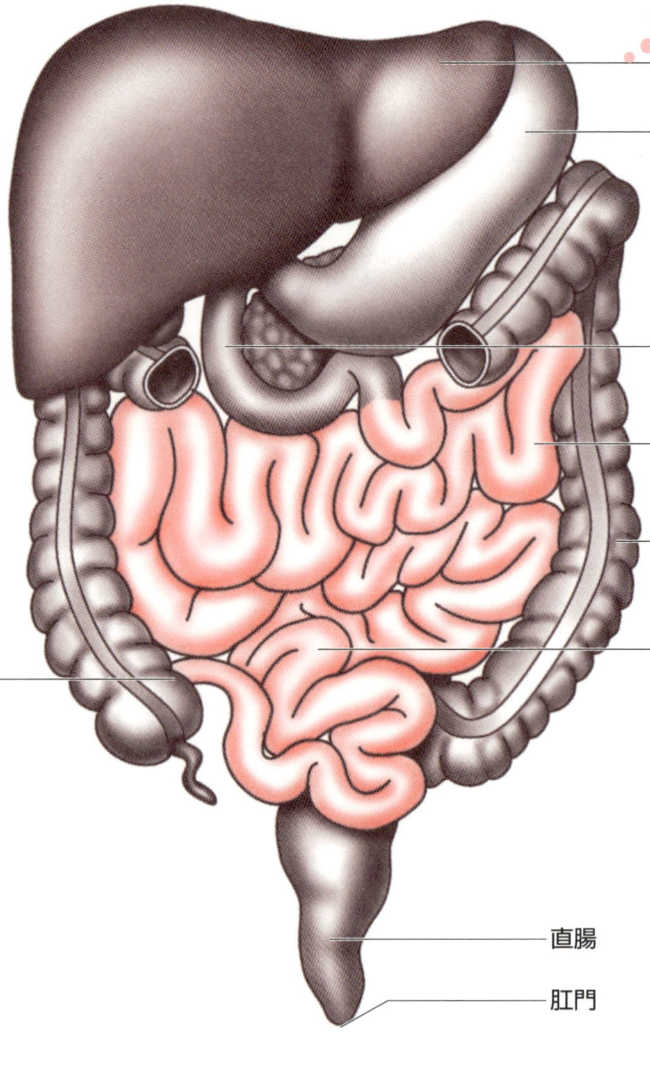
肝臓
胃
十二指腸
空腸
大腸
回腸
回盲弁
直腸
肛門

●小腸の長さ
伸ばすと6～7m
体内では筋肉が縮んで3mほど

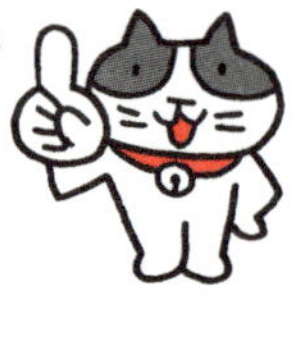

小腸の構造

小腸の内壁はひだが多く、絨毛《じゅうもう》におおわれています。絨毛のようすは、毛足の長いカーペットを思い浮かべるとよいでしょう。

ちなみに小腸の表面積は、絨毛を一つひとつ広げて測ったとすると、約60坪（約200平方m）に相当する広さだといわれています。

絨毛の表面は、吸収上皮《じょうひ》という組織になっていて、これらが食物の栄養分を吸収します。そして、吸収された栄養分は毛細血管やリンパ管を通って、門脈血管、肝臓へと運ばれていきます。

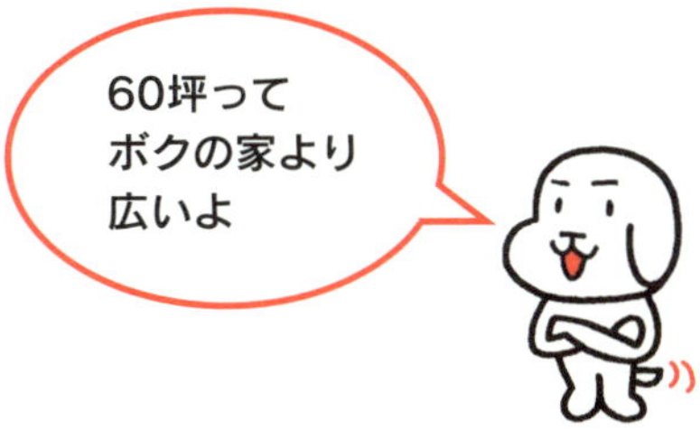
60坪って
ボクの家より
広いよ

内壁は細かい絨毛におおわれ、その表面から栄養を吸収する

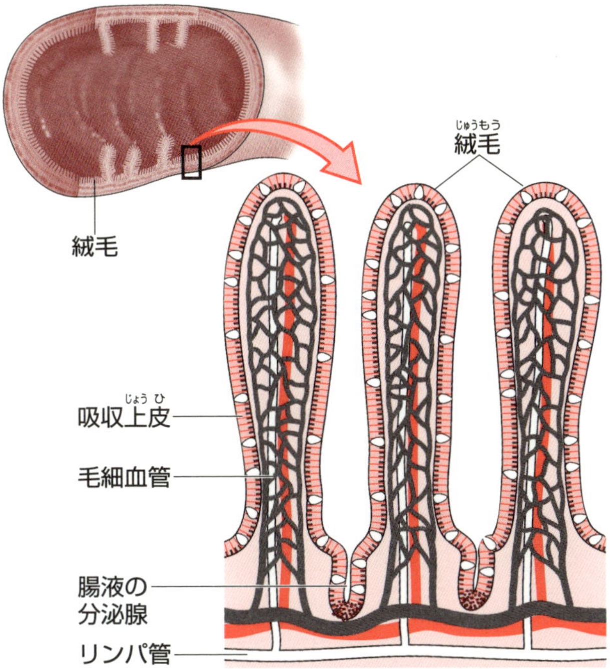
絨毛
絨毛《じゅうもう》
吸収上皮《じょうひ》
毛細血管
腸液の
分泌腺
リンパ管

栄養の吸収

栄養分は分解されてから吸収されていく

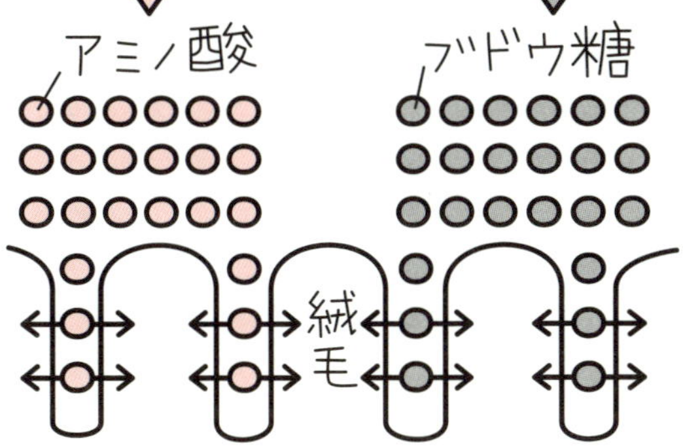
たんぱく質
アミノ酸
糖質
ブドウ糖
絨毛

食物の栄養分は、そのままの形では吸収することができません。胆汁《たんじゅう》や膵液《すいえき》、その他の消化酵素の力で、栄養分を分解することが必要になります。すなわち、たんぱく質はアミノ酸に、糖質はブドウ糖に、脂肪は脂肪酸というぐあいに、小さな粒にどんどん分解されていって、はじめて吸収が可能になるのです。

そして、分解された栄養分は小腸の絨毛《じゅうもう》から吸収されていくわけですが、栄養の種類によって、その先の経路は少し違います。アミノ酸やブドウ糖は毛細血管を通って肝臓へ運ばれ、脂肪酸やグリセリンはリンパ管から静脈を経て全身へ運ばれていきます。

消化酵素がないと、食物は消化されない

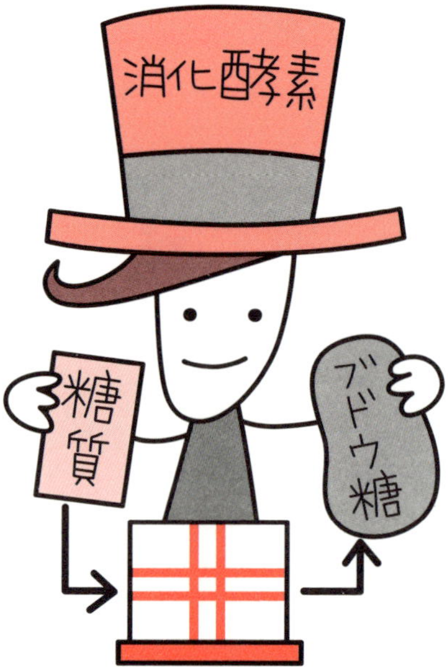

消化酵素は体内にとり込まれた栄養分を吸収できる形に変える役割を果たします。人間の体内には、22種類もの消化酵素がありますが、その中でも小腸内に分泌される代表的な酵素といえば、アミラーゼ、プロテアーゼ、リパーゼの三つです。

アミラーゼは、ご飯やパンなどの炭水化物に含まれる糖質をブドウ糖に変えるもので、口で分泌される唾液《だえき》にも含まれています。肉や魚に代表されるたんぱく質は、プロテアーゼによってアミノ酸に分解されますが、これは胃からも分泌されており、かなり強力な消化酵素です。さらに、肉などに含まれる脂肪を分解し、脂肪酸に変えるのがリパーゼです。この酵素は小腸や膵臓で作られ、小腸腔内に分泌されます。

腸は栄養だけでなく、免疫にも関係している

消化管というのは、からだの中にあるにもかかわらず、外界からの栄養物をとり込んで摂取するため、病原菌や毒素等、いろいろな有害物質にさらされる危険があります。また、腸は無数の腸内細菌が生息するという環境にあることから、最近になって、単に栄養を吸収するだけでなく、人間の免疫《めんえき》機能を保つのにきわめて重要な役割を果たしていることがわかってきました。

免疫機能で重要な役割を果たすリンパ球細胞の中に、病原菌などの有害な物質が入ってきたときに、抗体を合成・分泌するB細胞がありますが、このB細胞の70%以上が小腸に分布しているといわれています。腸の粘膜の表面はIgAと呼ばれる免疫抗体によっておおわれて防御されています。

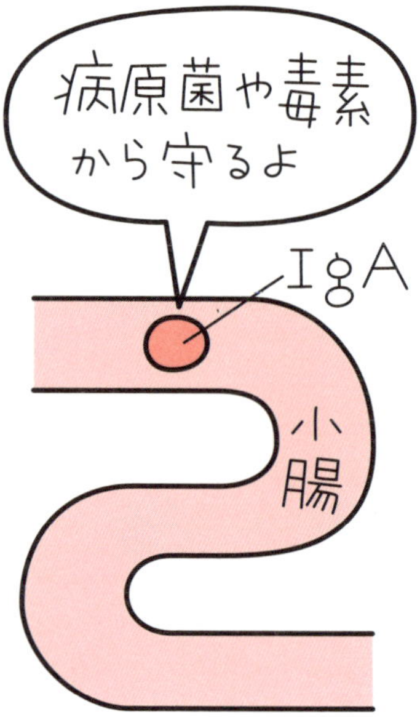

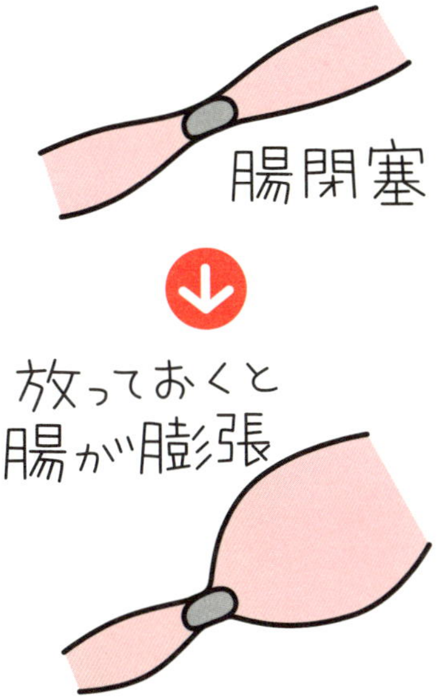

腸がふさがる腸閉塞。重症になると腸が膨張

さまざまな原因で、腸の一部がふさがってしまうことがあります。これを腸閉塞《ちょうへいそく》と呼んでいますが、閉塞している部分よりも上は正常に機能し続けてしまうので、食物や分泌物、ガスなどが閉塞部分にたまり、腸が膨張してしまいます。そのため、お腹がふくれ、かなり激しい痛みや嘔吐《おうと》などがみられます。

腸閉塞の原因は、がんによる圧迫や胆石、手術痕《こん》、クローン病、腸の麻痺《まひ》やけいれんなど多岐にわたります。

軽い場合は治療をせずに自然に治ることもありますが、重症になると、腸に穴が開いて命にかかわります。治療法は軽ければ肛門から内視鏡やバリウムを入れるなどの方法を行いますが、重症の場合は開腹手術が必要です。

腸から肥満を増長するホルモンが出ている!?

胃や腸は、内分泌器官としてのはたらきもあり、いろいろなホルモンを分泌していますが、最近、その中のホルモンの一つが肥満とかかわりがあることがわかってきました。

これは、十二指腸から分泌される消化管抑制ペプチド（GIP）というホルモンです。GIPは脂肪がリパーゼによって分解され、小腸で吸収されるときに分泌されるもので、マウスの実験によって、肥満を増長する役割を果たしていることがわかりました。GIPは脂肪細胞によるグルコースのとり込みを促進したり、中性脂肪を蓄積する酵素を活性化するなどのはたらきをするためと考えられます。GIPのはたらきを抑制する薬を開発すれば、肥満が解消される可能性も出てくるかもしれません。

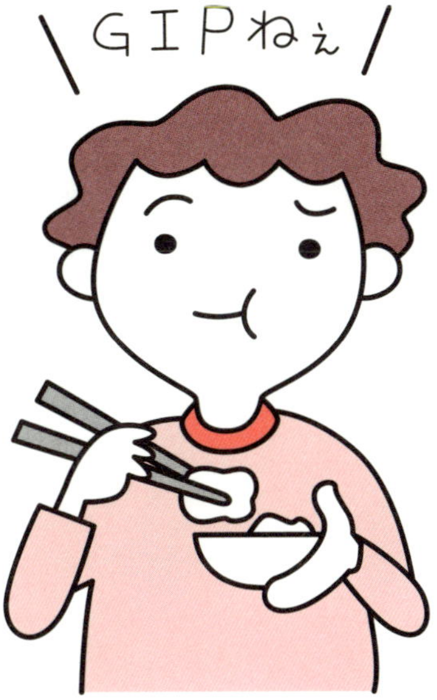

大腸・直腸・肛門

栄養分を吸収された食物の残りカスは、大腸で便にされ、直腸・肛門から体外に排泄される

大腸は、盲腸、結腸、直腸の三つの部位からなっています。いちばん長い結腸は、その向きによって上行《じょうこう》結腸、横行《おうこう》結腸、下行《かこう》結腸、S状結腸と呼ばれています。

大腸の役割は、小腸で栄養分を吸収された食物の残りカスからさらに水分を吸収し、便にすることです。

そして便は、直腸まで運ばれ、肛門から体外へと排泄《はいせつ》されていきます。

大腸・直腸・肛門の地図帳

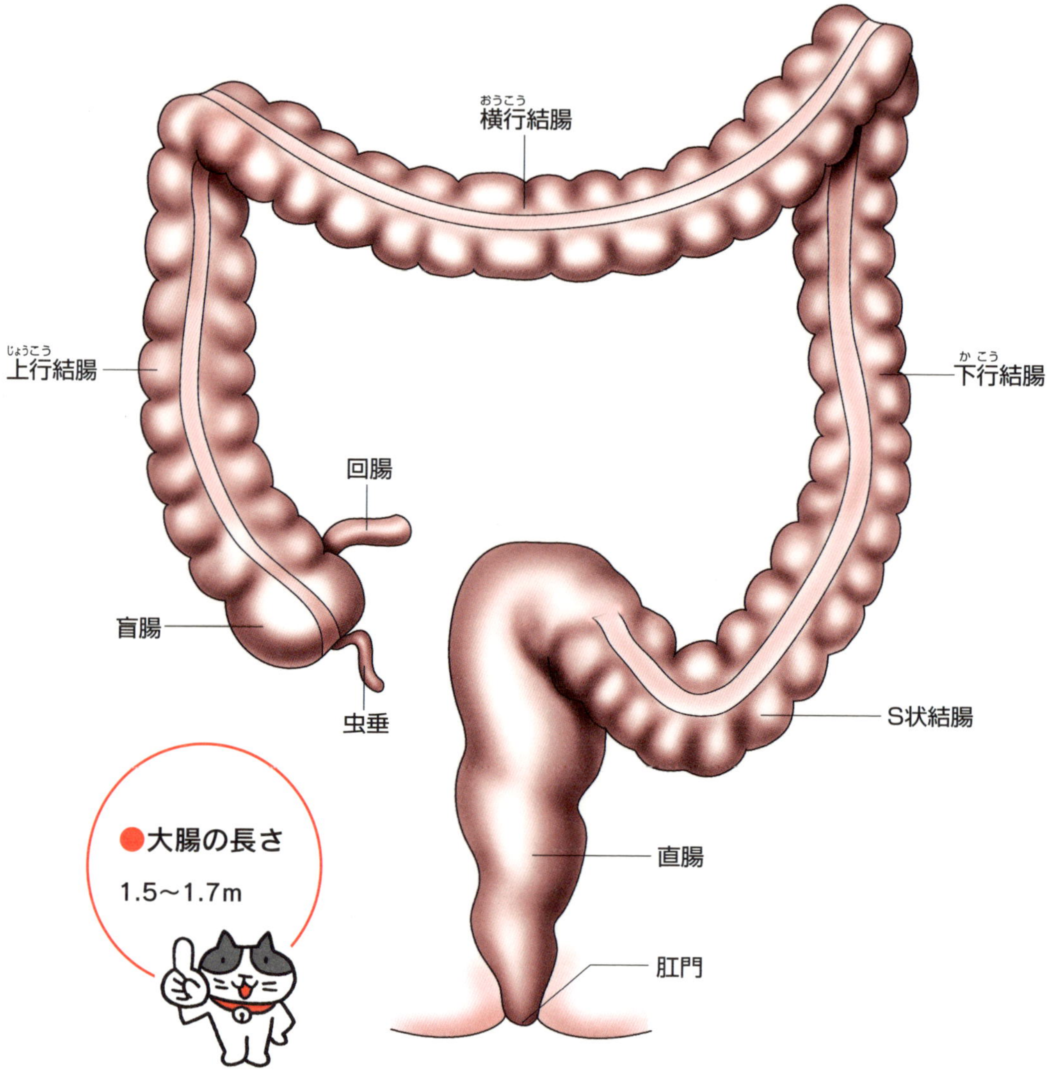
横行《おうこう》結腸
上行《じょうこう》結腸
下行《かこう》結腸
回腸
盲腸
虫垂
S状結腸
直腸
肛門

●大腸の長さ

1.5〜1.7m

盲腸・虫垂の役割

盲腸は長さ5～6cmの袋状の器官。草食動物や鳥などの場合では消化機能のある部位として発達していますが、人間の場合は、形として残っているだけで、消化機能はありません。

盲腸にぶら下がるようについているのが虫垂ですが、これは盲腸の一部が退化したものです。リンパ組織が発達していますが、からだにとってどんな役割があるのかはよくわかっていません。

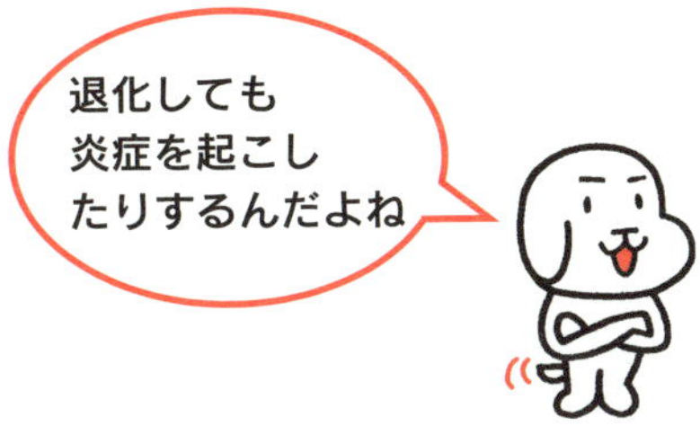

退化しても
炎症を起こし
たりするんだよね

消化機能はなく、すでに退化した部分

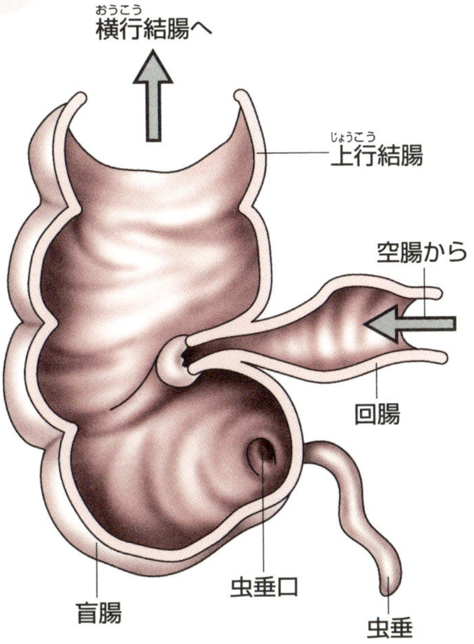

結腸の構造

ふくらみのある蛇腹状になっている

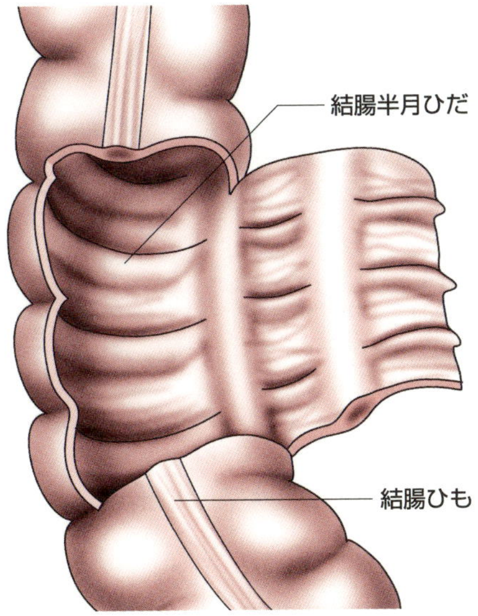

結腸はふくらみのある蛇腹《じゃばら》状になっています。のっぺりとした小腸とは明らかに違う外観です。外側には結腸ひもと呼ばれる縦のスジが３本ついていて、蛇腹状の結腸を保持しています。

内側は粘膜組織で、ひだ状になっています。小腸のような絨毛《じゅうもう》はありません。粘膜には腸腺という組織があり、腸液を分泌しています。この腸液のおかげで、消化物がスムーズに結腸を通っていきます。

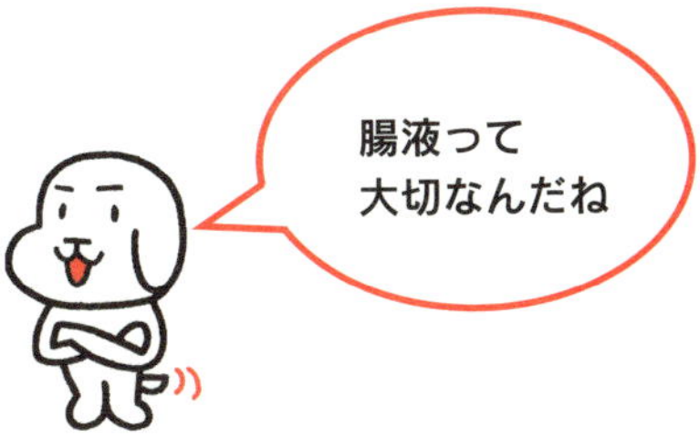

腸液って
大切なんだね

直腸と肛門の構造

直腸はS状結腸の先にあり、約20cmの長さの腸管です。結腸から運ばれてきた便は、ここにたまります。直腸には消化・吸収などの役割はなく、便の一時置き場といってよいでしょう。

直腸の先には肛門があります。直腸と肛門の間には肛門括約筋《かつやくきん》があり、ふだんはしっかりと閉じています。便意が起こると、括約筋はゆるみ、直腸にある便が肛門に押し出され、肛門から体外へ排泄《はいせつ》されます。

なお、肛門括約筋には、人の意思とは関係なく不随意《ふずいい》で開く内肛門括約筋と、人の意思で（いきむことで）開く外肛門括約筋があります。

便をためて排泄させる「食物の旅」の最終地点

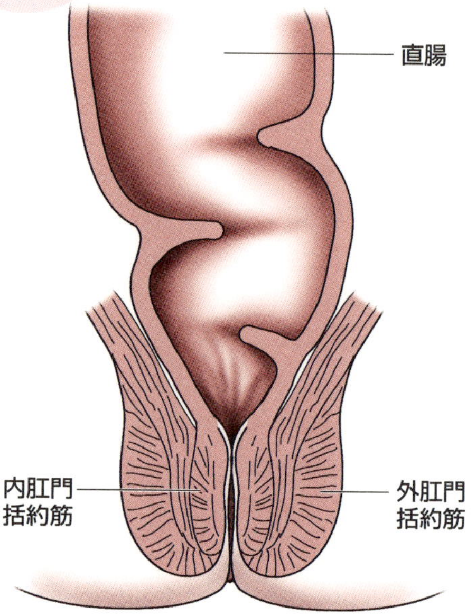
直腸
内肛門括約筋
外肛門括約筋

排便のしくみ

便がたまったことが大脳に伝わって便意をもよおす

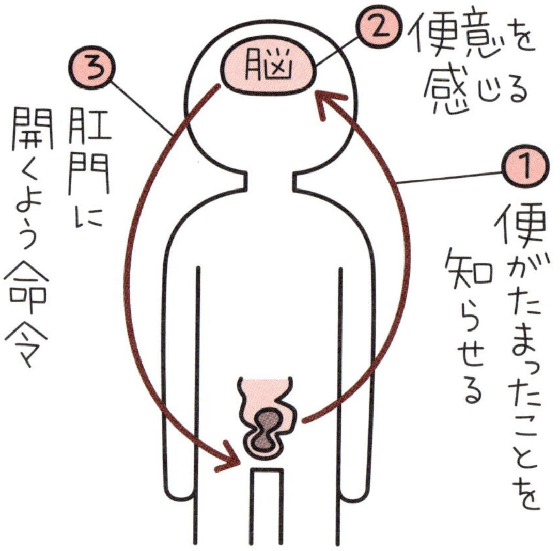
脳
① 便がたまったことを知らせる
② 便意を感じる
③ 肛門に開くよう命令

大腸で形成された便は直腸にたまりますが、便がたまってくると直腸内の圧力が高まります。すると直腸壁を通じて感覚神経が刺激され、それが脊髄《せきずい》を経て大脳の排便中枢《ちゅうすう》に伝わり、便意を感じるようになります。

これを排便反射といい、この反射により内肛門括約筋は開きますが、この時点ではまだ便は出てきません。

トイレに行って態勢がととのっていきむと、その力で外肛門括約筋が開き、ここで初めて便が出ていきます。

このように、排便は直腸、神経、脊髄、大脳、肛門の連携プレーによって起こるのです。

便の色はなぜあの色なのか？

小腸から大腸に送られてきた食物の90%は水分で、ドロドロのかゆ状になっています。小腸で栄養の吸収が行われてしまったため、

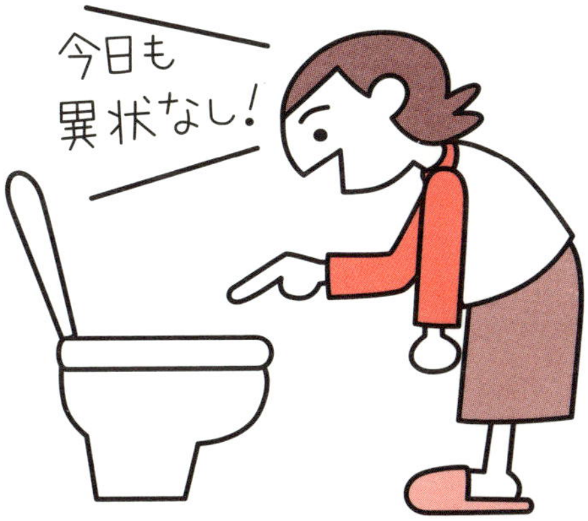

大腸に達するのは食物のカスです。大腸では、栄養の吸収はほとんど行われず、水分を吸収し、消化されない食物繊維とからめて、固形の便が作られます。

なお、便の色のもとになっているのは、十二指腸で混ざる胆汁《たんじゅう》の中のビリルビンという黄色い物質。これが腸内細菌のはたらきによって褐色のウロビリンという物質に変わり、それが茶褐色の便の色になるというわけです。何かの原因で胃腸から出血を起こすと、便の色がどす黒くなります。また、鮮血に近い色の便は結腸や直腸、肛門からの出血の恐れが。便の色は健康のバロメーターになります。

原因はさまざまだが、便のできそこないが下痢便

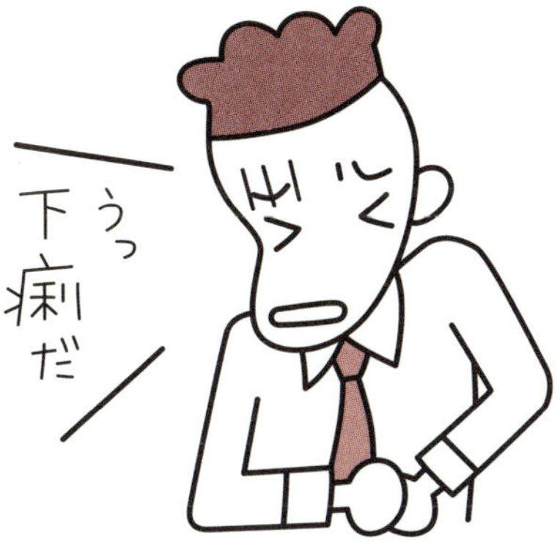

下痢というのは、水分量の多い便のことをいいます。これは、小腸や大腸で吸収されるはずの水分が何らかの理由で吸収されなかったり、腸の分泌液が極端に多くなったり、腸管の蠕動《ぜんどう》運動が速まるために、食物のカスが短時間のうちに大腸を通過してしまうために起こるものです。

急性の下痢の原因として多いのは、暴飲暴食や、冷たいものや消化の悪い食物の食べすぎ、飲みすぎなどです。発熱や腹痛を伴う場合は、ウイルスや細菌感染によることが多くなります。慢性の下痢では、過敏性腸症候群や神経性下痢、クローン病、潰瘍性《かいようせい》大腸炎、そのほかの原因が考えられます。

下痢になったとき、暴飲暴食など原因がはっきりしているときには、食事の量を減らし、消化のよい食物を食べ、水分をしっかりとって安静にしていれば、1日～数日でよくなります。しかし、発熱や吐き気、腹痛を伴うような場合、あるいは便に血液や多量の粘液、膿《うみ》が混ざっているようなとき、便の色が白や黒、緑色っぽいなど通常の色と違うようなときには、病院に行くことです。

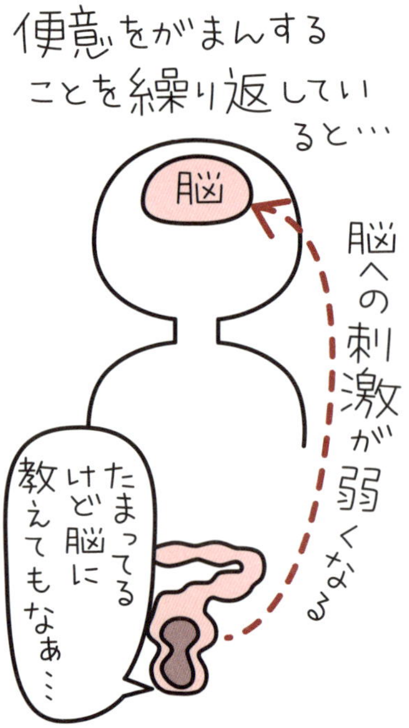

たかが便秘、されど便秘。病気が隠れていることも

女性に多い便秘。なぜ便秘になるのでしょうか？

大腸に送られた食物のカスは蠕動《ぜんどう》運動によって、結腸、直腸に運ばれます。それが直腸に達した際に、その刺激が脊髄《せきずい》を通して大脳に伝わり、便意がもよおされるしくみになっています。慢性的な便秘の場合、便意をがまんすることを繰り返したために、直腸から脳に伝わる刺激が弱くなったことが原因となることが少なくありません。

そのほか、過敏性腸症候群が原因となったり、食物繊維や水分の少ない食事が原因となることもあります。また、旅行や環境の変化、ストレスなどが影響して起こる便秘もあります。

ただし、ときには大腸や直腸のがん、腸の癒着《ゆちゃく》などが原因で起こることもあります。便に血が混じったり、激しい腹痛などを伴う便秘は、医師の診察を受けましょう。

昼間や夜ではなく、朝食後に排便したくなるのはなぜ？

食事をして、食物が胃の中に入ってきて、胃が刺激されると、その刺激が脳に伝わって結腸に蠕動《ぜんどう》運動を起こします。これを胃・大腸反射といいますが、この蠕動運動によって腸にたまっていた食物のカスは直腸に送り込まれるようになっています。

そして、直腸に内容物が送られた刺激がさらに大脳に伝わって、便意、排便というシステムになるわけですが、この胃・大腸反射は、朝目覚めて食事をとったあとに、特に活発になるのが特徴です。それで、朝食後に排便したくなるわけです。逆にいうと、朝食抜きは便秘につながりやすくなります。

また、冷たいものを食べたり飲んだりしても活発になりやすいですから、便秘ぎみの人は朝起きたら、冷たい水を飲むとよいでしょう。

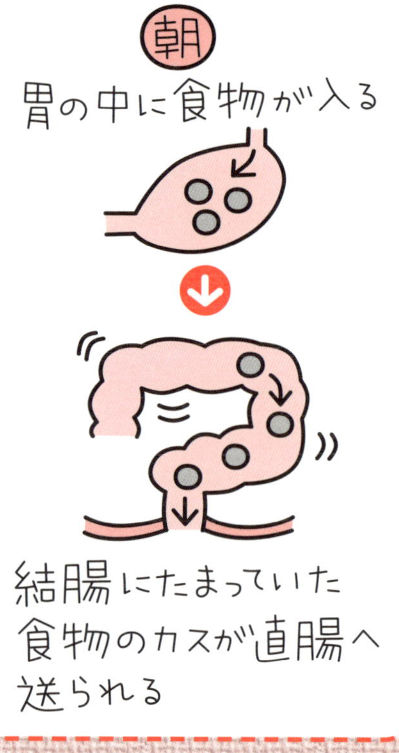
朝
胃の中に食物が入る
結腸にたまっていた食物のカスが直腸へ送られる

便秘対策の王道は、薬ではなく生活習慣の改善

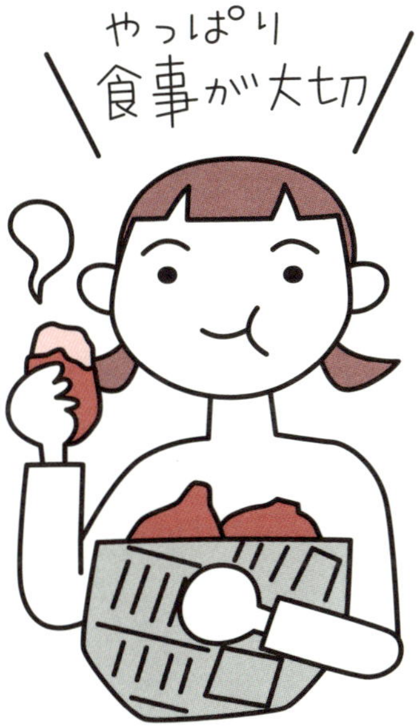
やっぱり
食事が大切

特に病気が原因ではない機能的な慢性便秘は、なるべく生活習慣で改善したいものです。

●**食事** … 野菜、いも類、豆類、海藻類など食物繊維を多く含む食品を多くとると、腸の粘膜の刺激になり、腸の蠕動《ぜんどう》運動を促進します。水分の不足も便がかたくなる原因ですから、適度な水分をとります。また、朝、冷たい水や牛乳を飲むと胃・大腸反射を活発にします。

●**トイレの習慣** … 毎日決まった時間に（できれば朝食後）トイレに行くように習慣づけます。便意があるときに無理にがまんしないことも大切です。

●**適度な運動** … あまり動かないと、大腸のはたらきが低下する恐れがあります。適度な運動をすることです。

このようなことをしても解決しないときには、医師に相談を。

善玉菌から悪玉菌まで、100兆個の細菌が腸にいる

腸の中には数百種類、100兆個もの腸内細菌がすんでいるといわれています。腸内細菌は増殖を繰り返しており、便の中にも食物のカスとともに一部排出されます。細菌というと有害なもの、病気にかかわるものというイメージがありますが、有害なものばかりではなく、腸を健康に保つために欠かせない役割を果たしている細菌もいます。

たとえば、消化できないまま大腸に運ばれてきた繊維質、たんぱく質、糖質の分解・消化にかかわったり、有害物質、発がん物質、病原菌から腸を守る役割なども果たします。さらには、腸の蠕動《ぜんどう》運動を助けたり、腸内のpH《ペーハー》を調節するなどの仕事をする腸内細菌もいます。ヨーグルトや食物繊維などは善玉の腸内細菌の活動を活発にするのに役立ちます。

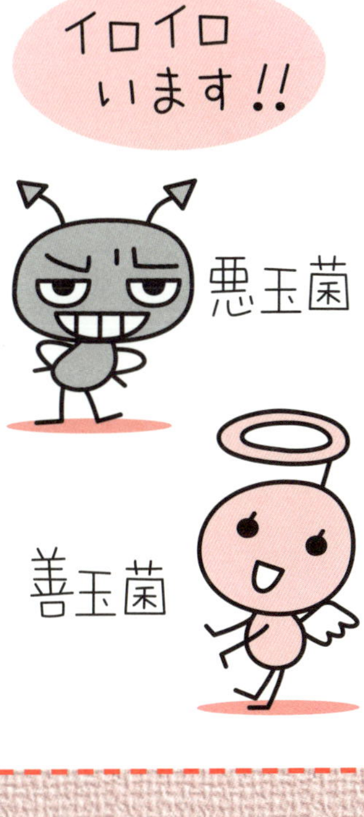
イロイロ
います!!
悪玉菌
善玉菌

肝臓

吸収された栄養を蓄え、利用されやすい形に分解・合成したり、有害物質を分解・解毒する肝臓は「化学処理工場」

肝臓は人体最大の臓器で、腸で吸収された栄養素をたっぷり含んだ血液が流れ込む先です。栄養素は肝臓に蓄えられ、利用されやすい形になって全身へ送り出されていきます。

また、肝臓には有害物質（アルコール、薬、アンモニアなど）を分解する解毒作用もあります。さらに胆汁《たんじゅう》を生産するという役割もあります。まさに化学処理工場のような臓器、それが肝臓なのです。

肝臓の地図帳

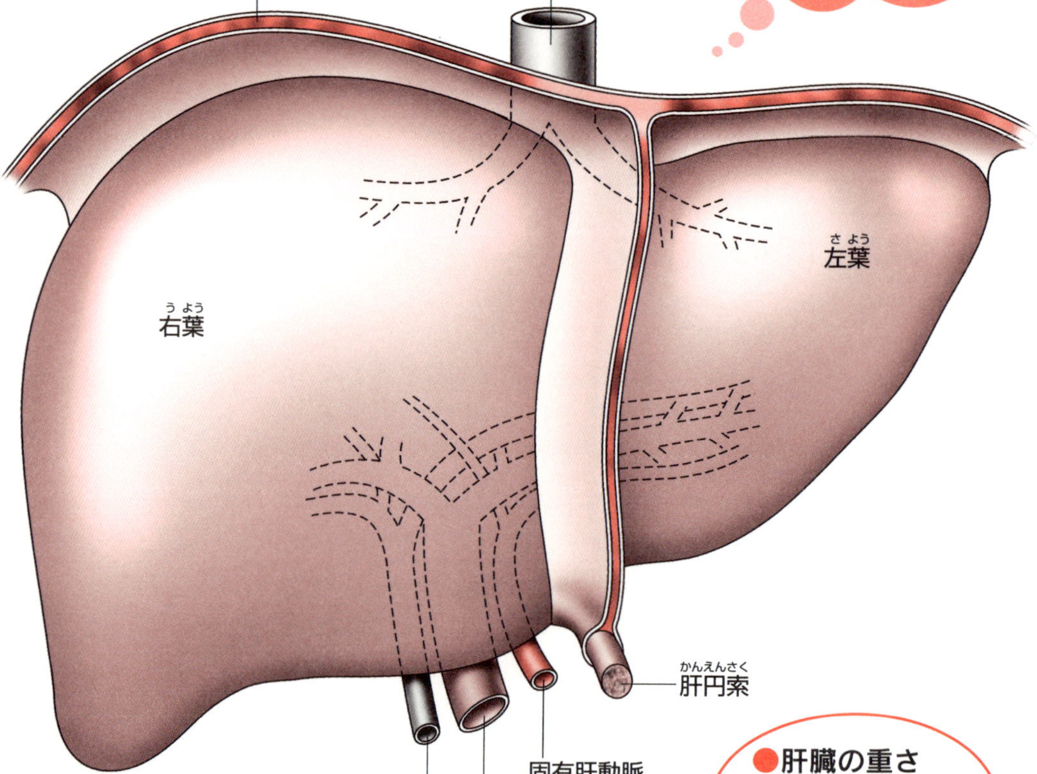
横隔膜《おうかくまく》
肝静脈
左葉《さよう》
右葉《うよう》
肝円索《かんえんさく》
固有肝動脈
門脈
総肝管

●肝臓の重さ

成人男性で約1.2kg

小さな工場が集結したコンビナート

体の中の化学処理工場である肝臓の構造は、これもまたコンビナートのようです。肝臓を構成するのは、肝小葉《かんしょうよう》という1～2mm四方のブロック。小さなものですが、この中に実に50万個もの肝細胞がびっちり並んでいます。その間には毛細血管がはりめぐらされ、胃や腸で吸収された栄養素や毒素などがどんどん送り込まれ、処理されています。

1分間に肝臓に流れる血液は1000～1800mℓ。昼夜を問わずフル稼動しています。

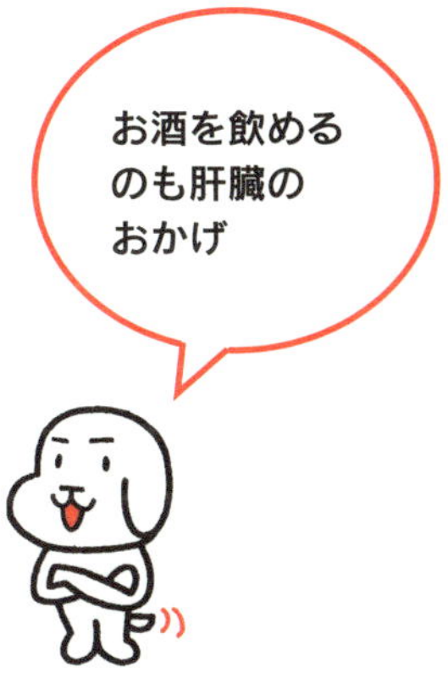
お酒を飲めるのも肝臓のおかげ

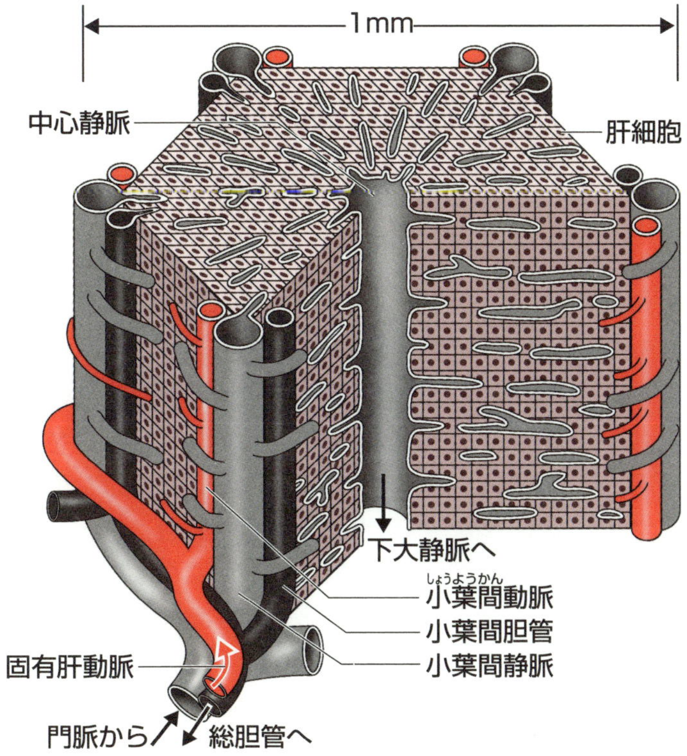
1mm
中心静脈
肝細胞
下大静脈へ
小葉間《しょうようかん》動脈
小葉間胆管
小葉間静脈
固有肝動脈
門脈から
総胆管へ

肝臓の血液の流れ

工場に原料を運ぶ門脈、完成品を運び出す肝静脈

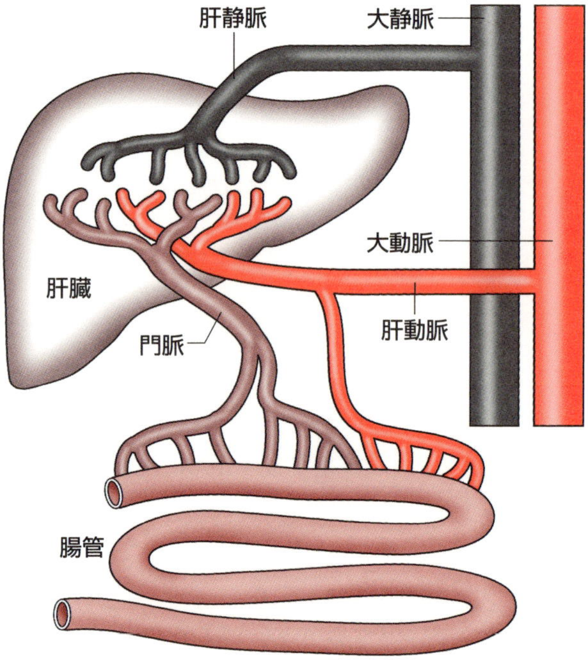

化学処理工場としての肝臓には、処理物質を運び込んだり、運び出すためのルート、つまり血管が入り込んでいます。

まず肝臓に入ってくるものとしては、門脈と肝動脈があります。門脈は胃・腸・膵臓《すいぞう》・脾臓《ひぞう》のほうから伸びている血管（静脈）で、それぞれの場所で吸収された栄養素や毒素を運び込むための道です。一方の、肝動脈は大動脈から枝分かれしたもので、肝臓自身の活動に必要な酸素や栄養を含んだ新鮮な血液が入り込むための道です。

逆に、肝臓から出ていくものとしては、肝静脈があります。門脈で運ばれた血液がさまざまな処理をされたあと、この肝静脈を通って心臓に送られ、そこから全身へ送り出されます。

アルコールの分解

有毒成分を無害化し、全身へ送り出す

肝臓の解毒作用の一つ、アルコールの分解についてみてみましょう。アルコールは胃や腸で吸収され、門脈を通って肝臓へ運ばれていきます。ここでまず、アセトアルデヒドという物質に分解されます。

アセトアルデヒドはホルマリンの一種といえばわかりやすいかもしれませんが、人体に有害な物質です。ですから、これをそのままにしておくことはできないので、さらに分解して酢酸《さくさん》にします。酢酸にすれば、ほかの臓器や組織で炭酸ガスと水に分解され、やがて体外へ排出されます。

ただし、アルコールは肝臓を一度通過しただけで100％が分解されるわけではありません。分解されなかったアルコールの成分は、全身をかけめぐったのち、再び肝臓に到達して再処理されます。これを何度か繰り返すうちに完全に分解されるのです。

このように、肝臓にはアルコールを分解する力があるのですが、分解するための酵素が少なかったり、短時間にアルコールをたくさん飲むと分解の速度が追いつかないなどで、悪酔いや急性アルコール中毒を引き起こすことがあります。

有害物質からからだを守る肝臓

肝臓はアルコール以外にも、からだにとって有害な物質、たとえば薬品や食品添加物といったものを酵素によって、毒性の少ない物質に変え、尿や胆汁《たんじゅう》などに混じらせて体外に排出します。

からだに有害なアンモニアの代謝も、肝臓の大切な役割です。たんぱく質が腸で消化・吸収される際、アンモニアが発生しますが、これは門脈を通って肝臓に運ばれ、肝臓で代謝され、尿素となって尿の中に混じって排泄《はいせつ》されます。

肝臓のはたらきが衰えると、血液中のアンモニア濃度が濃くなり、けいれんや意識障害などを起こす恐れがあるのです（肝性脳症）。

肝炎の原因はウイルス性が多い

肝臓が悪いというと、ついアルコールの飲みすぎというイメージを持つ人が少なくありません。しかし、日本人の慢性肝炎の原因の多くは、実はアルコールよりもウイルス。

原因となるウイルスには、A型、B型、C型、D型、E型、G型などがありますが、なかでもやっかいなのがC型です。C型肝炎ウイルスは血液を介して感染するもので、現在ではチェックするシステムが発達し、新たな患者が増えてはいませんが、かつては手術の際の輸血や、注射針などで感染を起こしました。感染してもはっきりとした自覚症状がないままに、肝炎が進行し、肝《かん》硬変《こうへん》、肝臓がんなどに進行する可能性のあるところが、C型肝炎の怖いところです。

肝臓は再生できるサバイバルな臓器

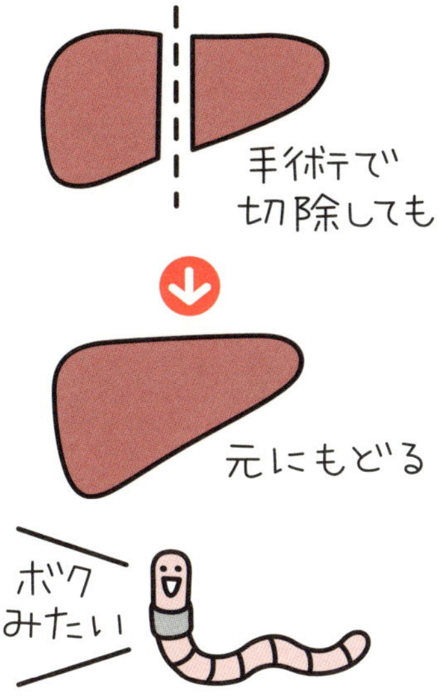
手術で
切除しても
元にもどる
ボク
みたい

肝臓は一つしかないのに、生体肝移植が行われることがあります。これは肝臓が驚異的な再生能力を持っているためです。非常に重要な臓器である一方で、たとえ手術などで7割をとってしまっても、生命を維持することができ、時間はかかるものの、元の大きさくらいまで再生されるのです。人間のからだでこのような再生能力を持つ細胞は、皮膚や骨髄《こつずい》など、ごく限られた部分のみです。

ほかにも重要な臓器は多いのに、なぜ肝臓だけが再生するのかは謎です。しかし、肝臓の細胞は、核が二つあるものが多かったり、染色体の数が多いなど、ほかの細胞と違った特徴を持っており、これが再生能力のカギとなっているようです。

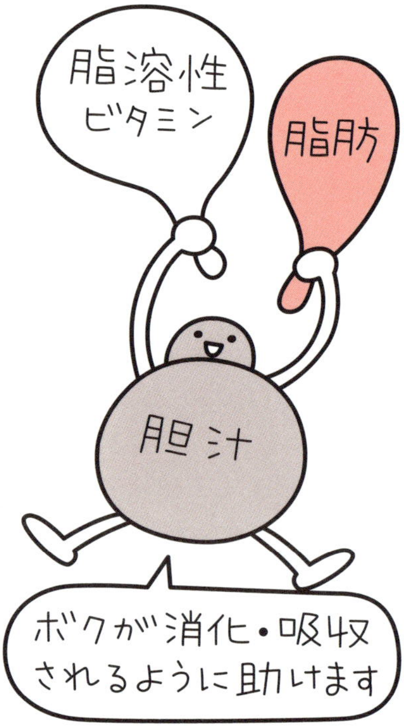
脂溶性
ビタミン
脂肪
胆汁
ボクが消化・吸収
されるように助けます

胆汁は十二指腸へ送られ、脂肪の消化・吸収を助ける

1日600～1000㎖もの胆汁《たんじゅう》が肝臓で作られ、そのほとんどが胆嚢《たんのう》に送られます。ここで蓄積された胆汁は、食物が十二指腸に送られると、胆嚢の収縮によって胆管を通り、十二指腸に送られてきます。

胆汁の役割は、脂肪や脂溶性ビタミンの消化や吸収を助けたり、腸内の運動を促進し、内容物がスムーズに流れるようにすることなどです。胆汁の成分は、ほとんどが水分ですが、残りは老化して崩壊した赤血球の色素から作られるビリルビン、胆汁酸、脂肪酸、コレステロールなどからなっています。胆汁の黄色い色はビリルビンがもとになっており、肝臓や胆嚢、胆管などのトラブルで胆汁がとどこおったときに、血液中にビリルビンが増えて、肌や目が黄色くなる「黄疸《おうだん》」の原因となります。

栄養素は肝臓で活用しやすい形に加工される

肝臓の大きな仕事の一つに「代謝作用」があります。これは小腸から吸収された栄養素をからだに活用できるように合成したり、貯蔵、供給することをいいます。肝臓は、とり込んだ栄養素を約500種類以上の物質に作り変え、血液中や各臓器へ送り込んでいるのです。

たとえば、炭水化物に含まれる糖質は、腸内でブドウ糖に分解され、肝臓や全身に運ばれますが、肝臓ではそれをグリコーゲンとして貯蔵し、必要に応じて血液中に送ります。また、たんぱく質は腸内でアミノ酸となり、肝臓では再び人間のからだに合ったたんぱく質に作り変えられ、体中に送り出されます。腸内で脂肪酸となった脂質を肝臓ではコレステロールやリン脂質、中性脂肪などに合成して血液中に送り出します。

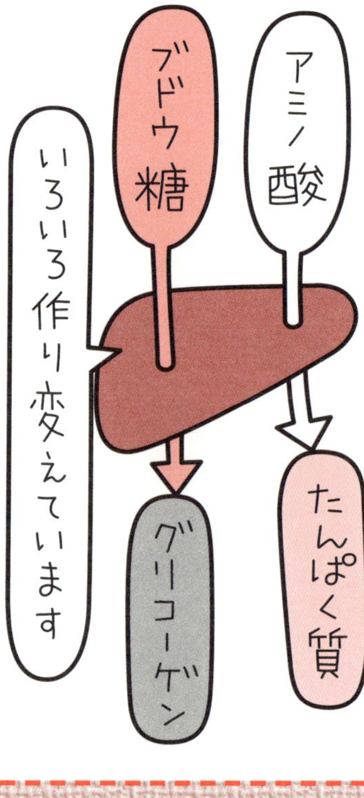

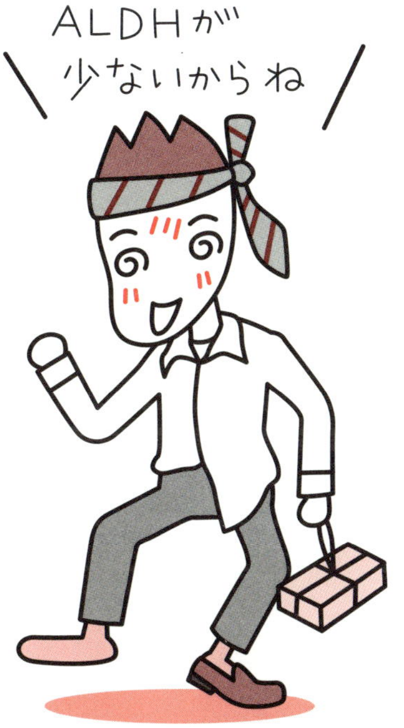
ALDHが
少ないからね

お酒に強い人と弱い人、違いはどこにある？

アルコールは腸で吸収されたあと、肝臓に運ばれ、アセトアルデヒドという物質に分解されます。このアセトアルデヒドはからだに有害なもので、さらにALDH（アルデヒド脱水素酵素）という酵素によって、からだに害のない酢酸《さくさん》に分解されます。

お酒に強い、弱いというのは、生まれつきこのALDHという酵素をどの程度持っているかによって決まります。なかにはまったくこの酵素を持っていない人もいて、その人は下戸《げこ》になります。欧米人に比べると日本人はこの酵素が少なかったり、持っていない人が多いため、お酒に弱い人が多く、お酒をまったく飲めない、あるいは弱くてすぐに赤くなるという人が約半数です。

脂肪肝の肝臓は脂肪で黄色っぽい

健康な肝臓の細胞には､3～5%の脂肪が含まれていますが、その脂肪の割合が極端に増える病気を脂肪肝といいます。軽い場合で10～30%､一般的には30%以上になると脂肪肝とされます。脂肪肝になると、肝臓の働きが悪くなり、ときには肝硬変《かんこうへん》に進行することもあります。

原因は、ほとんどが栄養のとりすぎ、つまり食べすぎによる肥満やお酒の飲みすぎなどです。特にアルコールは意外とエネルギーが高く、大酒家は、アルコールで肝臓がやられていなくても、脂肪がたまって肝臓の機能が落ちることも少なくありません。脂肪肝は自覚症状があまり出ないので、安易に考えがちですが、進行すると怖い病気です。肝臓はもともと赤みを帯びた臓器ですが、脂肪肝の肝臓は黄色っぽくなり、特に超音波検査では、輝くように見えるのが特徴です。

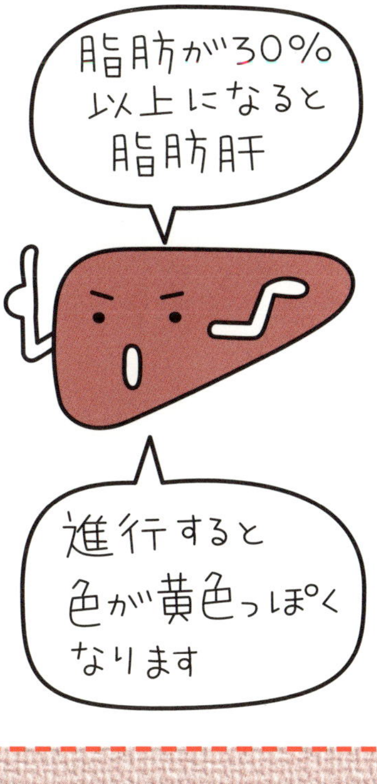
脂肪が30%
以上になると
脂肪肝
進行すると
色が黄色っぽく
なります

肝臓で作られた
胆汁の一時貯蔵庫が胆嚢。
それを十二指腸に運び込む胆管

胆嚢・胆管

胆嚢《たんのう》は、肝臓の裏側、そして十二指腸の少し上という位置にあります。「嚢」という字が表すように、袋状の臓器で、胆汁《たんじゅう》を一時貯蔵するのがその役割です。

肝臓で作られた胆汁は肝管を通ってきますが、肝管は総胆管《そうたんかん》につながっていて、ちょうどつながり目のところに胆嚢管があります。胆汁は、肝臓→肝管→胆嚢管→胆嚢と運ばれ、再び胆嚢管を通って、今度は胆管へ運ばれます。胆管の先は十二指腸に開口しています。

胆嚢・胆管の地図帳

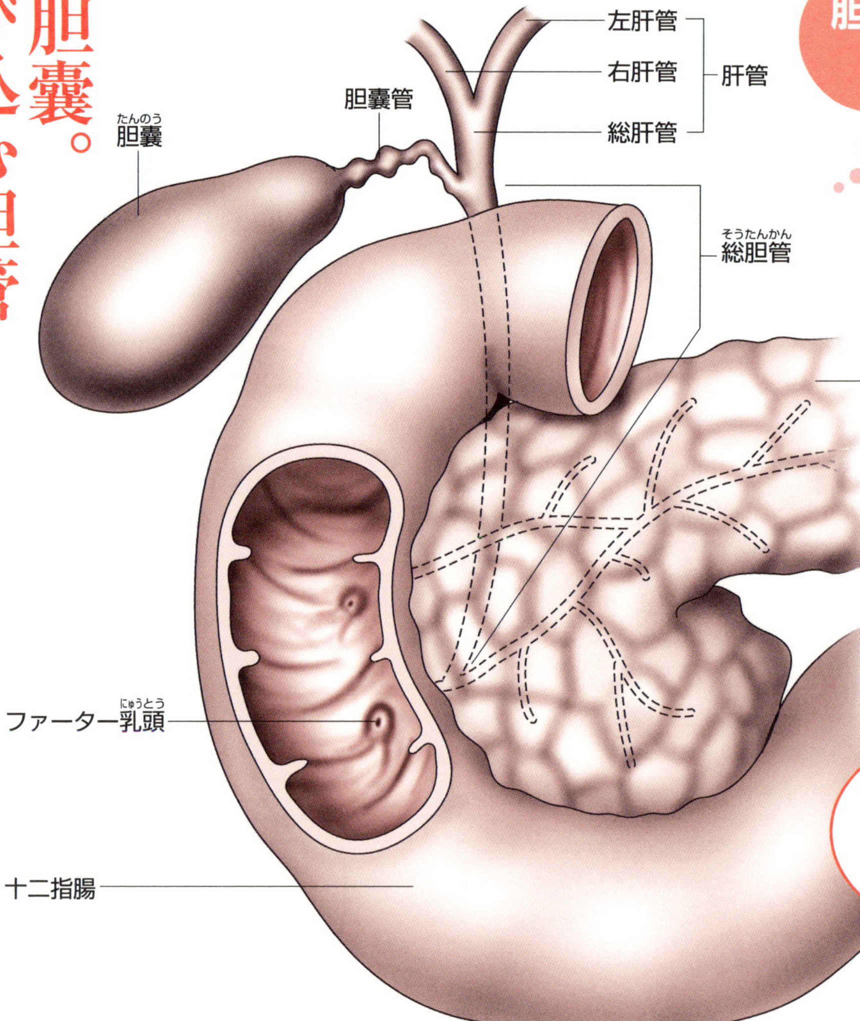

左肝管
右肝管
総肝管
肝管
胆嚢管
胆嚢《たんのう》
総胆管《そうたんかん》
膵臓《すいぞう》
ファーター乳頭《にゅうとう》
十二指腸

●胆嚢の大きさ
長さ7～10cm
幅3cm前後

胆嚢と胆汁

胆汁は胆嚢で濃縮加工される

肝臓で作られた胆汁《たんじゅう》は、いったん胆嚢《たんのう》に貯蔵されますが、胆嚢はただの倉庫ではありません。作りたての胆汁のほとんどは水分なので、これを吸収して10倍前後に濃縮するという仕事が胆嚢で行われています。

胆汁の色は、最初は黄色っぽい色ですが、濃縮後は黒緑っぽい色になります。

胆汁の成分

脂肪を分解する胆汁酸などを含んでいる

胆汁《たんじゅう》の成分は、胆汁酸、コレステロール、ビリルビン（胆汁色素）、リン脂質などです。このうち消化・吸収に関係があるのは胆汁酸で、脂肪を乳化して消化・吸収されやすい形に変えたり、ビタミンの吸収を助けるはたらきがあります。

また、ビリルビンは、古くなった赤血球の色素から作られたものです。胆汁酸はコレステロールから作られますが、余ったコレステロールはそのまま胆汁に含まれます。このほか、肝臓がいろいろな栄養素や物質を処理する段階で不要となったものが胆汁に含まれていますが、これらは十二指腸から小腸・大腸へと送られて体外に排出されます。

胆嚢や胆管でできる胆石。なぜ石ができる？

胆石《たんせき》には、大きく分けてコレステロール胆石とビリルビン胆石の二種類があります。

コレステロールとリン脂質は肝臓で合成され、胆汁《たんじゅう》の中に溶け込んでいますが、コレステロールをとりすぎると、溶けきれずにやがて沈殿し、それが積もってやがて胆石となります。これがコレステロール胆石です。一方、ビリルビン胆石は、細菌の感染や寄生虫、その他の理由によって胆汁の中のビリルビンがビリルビンカルシウムに変化し、やがて石が形成されるといわれています。なお、日本人の胆石の約８割はコレステロール胆石です。

胆石があっても、一生自覚症状がないこともありますが、暴飲暴食などをきっかけに、右上腹部に激しい痛みを起こすことがあります。

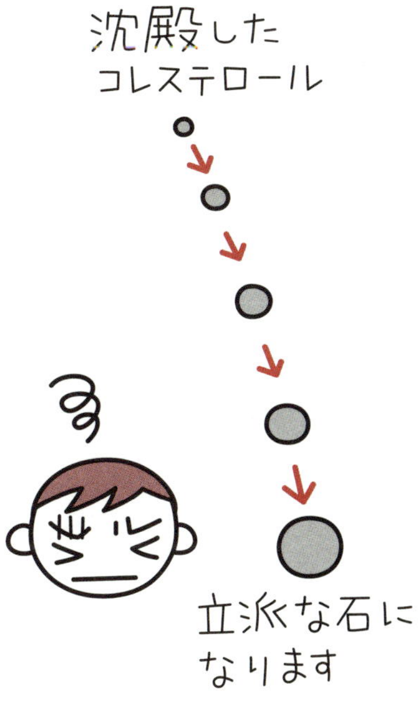
沈殿した
コレステロール
立派な石に
なります

消化に必要な膵液を
分泌したり、ブドウ糖の代謝に
必要なインスリンを分泌する臓器

膵臓

膵臓《すいぞう》は、胃の後方にある横に細長い形の臓器で、触るとブヨブヨしています。十二指腸側の部分を膵頭部《すいとうぶ》、反対側を膵尾部《すいびぶ》、真ん中部分を膵体部《すいたいぶ》と呼びます。

膵臓の役割は、消化液である膵液《すいえき》と、ホルモンの一種であるインスリンを分泌することです。

膵臓の中には膵管《すいかん》が通っていて、分泌された膵液を十二指腸に運んでいます。

●膵臓の大きさ

長さ約15cm

重さ約90g

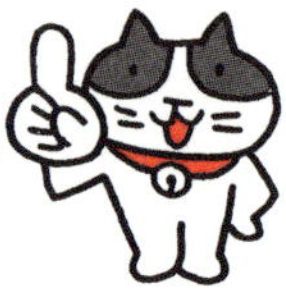

膵臓の地図帳

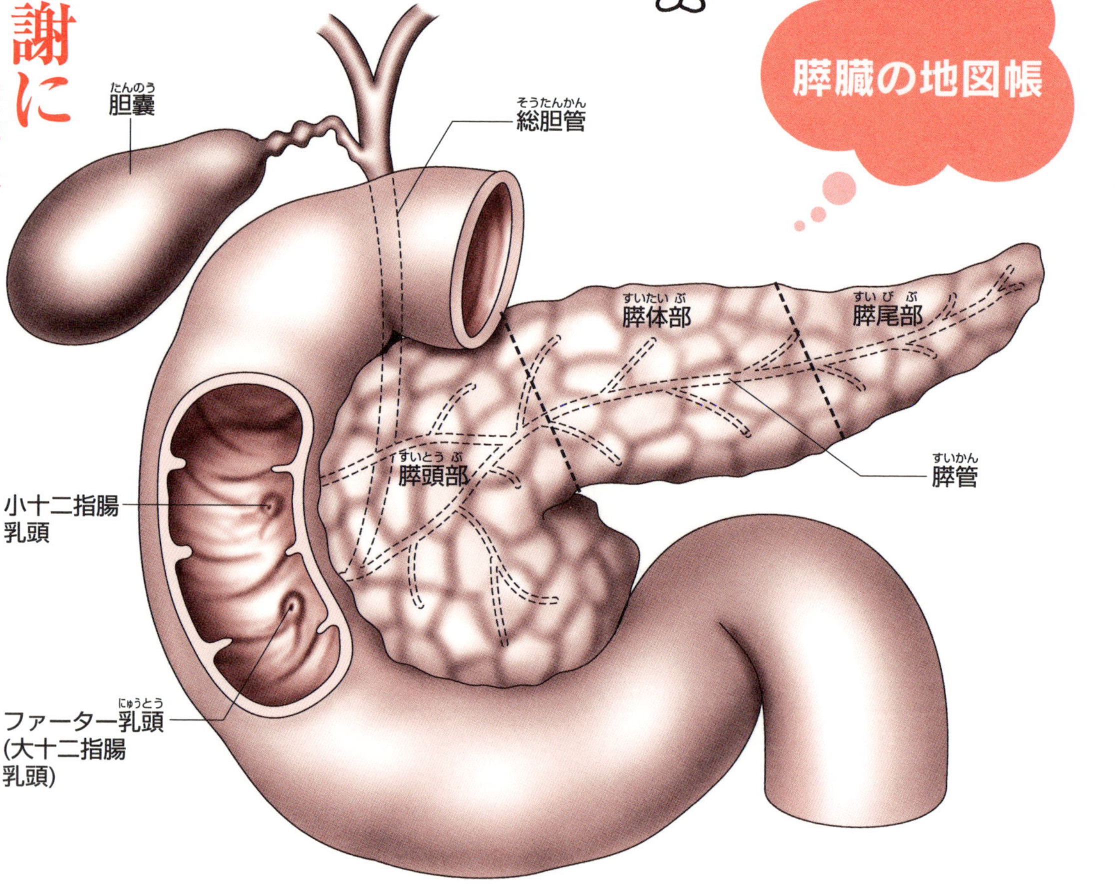
胆嚢《たんのう》
総胆管《そうたんかん》
膵体部《すいたいぶ》
膵尾部《すいびぶ》
膵頭部《すいとうぶ》
膵管《すいかん》
小十二指腸
乳頭
ファーター乳頭《にゅうとう》
(大十二指腸
乳頭)

インスリンとランゲルハンス島

特別な細胞がインスリンを分泌

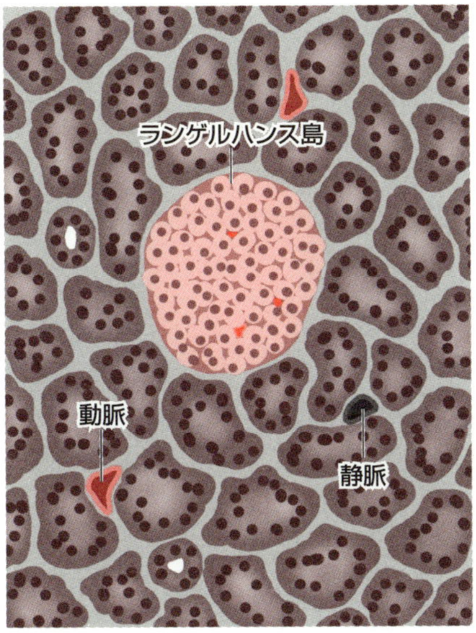

膵臓《すいぞう》のところどころには、特別な細胞の集合体がまるで島のように点在しています。これがランゲルハンス島で、発見者のドイツ人学者の名前がその由来です。

ランゲルハンス島は、インスリンとグルカゴンという２種類のホルモンを分泌しています。インスリンは、食事をして血液中のブドウ糖濃度（血糖値）が上昇すると分泌され、ブドウ糖がすみやかに体中の細胞にとり込まれるようにはたらきかけます。そしてブドウ糖が細胞にとり込まれると、血糖値は下がります。

また、血糖値が下がりすぎた場合は、グルカゴンが分泌され、肝臓にはたらきかけてブドウ糖を作らせ、血液中に放出させます。このようにインスリンとグルカゴンは、からだのエネルギー源となるブドウ糖が効果的に供給されたり、使われたりするために活躍するホルモンです。

膵液の分泌

膵管を通って十二指腸に送られる

膵液《すいえき》には、炭水化物を分解するアミラーゼ、たんぱく質を分解するトリプシン、キモトリプシン、脂肪を分解するリパーゼなど、さまざまな消化酵素が含まれています。

膵液は導管から膵管に流れ込みますが、膵管の先は十二指腸に開口していて、膵液はここを通って十二指腸に送り込まれます。

膵液の分泌量は1日800～1500㎖と多く、また消化力も強力なので、もし胃液が十分に出ない場合でも、それをフォローするだけの力があります。

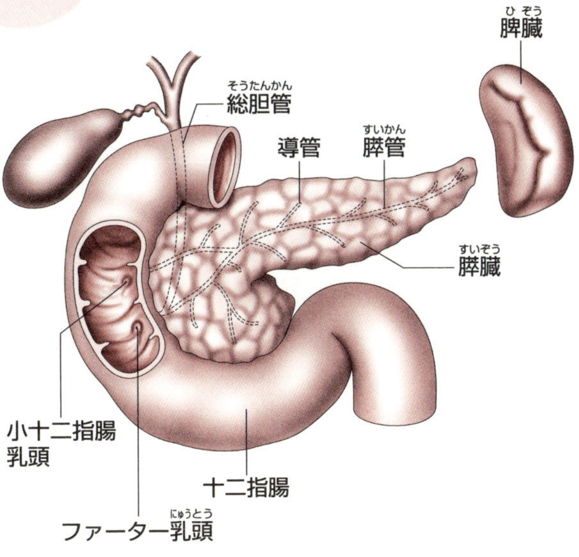

膵液の消化酵素のおかげで三大栄養素が消化される

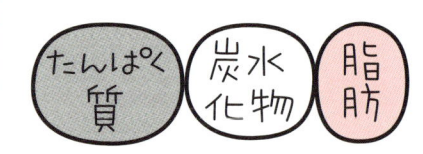

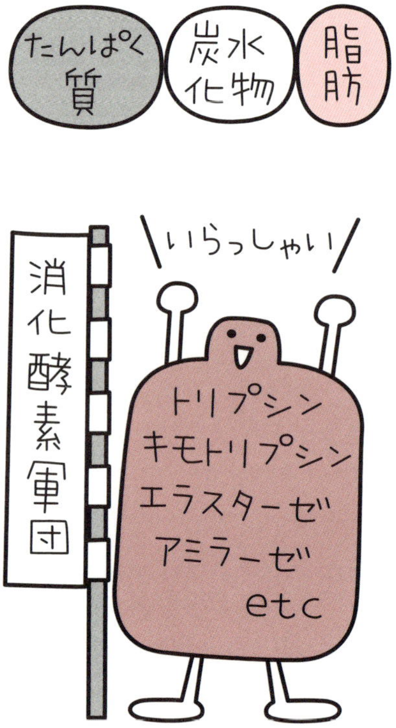

口から入った食物が胃を通って十二指腸に送られてくると、十二指腸の粘膜でパンクレオザイミンとセクレチンというホルモンが血液中に放出されます。その信号が膵臓《すいぞう》を刺激して膵液《すいえき》が分泌され、十二指腸に送り込まれます。

膵液にはさまざまな消化酵素が含まれており、たんぱく質、炭水化物、脂肪の三大栄養素を分解する役割を果たします。

代表的な消化酵素としては、たんぱく質を分解するトリプシンやキモトリプシン、エラスターゼなどです。炭水化物を分解するのはアミラーゼ、脂肪を分解するのはリパーゼ、エステラーゼ、さらに核酸を分解するリボヌクレアーゼ、デオキシリボヌクレアーゼなどです。

これらの酵素は酸性ではたらかないため、膵液には胃酸で酸性になった食物を中性にするための重炭酸塩も含まれています。

強力な膵液で膵臓自身が消化されないワケ

非常に強力な消化液である膵液《すいえき》。こんな強力な膵液なのに膵臓《すいぞう》がなぜ消化されないかという疑問がわきますが、膵液に含まれるほとんどの消化酵素が膵臓の中では活性化しないようになっているからです。

たとえばたんぱく質を消化する酵素、トリプシンはトリプシノーゲンとして存在しています。しかし、十二指腸に放出されると、腸の粘膜から出るエンテロキナーゼという酵素と反応して活性化し、トリプシンとなります。また、同じたんぱく質を消化する酵素、エラスターゼも膵臓の中では、プロエラスターゼとして存在しており、同じように十二指腸に出てから初めて活性化し、消化酵素としての役割を果たすようになっているのです。

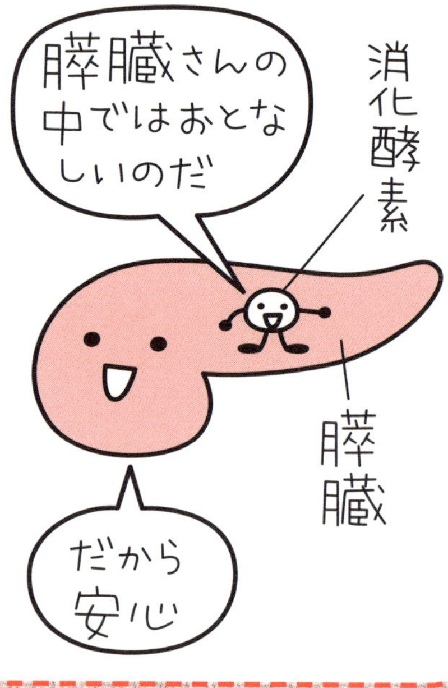

ときに膵液の反乱も。それが急性膵炎

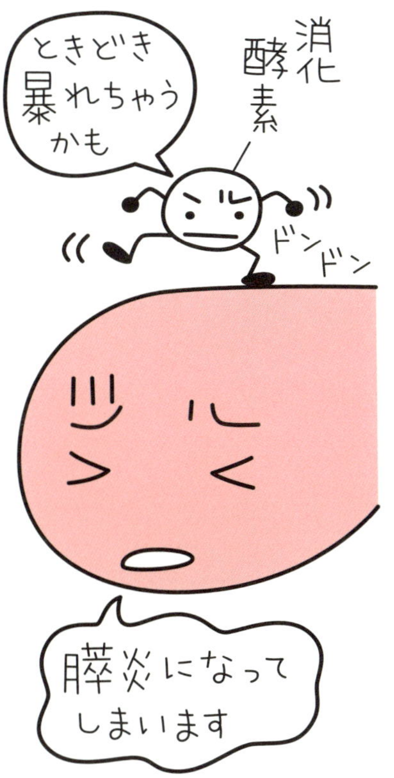
ときどき暴れちゃうかも
消化酵素
ドンドン
膵炎になってしまいます

急性膵炎《すいえん》は、本来活性化しないはずの膵液《すいえき》の消化酵素が何らかの原因で膵臓《すいぞう》内で活性化してしまい、膵臓を消化してしまうために炎症が起こるものです。

その原因は、アルコールの過剰摂取や胆石《たんせき》による場合が多いのですが、原因不明のこともあります。膵液を十二指腸まで運ぶ膵管《すいかん》は、十二指腸の出口近くで総胆管《そうたんかん》と合流しているため、合流部分の近くの胆管に石が詰まると、膵液が膵臓に逆流してしまい、炎症が起こります。また、アルコールを大量に飲みすぎると、膵液の分泌が過剰になったり、膵管に炎症を起こすなどの理由から膵炎の原因となります。

急性膵炎になると、みぞおちから肋骨《ろっこつ》の下のあたりの上腹部が激しく痛みます。痛みは背中に及ぶこともあります。痛みのあまりお腹を抱え込んでのたうちまわるような状態になります。さらに、吐き気、嘔吐《おうと》、発熱などの症状もみられます。

慢性膵炎は飲みすぎが原因になることが多い

主にお酒の飲みすぎで、膵臓《すいぞう》に小規模の炎症を繰り返しているうちに、膵臓の機能が低下してくる病気です。急性ほどひどい症状は出ませんが、お酒を飲んだり食後に上腹部や背中に鈍痛を感じます。軽い吐き気や食欲不振などの症状が起こることもあります。

腹痛があっても気がつかなかったりして放置していると、やがて痛みを感じなくなってきます。これは膵臓の機能が回復してきたのではなく、膵臓の機能悪化のために、膵液《すいえき》の分泌が減るためです。重症になってくると、消化・吸収に障害が起こり、嘔吐《おうと》、体重減少などの症状が起こり、糖尿病になります。治すためには、断酒し、急性膵炎《すいえん》と同じような治療を行います。

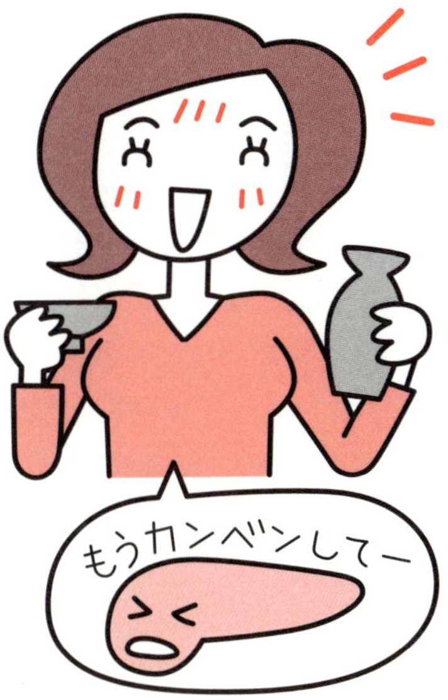
もうカンベンしてー

インスリンの分泌異常で起こる糖尿病

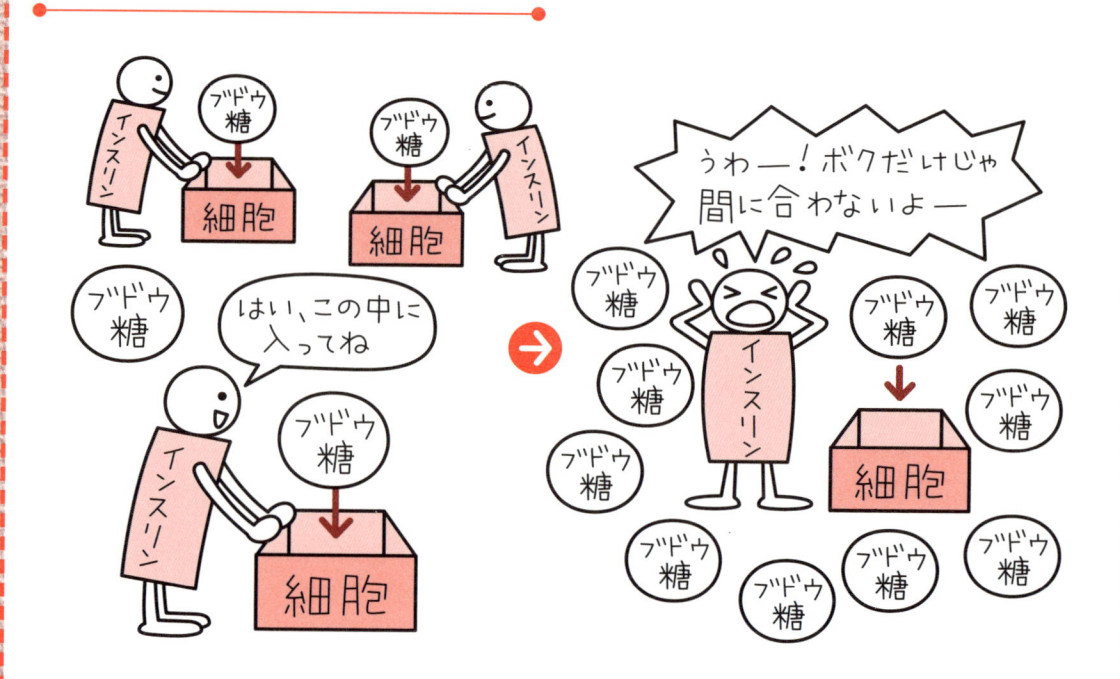

糖尿病は、血液の中のブドウ糖の量、つまり血糖値が高い状態が続く病気です。そもそも血糖値は、膵臓《すいぞう》から分泌されるホルモン、インスリンによって調節されています。食事をすると血糖値が上がりますが、その際、インスリンが分泌されて糖を細胞内にとり込み、血糖値を下げます。ところが、いろいろな障害によってこのインスリンがまったく分泌されなかったり、分泌されてもインスリンの量が少ない、あるいは効きが悪かったりすると糖尿病が起こります。

インスリンがまったく分泌されないタイプを1型（インスリン依存型）糖尿病、インスリンの分泌量が少なかったり効きが悪いタイプを2型（インスリン非依存型）糖尿病と呼んでいます。1型（インスリン依存型）糖尿病の多くは、子どものときに発症し、何らかの理由によってランゲルハンス島のβ《ベータ》細胞が破壊され、インスリンがまったく分泌されないために、インスリンを注射によって補う必要があります。一方、2型（インスリン非依存型）は全糖尿病患者の9割を占めており、遺伝的な要素が強く、それに加えて肥満や過食、ストレスなどで誘発されます。

症状は全身の倦怠感《けんたいかん》や、のどが渇き、水分をたくさんとり、尿量も増えます。尿にも糖が混じり、甘ずっぱいにおいがするため、糖尿病の名前がつきました。そのほか手足のしびれ、体重減少などです。自覚症状は少ないのですが、糖尿病で怖いのは合併症です。血糖値のコントロールがうまくいかないと、長年の間には腎臓《じんぞう》に負担がかかったり、目や神経の障害、さらには心筋梗塞《しんきんこうそく》や脳梗塞を起こすなど命にもかかわります。

治療法は食事療法、運動療法、薬物療法などです。

糖尿病を予防するには、生活習慣の改善から

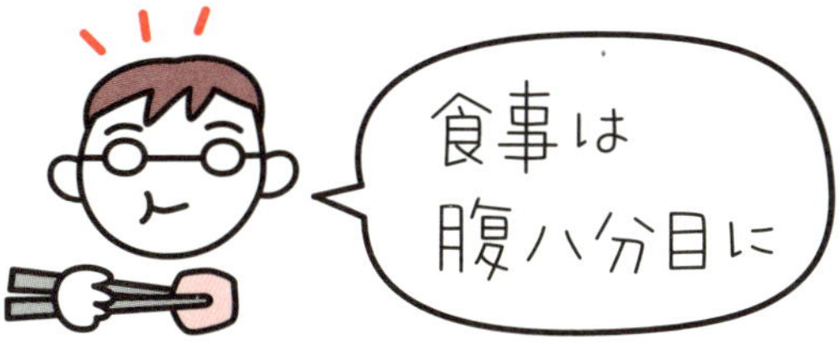
食事は
腹八分目に

40歳以上の10人に1人はいるといわれている糖尿病。長年にわたって管理を怠っていると、恐ろしい合併症に悩まされることになります。遺伝的要素も強い病気ですから、身内に糖尿病の方がいる場合は特に注意が必要です。また、身内にいなくても、日ごろから次のような注意を守りましょう。

★ 肥満を解消する

肥満は糖尿病の誘因となります。肥満は糖尿病だけでなく、いろいろな生活習慣病の誘因となります。ぜひ、解消するように心がけましょう。

★ 食事の工夫

野菜をたっぷりとり、甘いもの、脂っこいものはなるべく避けるようにします。食事はできるだけ規則正しく、過食、お酒の飲みすぎはやめましょう。また、薄味を心がけて。

★適度な運動

食事の注意だけではなく、適度な運動も必要です。せめて日ごろからよく歩くように心がけましょう。

インスリンを節約すればやせられる!?

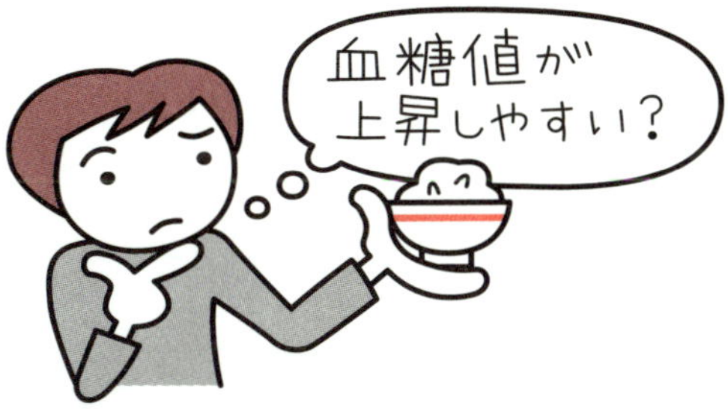
血糖値が
上昇しやすい?

脂肪を蓄えるのを助けるというインスリンのはたらきを逆利用し、ダイエットに役立てようというのが、低インスリンダイエット法です。

インスリンは脂肪のとり込みに関係するホルモンです。食事をするとブドウ糖が血液の中に流れ血糖値が上昇し、インスリンが分泌されます。インスリンは各細胞にブドウ糖をとり込み、あまったブドウ糖は脂肪細胞に脂肪として貯蔵するのに役立ちます。さらにインスリンが高い状態が続くと、細胞に蓄えられた脂肪の燃焼を阻害したりして、肥満につながりやすくなります。そこで、インスリンの分泌を抑えれば、脂肪の燃焼を効率よくできるというものです。

低インスリンダイエットでは、血糖値が上昇するとインスリンが分泌されるので、血糖値が上がりやすい炭水化物を管理し、逆に高脂肪、高たんぱくの食事をとる形になります。具体的には血糖値の上昇率を示すGI値をもとに食事を考えていきます。厳しい食事制限が必要ないということで、一時ブームになりましたが、厳密にやろうとすると意外と難しく、また専門家の中には疑問視する声もあります。

2章 呼吸器系

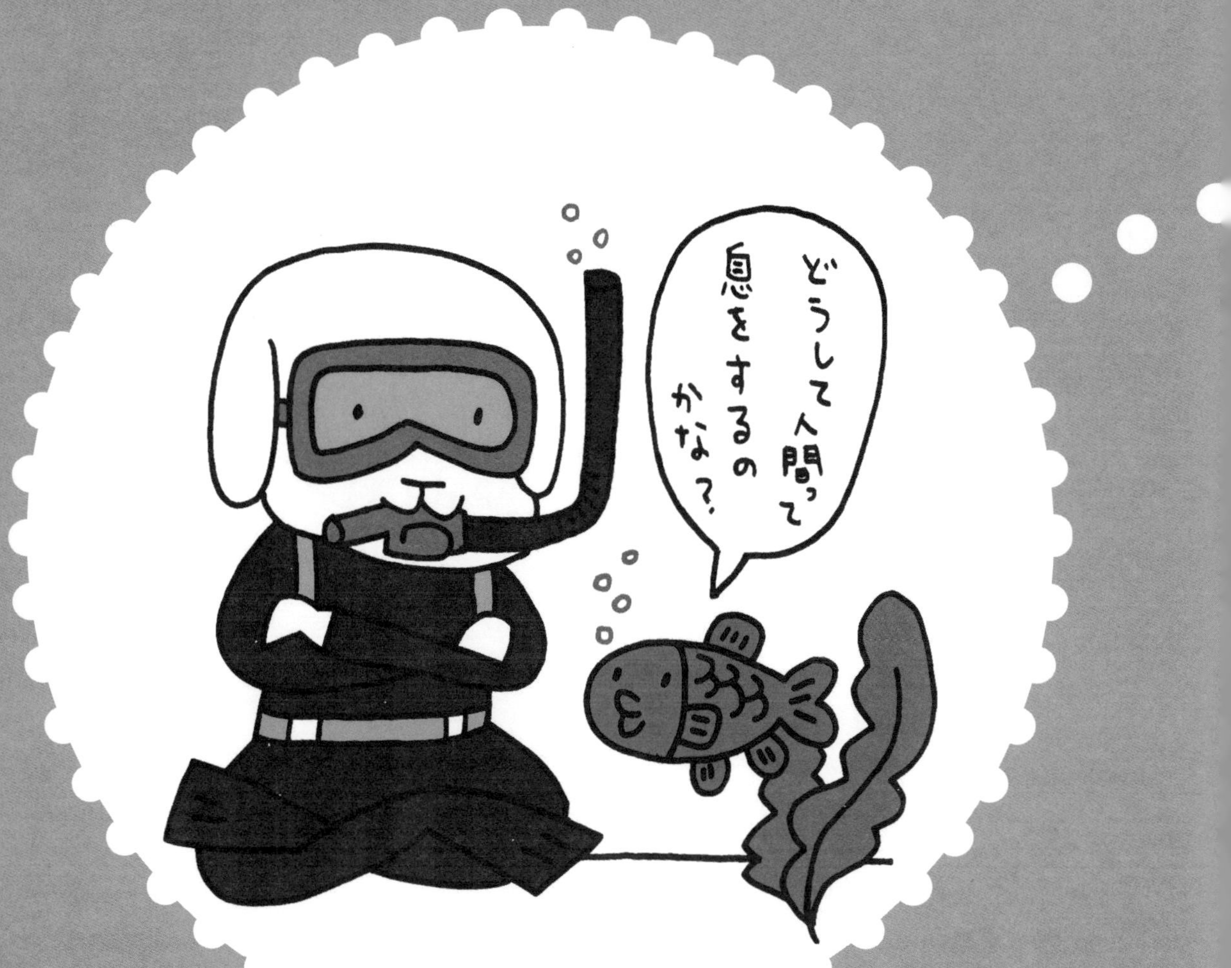

それは、からだに酸素をとり入れるためです。からだの各細胞がいきいきと活動するためには酸素が不可欠なのです。

呼吸によって酸素をとり入れ、それをからだの中にとり込む一連の作業をしているのが呼吸器と呼ばれる臓器です。

呼吸器には、酸素をとり入れる鼻、酸素の通り道である咽頭《いんとう》・喉頭《こうとう》、酸素を肺に送り込む気管・気管支、酸素を血液にとり込む肺があります。

お答えします！

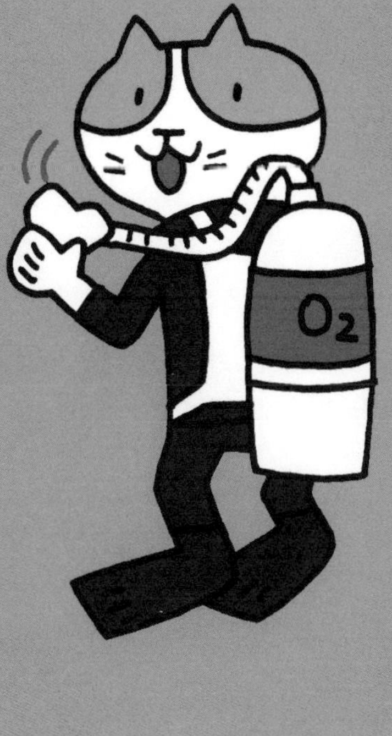

呼吸器の仕事ぶりは次ページから

鼻は空気を運ぶ「清浄機つきエアコン」であり、においを感じる「センサー」でもある

鼻

鼻は空気をとり入れる呼吸器官です。鼻道を通る空気は、ただ通るのではなく、温度25～37度、湿度35～80%に調節されて気管支に送り込まれます。さらに空気中のチリやホコリを除去する働きがあり、まさにからだの「清浄機つきエアコン」的な役割があります。さらに、においを感知し、脳に伝達する嗅覚《きゅうかく》器官としての働きもあります。

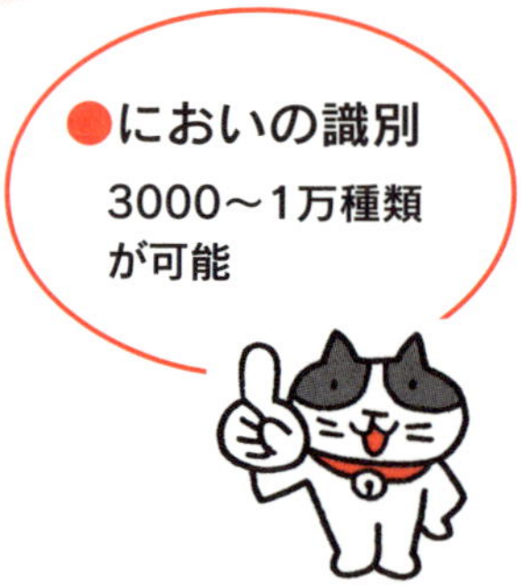
●においの識別
3000～1万種類
が可能

鼻の地図帳

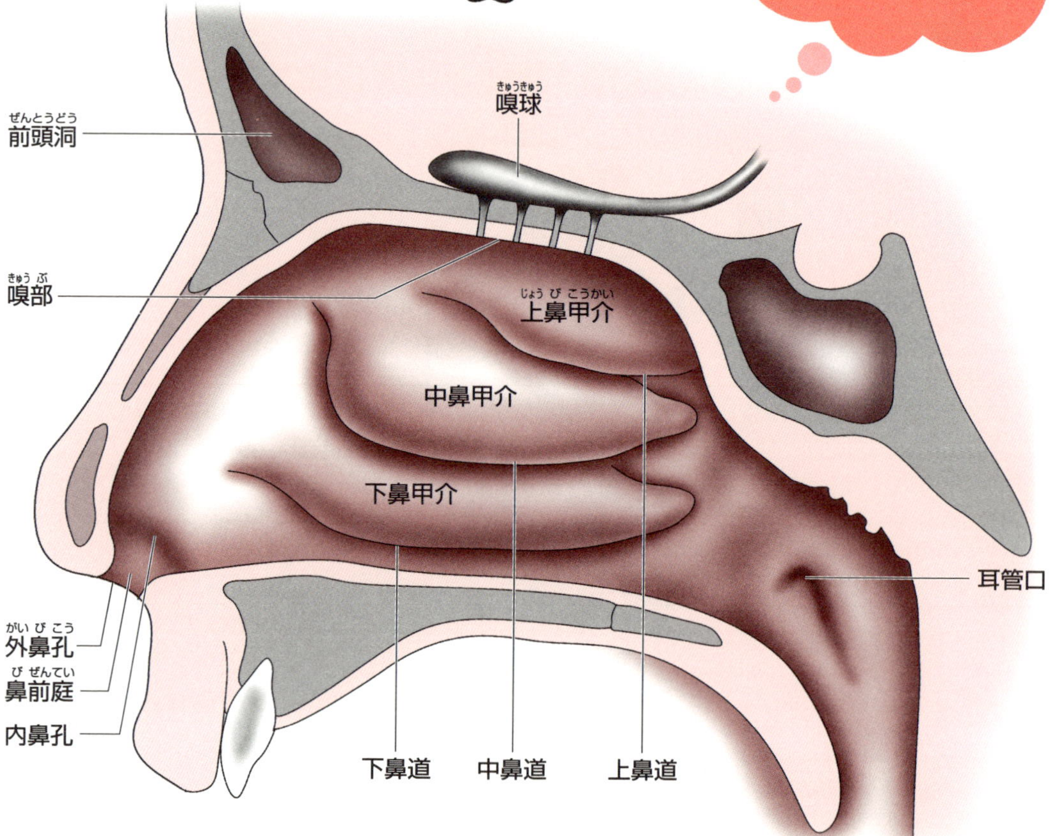
前頭洞《ぜんとうどう》
嗅球《きゅうきゅう》
嗅部《きゅうぶ》
上鼻甲介《じょうびこうかい》
中鼻甲介
下鼻甲介
耳管口
外鼻孔《がいびこう》
鼻前庭《びぜんてい》
内鼻孔
下鼻道
中鼻道
上鼻道

副鼻腔の構造

頭蓋骨の中にある四つの空洞

鼻の奥に広がる鼻腔《びくう》といわれる鼻の空洞《くうどう》は、上鼻甲介《じょうびこうかい》、中鼻甲介、下鼻甲介という横のひだにより、上鼻道、中鼻道、下鼻道の三つの道に分かれています。そして、頭《ず》蓋骨《がいこつ》の中の鼻腔のまわりにある空洞が副鼻腔です。副鼻腔の中は鼻腔と同じように粘膜でおおわれ鼻道に続いています。毛細血管が集まっている鼻腔はとてもデリケートです。

副鼻腔には前頭洞《ぜんとうどう》、篩骨洞《しこつどう》、上顎洞《じょうがくどう》、蝶《ちょう》形骨洞《けいこつどう》の四つがあり、空洞のまわりの骨の名前がつき、鼻中隔《びちゅうかく》をセンターとして左右にあります。

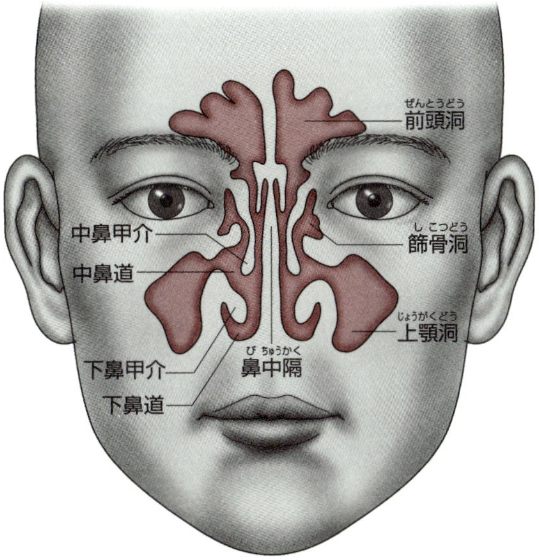

蝶形骨洞《ちょうけいこつどう》、上鼻甲介《じょうびこうかい》、上鼻道は顔のさらに奥にある。

嗅細胞と嗅神経

脳に伝えることでにおいを感じる

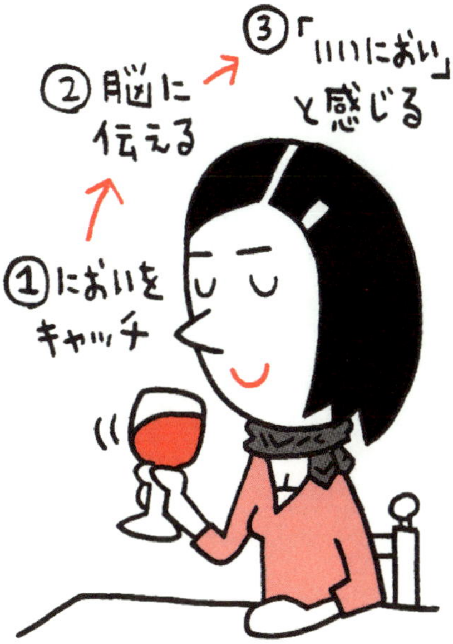

③「いいにおい」と感じる
②脳に伝える
①においをキャッチ

鼻の役割は、吸い込んだ空気をろ過したり、湿らせたりするだけではありません。においを感じる役割もあります。においのもとは、目には見えない嗅《きゅう》素《そ》と呼ばれる小さな分子です。これが鼻の中に吸い込まれると、鼻の奥のほうにある嗅細胞《きゅうさいぼう》と呼ばれる細胞がそれをキャッチし、嗅神経を伝わり脳に伝わります。

嗅覚は長い時間、同じ香りをかいでいると感じなくなるという特徴があります。これは嗅細胞の順応性が強いためです。

そのほか、においの感じ方には、個人差があります。通常、女性のほうが男性よりもにおいに対して敏感である場合が多いようです。また、同じ人でも、体調や心理的な条件で感じ方が変わる場合もありますし、年齢が高くなれば、嗅覚が衰えてきます。

最近、においが免疫《めんえき》力やストレスなどにかかわっていることがわかってきました。アロマテラピーはその作用を利用した療法です。

くしゃみは異物の侵入を防ぐ防御システム

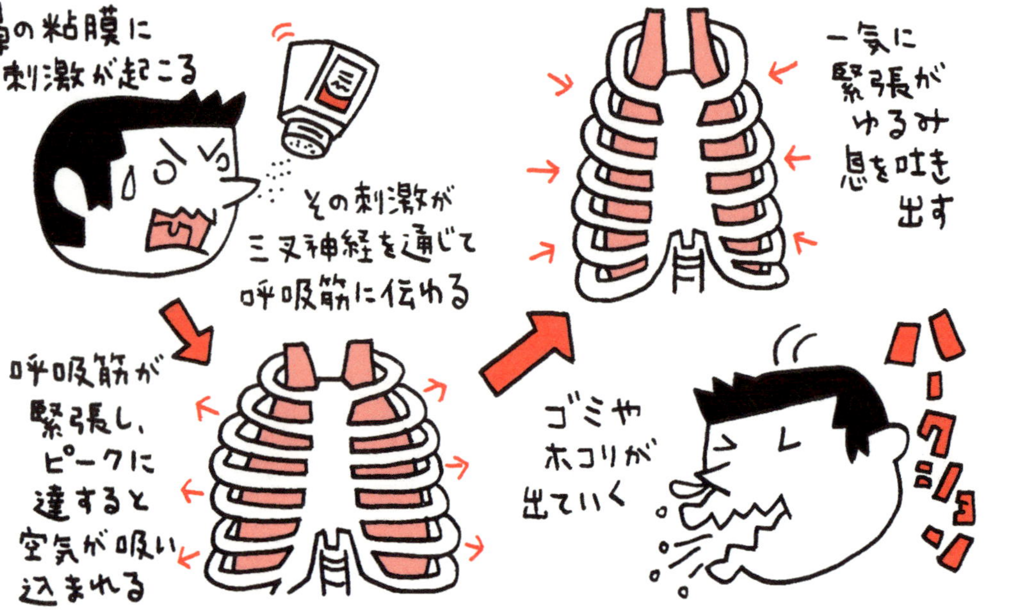
鼻の粘膜に刺激が起こる
その刺激が三叉神経を通じて呼吸筋に伝わる
呼吸筋が緊張し、ピークに達すると空気が吸い込まれる
一気に緊張がゆるみ息を吐き出す
ゴミやホコリが出ていく
ハークション

空気の中には、目に見えなくてもたくさんのゴミやホコリ、あるいはウイルスなど、さまざまなものが混じっています。このような有害なものが、空気の通り道からからだに入らないようにするための防御システムの一つがくしゃみです。

鼻腔《びくう》の奥には、3段の仕切りのあるひだがあり、表面が鼻粘膜でおおわれています。鼻粘膜は三叉《さんさ》神経という自律神経の一つを介して、呼吸筋とつながりがあります。ウイルスやホコリなどが吸い込まれて鼻粘膜にくっつくと、その刺激が三叉神経を介して、呼吸筋に伝わります。

そうすると、呼吸筋は緊張し続けます。その緊張がピークに達すると、呼吸筋のうち、胸郭《きょうかく》を大きくする部分と横隔膜《おうかくまく》が収縮し、空気を思い切り吸い込みます。ちょうど、私たちがくしゃみが出る寸前の「ファッ、ファッ」といった状態です。その直後に、一気に緊張がゆるみ、気道から空気が押し出され、くしゃみとなります。

速いときには時速160㎞にもなるというくしゃみのスピードに、有害物質も一緒に吐き出されるというぐあいです。

なお、せきもくしゃみと同じようなしくみで起こります。せきの場合は、のどや気管支にホコリやウイルスなどの有害物質が入り込んだときに、のどや気管支の粘膜が神経を介して脳に刺激を伝えます。すると呼吸筋の一部とのどの筋肉を動かす指令が出され、せきという形になります。

せきのスピードは秒速200～300mとこれもかなりの勢いがあり、異物を排出するのに役立っています。

鼻水、鼻クソの正体はなんなのか？

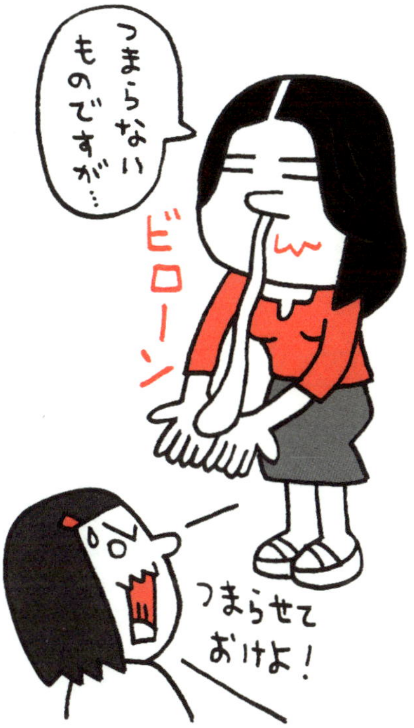
つまらないものですが…
ビローン
つまらせておけよ！

呼吸をするときに、体内に入り込んできたゴミやホコリ、有害物質などを鼻粘膜に吸着するために、鼻粘膜は常に入ってきた空気に湿り気を帯びさせる必要があります。

そのため、鼻腔《びくう》の粘膜は常に少量の分泌液を出しています。それが鼻水です。鼻粘膜は有害物質を排除するため、ちょっとした刺激にも反応して鼻水を出します。

また、かぜをひいたときなどは、鼻粘膜が炎症を起こし、分泌液の量も増えます。治りかけの色の濃い鼻水は、ウイルスと戦った白血球の死骸《しがい》が膿《うみ》となって出てくるものです。

また、鼻くそは鼻の粘膜が乾燥したときに、粘液に吸着したゴミやホコリが固まったものです。

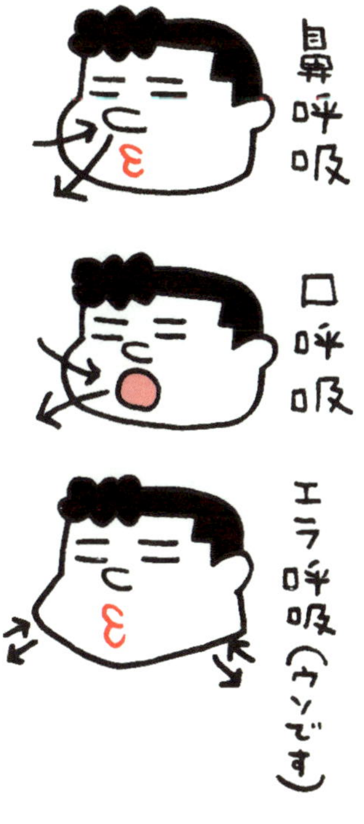
鼻呼吸
口呼吸
エラ呼吸（ウソです）

鼻呼吸と口呼吸どっちがよい？

人間のからだは、鼻から空気を吸い込み、鼻から出すという鼻呼吸をするように作られています。鼻には、吸い込んだ空気中の有害物質を自然にとり除くろ過作用や空気に適度な湿度を与える加湿作用などがあります。

ところが、慢性的な鼻づまりが原因になったり、あるいは幼児のころからの習慣で、口呼吸をしていると、このような作業が省かれてしまいます。有害物質が直接、からだの中にとり込まれてしまったり、のどが乾燥し、鼻腔《びくう》の中にも汚れがたまり、ウイルスが増殖しやすくなってしまいます。このため、免《めん》疫《えき》力が低下したり、アレルギーになりやすいという報告もあります。一度、自分の呼吸を意識してみるとよいかもしれません。

子どもが鼻血を出しやすいワケ

鼻腔《びくう》は毛細血管が豊富に通っているうえ、粘液を分泌する関係で、鼻粘膜は薄くできています。このため、鼻をほじったり、強くかんだりという、ちょっとした刺激で鼻血が出てきます。一度傷ついた血管にはかさぶたができますが、このかさぶたもはがれやすく、また鼻血を繰り返すということもよくあります。

特に、子どもは鼻の入り口近くに小さな血管が集まっているところがあり、大人よりもさらにちょっとした刺激で鼻血が出やすいものですが、年齢とともに治まってきます。

ほとんどは心配ありませんが、出血がかなり多量だったり、止まりづらい、鼻づまりのときに鼻血を伴うといったときには、病気が隠れていることがあるので、医師に相談しましょう。

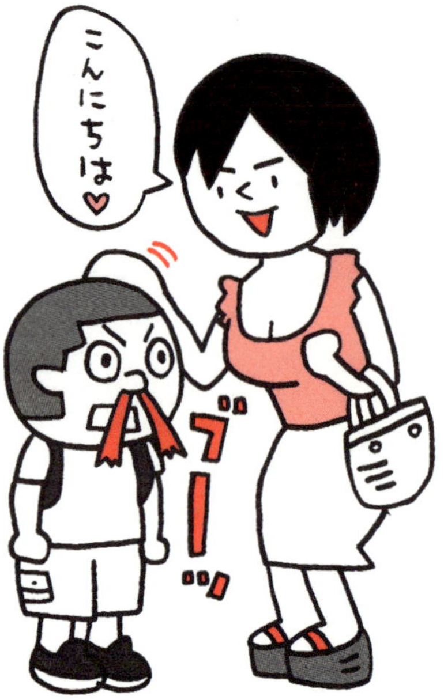

鼻血を止めるにはどんな姿勢がいい？

鼻血が出たときには、座ってティッシュペーパーや綿に油性クリームや軟膏《なんこう》などを塗って、軽く詰めます(あまり奥に無理に詰める必要はありません)。止まりにくいときには、指で小鼻を押さえます。これだけでたいてい治まります。仰向けに寝かせたり、頭を後ろにそらしたりする必要はありません。血液が口のほうに流れ込んでしまい、気持ち悪くなったり、吐いてしまうこともあります。

鼻血の予防は、しょっちゅう鼻をいじらない、鼻をかみすぎないなどですが、子どもの場合、爪を切ることも大切です。

また、副鼻腔炎《ふくびくうえん》やアレルギー性鼻炎があると、鼻をかむ回数が増えたり、常にむずがゆくなりますので、適切な治療を受けることも予防につながります。

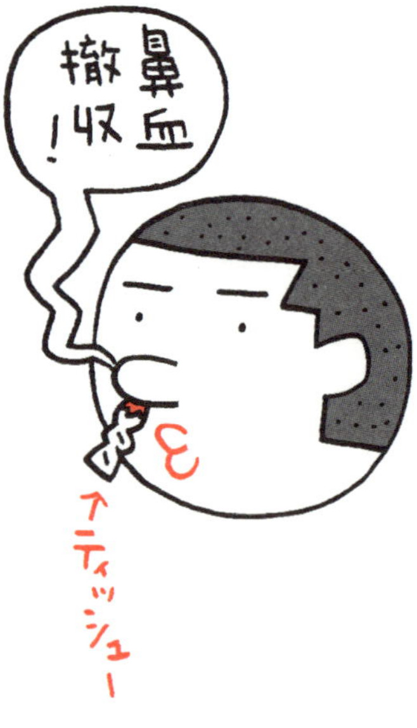

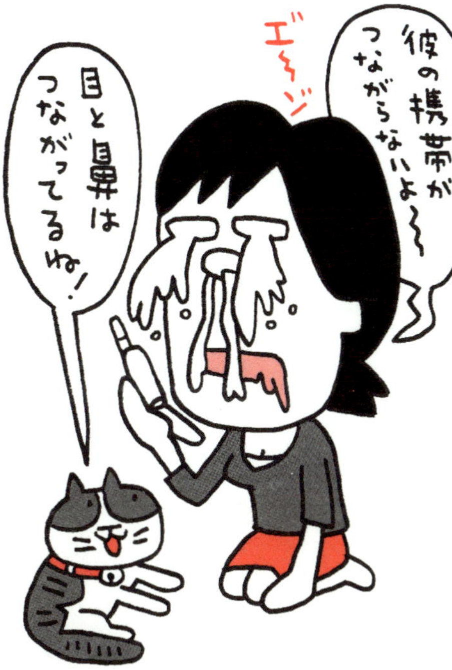

鼻と耳、鼻と目はつながっている

エレベーターなどで急に高いところへ上ったときに耳がツーンと詰まったり、あるいは耳に水が入ったときなど、鼻をつまむと治ります。これは耳と鼻をつないでいる耳管《じかん》という管に空気を送ることができるからです。

同じように、鼻と目もつながっています。目が乾かないように涙腺《るいせん》からは涙が出ていますが、これは鼻涙管《びるいかん》を通って鼻に抜けるようになっています。

通常は少量なので、鼻涙管を通る間に吸収されてしまうのですが、悲しいときなどに大量の涙を流すと、目からあふれる分とは別に、鼻涙管に流れていく涙も多くなります。それで、泣きながら鼻水が出るという事態になるのです。

鼻づまりはなぜ起こる？

かぜをひいたり、アレルギー性鼻炎などで、鼻づまりが起こります。これは、鼻の粘膜に炎症が起こるために、粘膜がはれ上がり、そこに鼻水がたまって、鼻づまりを起こすものです。

また、夜寝るときに鼻づまりが起きやすくなりますが、これは夜、血管を支配する副交感神経のはたらきが活発になり、血管が拡張し、鼻の中でうっ血を起こしやすくなるためだと考えられます。

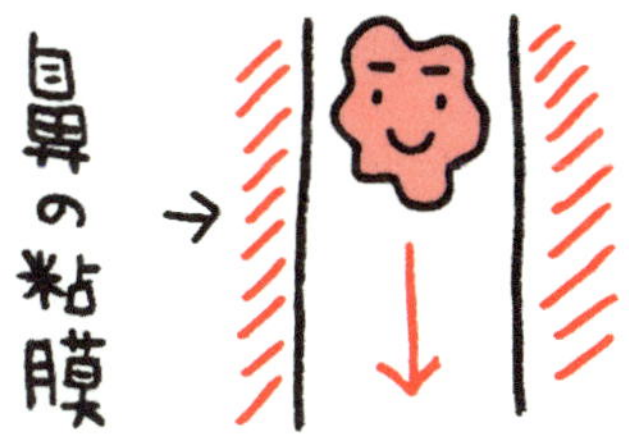

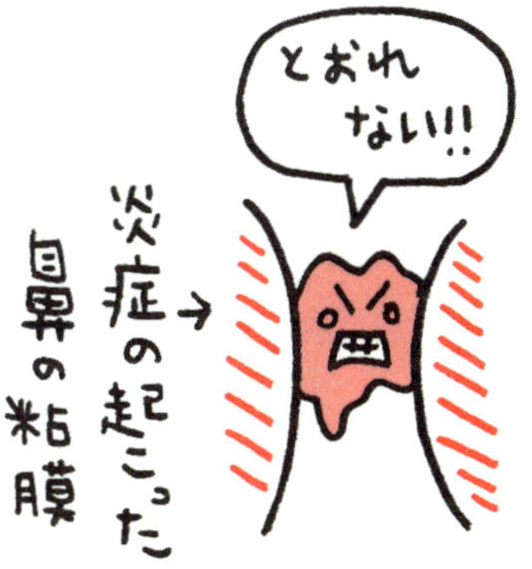

咽頭・喉頭

咽頭・喉頭とはのどのこと。空気と食物の通り道であり、声を出す器官

のどは咽頭《いんとう》と喉頭《こうとう》の二つの部分に分かれ、それぞれのはたらきがあります。位置としては口腔《こうくう》から気管の入り口にあたります。

咽頭は口から入る食物と鼻から入る空気の通り道で、この二つを気管と食道に振り分ける働きをします。喉頭は咽頭の途中から分かれ気管につながっていて、空気だけを運びます。軟骨に囲まれた喉頭には声帯があり、ここから声が出ます。

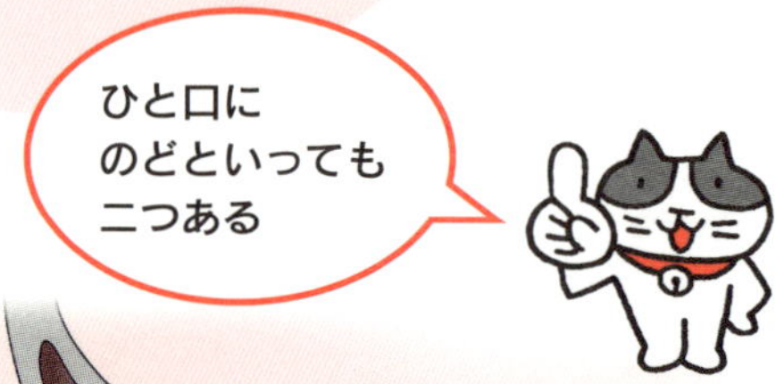
ひと口に
のどといっても
二つある

咽頭・喉頭の地図帳

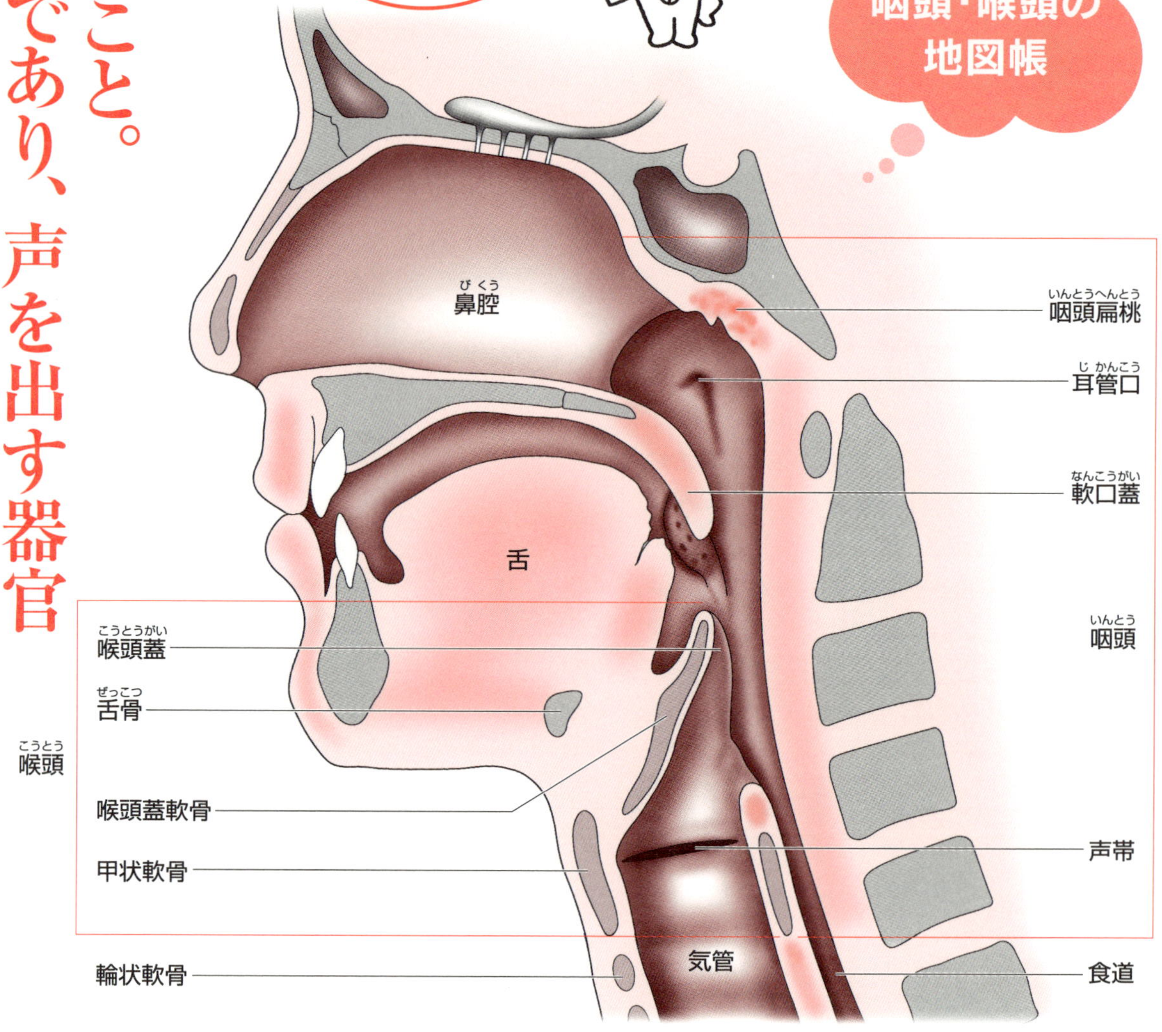
鼻腔《びくう》
咽頭扁桃《いんとうへんとう》
耳管口《じかんこう》
軟口蓋《なんこうがい》
舌
咽頭《いんとう》
喉頭蓋《こうとうがい》
舌骨《ぜっこつ》
喉頭《こうとう》
喉頭蓋軟骨
甲状軟骨
声帯
輪状軟骨
気管
食道

扁桃のしくみ

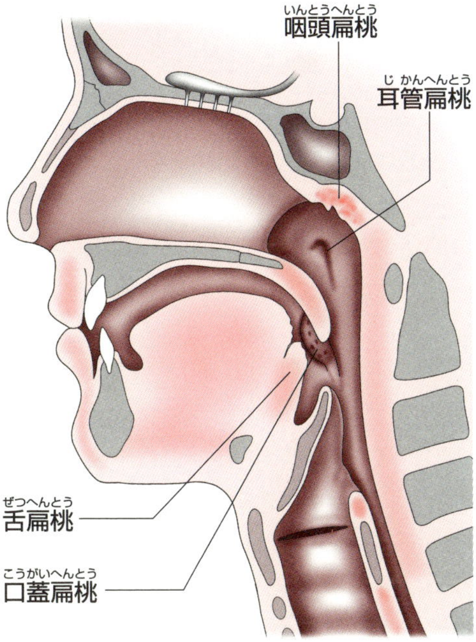
咽頭扁桃《いんとうへんとう》
耳管扁桃《じかんへんとう》
舌扁桃《ぜつへんとう》
口蓋扁桃《こうがいへんとう》

扁桃は細菌と戦う防衛隊

リンパ組織が集まりできている扁桃《へんとう》はアーモンドのような形をしているので、この名前がついています。扁桃には口や鼻から入ってくる細菌に対して次のような防御機能が備わっています。それは食物や空気から入った細菌が扁桃の表面にある小さな穴で繁殖すると、炎症が起こります。炎症の刺激で、細菌に対応する抗体が生まれ、それが体内に流れ細菌に対抗するというしくみです。口を大きく開けると口蓋《こうがい》扁桃が見えます。そのほかに耳管《じかん》扁桃、舌《ぜつ》扁桃、咽頭《いんとう》扁桃があります。

声帯のしくみ

筋肉のひだを動かして声を出す

声帯とは喉頭《こうとう》内の左右の壁から突き出した筋肉のひだです。ひだの間が声門です。呼吸をするときは声門が開き、声を出すときは閉じています。この動きは喉頭にある軟骨の間にある喉頭筋が伸縮することで起こります。大脳皮質《ひしつ》の領野のどこかが声を出すことを感知すると、反回神経を通して喉頭筋に指令を出します。すると喉頭筋が伸び、喉頭内の声帯が収縮して声門が閉じられます。気管に閉じこめられた空気の圧力が高まり外に吹き出すことで、声帯が振動して声になります。

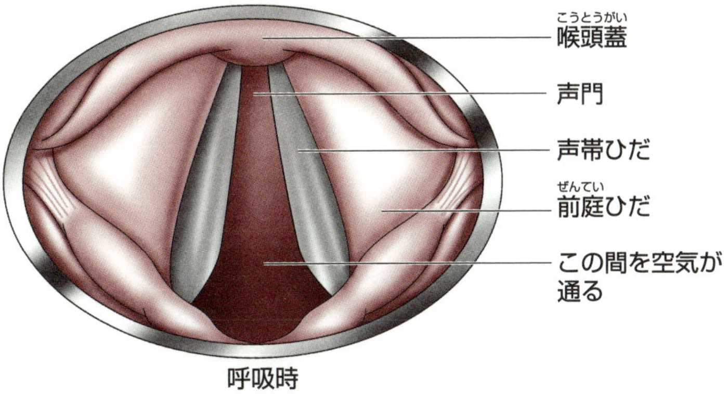
(前)
喉頭蓋《こうとうがい》
声門
声帯ひだ
前庭《ぜんてい》ひだ
この間を空気が通る
呼吸時

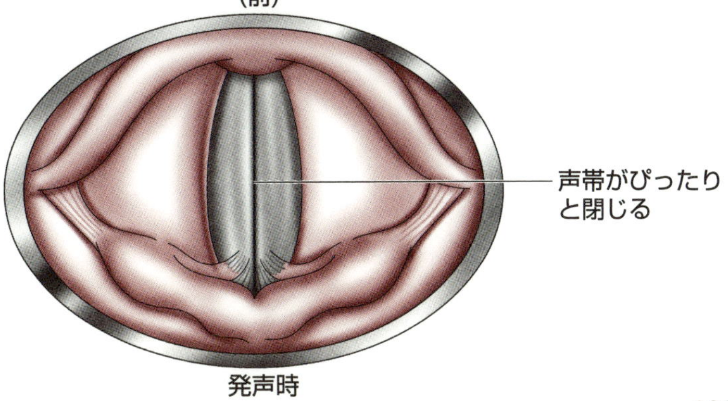
(前)
声帯がぴったりと閉じる
発声時

しゃっくりは筋肉のけいれん

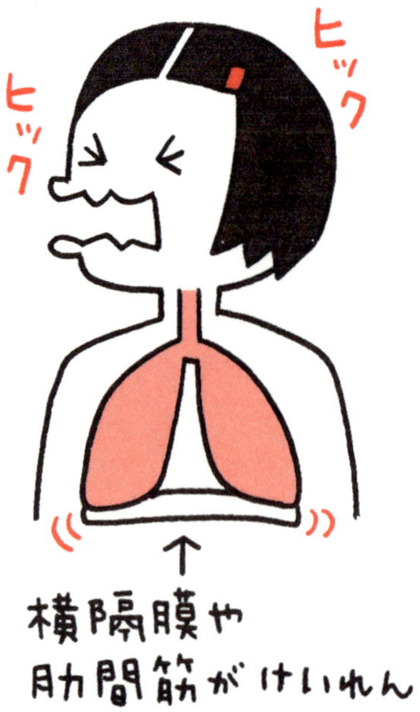

しゃっくりが起こるのは、呼吸するための筋肉、横隔《おうかく》膜《まく》や肋間筋《ろっかんきん》がけいれんするためです。けいれんによって、空気が急激に肺に吸い込まれるときに、声門が緊張して閉鎖が起こるために「ヒック」という音になってしゃっくりが出てきます。

なぜ横隔膜などがけいれんを起こすのかは、はっきりとはわかっていませんが、飲みすぎや食べすぎ、冷たいあるいは熱い飲食物の刺激、温度の変化、ストレスなどが引き金になります。ただし、特にはっきりとした原因もなく起こることも、少なくありません。

しゃっくりを止めるには、冷たい水を飲んだり、しばらく「フンッ」と息を止めたりするとよいでしょう。

いびきはのどの筋肉の緊張がゆるんで起こる

人が眠って意識がなくなると、のどの周囲の筋肉の緊張がゆるみ、気道が狭くなります。そこを空気が通って、粘膜が振動し、いびきが発生します。のどの奥にある口《こう》蓋垂《がいすい》（のどちんこ）も緊張がゆるんで、のどの奥に落ち込んでしまうと、同じように空気の通り道が狭くなって、いびきを発生させてしまいます。

いびきは程度の差はあるものの、健康な人でもかきますが、アデノイドや鼻疾患、咽頭部《いんとうぶ》に障害がある人は特に起こりやすくなります。また、太っている人は舌や首が太くなり、気道を圧迫しやすいため、大きないびきをかくことが多くなります。

健康な人が、いびきを防止したいときには枕を低くしたり、横向きに寝ると効果があります。

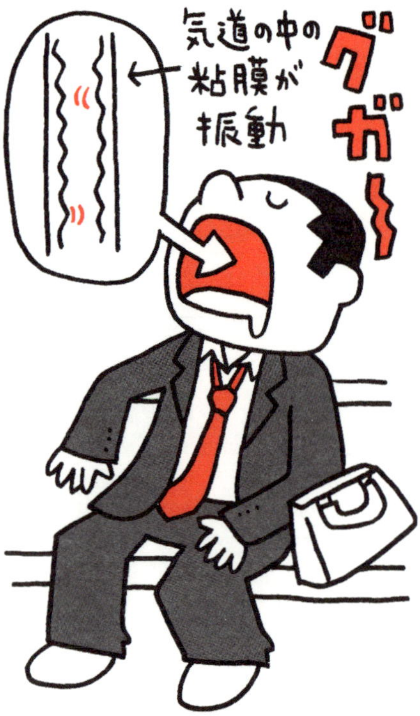

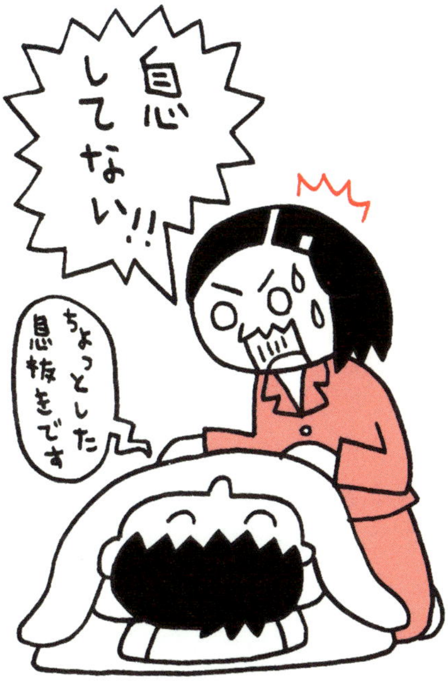
息してない!!
ちょっとした息抜きです

いびきと睡眠時無呼吸症候群

睡眠時無呼吸症候群とは、一晩の睡眠中、呼吸が何回か停止する状態をいいます。具体的には7時間の睡眠のうち、10秒以上の呼吸停止が30回以上、あるいは1時間に5回以上の呼吸停止が起こるものをいいます。そのため、夜眠っているようでいても、万年睡眠不足の状態で、昼間、いねむりをして事故を起こしたり、仕事にさしつかえることもあります。また、長年この状態が繰り返されると、高血圧や狭心症、心筋梗塞《しんきんこうそく》、脳血管障害などを引き起こす原因になるといわれています。

睡眠時無呼吸症候群を起こす原因には、肥満や鼻、咽《いん》頭《とう》の病気などが考えられます。いびきが激しく、ときどきそれが停止すると家族から指摘を受けたり、常に熟睡感が得られず、昼間に眠気がある人は一度検査を受けるとよいでしょう。

のどに違和感を感じたら？

かぜをひくと、のどに異常が起きやすくなりますが、それ以外にも日常的にたんがからむ、のどがなんとなくおかしいというような違和感を感じる人がいます。ほとんどは、特に異常はなく、本人の思いすごしのケースが多いようです。

女性では貧血ぎみの人、男性ではヘビースモーカーに多くみられるようですが、検査を受けてもほとんど問題はありません。本人の精神的なストレスなどが、からむこともあります。

ただし、なかには本当にのどの入り口付近に腫瘍《しゅよう》ができていたりすることがあるので、心配なら、耳鼻科で内視鏡検査などを受けてみるとよいかもしれません。

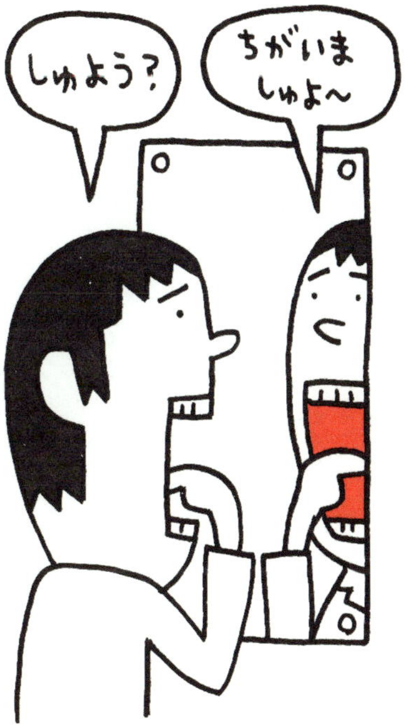
しゅよう？
ちがいま しゅよ～

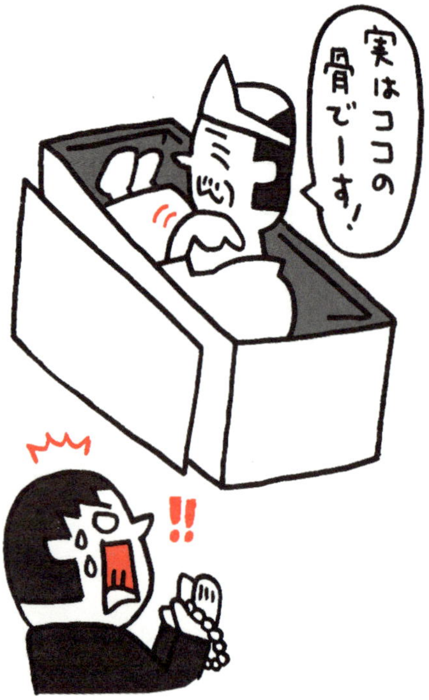
実はココの骨でーす!

火葬場で拾うのどぼとけはニセモノ!?

男性は、10～14歳ごろの第二次性徴の時期にのどの部分が隆起して声変わりが起こります。のどの真ん中がグリグリしてくるもので、通称「のどぼとけ」と呼ばれているものですが、正式には喉頭隆起《こうとうりゅうき》という名称です。

ところで、日本の習慣では火葬場で骨を拾う際、のどぼとけは特に大切なものとして、故人ともっともつながりの深い人が最後に拾い、骨壷の一番上に乗せる、ということがあります。ところが、正式なのどぼとけである喉頭隆起は軟骨ですから、火葬にしてしまうと残りません。火葬場でいわれているのどぼとけは、本当は第二頸椎《けいつい》のことなのだとか。この骨が独特の形をしているので、そんなふうに信じられるようになったのかもしれません。

声変わりはどうして起こる？

第二次性徴を迎える思春期になると、男子の声はぐんと低くなります。これが声変わりですが、これはのどに突き出たのどぼとけ（喉頭隆起《こうとうりゅうき》）が関係しています。

のどぼとけは、甲状軟骨が前後に長く伸びたためにできるものですが、声を出す声帯はこの軟骨についているものなので、軟骨の成長とともに、長く伸びることになります。

そうなると振動幅が長くなるため、低い声が出るようになるのです。

声変わりというと、男子だけに起こるイメージがありますが､女子でも起こっています。ただし､男子のように急激に喉頭が発達しないため、ほんの少し声が低くなる程度なので、あまり目立たないのです。

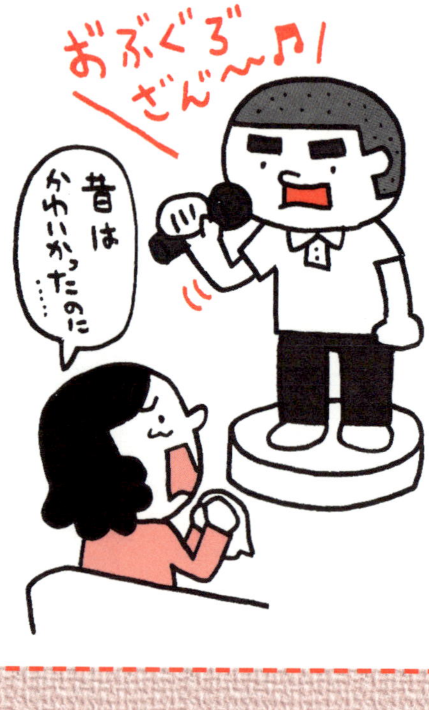
おぶぐろざん〜♪!
昔はかわいかったのに……

扁桃腺は切除しても大丈夫な臓器？

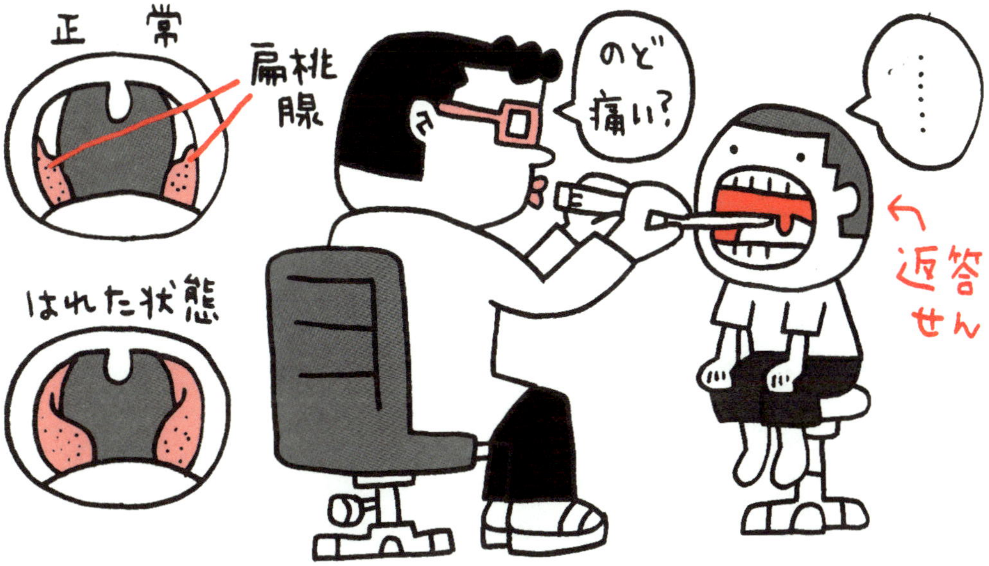

かつては、扁桃腺《せんとうせん》は大きいだけで手術の適応になり、比較的簡単に手術が行われている時期がありました。当時、局所麻酔や日帰り手術なども盛んに行われ、その結果、出血が止まらなかったり、いろいろなトラブルが起こるなどの問題も少なくありませんでした。

その後、扁桃腺は重要な免疫《めんえき》機能があるという考えから、むやみに切らない方向に進んだのですが、最近の研究で、扁桃腺をとると免疫機能が低下するのは3歳くらいまでであるという結論に達しています。それより大きな年齢になると、扁桃組織全体で免疫機能の役割を果たすので、扁桃腺だけをとっても問題はないということです。しかし、手術ともなると麻酔の問題やからだへの負担などもありますから、状況や年齢を考慮して、慎重に行われることには変わりありません。

それでも、やはり扁桃腺を手術したほうがよいというケースもあります。それは次のような場合です。

★ 習慣性扁桃炎

扁桃腺が原因で、38度以上の発熱を年に４～5回も繰り返す。

★ 病巣扁桃

扁桃腺が腎臓《じんぞう》や皮膚炎、リウマチ熱などの病巣感染の原因になっている場合。あるいは腫瘍《しゅよう》などが疑われる場合。

★ 扁桃肥大で支障があるとき

扁桃が極端に大きく、睡眠時無呼吸症候群などの原因となっている場合。

このような場合に、扁桃腺手術の適応となります。だいたい1週間前後の入院期間が必要となります。

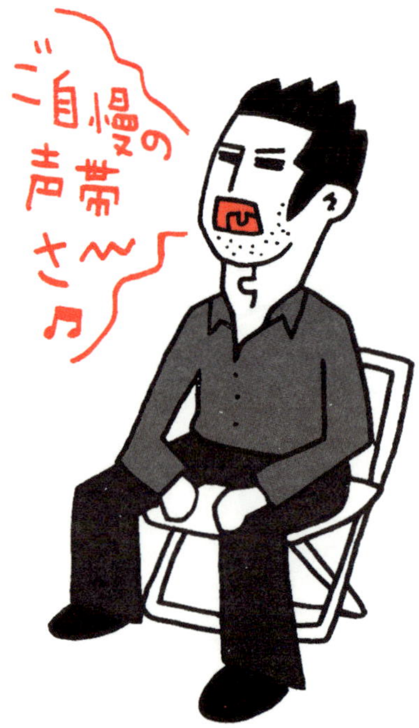
ご自慢の声帯さ〜♪

声を出す声帯は からだの中の楽器

喉頭《こうとう》にある声帯は、喉頭の左右の壁にくっついている2枚のひだのようなものです。2枚のひだの間は、声門と呼ばれ、のどから空気が入るときは声門が開き、声が出るときには逆に声門は狭くなります。

声帯は文字どおり、声を出すときに重要な役割を果たすもので、会話をするとき、声帯は音源として数百回もの振動を繰り返しています。人間の声の高低は、声帯の長さや厚みを変化させ、振動数を変化させることで、調節することができます。

また、音の強弱は声帯の振幅（声門の開きぐあい）で変化します。

つまり、たかが2枚の声帯で、声の高低、音の強弱などを微妙に調節するというまさに楽器のような役割を果たしているわけです。

声の出しすぎと 声帯ポリープ

だれでもかぜをひいたり、大声を出した翌日などは、声がかれることがあります。その際は１週間もすれば治るものですが、声がれが長く続くときは、声帯にポリープができている場合があります。

声帯ポリープの原因として考えられるのは、大声を張り上げすぎたり、長時間声を出し続けたりして声帯が激しく振動しすぎたりすることによるものです。職業柄、歌手やアナウンサー、教員などに多くみられますが、カラオケで歌いすぎたといった例もあります。

声の出しすぎ以外に、タバコやアルコールなど、のどへの刺激物も引き金となります。軽い場合は吸入や服薬、声を出さないことで治りますが、ひどくなると手術が必要になります。

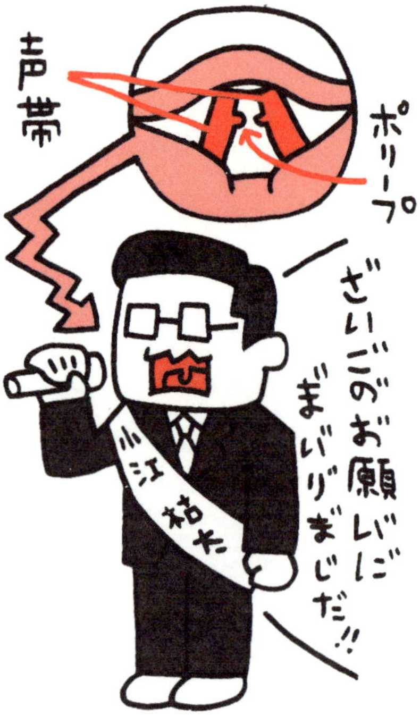
声帯
ポリープ
ざい゛ごの゛お゛願い゛に゛
ま゛い゛り゛ま゛じだ!!
小江

なぜ、のどが渇くのか？

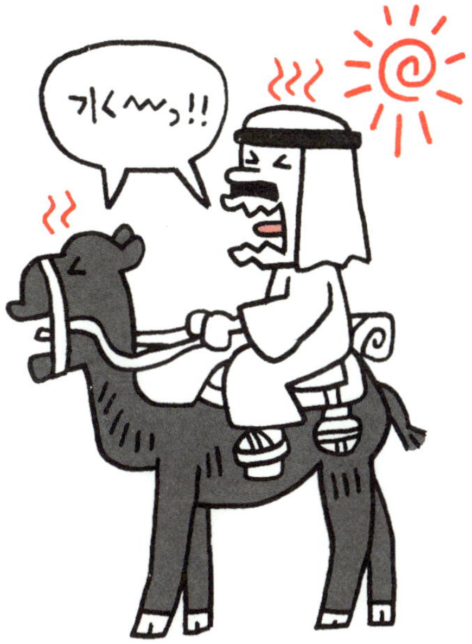
水〜っ!!

私たち人間のからだの70%以上は、血液や体液などの水分でできています。しかし、この水分は汗や尿などで排出されるため、1日数ℓもの水分を補給しなければなりません。体内の水分が足りなくなってくると、細胞外液の浸透圧が上昇し、のどが渇く中枢《ちゅうすう》が刺激され、のどが渇いたと意識されるわけです。これは体内の水分代謝を正常にしようとする生理的な現象です。

しかし、なかには異常にのどが渇く病気もあります。その代表的な病気が糖尿病です。糖尿病の場合、血液中の糖の量が調節できなくなり、尿にも糖が混じりますが、その際、多量の尿が出るために水分不足になるためです。そのほか、尿崩症《にょうほうしょう》なども強いのどの渇きが起こります。

あなどれないうがいの効用

うがいの効用は二つ考えられます。一つは、外の空気から吸い込まれたウイルスや病原菌などの増殖をのどの段階で、防ぐことです。

もう一つは、のどは粘膜におおわれており、のど本来の持っている自衛力を維持するためには、適度な湿り気が必要になります。その湿り気を維持するために効果的です。

冬場は特にのども乾燥しやすく、病原菌がとりつきやすくなります。そのため、外から帰ってきたら、ぜひうがいをすることです。

なお、塩水を使ってうがいをする人がいますが、塩水はかえってのどの乾燥を招きます。ふつうの水、あるいはうがい薬などを薄めてうがいをするとよいでしょう。

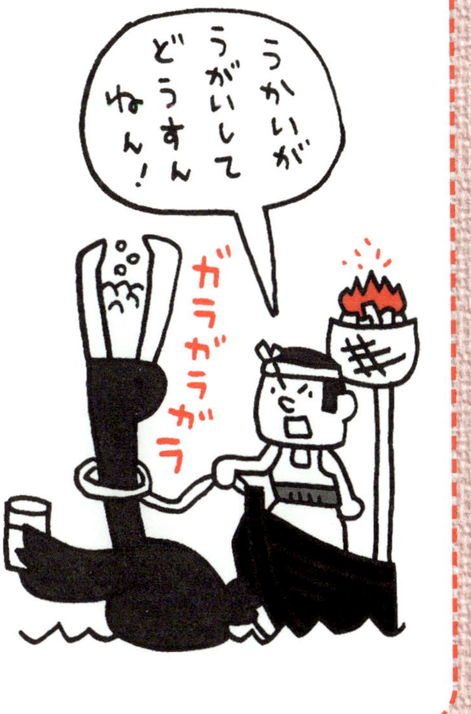
うかいがうがいしてどうすんねん！
ガラガラガラ

気管・気管支

鼻から入った空気は気管・気管支によって肺に送られ、空気に混ざっていたチリや細菌などはたんとして出される

ホースのような気管は肺へと伸びる管です。食道に接する壁は平滑筋《へいかつきん》ですが、前壁は軟骨でできているので気管がつぶれることはなく、空気の流れが保たれています。気管は肺門の入り口で左主気管支《ひだりしゅきかんし》と右《みぎ》主気管支に分かれます。気管の内部は繊毛《せんもう》という粘膜の繊毛運動によって、気道から侵入したチリやホコリなどの異物をたんとして口から外へ出します。

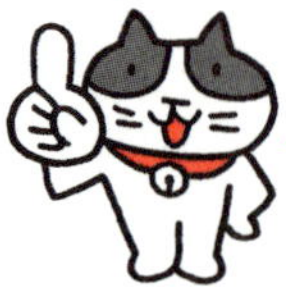

●気管の長さ

約10～11cm

気管・気管支の地図帳

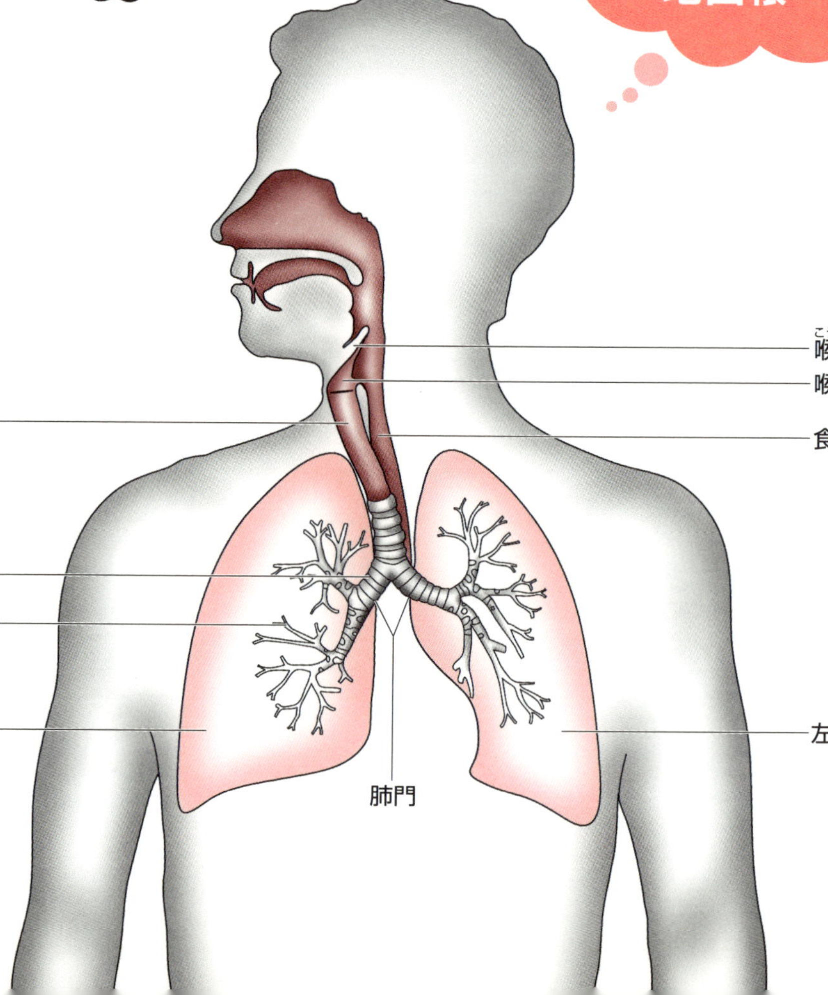
喉頭蓋《こうとうがい》
喉頭
気管
食道
気管支
細気管支《さいきかんし》
右肺
左肺
肺門

気管の断面

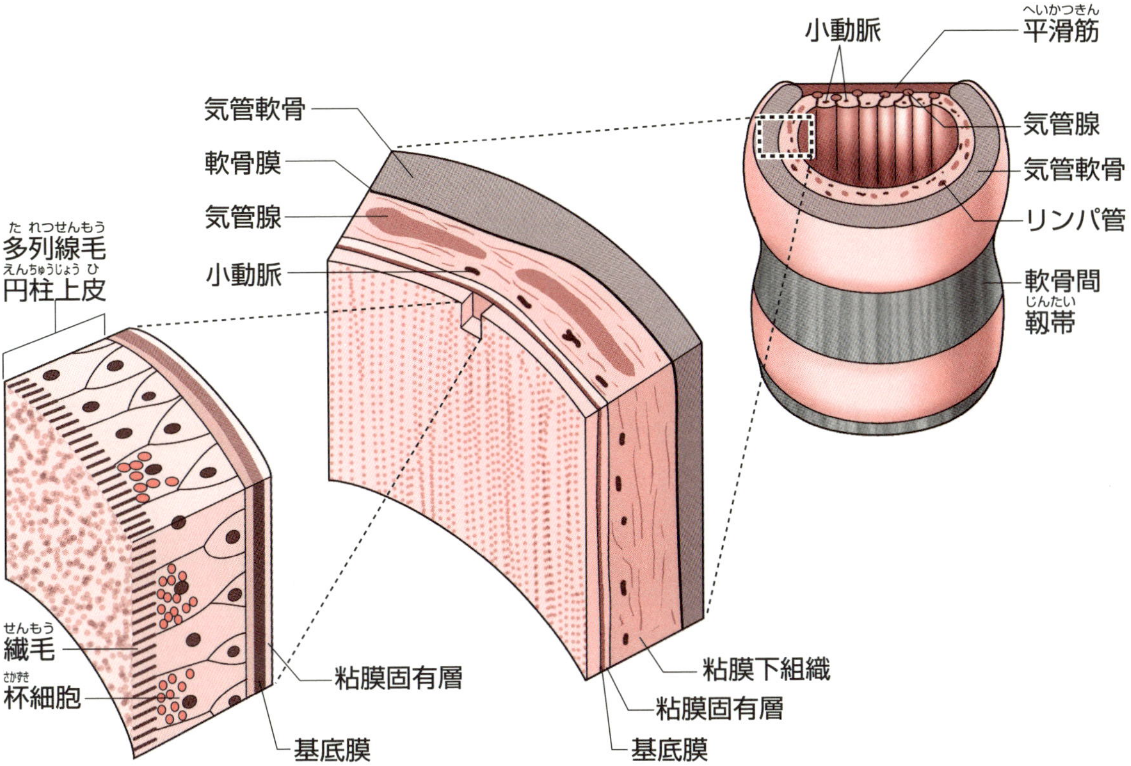

小動脈
平滑筋《へいかつきん》
気管軟骨
軟骨膜
気管腺
小動脈
気管腺
気管軟骨
リンパ管
軟骨間
靭帯《じんたい》
多列線毛《たれつせんもう》
円柱上皮《えんちゅうじょうひ》
繊毛《せんもう》
杯細胞《さかずき》
粘膜固有層
基底膜
粘膜下組織
粘膜固有層
基底膜

気管の内側には細かい毛がびっしり生えている

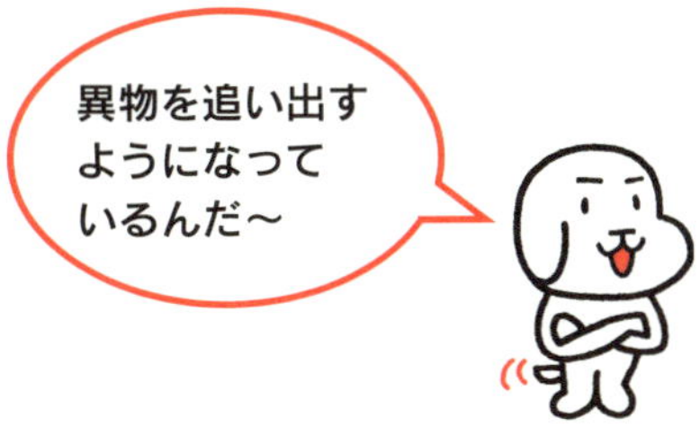

異物を追い出すようになっているんだ〜

気管は筒状の器官ですが、背中側と胸側の面ではその構造が違います。背中側は食道と接しているため、平滑筋《へいかつきん》という筋肉でできています。一方、胸側は軟骨でできていますので、気管がつぶれて、息ができなくなるということがないようになっています。

そして、気管の内側は粘膜組織で、細かい繊毛《せんもう》がびっしりと生え、口のほうへ向かってなびいています。これは空気とともに入ってきたチリや細菌などの異物を追い出すためです。粘膜から分泌される粘液が異物をキャッチし、これを繊毛が口のほうへ送り返すのです（たんの排出）。

異物を排除しようとするからだの反応がせき

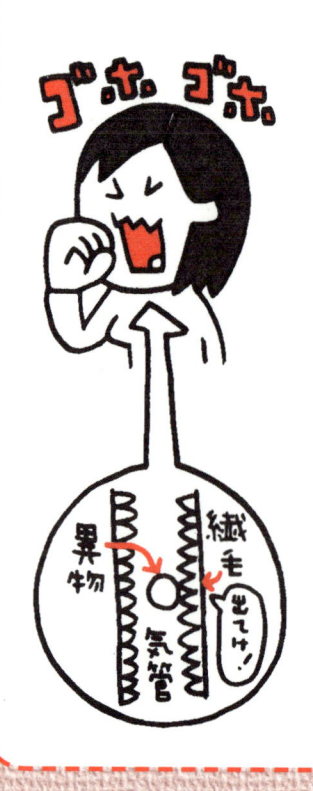

せきは、気道が刺激を受けたときに反射的に出る反応です。気管の壁には繊毛《せんもう》と呼ばれる細かい突起物がいっぱい出ています。空気の中にはホコリや化学物質、花粉や微生物などいろいろなものが含まれています。こういったものを吸い込んだときに、繊毛がキャッチし、異物を外へ排除しようとして起こるのがせきです。

繊毛で何かの異物をキャッチした場合、その刺激は迷走神経に伝えられ、それが次に延髄《えんずい》にある咳嗽中枢《がいそうちゅうすう》に伝わり、それがさらに横隔膜《おうかくまく》神経や肋間《ろっかん》神経に伝わって呼吸筋の収縮を起こし、せきとなるわけです。

ホコリや微生物などだけではなく、冷たい空気や乾燥した空気、タバコの煙なども気道を刺激しやすく、せきの原因となります。

また、かぜや気管支炎、ぜんそく、肺炎などの気管支や肺の病気にかかると、気管の粘膜が炎症を起こしたり、敏感になって、迷走神経を介して咳嗽中枢が刺激され、せきが出やすくなります。

せきが止まらない！どうするといい？

せきは異物を排除するという役割を果たすため、無理に止めないほうがよいのですが、実際せきが出るとなかなかつらいものです。かぜや気管支炎、ぜんそくがあるような場合には、原因となっている疾患の治療を行います。

そのうえで、なかなかせきが止まらなかったり、何かのきっかけでせきが続くようなときには、水分を補給したり、うがいをするなどしてのどを潤します。また、のどの温湿布も効果があります。

せきのために体力を消耗したり、睡眠の障害が起こるようなときには、せき止めの薬を服用したほうがよいでしょう。

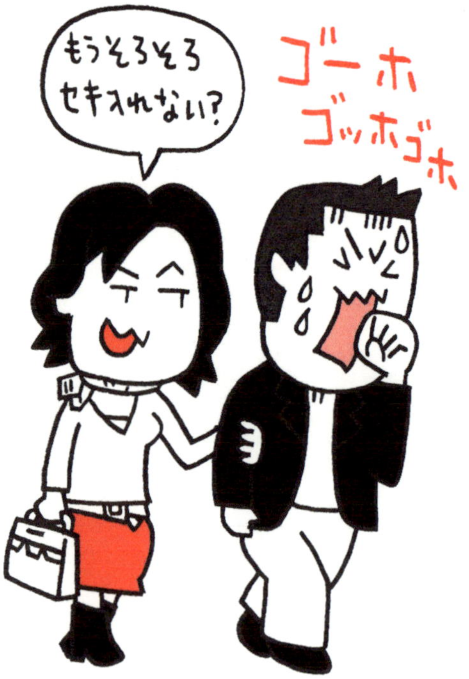

いつもと違うたんが出るときは要注意

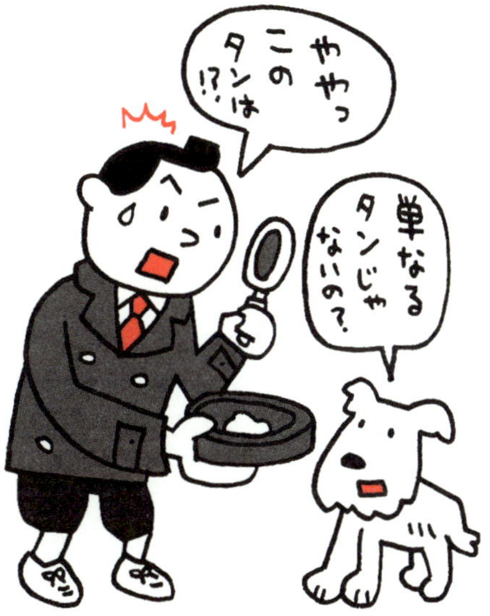

たんは空気の通り道である気道に、外からの刺激物が入ってきた際、それを吸着させ、排出しやすいように気道粘膜の杯《さかずき》細胞や腺《せん》細胞から分泌される分泌物です。つまり、これも生体を異物から守る防御反応の一つだといえます。

ただし、気道に炎症などが起こると、とたんにたんの分泌量は増えてしまいます。

黄色、あるいは黄緑色がかったたんは、化膿《かのう》性のもので、かぜや気管支炎のほか、肺炎や気管支拡張症などの病気が疑われます。

たんがからむようなせきが出ているときは、たんを排出するためのものですから、せきだけをむやみに止めようとせず、たんの出る原因となっている病気をしっかり治療することが大切です。

気管支炎の気管支はどうなっている?

気管支に炎症の起こる気管支炎には、急性と慢性があります。急性気管支炎は、かぜやインフルエンザなどに引き続いて起こることが多く、原因としてはウイルスや細菌、病原体などに感染して気管支に炎症が起こるものです。急性気管支炎にかかると、気管支粘膜は炎症のためにはれ、粘膜からの分泌物が増えます。そのため、たんとせきが激しくなります。

慢性気管支炎は、文字どおり気管支に慢性的な炎症が起こり、たんとせきが続きます。原因ははっきりしませんが、大気汚染やタバコ、体質などがかかわっていると考えられます。慢性気管支炎になると、気管支の上皮細胞の内側が厚くなりかたくなって、分泌物が増えますが、一方で気管支の壁は薄くなり、もろくなって場合によっては呼吸困難を起こすこともあります。

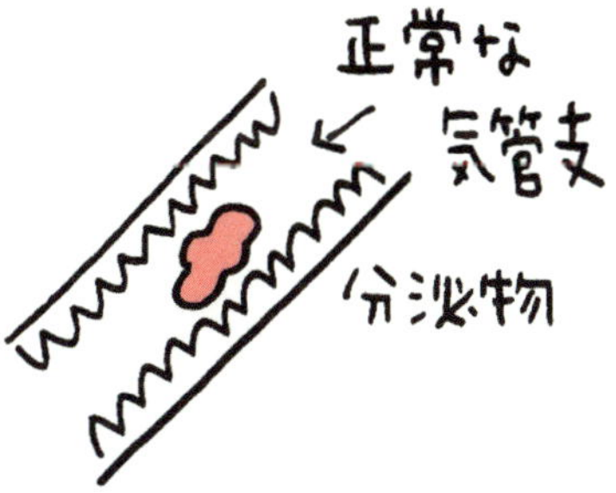

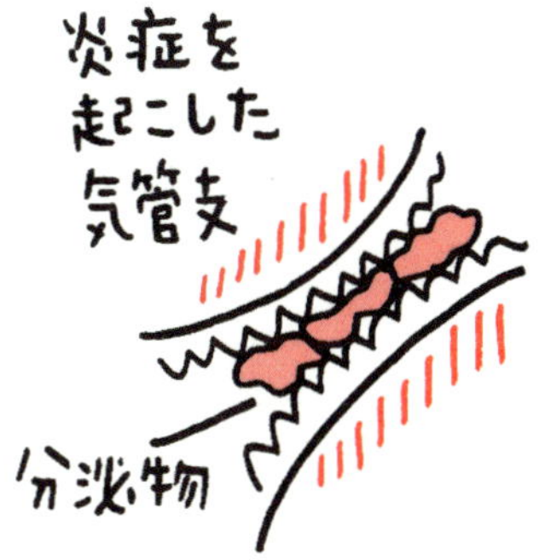

肺

肺は、血液へ新鮮な酸素を補給する基地。空気の中の酸素が、血液中の二酸化炭素と交換される

肺は脊髄《せきずい》、胸骨、肋骨《ろっこつ》に囲まれた胸郭《きょうかく》の中にある器官です。葉っぱのような形をしています。肺は気官・気管支を通ってきた空気に含まれている酸素と、静脈血が全身から運んできた二酸化炭素とを交換します。右肺と左肺に分かれ、三つの袋がある右肺と、二つの袋がある左肺の大きさは異なります。この違いは左に心臓があるからです。

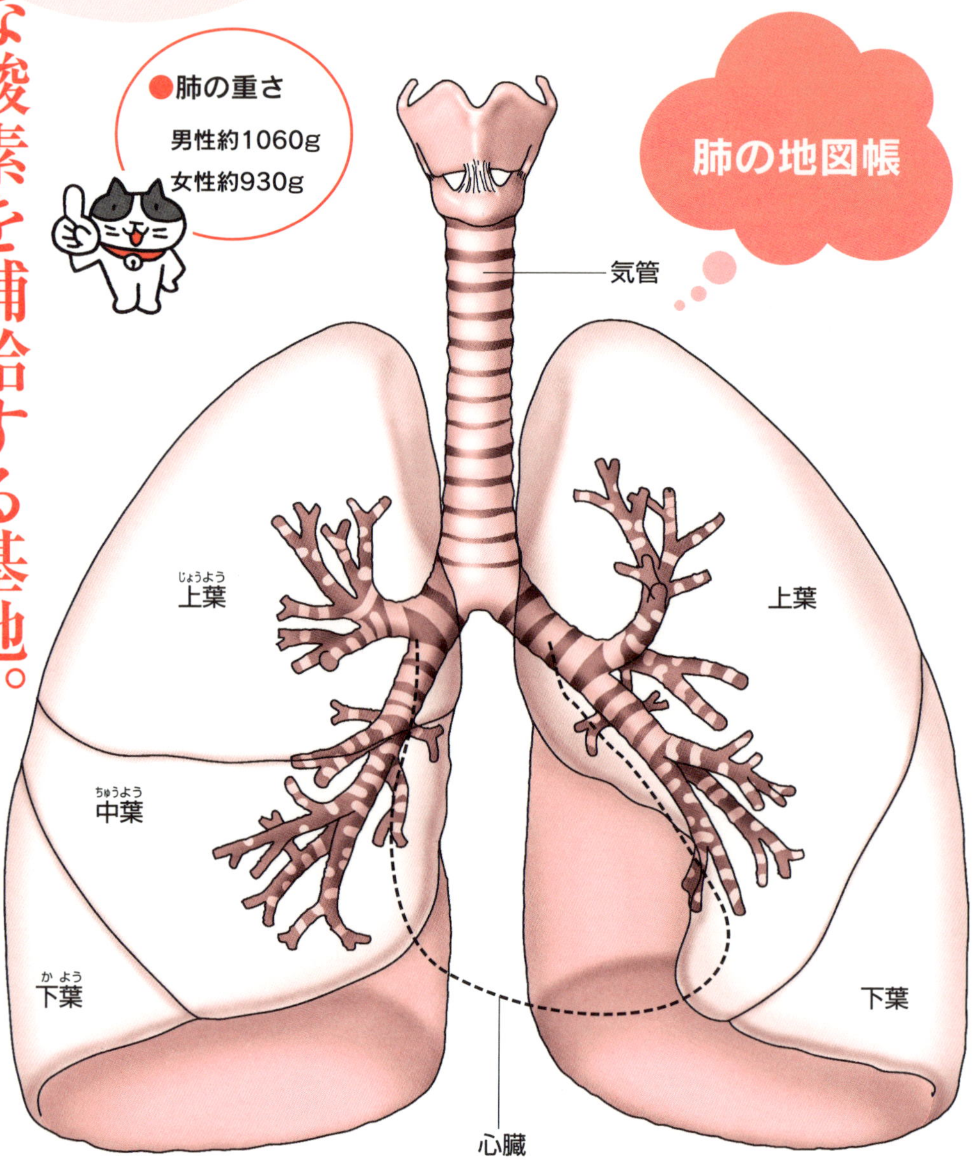
●肺の重さ
男性約1060g
女性約930g
肺の地図帳
気管
上葉《じょうよう》
中葉《ちゅうよう》
下葉《かよう》
上葉
下葉
心臓

肺胞の構造

毛細血管をめぐらせる極小の袋

気管支の終点は終末細気管支《さいきかんし》となり、その先端には極小な袋がついています。これが肺胞《はいほう》です。両肺の肺胞を合わせると、その数は3億個もあります。そして表面積は約70平方メートルに及びます。肺胞のまわりには毛細血管がめぐらされています。肺胞の壁はとても薄いので、ヘモグロビンという物質が毛細血管に二酸化炭素分子を放し、酸素分子と結合することが簡単にできるのです。肺胞の中に放された二酸化炭素は細気管支、気管支、気管を通り口や鼻から出されます。

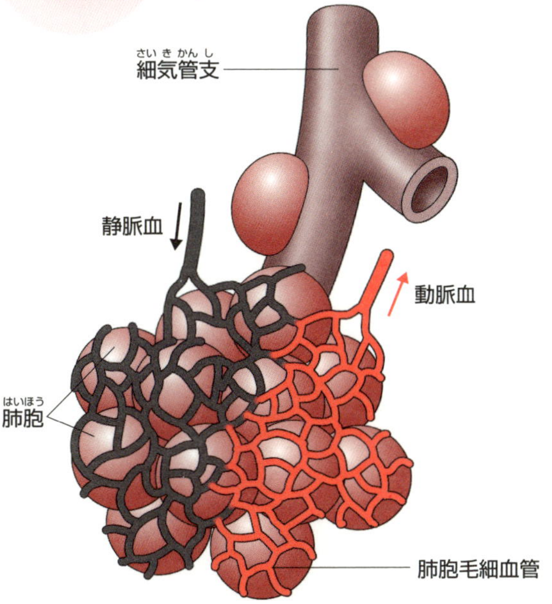
細気管支《さいきかんし》
静脈血
動脈血
肺胞《はいほう》
肺胞毛細血管

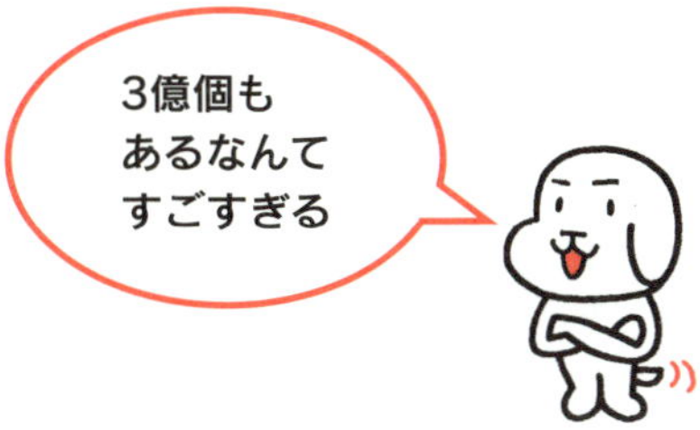
3億個も
あるなんて
すごすぎる

肺内の血液の流れ

肺の内部をめぐる肺動脈と肺静脈

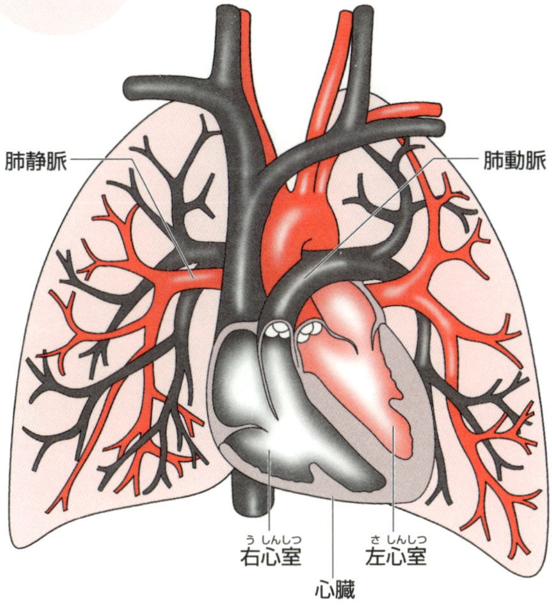
肺静脈
肺動脈
右心室《うしんしつ》
左心室《さしんしつ》
心臓

肺の内部は気管支のほかに肺静脈と肺動脈がすみずみまで走っています。肺静脈のはたらきは肺から心臓にきれいな血液を送り出すことです。もう一つの肺動脈のはたらきは心臓から汚れた血液を肺に送り込みます。肺動脈は気管支にそって、気管支と同じように枝分かれしていますが、肺静脈は隣接する肺動脈の中間をぬうように走り肺門へ向かいます。気管支が枝分かれして終末細気管支《さいきかんし》となるように、肺静脈と肺動脈も気管支と同じくらい枝分かれをして終末の毛細血管になります。

ガス交換のしくみ

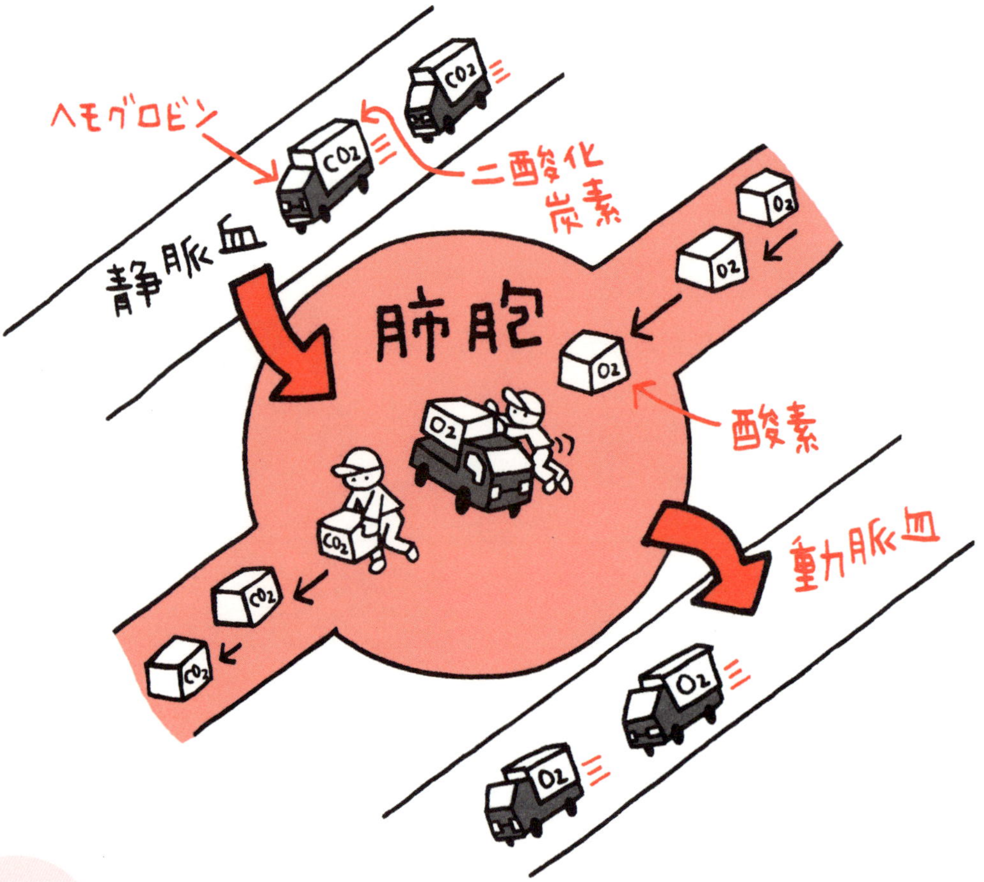
ヘモグロビン
CO_2
二酸化炭素
静脈血
O_2
肺胞
酸素
動脈血

肺胞の中で静脈血と酸素が結合

静脈の中を流れる血液（静脈血）は、主に二酸化炭素を含んだ「汚れた血液」です。これは、動脈によって運ばれた酸素が、各組織で栄養分を燃やすのに使われた結果、二酸化炭素になってしまったからです。そして、静脈から心臓に送られた静脈血は肺動脈によって肺に送られます。

一方、気管・気管支を通って入ってきた空気には酸素がたっぷり含まれています。この酸素と静脈血が出会うところが、肺胞《はいほう》です。

そこで静脈血と酸素は結合し、静脈血は酸素を含む動脈血に変身します。これが、肺の中のガス交換のしくみです。

ちなみに、血液中の酸素や二酸化炭素を運んでいるのは、赤血球の中のヘモグロビンという成分です。ヘモグロビンは酸素と結合すると鮮やかな赤色になり、二酸化炭素と結合すると赤黒い色になります。その影響を受けるため、酸素を含んだ動脈血と二酸化炭素を含んだ静脈血では、同じ血液でも色が多少違います。つまり、動脈血は鮮やかな赤色、静脈血は黒っぽい赤色に見えます。

肺活量って、正確にはどういう力？

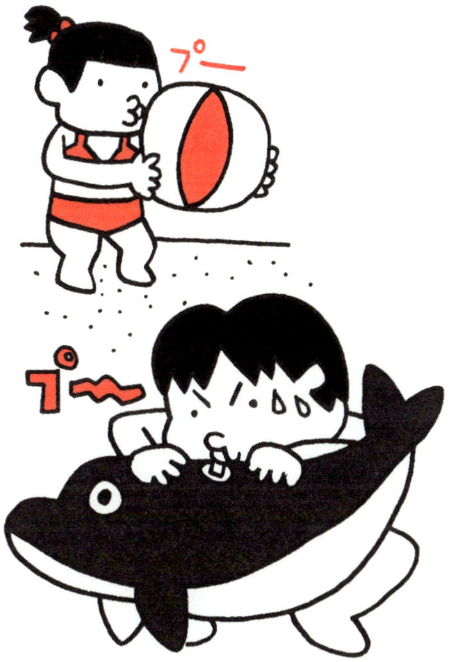

肺活量というのは、肺の換気能力を示す数値のことです。

健康な成人の場合、１回に400〜500㎖の空気を出し入れしていますが、これを「１回呼吸気量」といいます。さらに、ふつうの呼吸のあとに思い切り吸い込むことができる空気の量を「予備吸気量」といいます。これがだいたい1500〜2000㎖程度です。その後、今度は思い切り空気を吐き出します。この量を「予備呼気量」といい、これもだいたい1500㎖くらいです。

肺活量とは、この「１回呼吸気量」「予備吸気量」「予備呼気量」の三つを合わせた量で表されます。

年齢や性別、身長、体格、姿勢などによって肺活量は異なります。

呼吸は肺だけではできない!?

呼吸をするとき、肺が直接ふくらんだり縮んだりしているように思うかもしれませんが、肺自身にその能力はなく、横隔膜《おうかくまく》と肋間筋《ろっかんきん》という筋肉のはたらきで、肺は拡張･収縮を繰り返して呼吸が成り立っています。

肺に空気が入ってくるときには、肋間筋が縮んで肋骨を上に引っ張り上げ、横隔膜が下に下がって胸《きょう》郭《かく》が広くなります。反対に空気を吐き出すときは、肋間筋がゆるんで、肋骨も下に下がり、横隔膜が上がります。主に肋間筋を上下させる呼吸を胸式呼吸、横隔膜を上下させる呼吸を腹式呼吸と呼んでおり、私たちはふだん、両方を併用した呼吸をしていますが、一般的に、男性は腹式呼吸の割合が高く、女性は胸式呼吸の割合が高いとされています。

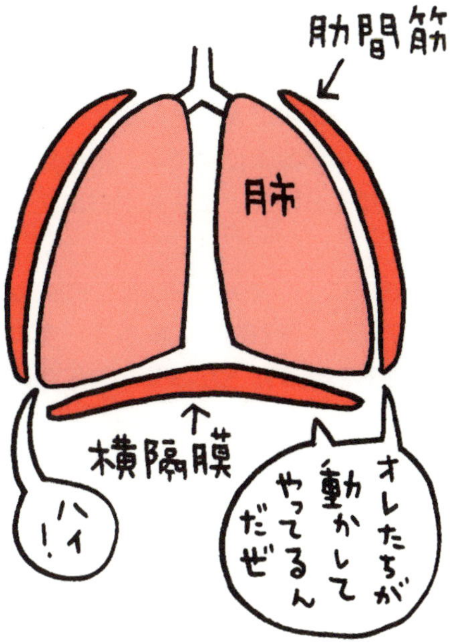

ヘビースモーカーの肺はやっぱり問題あり

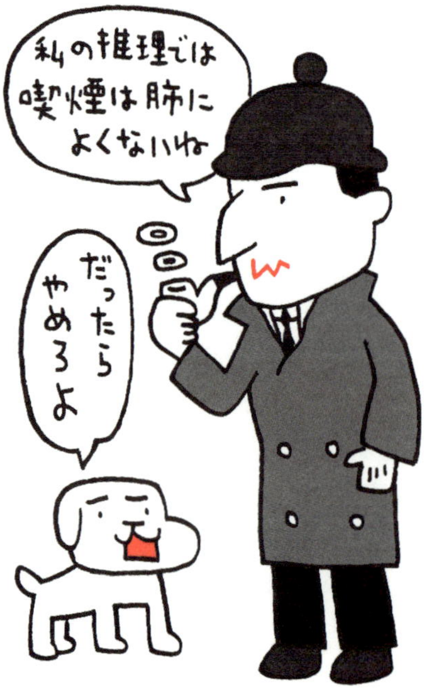

タバコが肺に悪影響を及ぼすことは周知の事実です。タールに含まれる強力な発がん物質が、肺の細胞の遺伝子の変異を起こし、肺がんになる確率をぐんと引き上げます。一般的に１日15～24本のタバコを吸う人は、吸わない人に比べて５倍も肺がんになる確率が高いというデータもあります。

タバコは人間本来が持つ気道の汚れを清浄化するはたらきを止めてしまうため、喫煙者の肺と非喫煙者の肺とを比べると、使用前・使用後の換気扇のように色が違います。

一度汚れてしまった肺は、何年禁煙しても完全に元に戻ることはできませんが、それでも７～８年の禁煙で肺がんにかかる確率は、非喫煙者とほぼ変わらなくなるといわれています。

運動すると息が切れるのはなぜ？

運動に必要な筋肉を動かすためには、エネルギーがたくさん必要です。そのエネルギーを作るためには、血液中の酸素によって、細胞に蓄えられている糖や脂質を分解し、エネルギーに変える必要があります。

運動時は、ふだんの20倍もの酸素が必要だといわれますが、それだけの酸素を一挙に使うと、血液中の酸素の濃度が下がって、二酸化炭素の割合が高くなります。

それを呼吸中枢《ちゅうすう》が察知して、体内に多量の酸素をとり込むために呼吸の回数を増やすような指令が出るわけです。それで、激しい運動中は、少しでも多くの酸素をとり込めるように「ハア、ハア」と息切れが起こるのです。

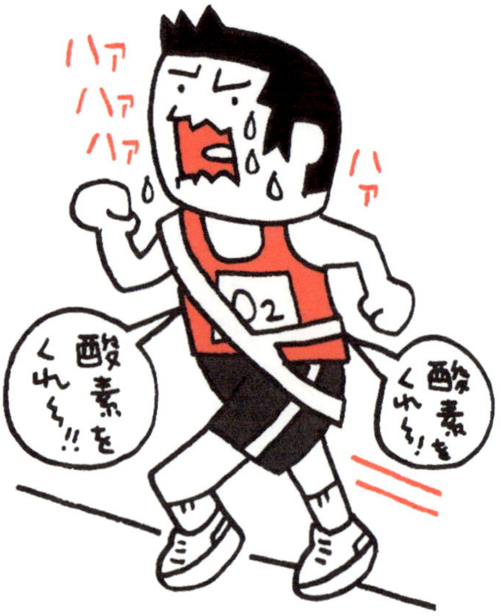

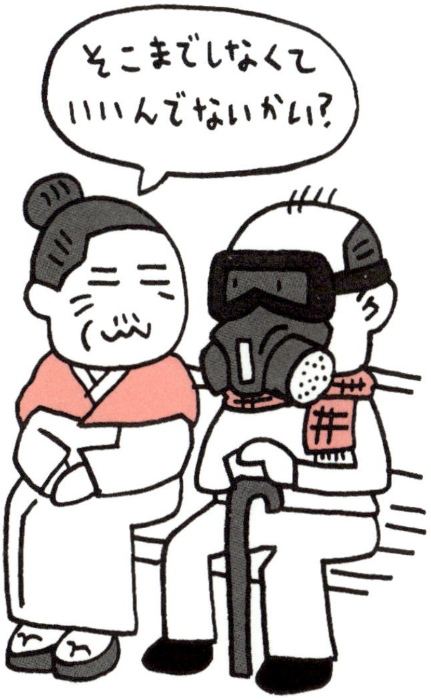
そこまでしなくて
いいんでないかい?

高齢者が特に注意したい肺炎

肺炎とは、気管支の先のほうにある肺胞《はいほう》に炎症が起こるものです。原因としては、ウイルスや細菌、そのほかの病原微生物の感染によるものです。

症状は鼻水、高熱、せき、たんなどで、かぜがさらに重くなったような状態です。抗生物質や解熱剤、せき止め、去痰剤《きょたんざい》などの治療と安静で軽快しますが、高齢者や心臓・呼吸器の慢性疾患を持つ人、糖尿病などの患者は重くなる傾向があり、注意が必要です。

予防法としては、かぜと同じようにかぜやインフルエンザがはやっている時期は、人込みにあまり出かけない、手洗い、うがいを励行することです。それと、ふだんから食事に気を配り、体力をつけておきましょう。

呼吸が止まると、すぐに死ぬのはなぜ？

人間の呼吸は、たとえ私たちが眠っている間でも続いています。これは自律神経を介して、脳にある呼吸中枢《ちゅうすう》が肺にとり込まれる空気の量を察知し、自動的に呼吸するように調節しているからです。

私たちは意識的に数分くらいなら息を止めることができますが、呼吸が停止し、酸素が体内にとり込まれない状況がある程度続くと、死に至ります。これは、血液中に酸素がとり込まれなくなり、無酸素血症となると、まず意識を失うなど脳の機能に変化が起こり、心臓機能のほうもやがて麻痺《まひ》して、はたらきを停止してしまいます。この状態が３～５分続くと、その後に酸素が体内にとり込まれても、心筋および中枢神経は、二度と元に戻らなくなってしまうためです。

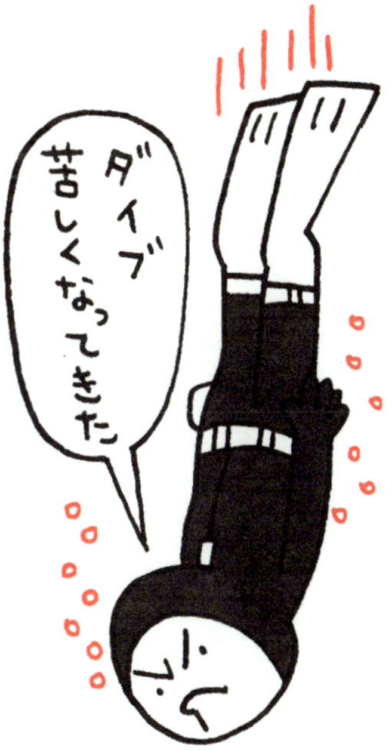
ダイブ
苦しくなってきた

3章 循環器系

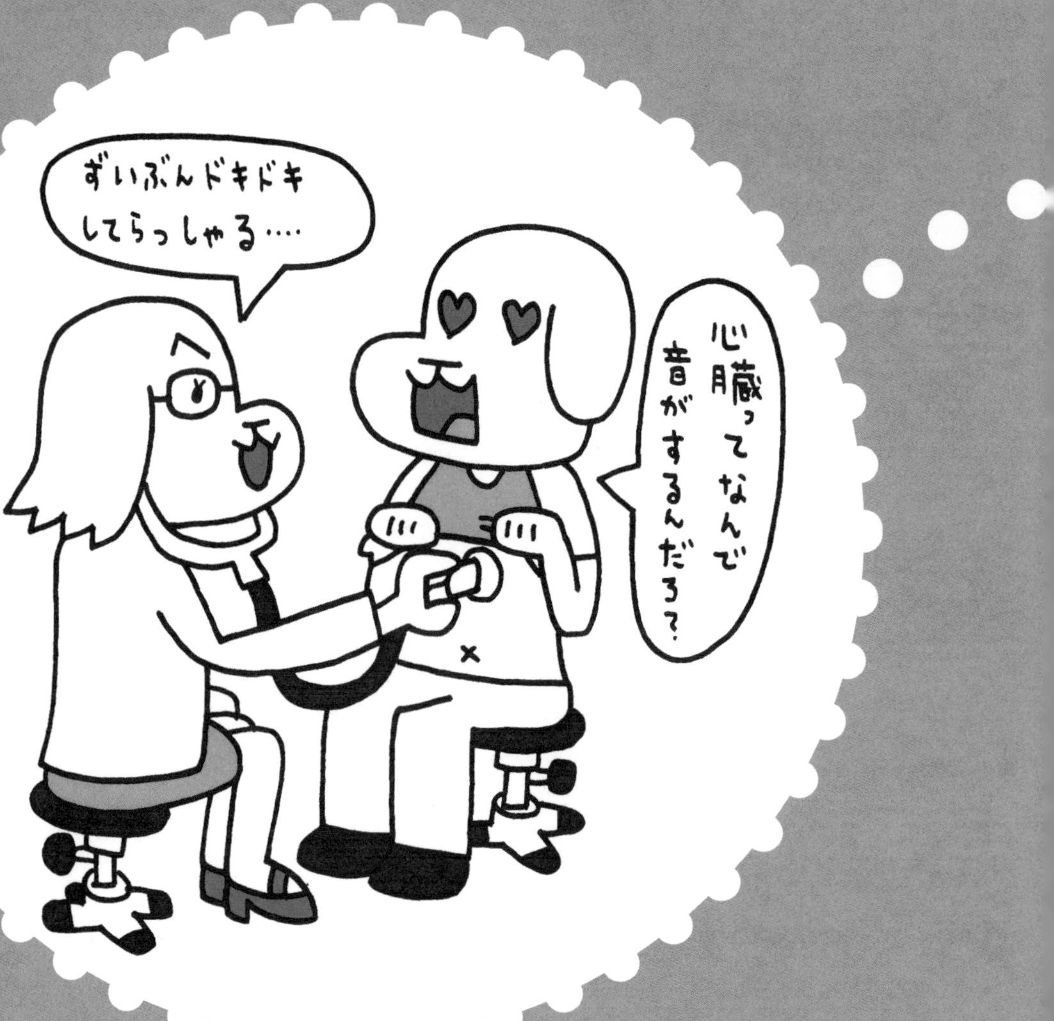

それは心臓がポンプだから。つまり、心臓は自ら収縮と拡張を繰り返して、血液を全身に送り出しているのですが、その拍動がドキドキのもとなのです。心臓から送り出された血液は動脈→毛細血管→静脈と流れていき、また心臓に戻ってきます。

血液を全身に循環させるための臓器である心臓や血管は、循環器と呼ばれています。本書では循環器が運ぶ血液、そして血液と関連のあるリンパについてもここで説明します。

お答えします！

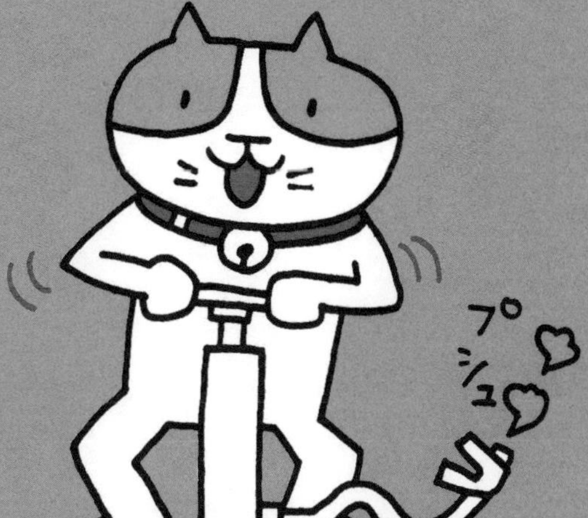

循環器の仕事ぶりは次ページから

心臓はからだに
血液を循環させるポンプ役。
だから、休みなくはたらき続ける

心臓

心臓はからだの芯のようで、生命維持をする一番大切な場所。からだ全体をめぐってきた血液を受け入れ、そして送り出すポンプの役目をする働き者です。心臓のはたらきがからだのすべてに酸素と栄養分を供給しています。重さは成人で約250～350g。こぶしをにぎったような形をしています。心は心臓にあると思われるほど、気持ちの部分でも大切な場所です。

●拍動で送り出す血液量
1回で約70㎖
1分間で約5ℓ
1日に約7200ℓ

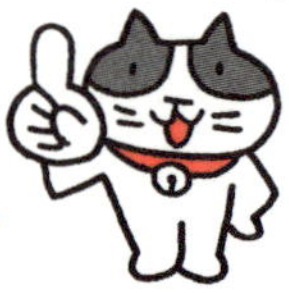

心臓の地図帳

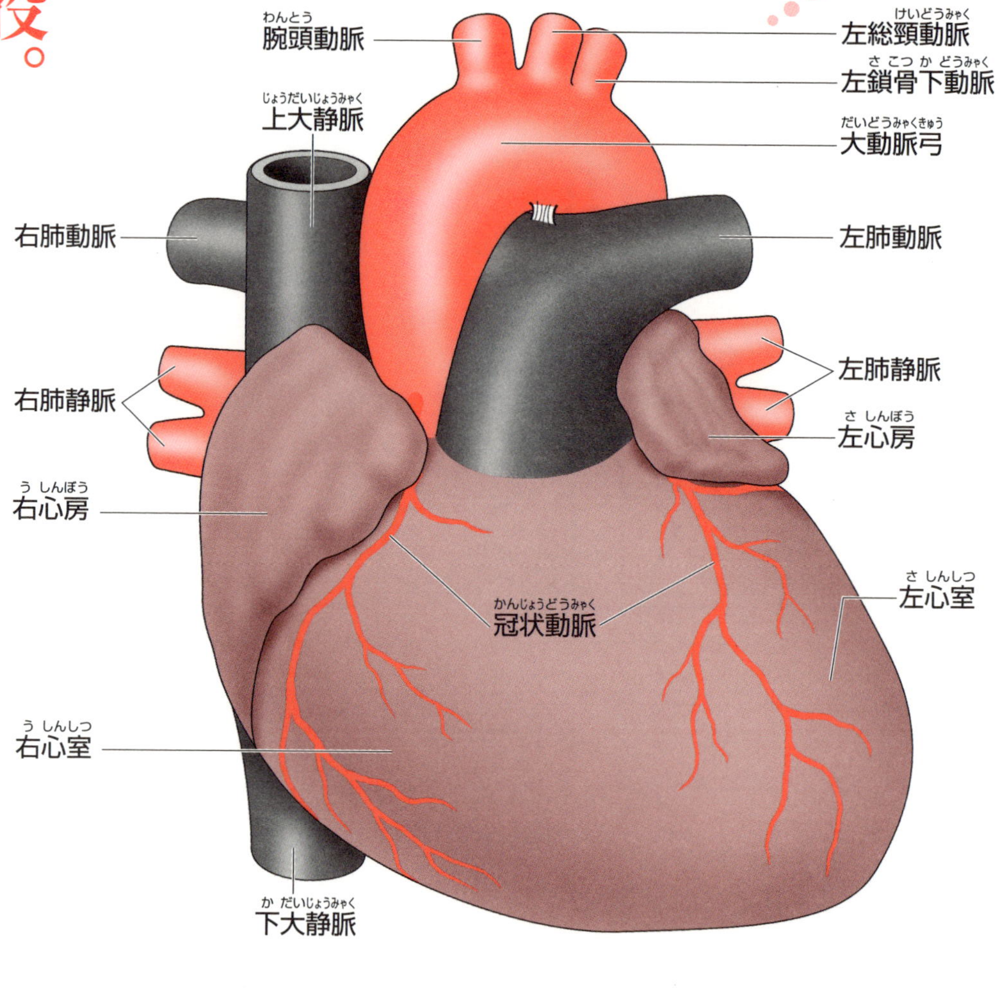
腕頭動脈《わんとう》
左総頸動脈《けいどうみゃく》
左鎖骨下動脈《さこつかどうみゃく》
上大静脈《じょうだいじょうみゃく》
大動脈弓《だいどうみゃくきゅう》
右肺動脈
左肺動脈
右肺静脈
左肺静脈
左心房《さしんぼう》
右心房《うしんぼう》
冠状動脈《かんじょうどうみゃく》
左心室《さしんしつ》
右心室《うしんしつ》
下大静脈《かだいじょうみゃく》

心臓の内部

心臓の中には四つの部屋がある

休まずはたらき続ける心臓は心筋《しんきん》という特殊な筋組織でできています。心筋は骨格筋と同じ横紋筋《おうもんきん》で、電気的な収縮刺激の伝達が速いのが特徴です。内部は心室中隔という壁で左右に分かれ、さらに両側は上下で右心房《うしんぼう》と右心室《うしんしつ》、左心房《さしんぼう》と左心室《さしんしつ》の四つの部屋に分かれています。

右心房にはからだの二酸化炭素を集めてきた静脈血が送り込まれてきます。この静脈血は右心室に入り肺動脈によって、肺に送られ動脈血に変わります。肺で酸素を十分に供給された新しい動脈血は肺静脈を通り、今度は左心房に入り左心室から大動脈によってからだに送り出されます。全身に血液を送り出すという力のいるはたらきをする左心室の壁は、右心室よりも約３倍も厚くできています。

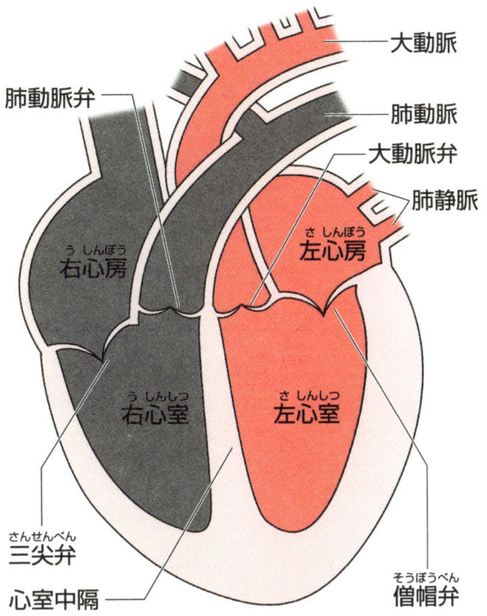

心臓の弁

弁のはたらきで血液の逆流を防ぐ

弁は動脈血や静脈血の逆流を防ぐはたらきをしています。右心房《うしんぼう》と右心室《うしんしつ》の間にあるのが三尖弁《さんせんべん》、右心室から肺への出口にあるのが肺動脈弁、左心房《さしんぼう》と左心室《さしんしつ》の間にあるのが僧帽弁《そうぼうべん》、左心室から大動脈への出口にあるのが大動脈弁です。

四つの部屋と四つの弁のはたらきがあるので、心臓の血液循環が規則正しく効率よく行われているのです。このリズミカルな心臓のはたらきが狂い出すと、心不全や不整脈という症状が起こります。

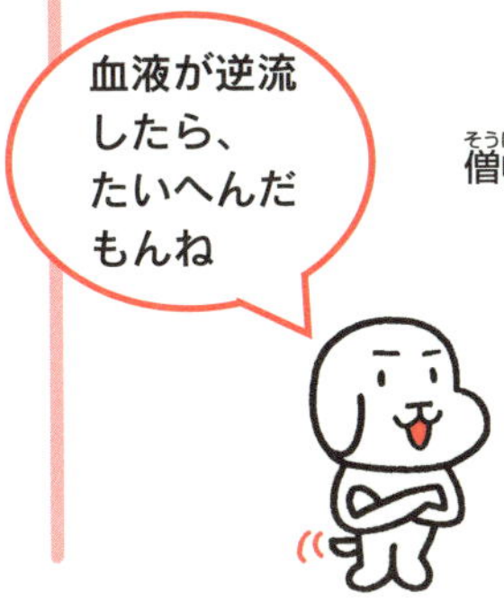

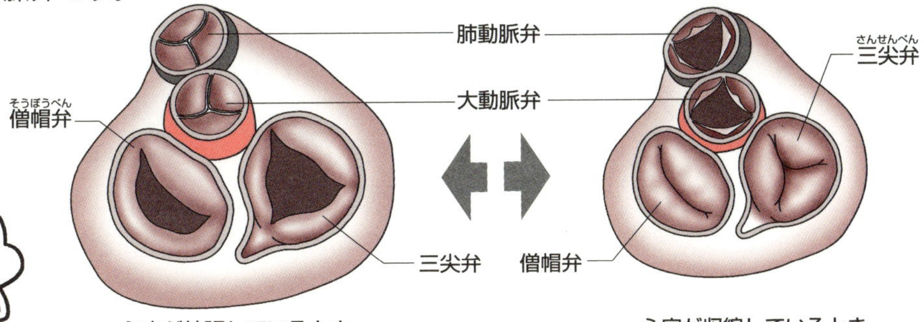

心室が拡張しているとき　心室が収縮しているとき

心臓の血液の流れ

心筋の拡張と収縮で血液は送り出される

心臓の中を血液は次の順番で流れています。

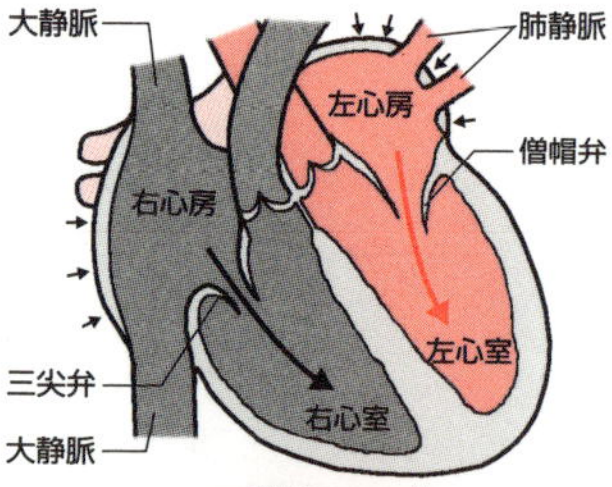

●まず、三尖弁《さんせんべん》と僧帽弁《そうぼうべん》が開き、大静脈からの血液が右心房《うしんぼう》から右心室《うしんしつ》へ流れ、肺静脈からの血液は左心房《さしんぼう》から左心室《さしんしつ》へと流れます。

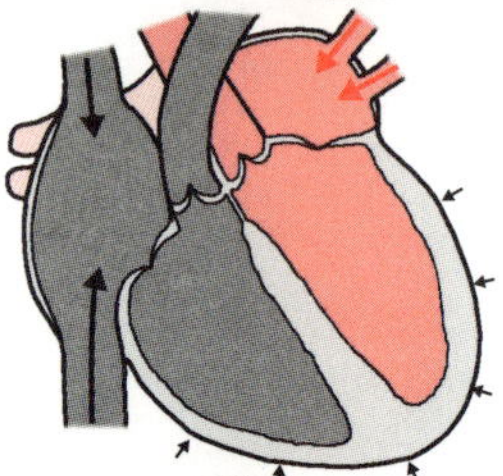

●心筋が収縮するとともに三尖弁と僧帽弁が閉じます。

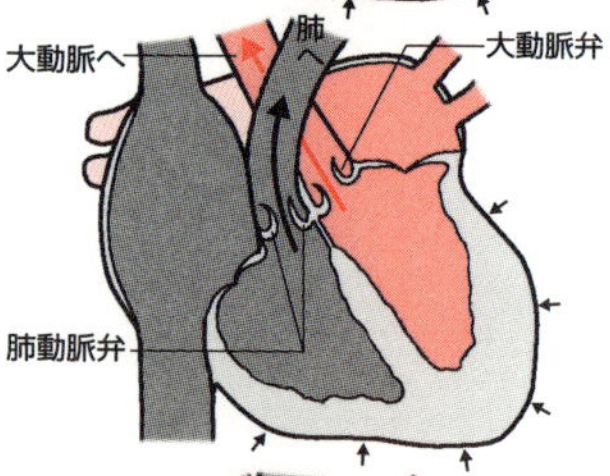

●大動脈弁と肺動脈弁が開き、右心室にある血液が肺へ送り込まれ、左心室の血液が大動脈へ押し出されます。

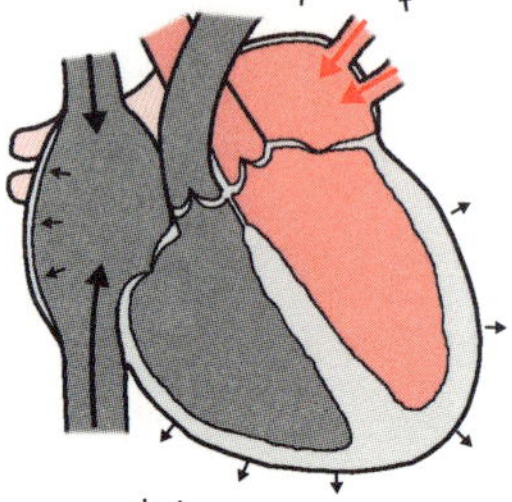

●心筋は弛緩《しかん》して、大動脈弁と肺動脈弁が閉じます。

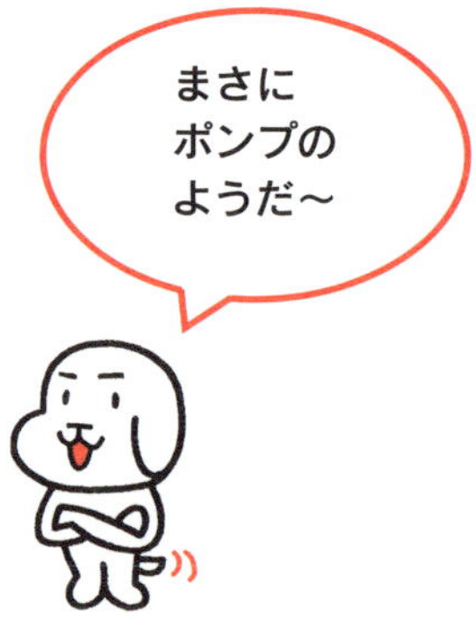

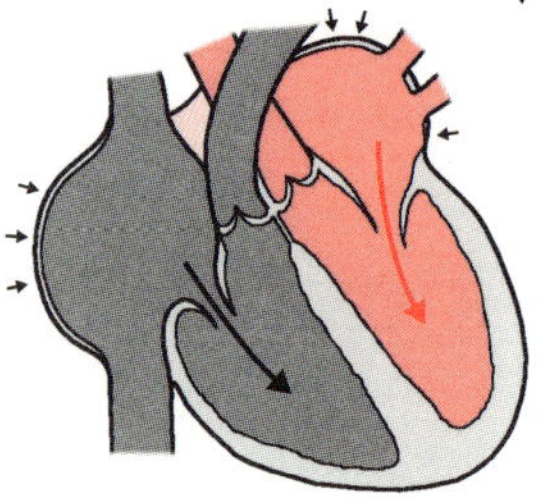

●これの繰り返しです。

1分間に左心室から送り出される血液の量は約5ℓ。これは安静にしているときの状態で、歩いているときは、1分間に約7ℓ。走っているときは約30ℓというように血液の量が変化します。

また、血液は心臓から全身に送り出され心臓に戻ってくるまでの循環コースに、体循環と肺循環の二つがあります。体循環の流れは一番短い時間で約20秒で1周します。片や肺循環は3～4秒で1周します。

心臓の収縮と脈拍の関係

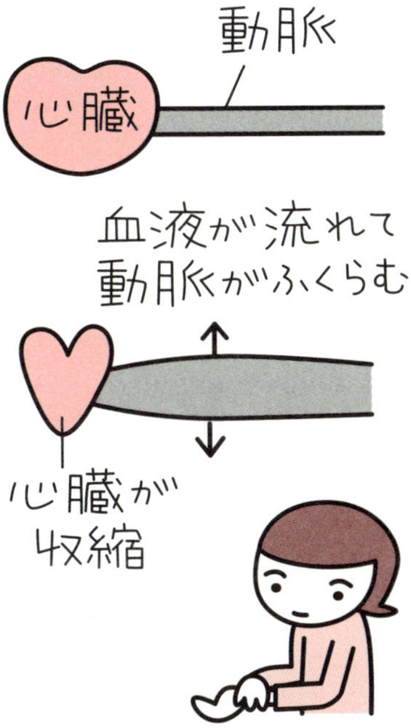

心臓が収縮して血液が動脈に送り出されると、その勢いで動脈の血管の内圧が変化し、そのために動脈が上下して拍動が起こります。これが脈拍で、心臓の収縮のリズムと一致しており、一般的に１分間の拍数で表現されます。

脈拍がわかるのは、手首や首、こめかみ、鼠径部《そけいぶ》、ひざの後ろなどで、これはその部分だと動脈が皮膚の近くを流れているためです。健康な成人であれば、１分間の脈拍はだいたい65～85ぐらい、子どもだと70～120ぐらい、高齢になると成人よりも少なくなります。また、男性より女性のほうが一般に脈拍が多いのが特徴です。

脈拍は健康のバロメーターになります。脈が安静時でも１分間に100以上もあるときは頻脈、逆に脈拍が少なく、１分間に60以下のときは徐脈と呼ばれ、さらに脈拍の間隔が一定でない場合は不整脈と呼ばれます。ただし、脈拍が乱れているからすぐに病気というわけではありません。

どんなときに脈拍は速くなる？

心臓の収縮は、自律神経によってコントロールされています。交感神経が活発になると拍動数は増え、逆に副交感神経が活発になると拍動数は少なくなります。そのため、一般的には交感神経の活発な昼間は拍動数が多く、副交感神経が活発になる夜には拍動数が減ります。

また、心拍数が極端に増えるのは、運動したときや緊張したときなどです。運動をするとからだの筋肉の酸素が盛んに消費され、血液中の酸素が不足します。その情報が脳の視床下部《ししょうかぶ》を通して、交感神経に伝わり、消費した酸素を補うために、たくさんの血液を送り出そうということで、盛んに心拍数を上げるしくみになっています。ですから、激しい運動をしたあとには、脈拍も速くなります。

また、私たちは緊張したり、何か興奮するようなことがあると、ドキドキして脈拍数も上がりますが、これは交感神経が高ぶるためです。

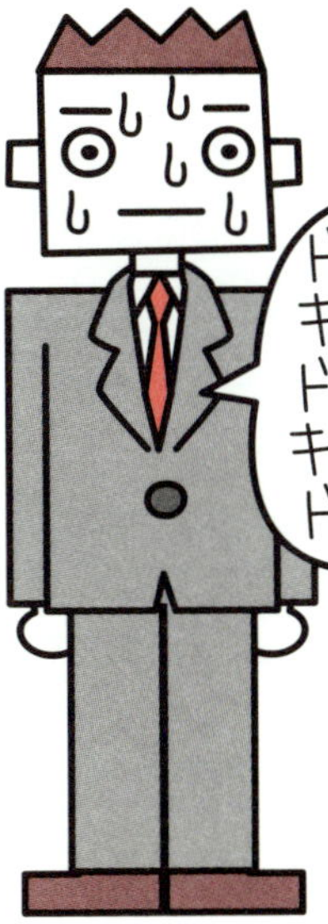

心臓は電気で動いている!?

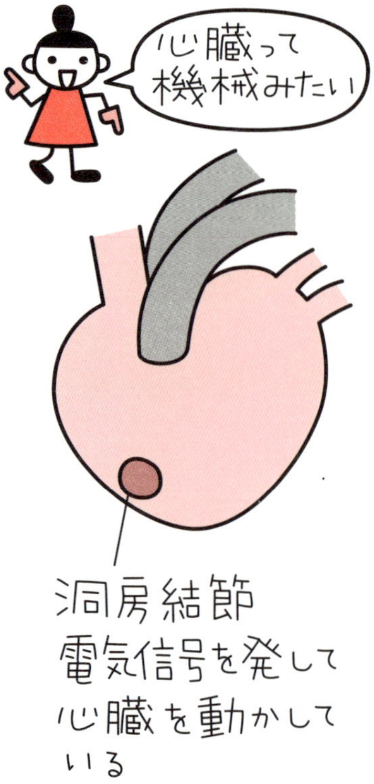

心臓は自律神経にコントロールされているのと同時に、自ら収縮のリズムを作るための電気信号を発しており、それによって動いています。この電気信号は、心臓の右心房《うしんぼう》にある「洞房結節《どうほうけっせつ》」という場所から発せられており、そのためにここは、別名「ペースメーカー細胞」などという呼び方をされることもあります。洞房結節から発せられた電気信号は、左右の心房を通り、房室結節《ぼうしつけっせつ》、ヒス束《そく》という場所を経て、左右に分かれて心臓のすみずみまで伝達されます。

このような心臓独自のしくみがあるため、たとえ心臓をからだからとり出しても、しばらく心臓は動くことができるのです。

この電気信号は1分間に60～100回ほど発せられ、全身の状態によって増えたり減ったりしています。たとえば、運動をして全身に酸素が必要になったときには、電気信号がたくさん発せられ、心臓が速く動くというぐあいです。

心電図とは、結局なんなのか？

心臓は、右心房《うしんぼう》にある洞房結節《どうほうけっせつ》というところから電気信号が発せられ、その刺激が心臓全体に伝わって、一定のリズムで収縮・拡張が繰り返されています。心臓の電気刺激を検出して、記録したものが心電図です。

一般の人では、せいぜい規則的に心臓が動いているかどうかを調べるぐらいにしか見えませんが、心電図を見ることでいろいろなことがわかります。

心臓の規則的な収縮と拡張がわかるのはもちろん、電気信号が心臓全体にきちんと伝わっているのか、心臓の中で統制をとっているのはどの部分か、心臓の筋肉は肥大をしていないか、酸素不足は起こっていないかといったことも心電図で明らかになります。

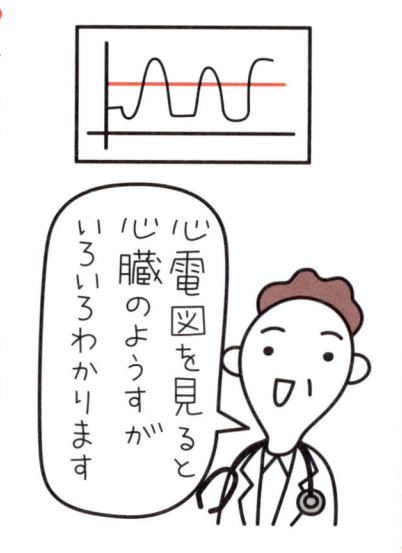

心電図を見ると
心臓のようすが
いろいろわかります

血圧とは、どこにかかる圧力？

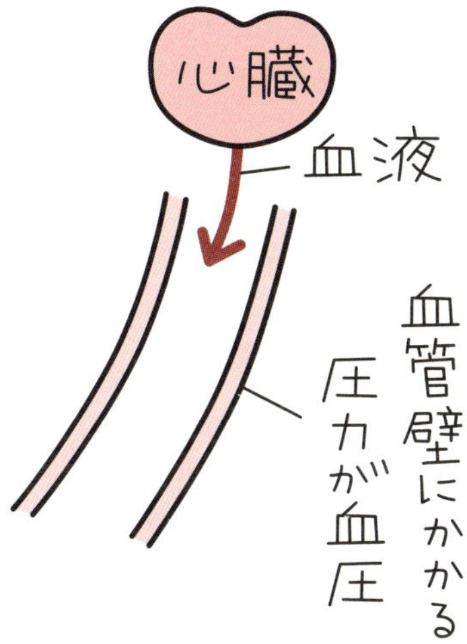

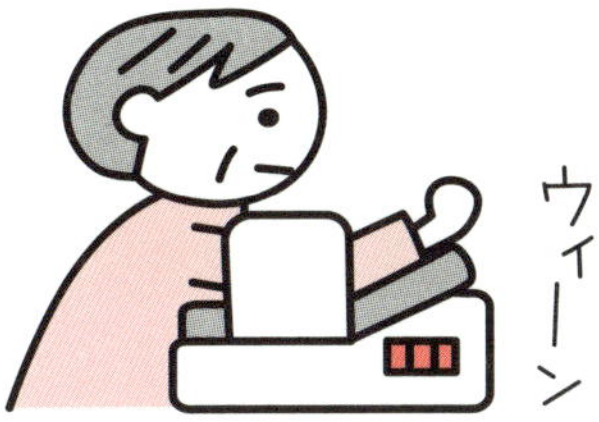

血圧というのは、心臓の収縮・拡張作用によって流れる血液（血流といいます）によって、血管壁にかかる圧力のことをいいます。なかでも一般的にいわれる血圧とは、動脈の圧力のことです。

心臓は電動のポンプのように常に一定の力で血液を体内に送り込んでいるわけではありません。一定のリズムで収縮と拡張を繰り返しながら、血液を全身にいきわたらせています。ですから、血圧も常に一定というわけではありません。心臓が収縮し、血液がドッと血管に送り出されるときの血圧を収縮期血圧、または最高血圧といい、逆に心臓が拡張して全身を回ってきた血液を心臓にため込む状態のときの血圧を拡張期血圧、あるいは最低血圧といいます。血圧を測ると、「上はいくつ、下はいくつ」という表現をされますが、上の血圧が収縮期血圧、下の血圧が拡張期血圧ということになります。

また、収縮期血圧、拡張期血圧も常に一定というわけではありません。季節や時間、体調によって変化します。一年を通してみると冬は高くなり、夏は低くなりますし、ストレスや緊張で血圧は上がります。

なぜ血圧は高くなる？

たとえば「怒って血圧が上がる」などというときは、怒って興奮することで、心臓が収縮によって送り出す１回の血液量（心拍出量）が一時的に増え、血圧が上昇します。そのほか、末梢《まっしょう》動脈の血管の抵抗が上がる、大動脈の血管壁の弾力性の変化、血液の粘調度が高まる、からだ中を流れる血液量の変化などによっても血圧は上がります。

なかでも、重要なのが末梢動脈の血管抵抗ですが、これは加齢とともに起こる動脈硬化などが原因となって上がります。また、心臓がどんどん送り出す血液量が増えすぎてしまうのも、血圧上昇の大きな原因です。こういったことが起こる根本的な原因として、動脈硬化や腎臓病《じんぞうびょう》も考えられますが、はっきりした理由のわからない場合も少なくありません。

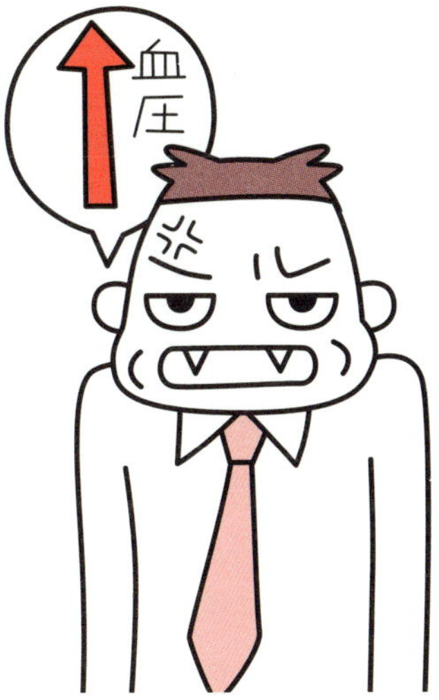

血圧が高いとなぜ悪いのか？

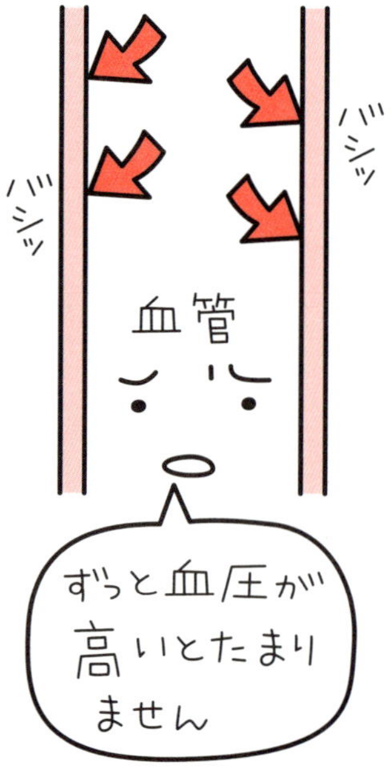
バシッ
バシッ
血管
ずっと血圧が高いとたまりません

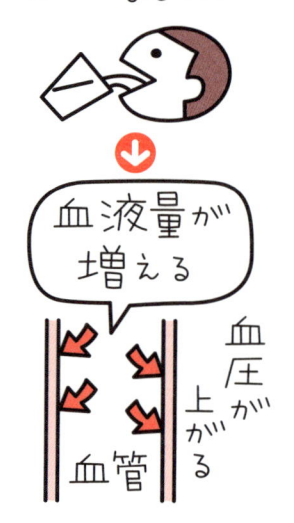

血圧が一時的に上昇するのは、よくあることで問題ありませんが、血圧がずっと高い状態が続くとさまざまな障害が起こる原因となります。まず、動脈硬化が促進され、血管に負担がかかります。負担がかかった血管にどんどん血液が流れようとすると、血管が破裂したり、あるいは狭くなった血管に血の塊が詰まって血液が流れなくなる、いわゆる梗塞《こうそく》が起こります。脳の血管でこれが起こると、脳出血や脳梗塞になってしまうわけです。

一方、たくさんの血液を流さなければならない心臓にも大きな負担がかかります。そのため、心臓肥大となり、最終的には心不全を起こしたり、心臓に酸素が足りなくなる虚血性心疾患の原因になります。

そのほか、血液をろ過して尿を作る腎臓《じんぞう》にも負担がかかります。腎臓に病気があると、血圧が上がりますが、血圧が高いままにしておくと腎臓はますます悪くなり、その結果ますます血圧が上がるという悪循環に陥ります。

なぜ高血圧に塩分がいけないのか？

塩分をとりすぎると、水分がほしくなります。これは人間のからだは浸透圧を一定に保つしくみとなっており、塩分濃度を薄めるために水分が必要になるからです。また、腎臓《じんぞう》では過剰に摂取した塩分を体外に排出しようとし、水の再吸収が必要になります。こういった理由からも水分が多量に摂取されます。

水分の摂取量が増えると、からだの中を流れている血液、つまり循環血液の量が増え、心臓が一度の収縮・拡張で送り出す血液量も必然的に増えてきます。そうなると末梢《まっしょう》動脈の抵抗も高まり、血圧の上昇につながります。

また、塩分に含まれているナトリウムは末梢動脈壁の中に入って血管を収縮させることなども血圧上昇の一因となります。

厚生労働省の調査では、国民の塩分摂取量は１日12g程度と、理想的な塩分摂取量といわれる１日10gよりも多くなっています。血圧が高めの人は、10gよりもさらに少なめにしておいたほうがよいでしょう。

塩分をとりすぎると、水分がほしくなる…
血液量が増える
血圧が上がる
血管

心筋に酸素がいかなくなると起こる狭心症・心筋梗塞

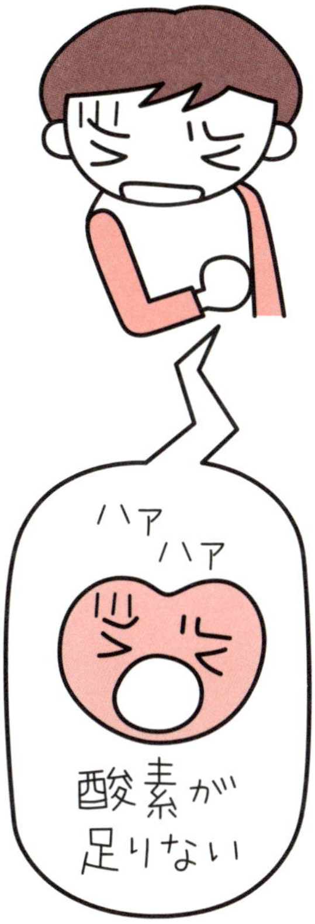

全身に血液を循環させるように血液を送り出すはたらきをしているのが心臓ですが、その心臓の筋肉に血液を送り込み、酸素や栄養分を与える役割を果たしているのが冠状《かんじょう》動脈です。

この冠状動脈が、動脈硬化によってかたくなったり、細くなって十分な酸素が心筋に送られなくなった状態が狭心症です。狭心症の症状は数分間、胸あるいはみぞおちのあたりがしめつけられる、押さえつけられるような圧迫感のような痛みを繰り返すものです。

一方、心筋梗塞《しんきんこうそく》は動脈硬化などで細くなった冠状動脈に血の塊（血栓《けっせん》）が詰まり、完全に心筋に血液が流れなくなってしまった状態です。血流が途絶えてしまうのですから、当然酸素も供給されなくなります。心筋梗塞の症状は、狭心症の比ではありません。胸全体に激痛が走ります。人によっては「車がいきなり飛び込んできたかと思うぐらいのショック」だと表現するほどです。その激痛が30分から数時間続きます。

狭心症は心筋梗塞の予備軍なのです。まず動脈硬化などを予防し、狭心症を起こさない、もし起こしたら、進行しないようにきちんとした治療を受ける必要があります。

聴診器で聞こえる音。どんなことがわかる？

からだに聴診器を当てるといろいろな音が聞こえてきます。この音がさまざまな体内の情報をもたらしてくれます。

聴診器で心音を聞くと、心臓の弁の開閉が正常に行われているか、あるいは心臓から血液がちゃんと送られてくるかといったことがわかります。熟練した医師なら、心音を聞いただけで心臓がどんな状態か、かなりの情報を得ることができます。また、聴診器では肺や気管の音などを聞いて呼吸音に異常がないか、あるいは腸の音を聞き、腸が正常にはたらいているかなどの情報を得ることもできます。

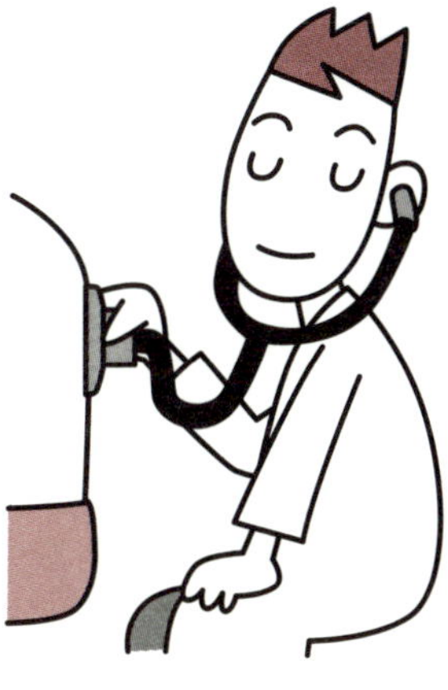

さらに首や太もものつけ根のあたりから聴診器で動脈の音が聞こえる場合は、動脈硬化が進行しているのだと診断できます。

血管

血液の通り道である血管は、からだ中にはりめぐらされている。
心臓から出ていく道は「動脈」、心臓へ帰っていく道は「静脈」

動脈は心臓から送り出された血液を全身に運ぶためのいわば「幹線道路」。心臓から出て胸を通り、腹部に伸びた太い血管を大動脈と呼びます。大動脈は頭や上半身、下半身に流れる動脈に枝分かれして全身をめぐります。木の幹のような大動脈は丸い形をして、壁が厚くできています。特に中膜の弾力性が強く、血管壁が少し薄いのがほかの動脈とは違う点です。動脈は拡張と収縮の繰り返しで血液を送り込みますから、このはたらきができやすい構造になっています。

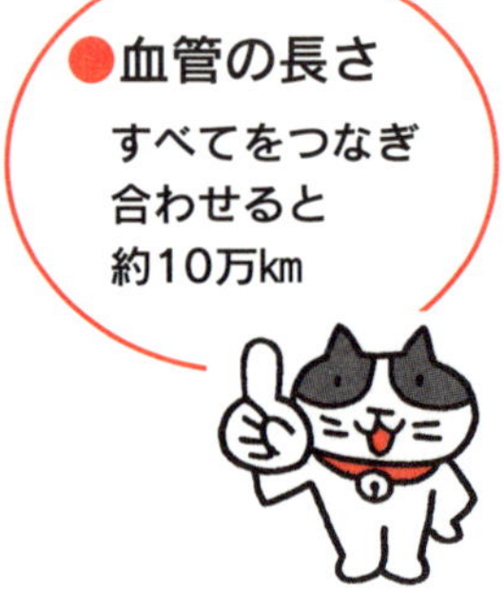
●血管の長さ
すべてをつなぎ
合わせると
約10万km

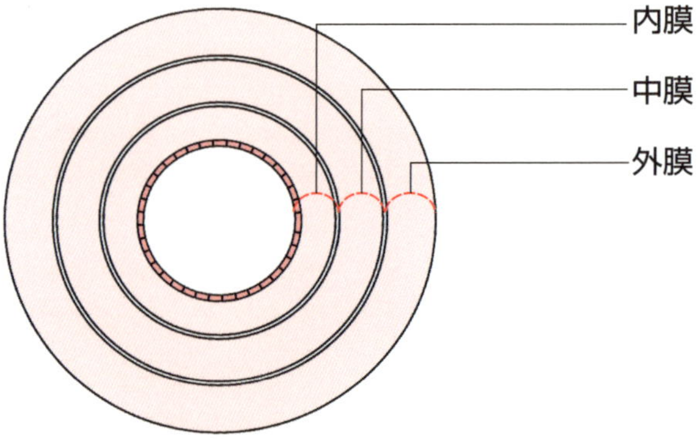

動脈の断面

血管の地図帳

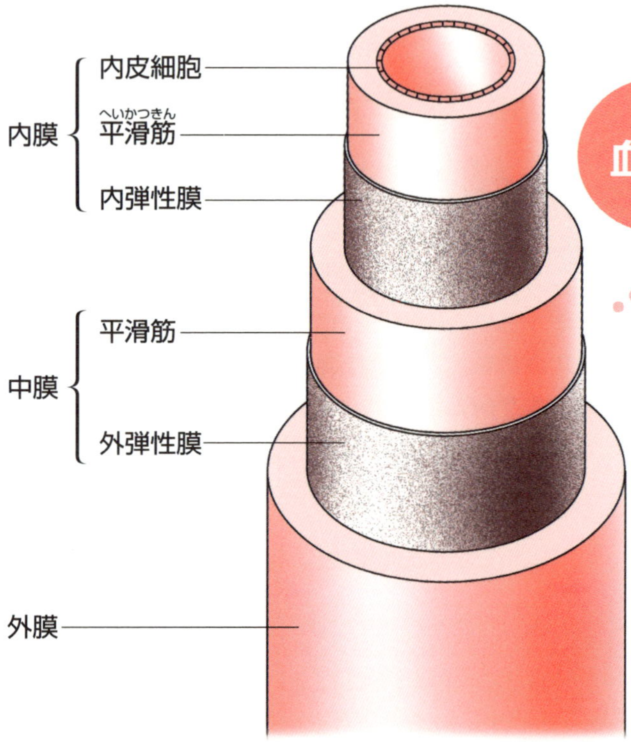

静脈の構造

心臓に血液を戻す血管

静脈は毛細血管で酸素や栄養分と引き換えに、二酸化炭素や老廃物を受け取るガス交換の作業をして心臓に戻ります。動脈と同じく内膜、中膜、外膜の３層からできていて、形は楕円形です。主に血液を運ぶための静脈は、流れもゆるやかで心臓より上部は自然に下流しますが、心臓より下の流れは手足やからだを動かしたときの圧力で血液が流れます。

このため立ちどおしのように同じ姿勢をとると血液の流れが悪くなり、足がだるくなります。血管の弾力性も動脈よりは少なく、静脈は小静脈から大静脈へと合流するような形で太くなりながら心臓に向かいます。また、血管の内壁に血液の逆流を防ぐための弁がついています。ただし、頭部や胸腹部の静脈にはありません。

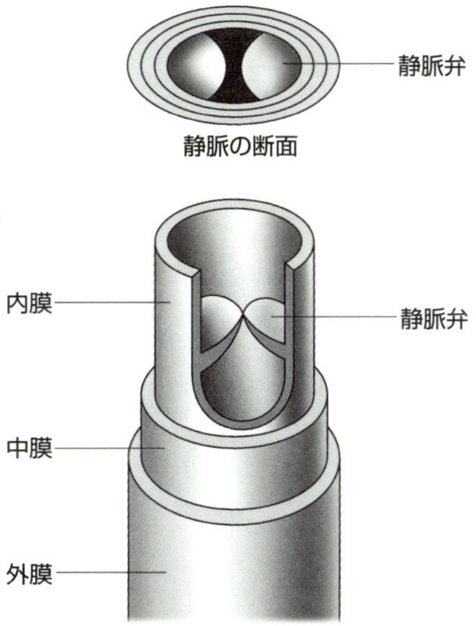
静脈弁
静脈の断面
内膜
静脈弁
中膜
外膜

毛細血管の構造

直径が100分の１㎜という細い血管

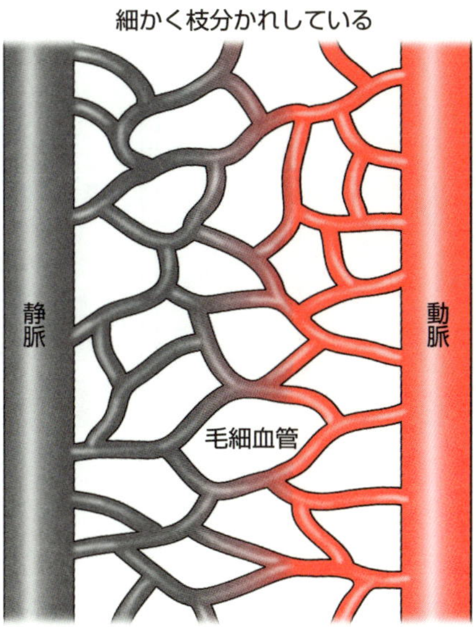
細かく枝分かれしている
静脈
動脈
毛細血管

血液のはたらきの要《かなめ》である栄養素と酸素を配り、二酸化炭素と老廃物を交換する場所が毛細血管です。構造は一層の内層細胞と壁細胞ででき壁はとても薄いです。このためそれぞれの交換がしやすいのです。直径が100分の１㎜という細い血管で骨の内部も含め全身に網の目のようにはりめぐらされています。からだの中で毛細血管のないところは軟骨組織と目の角膜と水晶体ぐらいです。また、毛細血管は器官のはたらきによって構造に違いがあります。たとえば手足のような組織、ホルモンを出す臓器や腎臓《じんぞう》、肝臓など物質の出入りが頻繁なところは、血管壁に透過性があり穴が開いています。

血液の循環には二つの経路がある

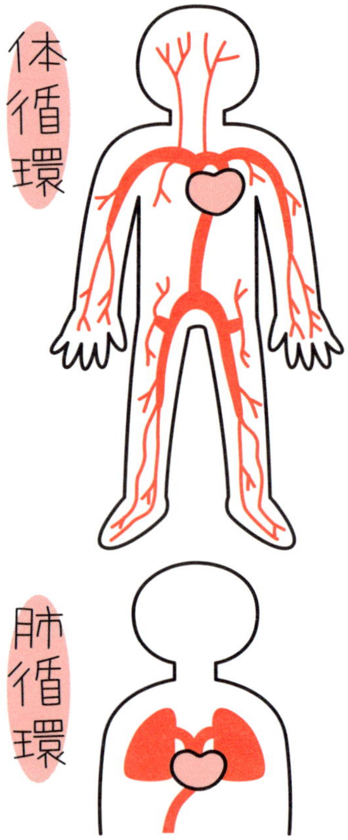
体循環
肺循環

心臓から送り出され、体内に酸素や栄養を運ぶ血液が流れる血管を動脈、逆に心臓に戻る血液が流れる血管を静脈といいます。血液は動脈と静脈を通って体内のすみずみまで循環していますが、血液の循環は大きく二つに分かれています。肺へ向かう「肺循環」とほかの組織に向かう「体循環」です。

体循環は心臓の左心室から送り出され、大動脈を通っていろいろな動脈に枝分かれして、頭部や肝臓、胃腸、腎臓《じんぞう》、下肢《かし》など各組織に送られ、酸素や栄養を供給します。その後、静脈を経て、大静脈に集められた血液は、心臓の右心房に戻ってきます。右心房に戻ってきた酸素含有量の少ない血液は、今度は心臓の右心室から左右の肺に送られます。肺の中で、二酸化炭素が放出され、酸素をとり込んで、再び酸素含有量の高い血液となって心臓に戻ります。この心臓から肺、再び心臓に戻る経路を肺循環といいます。肺循環によって、酸素をたくさん含んだ血液は、再び体循環でからだの組織に酸素を運ぶ役割を果たすわけです。

動脈と静脈を血液が流れるしくみは

動脈は血管壁が厚く、弾力性があり、この弾性を利用して血液を運んでいます。心臓から送り出された血液を、動脈ではふくらんだり縮んだりしながら、血液を先へ送ります。

一方、静脈の血液は、静脈の筋肉の収縮運動で血液を心臓に送り返しています。静脈の中には血液の逆流を防ぐための静脈弁と呼ばれる弁がついています。

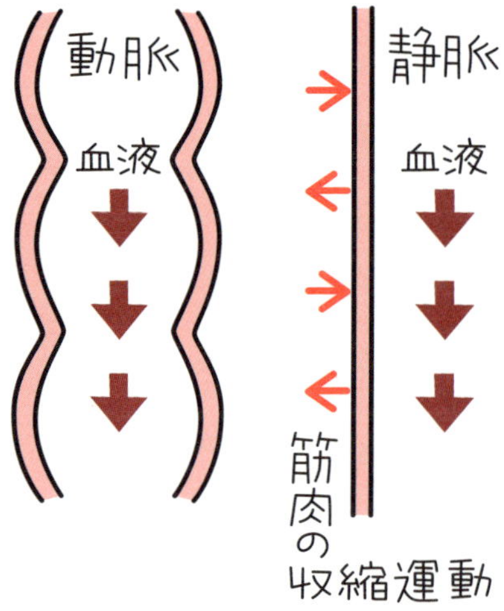
動脈
血液
静脈
血液
筋肉の収縮運動

血液が流れる速度は速い？　遅い？

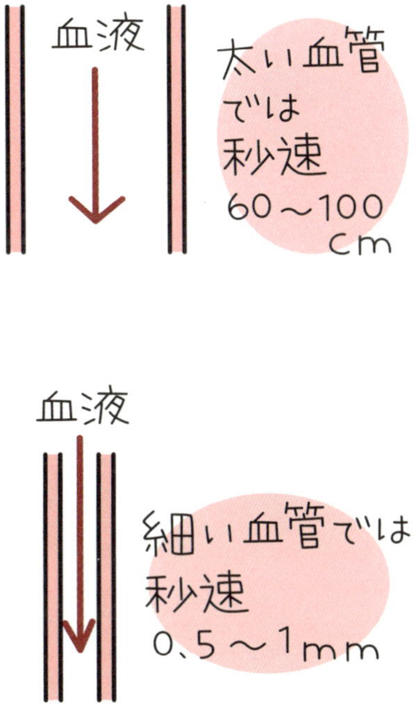

血液
太い血管では秒速60～100cm
血液
細い血管では秒速0.5～1mm

血管はからだのすみずみまで、はりめぐらされています。直径が2～3cmもあるような動脈から、わずか0.005mm程度の毛細血管まであり、それらを全部つなぎ合わせれば、大人の場合で全長10万km、地球を2.5周するくらいの長さがあるといわれています。この長い血管全体に、約4～5ℓの血液が循環し続けています。

血液が流れるスピードは、血管の太さによって変わります。太い血管から細くなるにつれ、血液の流れるスピードが遅くなります。一番太い動脈である上行動脈などは、直径2～3cmあり、秒速60～100cmぐらいのスピードで血液が流れています。直径1.6～2cmくらいある下行大動脈で秒速20～30cmぐらい、直径0.5～1cmある太い静脈で秒速15～20cm、直径わずか0.005～0.01mm程度の毛細血管の場合は、秒速0.5～1mmぐらいです。

ただし、血液が流れるスピードはいつも同じというわけではありません。疲れているときは血液の粘性が上がり、スピードは遅くなります。このほか、血管壁の弾力や血管の状態などでも血液の流れるスピードは変わってきます。

なぜ静脈は青く見える？

腕などに浮いて見える青い血管は静脈です。かといって、静脈の中の血液の色が青いわけではありません。

動脈を通って、各組織に酸素や栄養を運ぶ血液の色は鮮やかな赤色をしています。これは、血液内のヘモグロビンという鉄分と酸素が結びついているため。一方、各組織から心臓へ戻る静脈を流れる血は、酸素を組織に供給し、代わりに二酸化炭素やその他のいらなくなったものを運んでいます。酸素と結びついていないヘモグロビンなので、静脈を流れる血の色は、紫がかった暗い赤色です。この暗い赤色が皮膚を通すと乱反射し、青の波長だけが強調されるため静脈の血管は青く見えるのです。

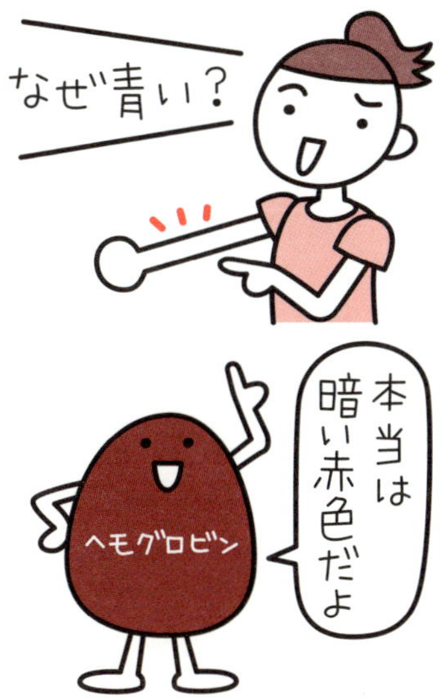

なぜ青い？
ヘモグロビン
本当は暗い赤色だよ

血行のよしあしを左右するのは？

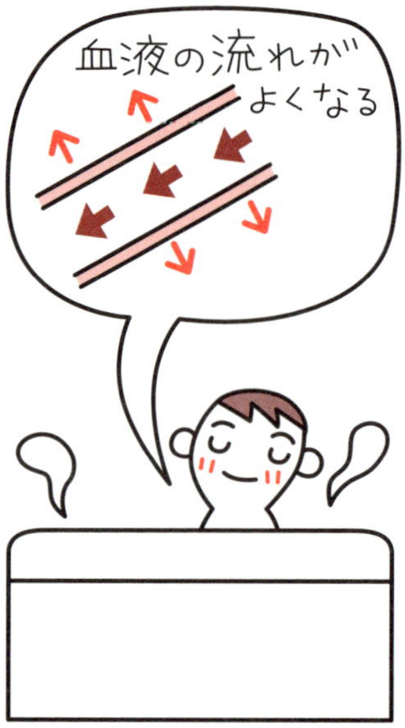

血行、つまり血液の流れはいろいろな条件によって左右されますが、その一つが自律神経です。自律神経は、血管の収縮をコントロールする役割を果たしています。寒いときにはからだから熱が奪われないように、交感神経が活発となり、血管が収縮するため、血行は悪くなります。特に足の先や手の先、腰や首筋などは血行が悪くなり、冷たくなりがちです。逆に、お風呂に入ってからだが温まると、皮膚から熱を出そうとする副交感神経のはたらきで血管が広がり、血管の柔軟性もよくなるため、血行はよくなります。

冷え性の人は、自律神経のバランスが悪く血行が悪いため、手足が冷えやすくなります。血行をよくするためには、ぬるめのお風呂にゆったり入る、ウオーキングなど適度な運動を規則的に行う、血行をよくする食物、にんにくやニラ、あるいはビタミンEを多く含むかぼちゃをたくさん食べるといったことを心がけるようにするとよいでしょう。

動脈がかたくなると血液の流れが悪くなる

動脈硬化というのは、動脈壁に脂質やカルシウム、そのほかのものが沈着し、壁が厚くなったりかたくなってしまうことをいいます。

脂質やカルシウムなどがたまって、内側の壁が厚くなると、血管の内腔《ないくう》が細くなり血液の流れが悪くなります。動脈硬化は脳動脈や冠状《かんじょう》動脈、腎《じん》動脈、大腿《だいたい》動脈などに起こりやすく、これらの動脈の血液の流れが障害されると、大きな病気につながります。

動脈硬化の原因は、遺伝や食物などのかかわりがあるものの、はっきりとはわかっていません。ただ、高血圧や高脂血症、喫煙、肥満、糖尿病、運動不足、ストレスなどが危険因子であることは間違いなく、こういった因子を避けることが予防につながります。

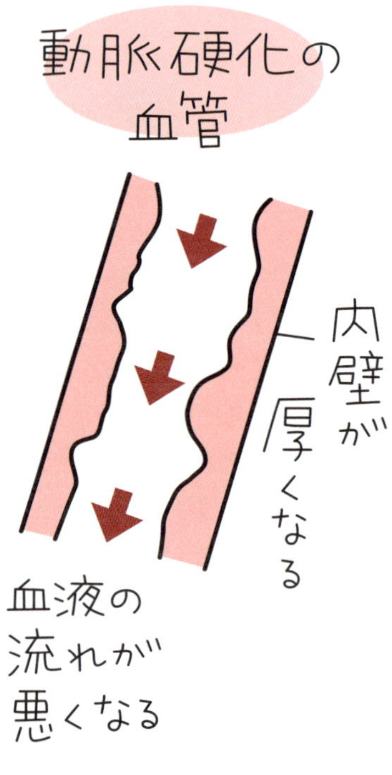

静脈内の弁が壊れて起こる下肢静脈瘤

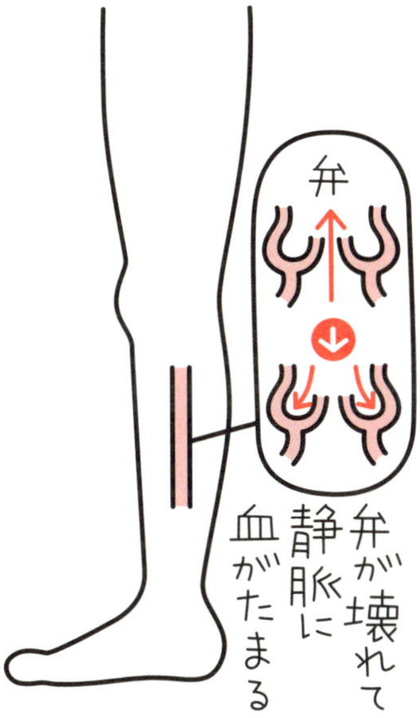

下肢《かし》静脈瘤《じょうみゃくりゅう》は、下肢、すなわち足の静脈の中に血液がたまって、静脈がこぶのように盛り上がった状態になるものです。女性に多く、年齢が上がるにつれて、発症する割合が高くなります。

静脈では筋肉の収縮運動によって心臓に血液を戻していますが、下肢の静脈の血液は、引力にさからって心臓に戻らなければならず、そのために血液が逆流しないように静脈内に静脈弁と呼ばれる弁がいくつもついています。この弁が何らかの原因で壊れると、静脈に血がたまり、静脈瘤となります。弁が壊れる原因ははっきりとはわかっていませんが、妊娠や長時間の立ち仕事、遺伝や肥満などが要因となることがわかっています。

下肢静脈瘤は、進行すると足のだるさやむくみ、こむらがえりなどの症状が起こったり、ひどい場合には、血栓《けっせん》や潰瘍《かいよう》ができることもあります。治療法には、ストッキングによる圧迫療法や静脈瘤を固める硬化療法などがあります。

足の静脈とロングフライト症候群とは

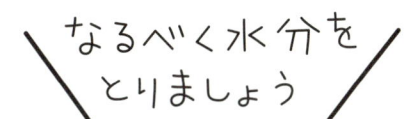

ロングフライト症候群（以前はエコノミークラス症候群と呼ばれていた）とは、正式には深部《しんぶ》静脈血栓症《じょうみゃくけっせんしょう》といい、肺塞栓症《はいそくせんしょう》などを引き起こします。

飛行機による長旅で、長時間、同じ姿勢で座ったままいると、下肢《かし》静脈が圧迫され、ひざの裏のあたりに血の塊（血栓《けっせん》）ができてしまい、その塊が肺につながる動脈に詰まるものです。血の塊が肺動脈に詰まると、呼吸困難に陥り、場合によっては命にかかわります。

症状が出るのは、飛行機の機内や空港、あるいは旅行が終わってから1週間以内とされています。飛行機内は空気が乾燥しており、水分不足になることも原因の一つです。列車や自動車に乗っていて起こることもあります。

予防法としては、1時間に1回はかかとを回したり、上下運動をする、2～3時間に1回は機内を歩いたり、屈伸運動をする、水分をまめにとるといったことです。

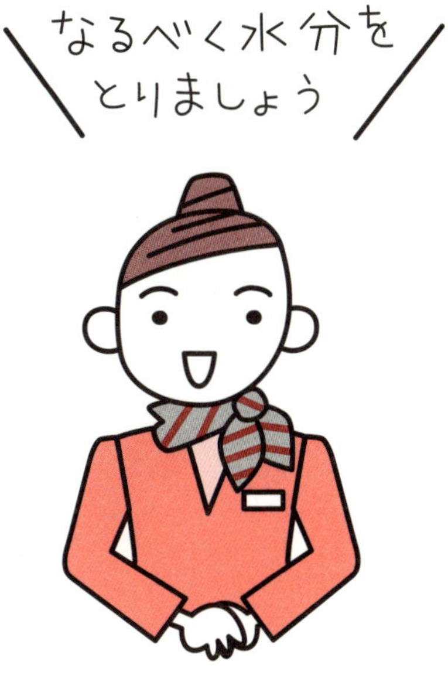

栄養や酸素は血液にとり込まれ、からだのすみずみまで送り届けられる

血液とリンパ

血液は血球と呼ばれる有形成分と、血漿《けっしょう》という液体成分からできています。有形成分には酸素や二酸化炭素を運ぶ赤血球、病原菌を殺す働きをする白血球、血液を凝固《ぎょうこ》させる血小板があります。血液の約60%を占めるのが血漿です。血漿の90%は水分で、そのほかにブドウ糖、たんぱく質、塩分、カルシウム、カリウム、リンなどが含まれています。血漿はからだの新陳代謝のエネルギーとしてはたらきます。

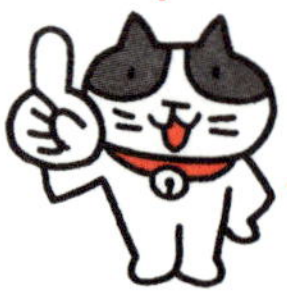

●成分構成
約60%が血漿
約40%は血球成分

血液とリンパの地図帳

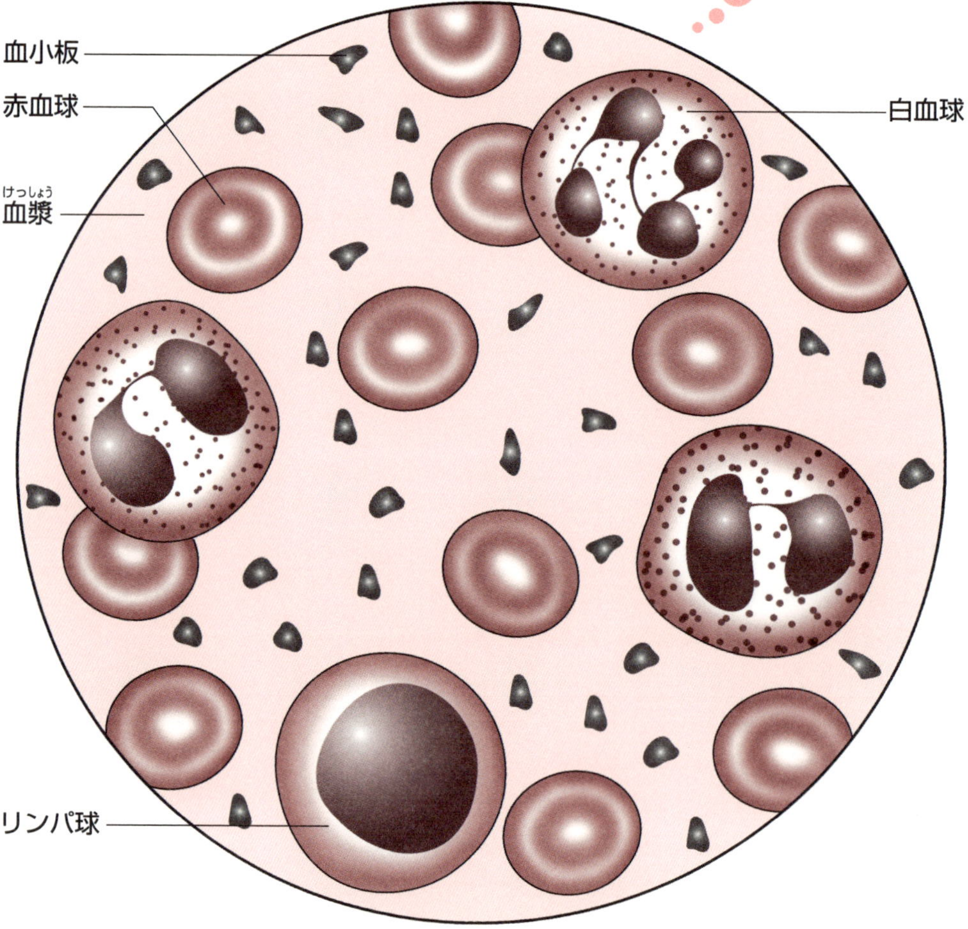

血液が作られるところ

血液は骨髄で作られる

血液細胞が誕生するところを造血器官といいます。生まれる前の赤ちゃんは肝臓などで造血が行われますが、生後は骨髄《こつずい》で作られます。骨髄とは骨の中に広がる骨髄腔《くう》を占めている組織のことです。骨髄の中の幹細胞という種類の細胞が分化して血球の赤血球、白血球、血小板、リンパ球が生まれます。

誕生した血球にはもちろん寿命があります。赤血球で約100～120日、血小板は約10日間、白血球は約2週間という短い命です。全身をめぐり古くなった血液は脾《ひ》臓《ぞう》で処理されます。

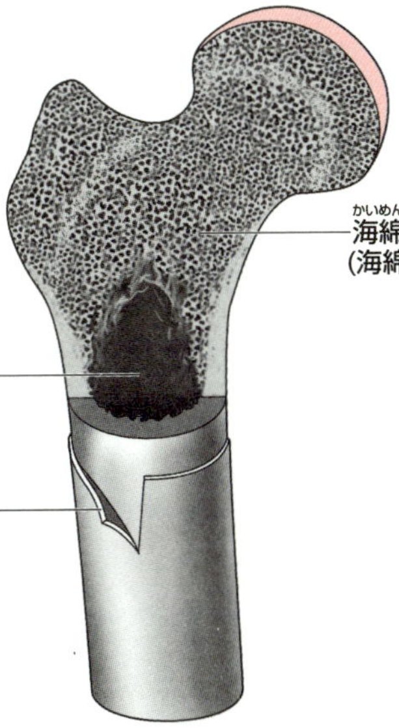
海綿質《かいめんしつ》
(海綿骨)
骨髄腔《こつずいくう》
骨膜

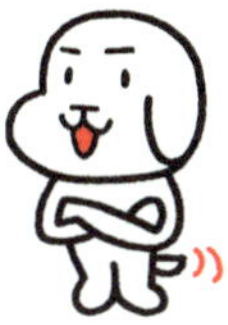
骨の中で
作られるのか～

リンパ液について

リンパ液の成分は90%が水分

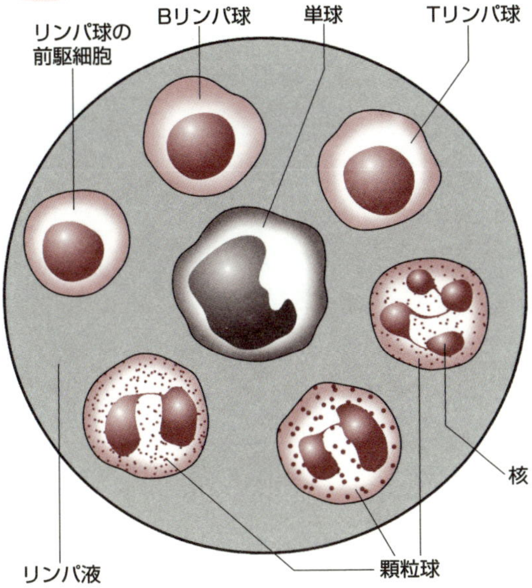
リンパ球の
前駆細胞
Bリンパ球
単球
Tリンパ球
核
リンパ液
顆粒球

からだの中にはリンパ管という細い管があり、その中をリンパ液が流れています。リンパ液は毛細血管から出た血漿《けっしょう》がリンパ管に侵み出したもので、成分は血漿とほぼ同じで90%が水分です。ほかにたんぱく質やブドウ糖、塩類などが含まれています。リンパ液には顆粒球、単球、リンパ球などの白血球が含まれます。はたらきは古い細胞や老廃物、腸管で吸収された脂肪などの運び役です。そして、リンパ液はリンパ管から血管に入り、心臓、動脈を流れ毛細血管から出てリンパ管に入るという循環した流れになっています。

酸素や二酸化炭素を運ぶ赤血球

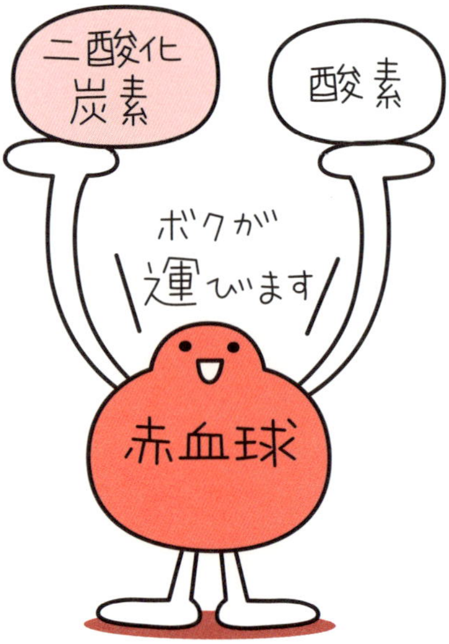

赤血球は血液の重要な役割の一つ、酸素をからだ中に運ぶという役割を果たしています。赤血球は白血球に比べて圧倒的に多く、血液１立方㎜の中に400万～600万個含まれています。赤血球の中には、鉄を一成分とするヘモグロビンというたんぱく質が含まれています。このヘモグロビンは、酸素の濃度が高いところでは酸素と結合し、低いところで酸素を放出するのが特徴です。そのため、心臓から肺に血液が送られたときは、ヘモグロビンは酸素と結合し、からだのすみずみまで酸素を送り届け、酸素を放出します。その後、新陳代謝によってできた二酸化炭素と結合してさらに肺に戻るということを繰り返します。

赤血球を作るためには、たんぱく質や鉄分、ビタミンB_{12}などが必要になります。そのため、これらの栄養素が足りなくなると赤血球が減り、その結果、貧血が起こります。

赤血球は酸素と結びつくから赤い!?

血が赤いのは、血液の中で圧倒的に多い赤血球の色のためです。赤血球の中には、酸素と結びつくヘモグロビンという物質が含まれていますが、ヘモグロビンは、酸素と結合すると明るい赤色になります。逆に、酸素を放出したあとは、暗い赤色になります。このため、酸素が豊富に含まれている動脈を流れる血は、鮮やかな赤色をしています。一方、酸素が放出されたあとの静脈を流れる血は、暗い赤い色をしています。

ちなみに、赤血球が壊れるとビリルビンという物質になり、肝臓の胆汁《たんじゅう》成分となりますが、ビリルビンは黄色い色をしています。便の色が黄色っぽいのは、このビリルビンのせいですが、血液中にビリルビンが増えると、肌の色が黄色くなる黄疸《おうだん》になります。

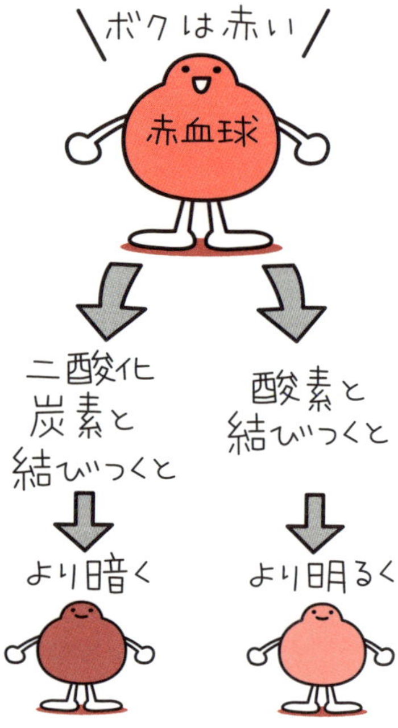

外敵からからだを守る白血球

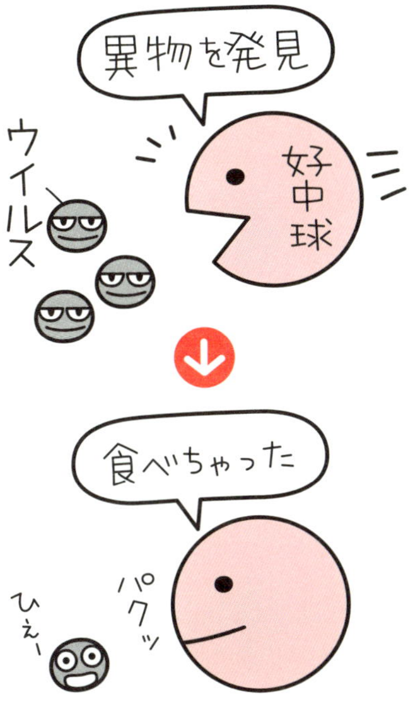

白血球は何種類かの細胞が集まってできている細胞を総称しています。白血球の役割はひと言でいえば、外から入ってくるウイルスや細菌などの外敵からからだを守ることです。

白血球に含まれている細胞は、リンパ球、好中球《こうちゅうきゅう》、単球、好酸球、好塩基球《こうえんききゅう》などです。ウイルスなど異物がからだに侵入したとき、まず行動を起こすのは、白血球の中のリンパ球です。異物を直接攻撃したり、異物を退治するための抗体を作ります。それと同時に白血球の中で一番多い好中球が、アメーバー運動をしながら異物に近づき、自分の体内に異物をとり込んで活性酵素によって異物を殺します。炎症などが起きると白血球の中の好中球が増えます。そのほか、単球は異物を食べたり、サイトカインと呼ばれる物質を分泌して異物を攻撃します。好酸球、好塩基球なども寄生虫などの異物をやっつけるのに威力を発揮します。

白血球は多すぎても、少なすぎてもよくない

血液中に含まれる白血球の数は赤血球の約千分の一程度。1立方mmに5000個ほどです。外敵との戦いで、白血球が死んでも、すぐ新しい白血球が作られるので、ふつうは問題ありません。しかし、何らかの理由でその数が増えたからよいというものではありませんし、少なすぎても問題が起こります。

白血球の数が少ないと、外敵から身を守ることができなくなり、抵抗力が落ちてしまいます。白血球が少なくなる原因としては、貧血や血液の病気があります。一方、白血球の数が多いときには、ウイルスや細菌とからだが戦っている証拠で、からだのどこかが感染症など、何らかの故障が起きている可能性があるということです。

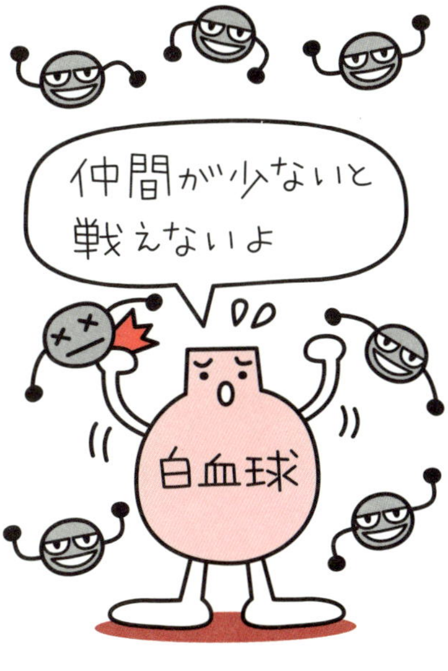

膿の正体は白血球の死骸!?

白血球の中の好中球《こうちゅうきゅう》は、微生物やウイルスなどからだにとって有害なものが入ってくると、アメーバーのように近づき、その偽足を伸ばして、微生物をとり込んで、殺してしまいます。白血球の寿命は通常２週間程度とされていますが、微生物などとの戦いを終えた好中球は死んでしまいます。私たちのからだの傷などから出る膿《うみ》は、外敵と戦って死んだ好中球の死骸《しがい》や崩壊した組織、微生物の死骸などが集まってできた浸出液です。

黄色いドロリとした鼻汁も同じで、かぜのウイルスと戦った好中球の死骸やウイルスの死骸からできたものです。なお、傷口の膿がたまっても外へ出られないとはれて痛みますが、その場合は膿を外へ出すことで回復に向かいます。

血が止まるのはどうしてか？

出血しても血が止まるのは、血液の中の一番小さな血球成分である血小板と、血液凝固《ぎょうこ》因子のはたらきのおかげです。

傷口から出血すると、まず、血管が縮んでその部分に血小板が集まってきます。血小板はお互いにくっつき合って血栓《けっせん》を作ります。そのうえに、血漿《けっしょう》（血液の液体部分）に含まれるいくつかの血液凝固因子の協力もあって、さらに強固な網目状の血栓ができ、ここに赤血球や白血球などもからんで凝固し、血が止まるしくみとなっています。この血栓を血小板血栓と呼んでいます。

健康であれば、ちょっとした傷なら10分ぐらいで自然に血が止まります。

何らかの病気で血小板が減ってしまうと、出血が止まらなくなります。また、血友病は生まれつき血液の凝固因子が足りないので、やはり血が止まりにくい病気です。

骨髄移植ってどうやるの？

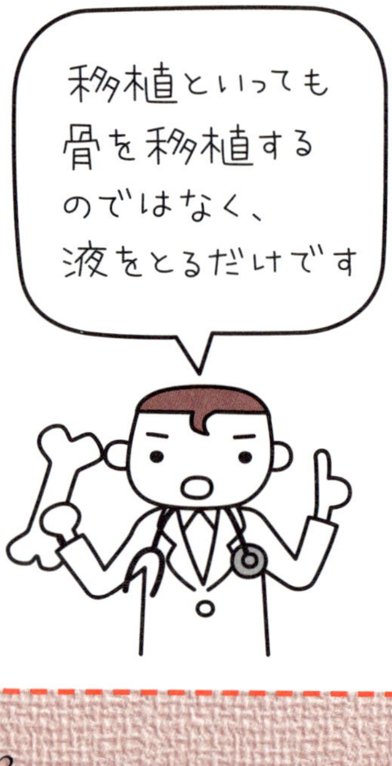
移植といっても
骨を移植する
のではなく、
液をとるだけです

骨髄《こつずい》は、胸や腰の骨の中心にあるゼリー状の組織のことで、その中には、血液のもととなる骨髄幹細胞が含まれています。骨髄から赤血球や白血球、血小板が作られているのです。骨髄という響きから、脊髄《せきずい》をイメージする人が多いようですが、脊髄と骨髄はまったく別のものです。

白血病はこの血液を作る骨髄幹細胞（造血細胞）ががん化して、無秩序に増殖してしまう病気です。血液中の血球が正常に生産されないため、血液としての役割を果たさなかったり、がん化した血球が体内を循環してさまざまな障害を起こします。

白血病の治療などで用いられる骨髄移植は、健康な人の皮膚から針を刺して骨髄液を吸いとり、それを患者の静脈に点滴するもので、骨を移植するのではありません。

貧血とはどういう状態？ 赤血球中のヘモグロビンが不足する

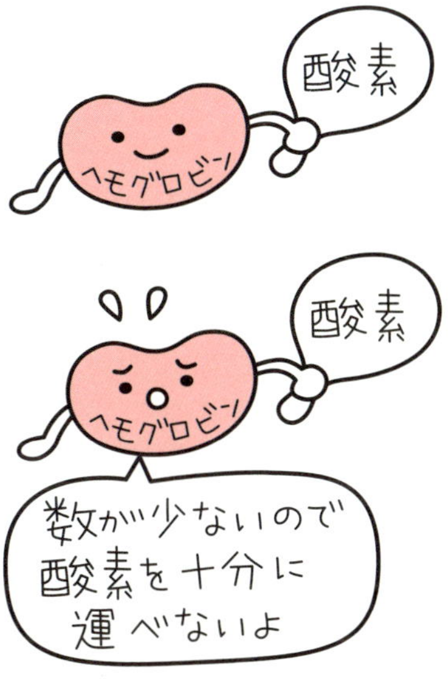
酸素
ヘモグロビン
酸素
ヘモグロビン
数が少ないので
酸素を十分に
運べないよ

貧血というのは、赤血球の中のヘモグロビンが減少するものです。ヘモグロビンは、肺の中で酸素と結びついて、各組織に酸素を運び、代謝によって生じる二酸化炭素を持ち返ります。貧血になるとヘモグロビンが足りないため、体内に酸素不足が起きてしまいます。そのため、顔色が悪くなり、疲れやすくなったりからだがだるくなる、めまい、動悸《どうき》や息切れが激しくなる、手足にむくみが見られるなどの症状が現れます。貧血の原因には、ヘモグロビンを作るもととなる鉄分が不足していたり、胃潰瘍《いかいよう》や子宮筋腫《きんしゅ》などからだのどこかから出血している、あるいは骨髄《こつずい》に異常があって血液が正常に作れないといったことが考えられます。

免疫機能を担う リンパ節って何？

リンパ節とは、からだにはりめぐらされているリンパ管の合流している部分のことです。豆のような形をしていますが、大きさはほんのアズキ粒ぐらいのもので、首やわきの下、鼠径部《そけいぶ》、さらにはからだの奥などにあります。リンパ節がいくつあるかは個人差があり、一定ではありません。

リンパ節ではからだの中に侵入したウイルスや細菌を処理するリンパ球を作ったり、リンパ液が運んできた細菌などの異物をすくい上げるフィルターの役割を果たします。ここですくい上げられた異物に対し、リンパ節では、リンパ球が抗体を出したり、直接攻撃をして、からだの中に異物が入り込むのを防ぎます。つまり、リンパ節は外敵からからだを守る重要な免疫《めんえき》機能の要《かなめ》となっています。

血沈とは 何が沈むのか？

血沈《けっちん》というのは、血液が固まらないように抗凝固剤《こうぎょうこざい》を混ぜて、ガラス管に入れて放置し、赤血球や白血球、血小板などの血球が沈んでいく速度を測る検査法です。一般的に女性は男性より血沈の値が高く、さらに妊娠するとその値は高くなります（分娩後には元に戻ります）。

炎症が起きると増えるグロブリンというたんぱく質のおかげで沈降速度が促進されるので、虫垂炎などの感染症などを調べるのに役立ちます。

そのほか、貧血、膠原病《こうげんびょう》、心筋梗塞《しんきんこうそく》、進行がん、血液疾患などの診断にも利用されますが、いろいろな条件で異常値が出ることがあるので、この検査だけで診断がつくことはありません。

4章 泌尿器系

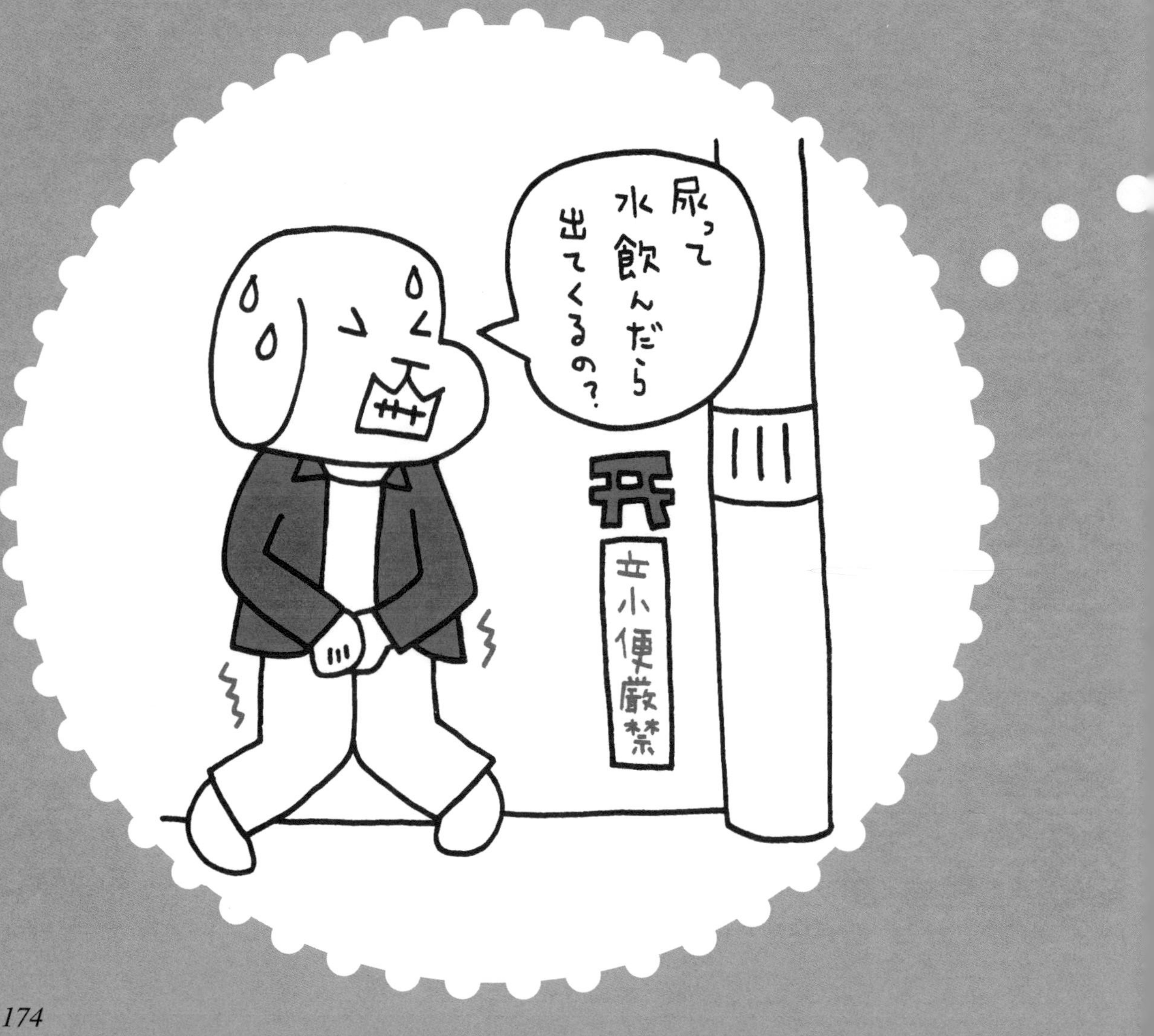

飲んだ水がそのままストレートに尿になるのではありません。尿は血液中の老廃物や余分な水分をろ過してできます。そのろ過装置にあたるのが腎臓《じんぞう》であり、腎臓が作った尿をためておくところが膀胱《ぼうこう》です。膀胱に一定量の尿がたまると、尿意が生じ、トイレに行って排尿の態勢が整うと、膀胱から尿道を通って尿が排泄されます。

尿の生成と排泄をつかさどる腎臓や膀胱は、ひとまとめにして泌尿器《ひにょうき》と呼ばれています。

お答えします！

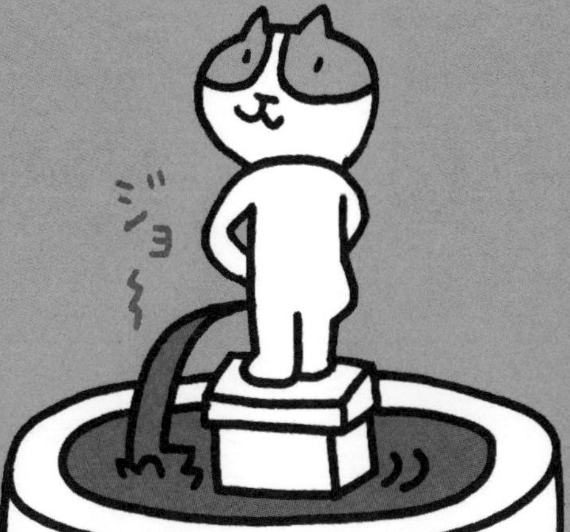

泌尿器の仕事ぶりは次ページから

腎臓

腎臓は血液の「ろ過装置」。不要な水分と成分を尿にして排泄する

腎臓《じんぞう》は尿を作って排泄《はいせつ》することで、からだの約6割といわれる体液の量や質を一定に保っています。心臓から送られてくる血液に含まれている余分な老廃物や塩分をとり去ります。きれいになった血液は、腎静脈から大静脈を通り心臓に戻ります。血圧を調整するはたらきもあります。

●1日に作られる尿の量

約1.5ℓ

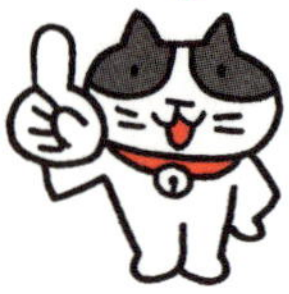

腎臓の地図帳

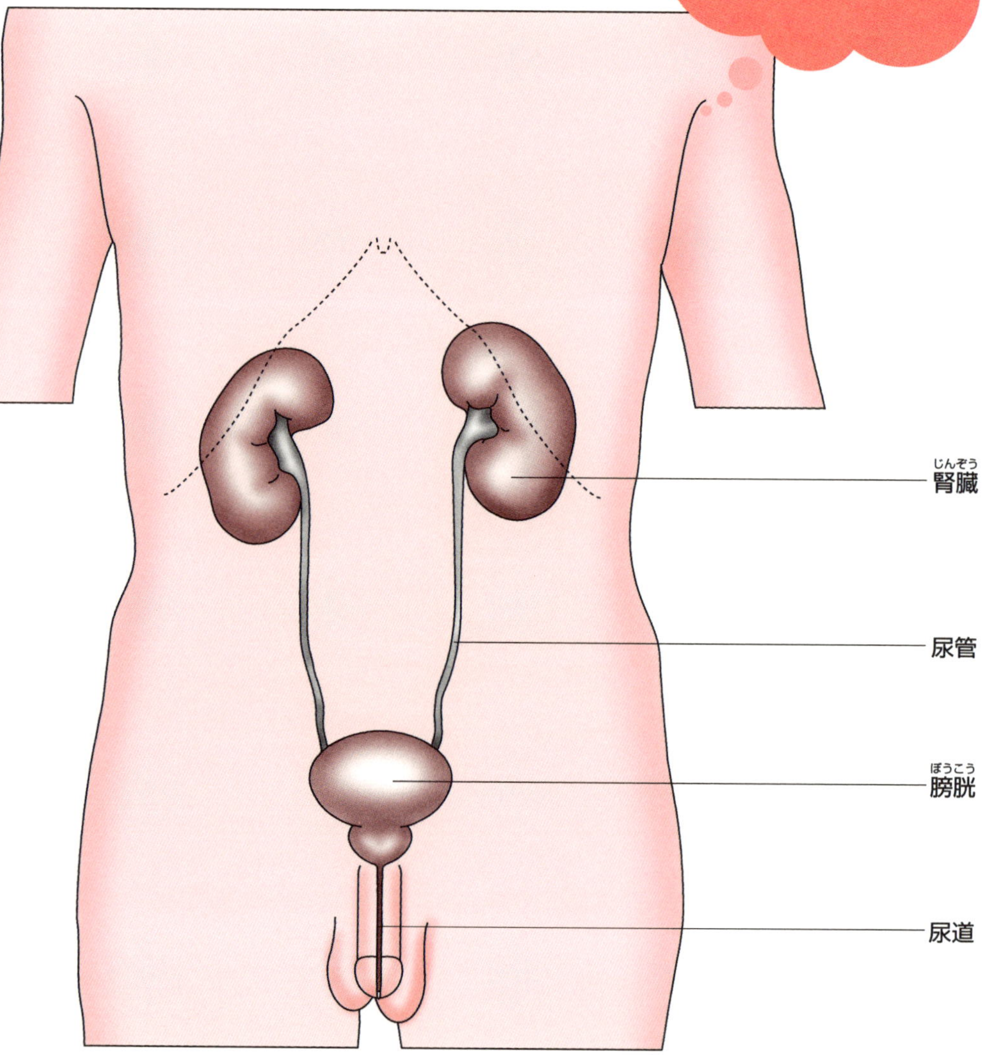

腎臓の構造

左右に一つずつあるそらまめ形の臓器

腎臓《じんぞう》は脊柱《せきちゅう》の左右に一つずつあります。肋骨《ろっこつ》に隠れるような場所にあります。重さは約150g、長さが約12cm、幅は約6cm、厚さが約3.5cmのそらまめのような形をした臓器です。腎臓の入り口には血管や尿管が出入りし、外側は丈夫な被膜におおわれています。腎臓に流れ込んでいる腎動脈からは、心臓が送り出す全血液の量の約四分の一が常時、送り込まれています。

尿は皮質《ひしつ》と髄質《ずいしつ》で作られ、乳頭《にゅうとう》や腎杯《じんぱい》を経て、腎盂《じんう》に集まり、尿管を通って膀胱《ぼうこう》へ運ばれます。

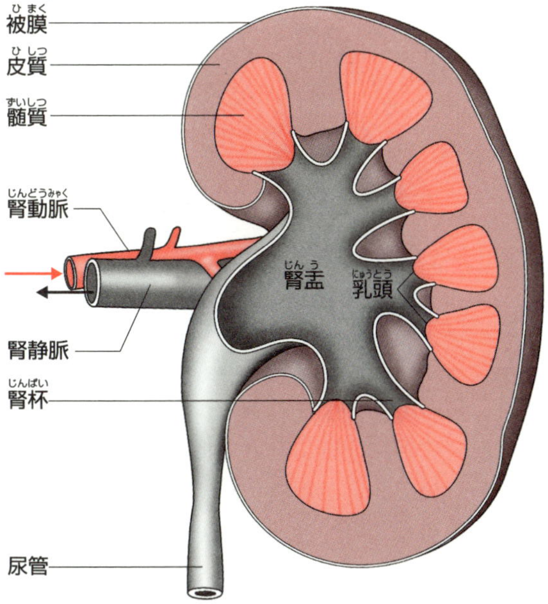

被膜《ひまく》
皮質《ひしつ》
髄質《ずいしつ》
腎動脈《じんどうみゃく》
腎盂《じんう》
乳頭《にゅうとう》
腎静脈
腎杯《じんぱい》
尿管

ネフロンのしくみ

ネフロンは腎臓一つに100万個

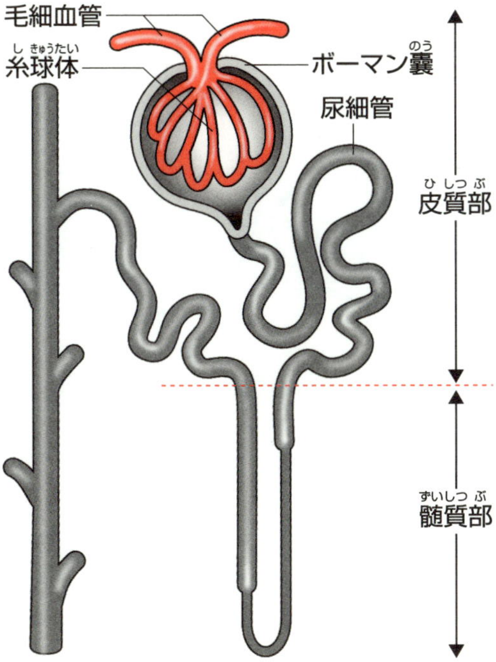

毛細血管
糸球体《しきゅうたい》
ボーマン嚢《のう》
尿細管
皮質部《ひしつぶ》
髄質部《ずいしつぶ》

腎臓《じんぞう》には糸球体《しきゅうたい》という毛細血管の束があります。この糸球体はボーマン嚢《のう》という尿細管に囲まれています。糸球体とボーマン嚢が1組になったものを腎小体《じんしょうたい》といいます。

腎小体と1本の尿細管からなるのがネフロンという単位です。ネフロンのはたらきは、腎臓に送り込まれた血液をろ過して尿を作ることです。ネフロンは腎臓の左右合わせて約200万個あります。しかし、通常、はたらいているネフロンは、そのうちの6～10%にすぎません。だからたとえ腎炎などの病気になって、ネフロンの機能が失われても、残りのネフロンで補えるのです。

1日に尿はどれくらい作られる？

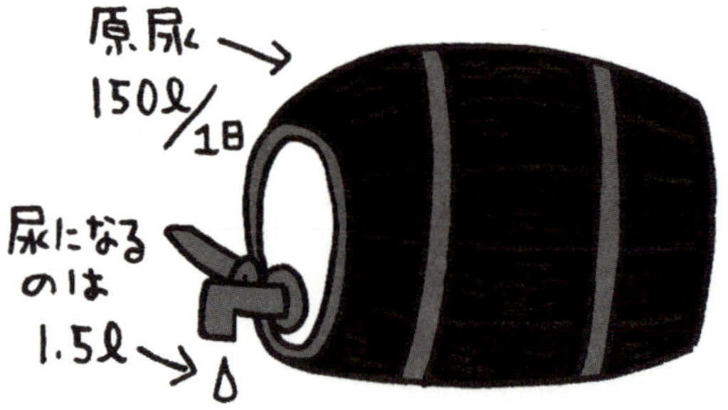

腎臓《じんぞう》には1分間に約1200㎖もの血液が流れ込んできます。腎動脈から流れ込んできた血液は、腎臓の中の小さな血管に枝分かれし、さらに無数の毛細血管に分かれて腎臓全体にいきわたります。この毛細血管が腎臓の糸《し》球《きゅう》体《たい》といわれるもので、ここで血液は一部ろ過されて尿細管に流れていきます。これが尿のもととなる原尿ですが、その量は1日に150ℓにもなるといわれています。

ただし、これがすべて尿として外部に排泄《はいせつ》されるわけではありません。そんなことになれば、たちまち人間は干からびてしまいます。原尿は尿細管で栄養素など必要な成分が再吸収され、最終的に完全に不要になったものが尿として排泄されます。その量は、原尿のわずか1%、1日に1.5ℓほどです。

水分をたくさんとればその分、尿の量も増えますが、のどがやたらに渇いて尿の量が極端に多いときには、糖尿病など、何らかの異常を考えなければなりません。

尿は何からできている？

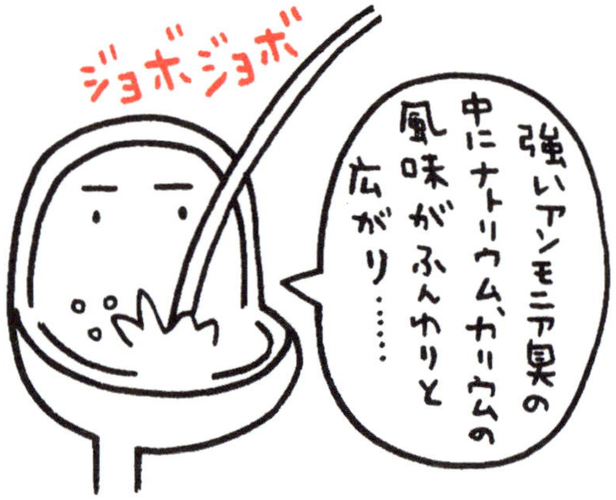
ジョボジョボ
強いアンモニア臭の中にナトリウム、カリウムの風味がふんわりと広がり……

人間は1日に約1.5ℓほどの尿が出ます。尿のもととなる原尿は、1日に約150ℓも作られますが、この中にはブドウ糖や塩分、アミノ酸などいろいろな成分が含まれています。そのため、尿細管で吸収されて再利用されます。尿となるのは、からだでも再利用できないもの、あるいは有害なものです。

尿の成分の90〜95%は水分ですが、残りの数%、約30〜70gは固形成分が含まれています。固形成分の内容は、ほとんどがたんぱく質の新陳代謝で使われたときに出るゴミのような尿素で1日に25〜35gぐらい尿に含まれて排泄《はいせつ》されます。

そのほか、アンモニアやナトリウム、カリウムなどの無機成分、ごくわずかにビタミンやホルモン、酵素なども含まれています。そのほか、からだに入ってきた毒物や薬物、一種の金属なども腎臓《じんぞう》でろ過され、有害あるいは、いらないものとして尿に混じって体外に排泄されるしくみになっています。

塩分をとりすぎるとなぜむくむのか？

むくみというのは、体液が血管の外にしみ出て、血管と細胞の間の間質という部分にたまってしまうために起こります。

塩分をとりすぎると、私たちは水分を飲みたくなります。水分をたくさんとると、血管の中に吸収され、血液の量が増えます。腎臓《じんぞう》にも大量の血液が流れ込みますが、塩分の処理能力は１日に9g程度しかない腎臓は、大量の血液と塩分のろ過がしきれなくなります。そうなると、尿の量は減り、余分な塩分や水分は行き場を失ってしまいます。余分な水分は血管からしみ出してきて、細胞と血管の間の間質にたまります。そこで、むくみとなって表れるわけです。

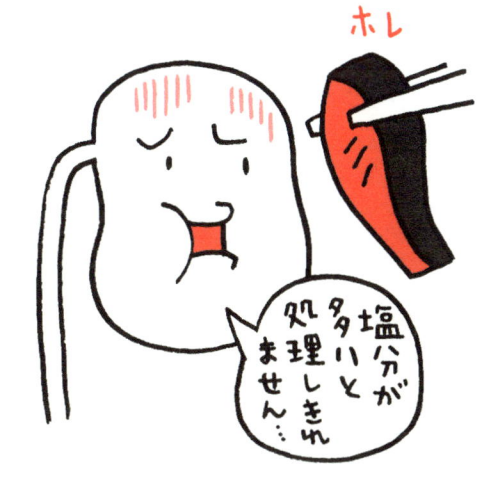

一般的には、腎臓が健康であれば、多少多めに塩分をとってもむくむわけではありません。むくみが出るということは、すでに腎臓が弱ってきている信号になります。腎臓に負担をかけないために、日ごろから塩分は控えめにしたいものです。

尿の色によって健康状態がわかる

健康な人の尿の色は、透明で、淡い黄褐色をしています。水分を多量にとると、尿の色はさらに薄くなり、逆に、汗がたくさん出たり、水分が不足すると尿の色が濃くなります。からだに何らかの異常が生じると、尿の色に出ることがあります。それぞれの色の変化では、次のような病気や異常が疑われます。

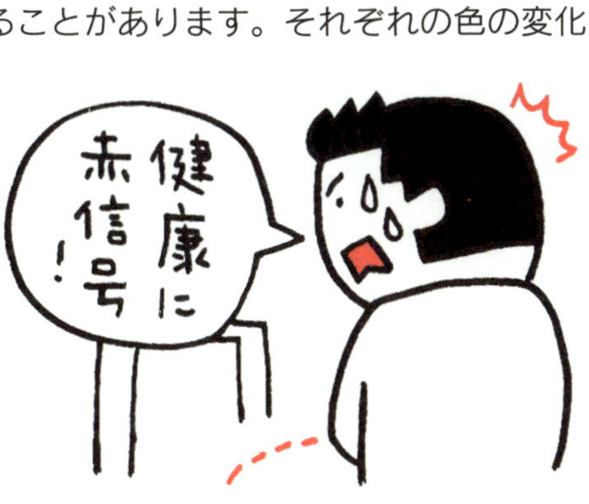

★尿の色がほとんどない

尿の量が多いためです。水分のとりすぎ、あるいは尿崩症《にょうほうしょう》などの病気が考えられます。

★尿の色が暗褐色

ウロビリノーゲンが多く含まれており、肝臓の疾患や熱性疾患が考えられます。

★尿の色が赤い

血液が混じっているためで、結石や腫瘍《しゅよう》、腎臓《じんぞう》疾患などが考えられます。

★尿が乳白色に濁る

白血球が多量に出てきたり、膿《うみ》が混じっているためで、尿路の疾患や腎盂腎炎《じんうじんえん》、膀胱炎《ぼうこうえん》、尿道炎、前立腺炎《ぜんりつせんえん》などが考えられます。

就寝中にトイレが遠くなるのはなぜ？

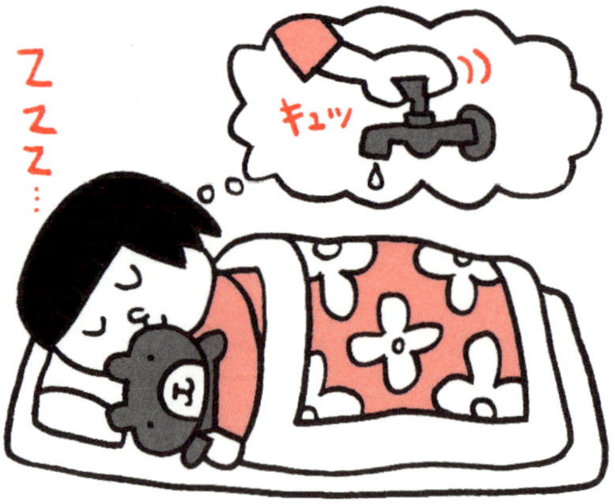

健康な成人なら、昼間4～6時間ごとにトイレに行きます。ところが、夜、眠っているときには、8時間ぐらいトイレに行かなくても大丈夫です。これは、夜、眠っている間に分泌される抗利尿ホルモンによるもの。抗利尿ホルモンの分泌は昼間は少ないのですが、夜、眠っているときにだけ盛んに分泌され、そのおかげで尿は凝縮され、尿量が少なくてすみます。

抗利尿ホルモンは、生後6か月過ぎに昼と夜の睡眠、覚醒《かくせい》のリズムが整うころから徐々に分泌されるようになり、一般的には4～5歳ぐらいまでには、大人と同じように夜間、排尿しなくてもすむようになります。しかし、抗利尿ホルモンの分泌には個人差があり、4～5歳を過ぎても、夜尿を繰り返す子がいますが、これは抗利尿ホルモンが、まだ正常に分泌されていない場合があります。また、夜尿があるからと夜、排尿のために起こす習慣をつけると、抗利尿ホルモンの正常な分泌のパターンが狂い、膀胱《ぼうこう》も大きくならず、逆に夜尿を長引かせる結果になってしまいます。

トイレが近い人は何が原因？

健康な成人であれば、多少個人差はありますが、4～6時間に1回程度の排尿で、1日に5～8回くらいトイレに行くというのが平均的な回数でしょう。ところが、1日にトイレに10回以上行くとなると、かなりトイレが近く、何らかの異常が考えられることがあります。トイレが近いとひと口にいっても尿の量が極端に多くて排尿の回数が多い場合と、1回の尿量は少ないのに、たびたびトイレに行きたくなる（頻尿）とに分けることができます。尿の量が多い場合には、糖尿病や尿崩《にょうほう》症《しょう》、腎臓《じんぞう》疾患などの病気が考えられます。

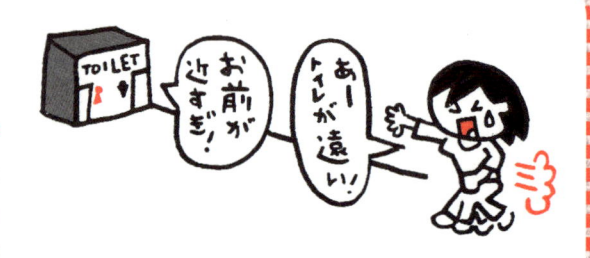

一方、尿の量は多くないのに、トイレにしょっちゅう行きたくなる頻尿の場合、膀胱《ぼうこう》や前立腺《ぜんりつせん》、尿道などに炎症や結石、腫瘍《しゅよう》など泌尿器系の病気が原因として一番多く考えられます。そのほか、心因性の頻尿もあり、これは夜眠っているときにはトイレに起きないことが一つの判断基準となります。そのほか、脳梗塞《のうこうそく》や脳出血などの中枢《ちゅうすう》性疾患でも頻尿が起こることがあります。

腎臓の代わりに血液をろ過する人工透析

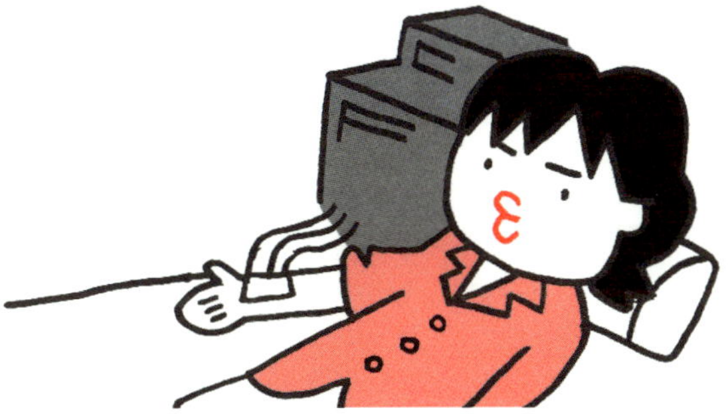

腎臓《じんぞう》は体内の血液のろ過装置です。腎炎などで腎臓の機能が落ち、ほとんどはたらかなくなると、からだの中に尿から排泄《はいせつ》すべき老廃物がたまっていき、ついには尿毒症となって命にかかわります。そこで、考えられたのが人工透析《とうせき》です。これは腎臓の血液ろ過の肩代わりをする装置、いわば人工腎臓です。

ただし、人工腎臓といっても、お腹の中に機械を埋め込むわけではありません。現在最も一般的に行われているのは、血液透析といって、患者さんの腕から血液をとり出し、それを透析用の機械を通してろ過し、余分な水分をとり除いて血液をまた体内に戻す方法です。透析装置のある病院に週数回通って、1回に数時間かけて透析を行います。

また、このほかCAPD（腹膜透析）といって、お腹の中に滅菌透析液を入れ、腹膜を通して余分な老廃物や水分をとり除く方法も行われています。これは病院に行かなくとも、自宅や会社などで自分でできる方法ですが、1日に4回ほど自分でお腹の中の滅菌透析液を交換する必要があります。

腎臓は血液のろ過以外に血圧の調節をしたり、ホルモンを作るなどの仕事もしていますが、現在の人工透析ではろ過の役割しかできないところに限界があります。

尿の検査で何がわかるのか？

からだの中の余分な水分とともに、老廃物を排泄《はいせつ》するのが尿の目的です。尿を調べることで、本来混じってはいけない成分が混じっていないか、逆に排泄しなければならないものがきちんと排泄されているかなどをチェックでき、からだの機能が正常にはたらいているかどうかということがわかります。

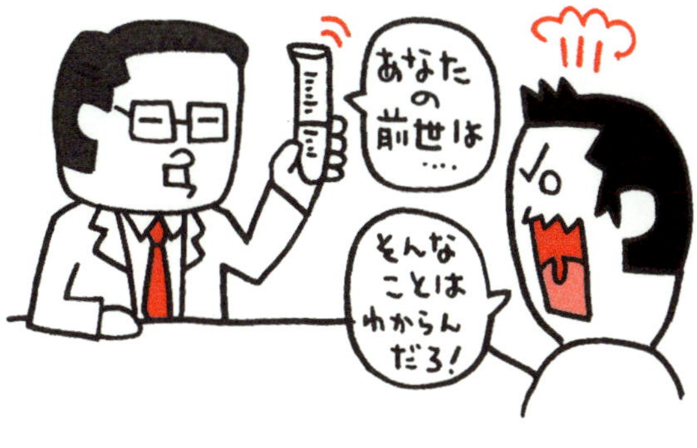

尿検査には、尿の量や比重、pH《ペーハー》を見たり、たんぱくや糖、ビリルビン、ウロビリノーゲン、細菌などが混じっていないか、沈殿物を見る尿沈査等の検査があります。

尿検査でわかる病気には、腎炎《じんえん》やネフローゼ症候群、腎腫瘍《じんしゅよう》などの腎疾患、尿路結石、尿路感染症など尿路の疾患、糖尿病などの代謝障害、肝機能障害、心不全、血液凝固《ぎょうこ》異常などがあります。

膀胱

膀胱は、腎臓で作られた尿をためる「貯水池」。一定量がたまると体外へ排泄する

腎臓《じんぞう》で作られた尿は、尿管を通って膀胱《ぼうこう》に入ります。膀胱は尿を一時的にためておく貯水池です。膀胱の内側は粘膜でおおわれていて、膀胱に尿がないときは縮んでいますが、尿がたまると袋のようにふくらみます。膀胱の壁は通常は約１cmですが尿がたまると３mmぐらいまで伸びて薄くなります。尿が200～300㎖ほどたまるとトイレに行きたくなり、健康な大人で１日約５～8回の排尿があります。

●膀胱の許容量
約500㎖

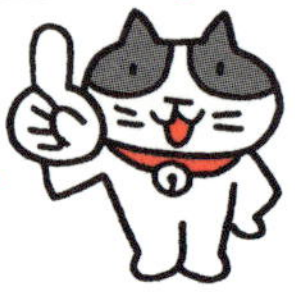

膀胱の地図帳

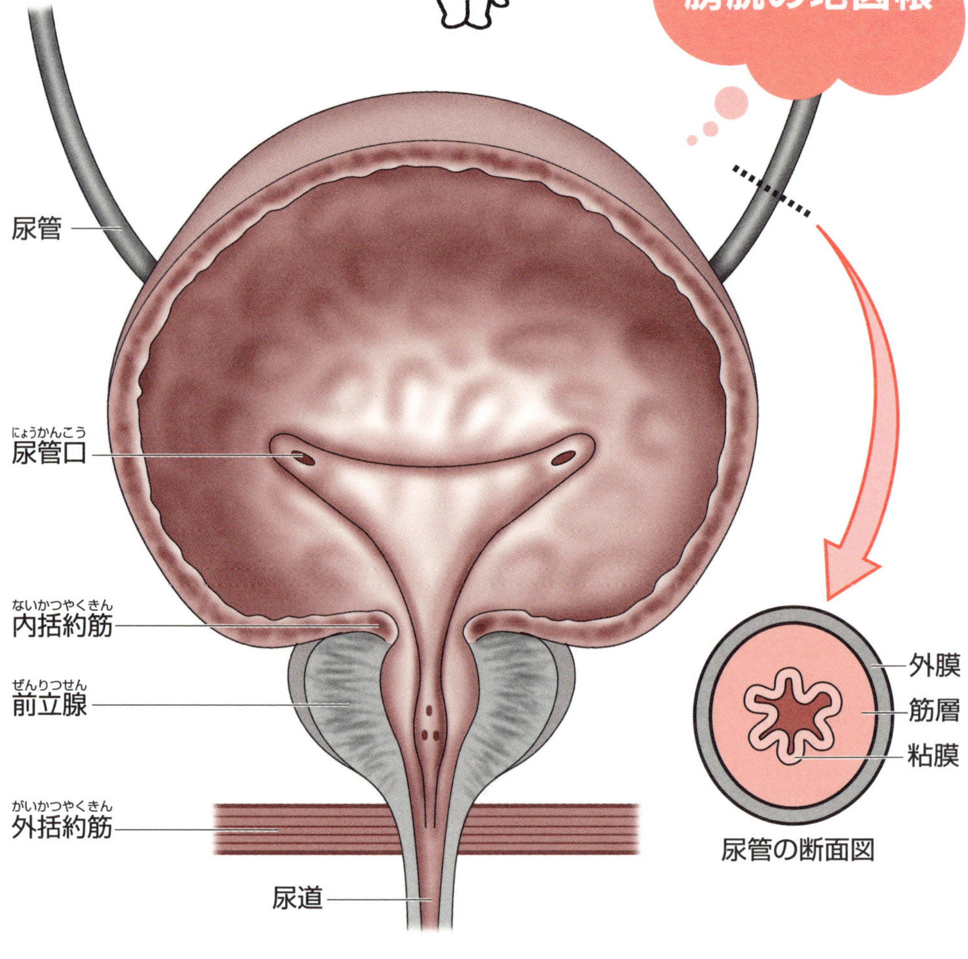
尿管
尿管口《にょうかんこう》
内括約筋《ないかつやくきん》
前立腺《ぜんりつせん》
外括約筋《がいかつやくきん》
尿道
外膜
筋層
粘膜
尿管の断面図

男性の尿路

尿路は長く、構造は複雑

男性の尿路は女性よりも構造が複雑です。尿路は20～23cmの長さがあり、尿を排泄《はいせつ》するのと、射精時の精液の通り道でもあります。膀胱《ぼうこう》を出ると栗の実ぐらいの大きさの前立腺《ぜんりつせん》があります。前立腺には精漿《せいしょう》を作る精嚢《せいのう》と精管がつながっています。そして、前立腺の先に尿道球腺（クーパー腺）があります。尿道球腺はアルカリ性の粘液を分泌し、尿道を潤すはたらきをします。これは生殖に関してもだいじなはたらきをします。

排尿するには後部尿道の周囲に内括約《ないかつやく》筋《きん》と外括約筋《がいかつやくきん》がはたらき、膀胱に尿がたまると括約筋をゆるめて尿を排泄します。男性の場合は高齢になると前立腺が肥大し、尿が出にくくなることがあります。

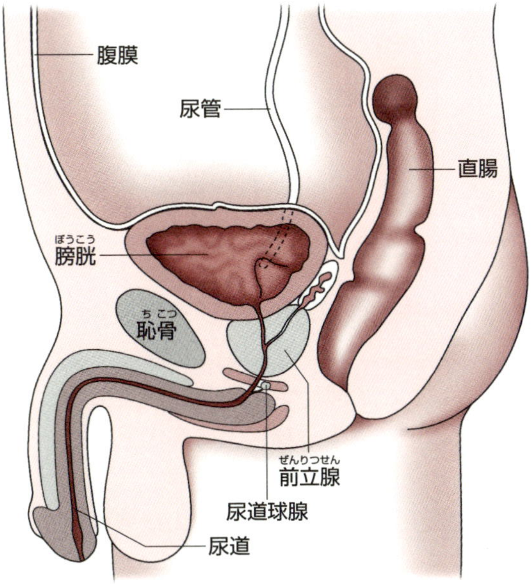

女性の尿路

尿路が短く、感染症になりやすい

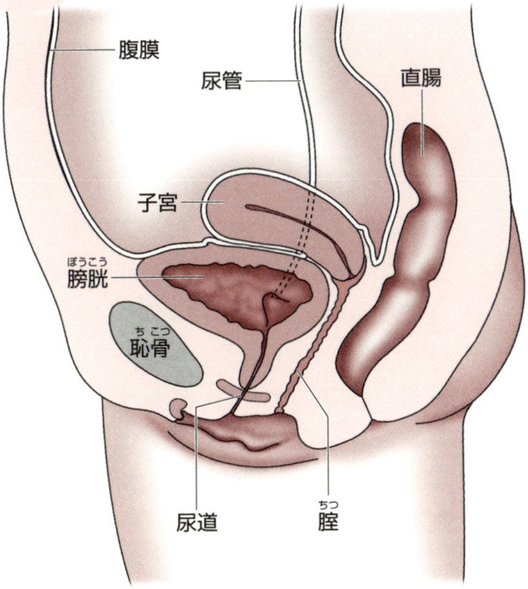

女性の尿路は、男性に比べて短く、約4cmです。男性と違い構造も尿を排泄《はいせつ》するだけのシンプルなはたらきをします。形も真っすぐで幅が広くできています。尿道の途中に内括約筋《ないかつやくきん》と外括約筋《がいかつやくきん》があります。膀胱《ぼうこう》に尿がたまると括約筋をゆるめて尿を排泄します。

女性の尿路は短いので尿道口から細菌が入りやすく、細菌感染症などの病気にかかりやすいといえます。尿の後始末は、清潔にするように注意しましょう。

膀胱炎は女性の宿命!?

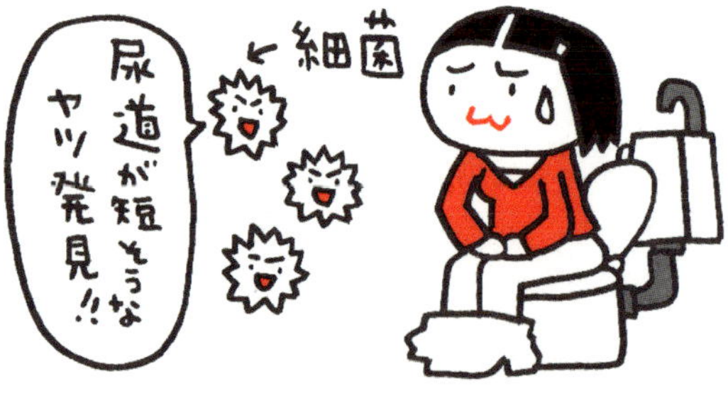
尿道が短そうなヤツ発見!!
←細菌

膀胱炎《ぼうこうえん》は、膀胱に細菌が侵入・繁殖して炎症が起こる病気です。圧倒的に女性に多く、女性の5人に1人は膀胱炎を経験したことがあるといわれています。膀胱炎の原因となる細菌でもっとも多いのは大腸菌です。

女性に膀胱炎が多いのは、女性の尿道は男性に比べて約15㎝ほど短いため、細菌が侵入しやすいからです。また、女性の尿道口は男性に比べ、肛門に近いので大腸菌が侵入しやすいということもあります。

膀胱炎になると、頻尿となり、トイレに行ってもわずかしか尿が出ないのに、残尿感があってすぐにトイレに行きたくなります。また、排尿痛もあり、ひどくなると尿が濁ったり、血が混じることさえあります。

膀胱には細菌に対する免疫《めんえき》機能がありますが、トイレを長時間がまんしたりすると、菌が繁殖しやすくなったり、疲れやストレスがたまると免疫力が落ちて膀胱炎にかかりやすくなります。トイレをがまんしすぎない、尿道口を清潔に保つなどが予防となります。

男性に多い尿路結石。なぜ石ができるのか？

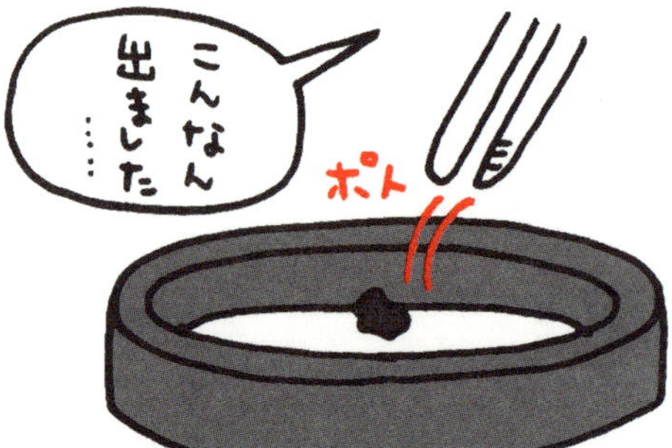
こんなん出ました……
ポト

腎臓《じんぞう》から膀胱《ぼうこう》、さらには膀胱の先の尿道などに石ができて詰まってしまう尿路結石。尿路結石の成分でもっとも多いのは、シュウ酸カルシウムです。もともと尿には細胞の代謝物が過飽和の状態で混じっており、シュウ酸やカルシウムなど石の材料となるものがたくさんあり、それらが何らかの原因で結晶化し、石を形成するものです。原因としてはっきりしているのは、尿路感染症やホルモン異常、代謝異常、薬の影響などですが、80%ぐらいは原因不明です。

ただ、結石を作りやすい要因として、水分摂取量が少ないと尿が凝縮されやすくなることがあげられます。また、かつてはカルシウムや動物性たんぱく質のとりすぎも一因としてあげられましたが、最近の研究では別な結果が出ています。尿中のカルシウムよりシュウ酸が多いことが問題なので、シュウ酸と結合しやすいカルシウムが足りないと、逆に単独のシュウ酸を増やしてしまい、石ができやすくなります。また、動物性たんぱく質ではなく、脂肪摂取が多いことが問題であることがわかってきました。

どこまでトイレをがまんできるか？

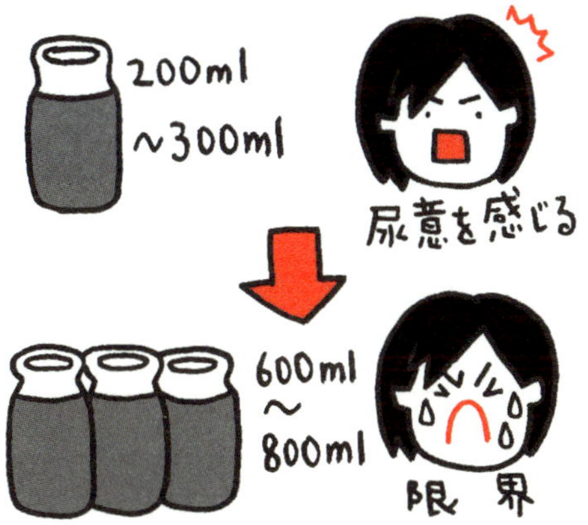

腎臓《じんぞう》で作られた尿が膀胱《ぼうこう》に送られ、それがだいたい200〜300㎖ぐらいになると、尿意を感じるしくみになっています。そのときには、膀胱括約筋《かつやくきん》は自律神経のはたらきで収縮し、膀胱の内圧が高まりますが、この時点ではまだ排尿にはいたりません。というのは、尿道にある尿道括約筋は私たちの脳の中にある排尿中枢《はいにょうちゅうすう》でコントロールできるものだからです。このしくみがなければ、尿意を感じたとたん排尿、という状態になってしまい、非常にたいへんです。膀胱括約筋と尿道括約筋の二つの筋肉がゆるむことで、初めて排尿することができるのです。

尿意を感じたときに、排尿できる環境になければ、自分の意思で尿道括約筋を閉めたままにするようにコントロールし、トイレに行く、ということになります。しかし、意思でコントロールできるといってもやはり限界があります。排尿をがまんできる限界というのは、個人差も多少ありますが、600〜800㎖というところでしょう。

前立腺肥大症になると尿道はどうなる？

前立腺《ぜんりつせん》は男性性器の一つで、精嚢《せいのう》とともに精液を作る役割を果たしています。外から見ることはできませんが、膀胱《ぼうこう》の出口近くの尿道をちょうどとりかこむような形で存在し、大きさは栗の実程度です。ところが、加齢とともにこの前立腺が大きくなることがあります。80歳までに80%の男性は前立腺が肥大するといわれていますから、前立腺肥大症は非常にポピュラーな病気です。

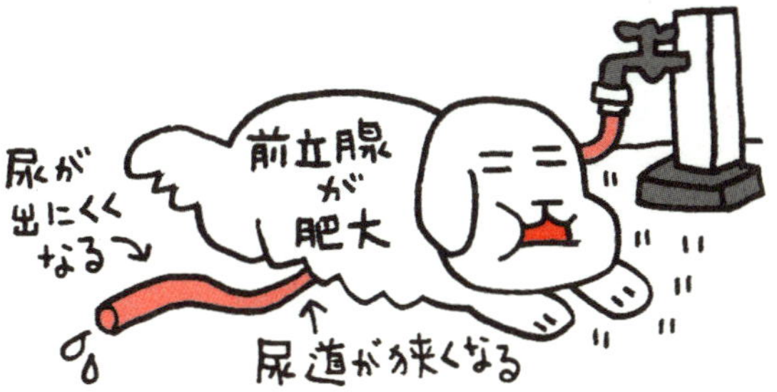
尿が出にくくなる
前立腺が肥大
尿道が狭くなる

前立腺が肥大すると、真ん中を走る尿道が圧迫され、狭くなってしまいます。そのために、尿が出にくく、尿意を感じてトイレに行っても尿が少ししか出ない、残尿感がある、頻尿になるなどの症状が現れます。ひどくなると、尿失禁をしたり、尿を出そうとして力を入れて、尿道と膀胱の静脈が切れて血尿が出る、あるいは完全に尿道が詰まって膀胱に尿があふれ、下腹部に強い痛みが生じたり、膀胱感染や腎臓《じんぞう》への障害を起こすこともあります。薬物や手術療法など治療法も発達してきていますから、症状が出たら早めに病院にかかることです。

5章 感覚器系

目のしくみはカメラのようなものといわれていて、映像をとらえて情報としてとり込む場所です。そしてその情報が脳に送られてはじめて、わたしたちは「見える」ことになります。

目をはじめ、耳や皮膚などは、外の情報（映像や音、冷たい熱いなど）をキャッチして脳に伝える役割があります。見たり、聞いたり、触ったりしてからだの外の状態や性質を知るための器官なので、感覚器と呼ばれています。

お答えします！

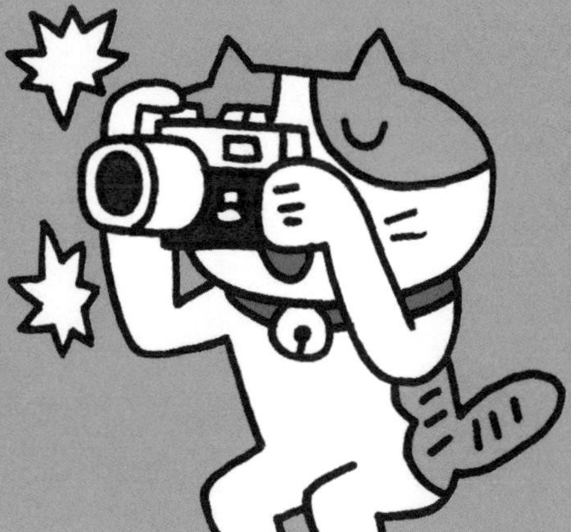

感覚器の仕事ぶりは次ページから

カメラのようなしくみの目は、光や映像の情報を脳へ伝える感覚器

目

目は物を見たり光を感じたりする感覚器官です。感覚器は外のにおいや映像、味、音などの情報を大脳に送っていますが、なかでも目はだいじな役割を果たしています。眼球は直径約24mmの球状。黒目の部分が角膜で、白目の部分が強膜という膜で包まれています。光は角膜で屈折されて瞳孔《どうこう》内から眼球へと入ります。光の調整は瞳孔のまわりにある虹彩《こうさい》の伸縮によって行います。

●眼球の大きさ

直径約24mm

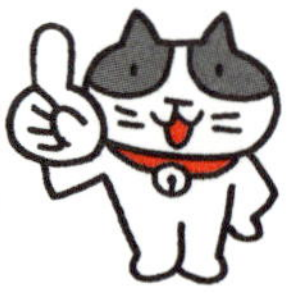

目の地図帳

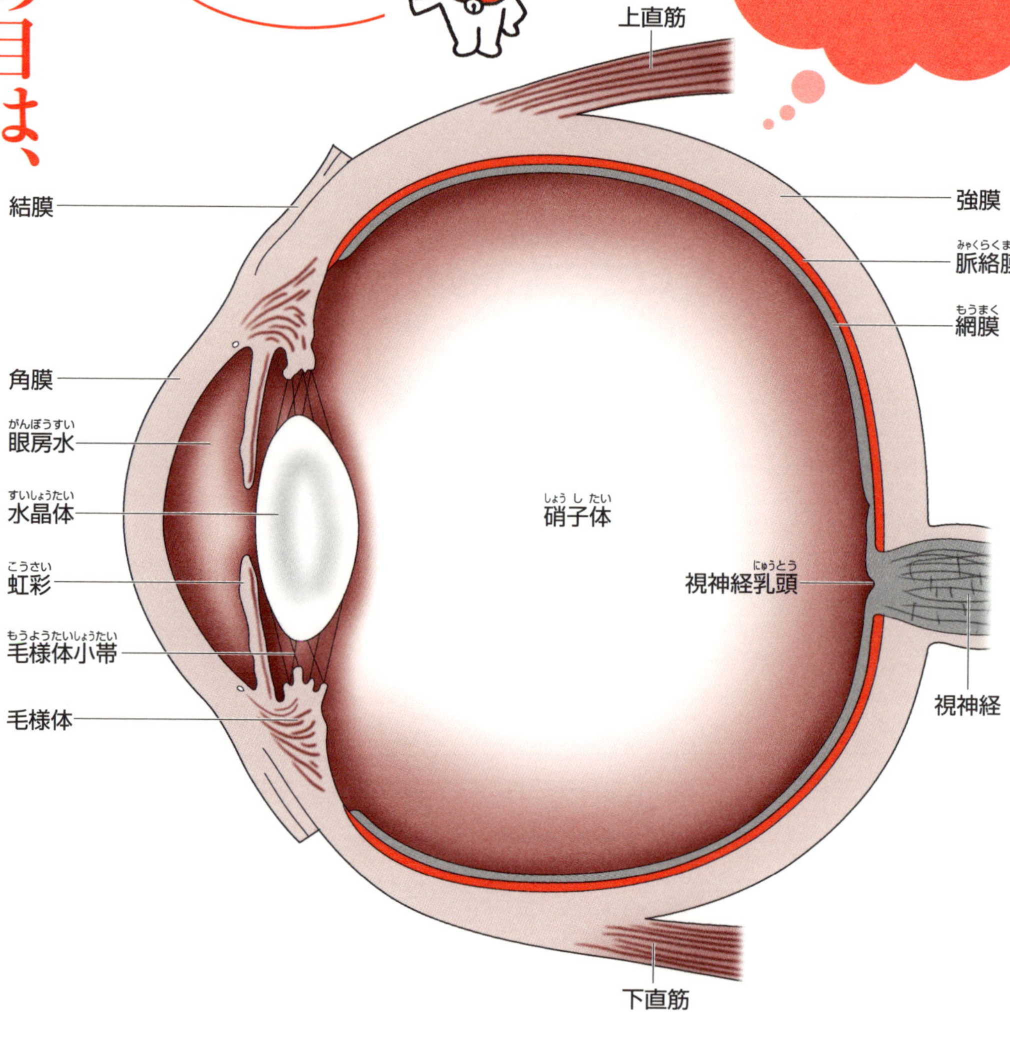
上直筋
結膜
強膜
脈絡膜《みゃくらくまく》
網膜《もうまく》
角膜
眼房水《がんぼうすい》
水晶体《すいしょうたい》
硝子体《しょうしたい》
虹彩《こうさい》
視神経乳頭《にゅうとう》
毛様体小帯《もうようたいしょうたい》
毛様体
視神経
下直筋

網膜の構造

光や映像の情報は網膜で集約され大脳へ

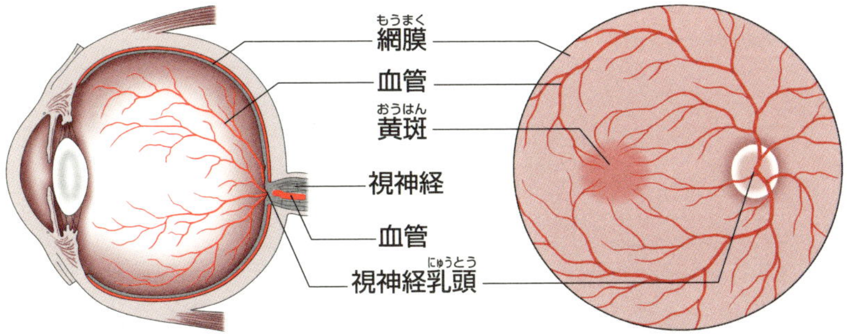

網膜《もうまく》は眼球の内面の硝子体《しょうしたい》を包む膜です。網膜には光や色、形を感じる視細胞が集まっています。目に入った光や映像は、角膜、水晶体、硝子体を通って眼底の網膜で焦点が合わさり、視神経を通って大脳へ送られ、視覚が生まれることで物が見えることになります。

眼底の中心部を黄斑《おうはん》といい、ここには視細胞のうちの明るい場所ではたらく錐体《すいたい》が集まり、物を見る中心になっています。黄斑の鼻側の位置に視細胞からの神経線維が集合する視神経乳頭《にゅうとう》があり、ここから視神経となり大脳へと伝達されます。網膜の後部には血管と視神経が通っていて、たくさんの血管は眼球のそれぞれの部分に栄養供給をしています。

物が見えるしくみ

目のしくみはカメラと同じ

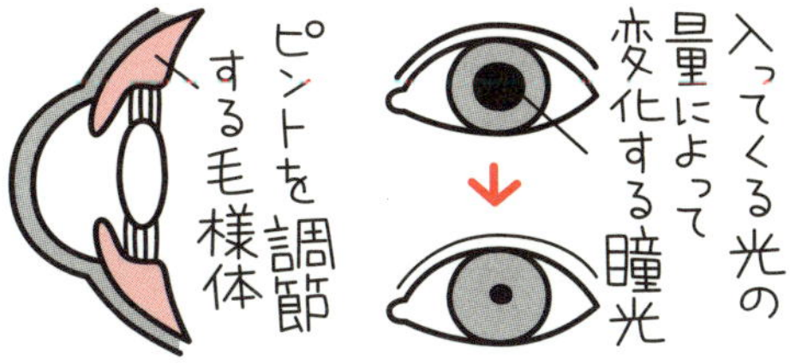

目のはたらきは、カメラにたとえることができます。まず、閉じたり開いたりするまぶたはレンズキャップ、外側に向いている角膜や眼房水《がんぼうすい》、水晶体《すいしょうたい》はレンズ、そして眼球の後ろにある網膜はフィルムの役割を果たしています。光や映像は、レンズを通って網膜で焦点が合わさるわけです。

また、カメラと同様に、ピント調節機能も目には備わっています。それを担当しているのが毛様体《もうようたい》で、その筋肉が伸縮することによってレンズである水晶体の厚みを変え、物を見るときのピントを調整しています。

ピントと同様に大切なのが絞りですが、これは虹彩《こうさい》が担当しています。絞りというのは、レンズに入ってくる光の量を調節する機能のことで、カメラでは絞り羽根というものが閉じたり開いたりして光を調節しているわけですが、目では虹彩が光の入り口である瞳孔《どうこう》を小さくしたり、大きくしたりして入ってくる光の量を一定に保つようにしています。

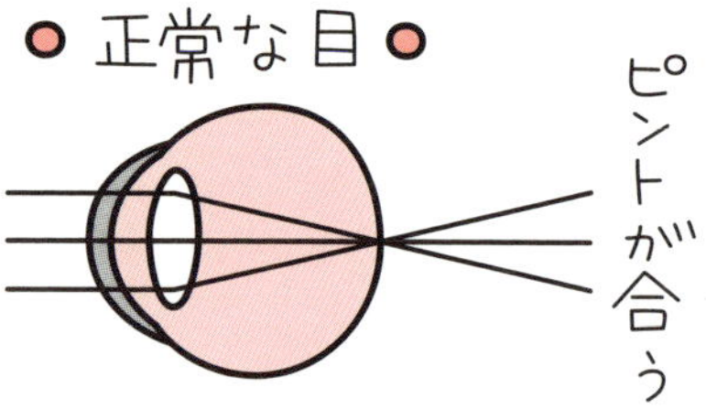
正常な目
ピントが合う

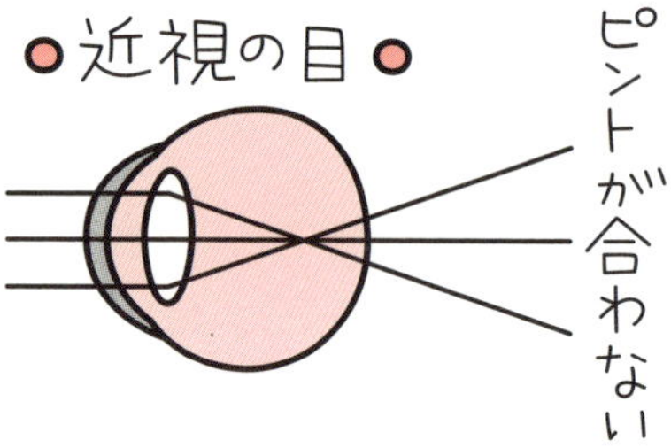
近視の目
ピントが合わない

近視になると、なぜ物がピンボケに見える？

目に入ってきた光は、角膜で屈折して瞳孔《どうこう》を通過、水《すい》晶体《しょうたい》で入射角が調整されます。正常な目は、入射した光がレンズの役割を果たす水晶体で屈折して、網膜《もうまく》上で焦点を結んでピントがしっかり合います。

ところが、近視の場合は、遠くの光を見たとき、網膜より手前で焦点を結んでしまうため、肝心の網膜で光が広がり、ピンボケの状態となります。

近視の原因は、水晶体の湾曲《わんきょく》が大きくなったため、あるいは、眼球が前後に長くなったという二つの理由が考えられます。近視を矯正するためには、凹《おう》レンズの眼鏡を使うと、ある程度視力の補正ができます。

目が疲れやすくなる遠視

正常な目は、遠くから入射してきた光が水晶体《すいしょうたい》で屈折し、網膜《もうまく》上で焦点を結ぶためにピントがしっかりと合って、物がはっきり見えます。

ところが、遠視の場合は遠くから入ってきた光が網膜より後ろで焦点を結んでしまうので、網膜面ではピントがずれてぼけた映像が写ります。遠視の原因は角膜か水晶体の屈折力が弱いか、光の軸方向に眼球が短くなっているためです。

遠視だと一見、遠くのものがよく見えてよいように思えますが、遠くのものでも近くのものを見るときでも、ピントを調節する必要があり、目が疲れやすくなり、疲れるとさらに視力は低下します。それを防ぐためには凸《とつ》レンズを使って矯正する必要があります。

乱視はどこにも焦点が合わない状態

正常な目は、遠くからの光が入射し、角膜で屈折して網膜《もうまく》上で焦点を結び、はっきりとした映像が写ります。ところが、乱視の場合は、目に入ってきた光が1か所で焦点を結ばないため、物がはっきり見えない状態です。

たとえば、水平方向と垂直方向から入射してきた光がそれぞれ違う場所で結像したりします。

これは水平、垂直に限ったことではなく、光の入ってくる角度によって結像位置が変わってしまいます。多かれ少なかれ乱視はだれにでもあるものです。

乱視の中には、生まれつき角膜のカーブの程度が方向によって違う正乱視と、角膜の病気やケガなどで角膜がでこぼこになってしまう不正乱視があります。

目の疲れはどうして起こる？

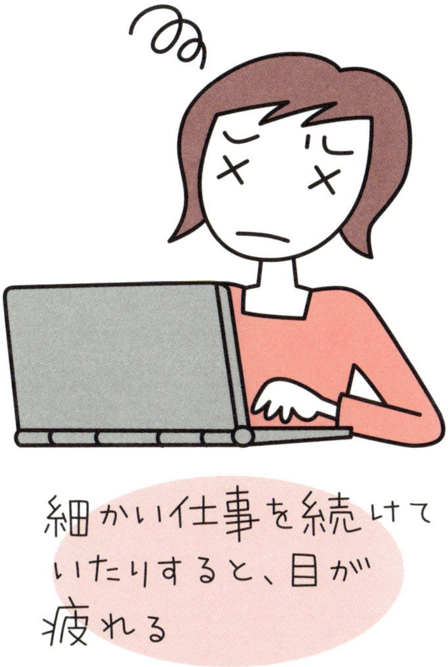
細かい仕事を続けていたりすると、目が疲れる

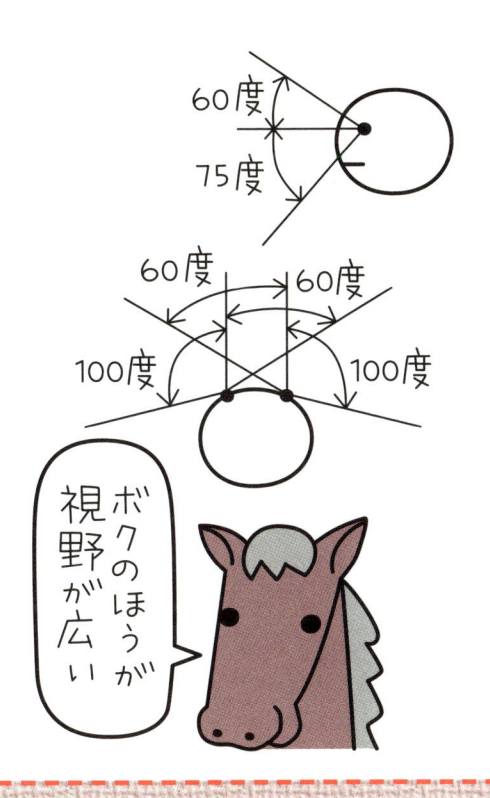

私たちの目は、近くを見るときには水晶体《すいしょうたい》を厚くし、遠くを見るときには水晶体を薄くしてピントを合わせるような調節をしています。

ところが、ピントを無理やり合わせるようなことを長時間続けていると、目が疲れてきてしまいます。この原因は、細かい仕事を続けたり、連続的に動くものを見つめる（たとえば電車等で本を読む）、あるいは視力と合っていない眼鏡をかけている、視力矯正が必要なのに眼鏡をかけていないなどが考えられます。

目が疲れると、物がぼやけて見える、目が痛む、充血するなどの症状が現れ、ひどい場合には吐き気や頭痛、肩こりなどの原因になります。

人間の視野は広い？ 狭い？

視野というのは、目を動かさずに上下、左右の空間の中で同時に見える範囲のことをいいます。正常な目であれば、片目でだいたい上方に60度、下方に75度、鼻側に60度、耳側に100度ほどの範囲が見えます。

馬などの草食動物は目が左右についていて、目が前方についている人間や肉食動物に比べて、非常に広い視野を持っています。これは近づいてくる敵にすばやく気がつくためだと考えられます。

なお、私たちはふだん両目で物を見ているため、片目の視野の一部が欠けても意外と気がつきません。視神経の障害や緑内障《りょくないしょう》で視野が一部欠けた場合、片目を隠して検査をするのはそのためです。

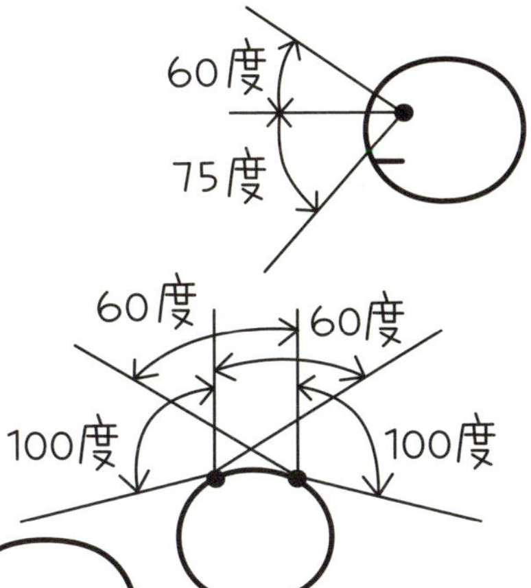

ボクのほうが視野が広い

だれでも老眼は防げない？

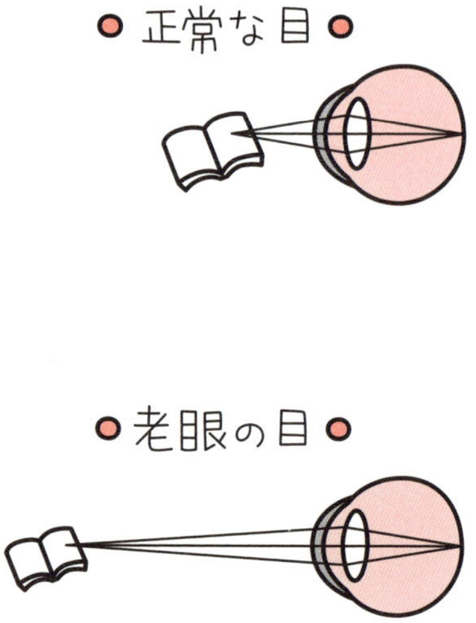

老眼は加齢とともに近いところを見るときに、焦点が合わずにぼやけるもので、遠いところを見る視力とは関係ありません。目の水晶体《すいしょうたい》は弾力性に富んでおり、近いところを見るときは水晶体を厚くし、焦点を合わせるのですが、加齢とともに水晶体の弾力が失われ、水晶体を厚くすることができなくなるため、近くのものがぼやけるのです。

ふつうはだいたい40代半ばころから始まりますが、もともと遠視の人は眼球軸（眼球の長さ）が短いため、早くから老眼になりやすく、逆に近視の人は老眼になるのが少し遅くなります。しかし、近視の人も眼鏡をかけて正視になるとやはり近くのものがぼやけるようになります。60歳ごろまで老眼は進行します。

ドライアイはなぜ起こる？

ドライアイというのは目の表面が乾いて、目が疲れやすくなったり、充血しやすい、ゴロゴロするといったような症状が出るものです。

ドライアイが起こる原因としては、シェーグレン症候群や慢性関節リウマチ、膠原《こうげん》病《びょう》、糖尿病などの全身性疾患のほか、薬の副作用なども考えられます。

しかし、最近ではパソコンやテレビゲームを長時間行うために、まばたきの回数が減って、涙の分泌量が減るために起こる場合も増えてきています。それに加え、エアコンの影響やコンタクトも原因となることがあります。パソコン作業などを行うときには、意識をしてまばたきを増やしたり、目をときどき休めるようにする必要があります。

日本人と欧米人の目の色はなぜ違う？

瞳の色の違いは、水晶体《すいしょうたい》の前にある虹彩《こうさい》に含まれるメラニン色素の量によって変わります。虹彩というのは、目の中に入ってくる光の量を調節する、カメラでいえば絞りにあたる部分です。

ここにメラニン色素が含まれているのですが、メラニン色素はもともと黒茶色。この量が多いほど黒くなり、薄いと茶色や青くなります。日本人は、メラニン色素が多く、青い瞳をした欧米人はメラニン色素が少ないというわけです。

メラニン色素は紫外線を遮断《しゃだん》するはたらきがあり、メラニン色素の少ない青い目の人は黒い瞳の人に比べ、2倍以上も光をまぶしく感じるといわれています。欧米人がサングラスをよくかけているのはそのためです。

悲しいとき、なぜ涙が出る？

悲しいとなぜ涙が出るのか、といったことは実はまだそのメカニズムがはっきりと解明されているわけではありません。ただ、涙は副交感神経や交感神経などの自律神経に支配されており、悲しかったり、うれしかったりすると副交感神経が優位になり、悔しい思いや怒りの感情では交感神経が優位になって、涙が出るのではないかと考えられています。

また、感情がからんで出た涙の成分を調べると、その中にはストレスに反応して作られるプロラクチンや副腎《ふくじん》皮質《ひしつ》ホルモンの一種などが含まれています。このことから、感情が乱れたときにストレス物質を涙によって排出し、自律神経を整える役割もあるのではないかという説もあります。

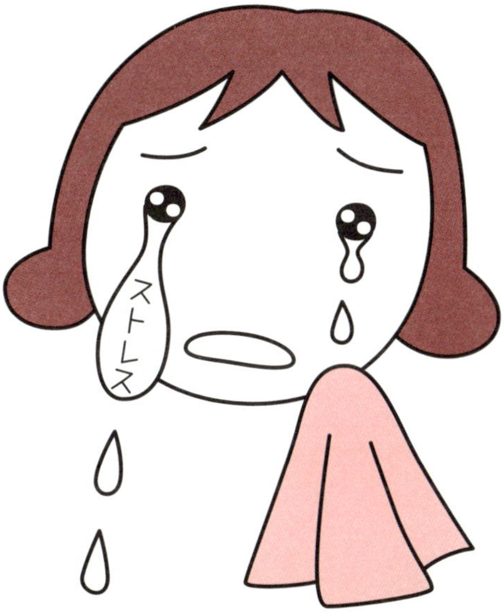

眼球の保護と形状を保つ白目

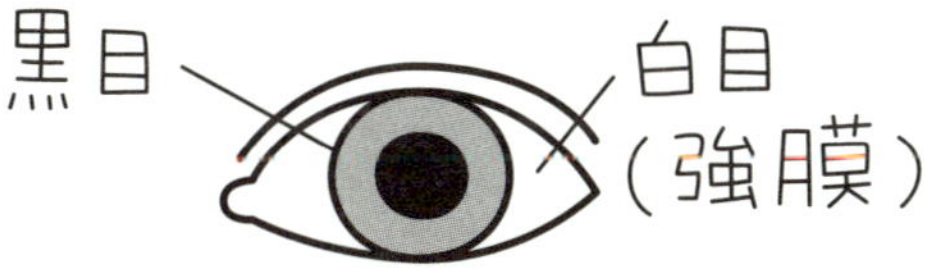

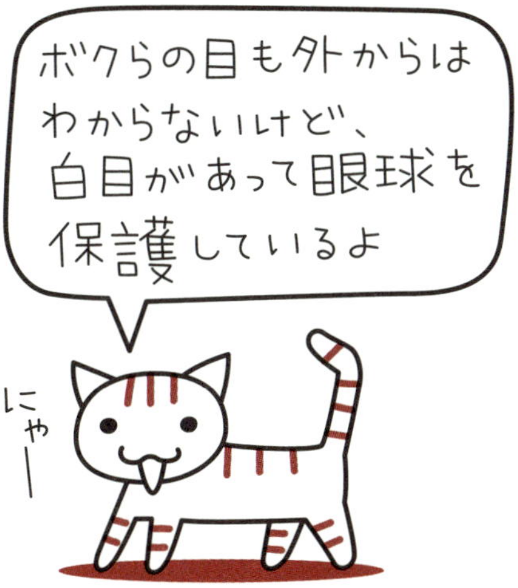

私たちの目の中にある白目の部分を強膜といいます。強膜は文字どおり強くてかたい膜で、眼球の中へ余分な光が入ってくるのを防いで、目を保護する役割を担うと同時に、目の形を保つ役割もあります。

なお、強膜の上を透明な結膜がおおっており、結膜はほとんど透明で、強膜の乳白色がすけて見えます。強膜そのものは丈夫で、病気などにはかかりにくいのですが、結膜には、病原体がつくことがあり、そうなると目が赤くなる結膜炎になってしまいます。

なお、動物は黒目の部分が大きく、この強膜がないように思えますが、外からはよくわからないだけで、やはり目を保護するための強膜があります。

耳

耳は、音を伝達する感覚器官。外耳、中耳、内耳に分かれる

耳は音の情報をキャッチして大脳に伝えます。耳は外に出ている耳介《じかい》と中耳へ続く外耳道を外耳、鼓膜から耳小骨までを中耳、三半規管《さんはんきかん》から耳神経までを内耳といいます。構造が三つに分かれます。耳の外耳道は成人で約3.5cmあります。耳の中は凹凸《おうとつ》があり、形が複雑にできています。それは音の振動を奥に伝える役目の鼓膜を、外部の衝撃や気圧から守るためです。

耳の地図帳

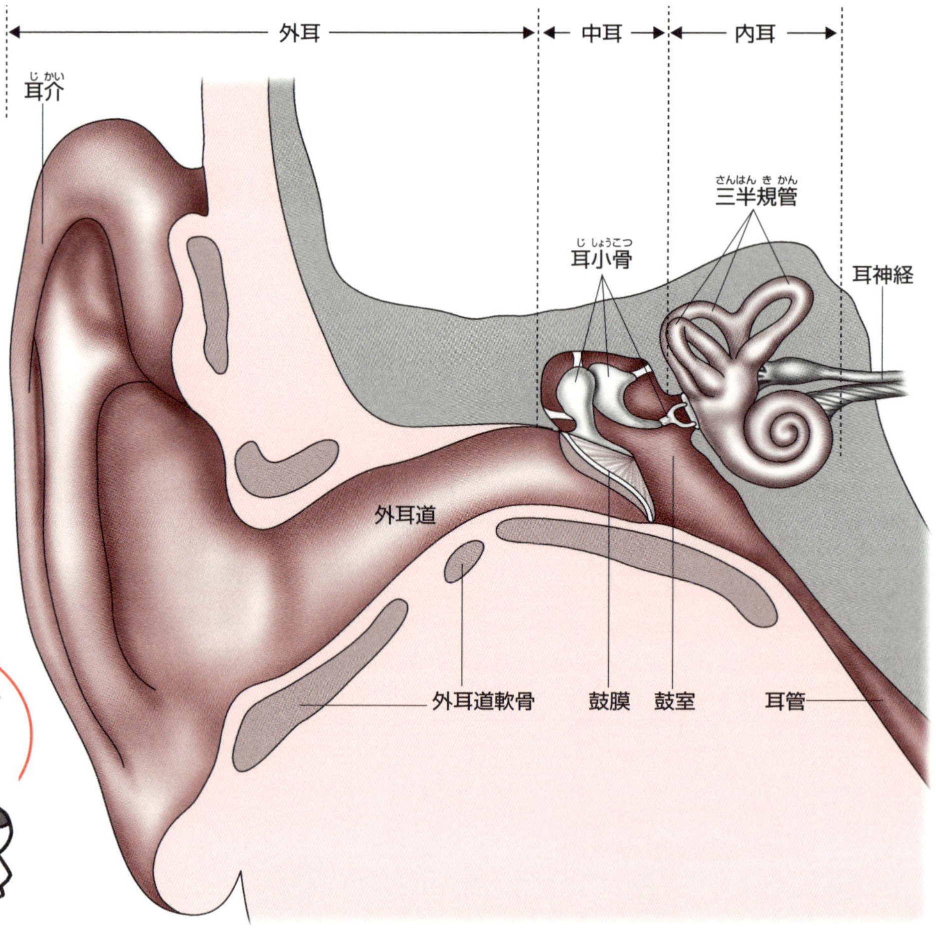
外耳
中耳
内耳
耳介《じかい》
三半規管《さんはんきかん》
耳小骨《じしょうこつ》
耳神経
外耳道
外耳道軟骨
鼓膜
鼓室
耳管

●聞きとれる音
20～2万ヘルツ

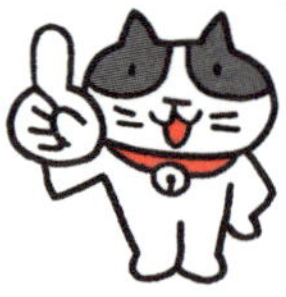

音の伝わり方

耳介から鼓膜へ。耳小骨を通じ蝸牛へ

音は耳介《じかい》で集められ鼓膜に届きます。鼓膜は音の大小や高低に合わせて振動します。音が大きければ振動も大きく、小さければ振動も小さくなります。この振動が中耳にあるつち骨、きぬた骨、あぶみ骨の耳小骨に伝わります。人体でもっとも小さい三つの骨が、鼓膜から伝えられた振動を大きすぎるものは小さく、小さすぎるものは大きく調節します。

次に振動は蝸牛《かぎゅう》というカタツムリのような形の器官に伝わり電気信号に変換されます。そして、蝸牛から耳神経を経て大脳へと送られ音として認識をされます。このように耳介で集められた音が脳で認識されるまでには、いろいろな行程を経ています。

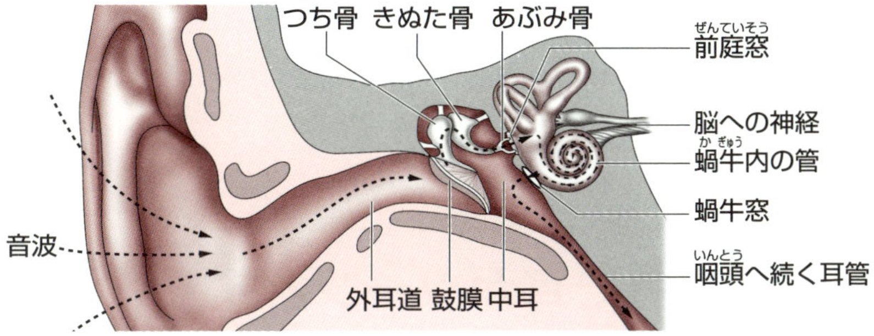

平衡機能について

からだのバランスを保つはたらきがある耳

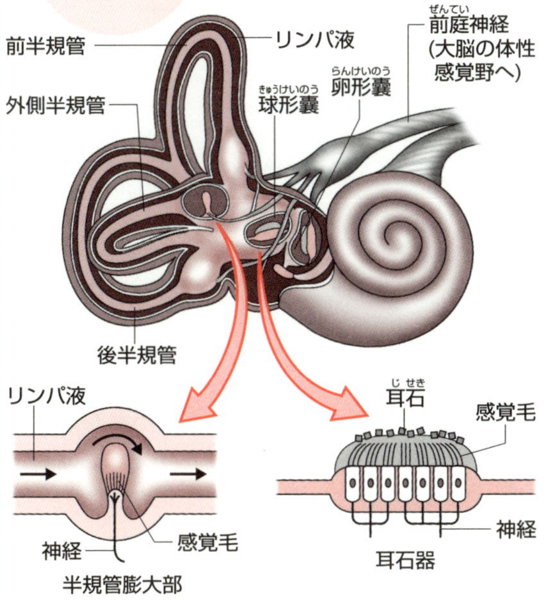

からだのバランスをとるところが三半規管《さんはんきかん》（前半規管、外側半規管、後半規管）です。三半規管は三つの半円形の管が組み合わさっていて、体の回転方向を知るはたらきをします。そのためすべて別方向を向いています。頭が前後、左右、水平方向に回転すると三半規管の中にあるリンパ液が働き、有毛細胞が刺激され電気信号を出します。電気信号は前庭《ぜんてい》神経を経て大脳へ伝わります。

三半規管が交わるところに耳石器《じせきき》と呼ばれる卵形嚢《らんけいのう》と球形嚢《きゅうけいのう》の、二つの袋の器官があります。耳石器は水平方向と垂直方向の傾きを感じ、からだの傾きを正確に整える働きをします。

鼓膜が破れると耳が聞こえなくなる？

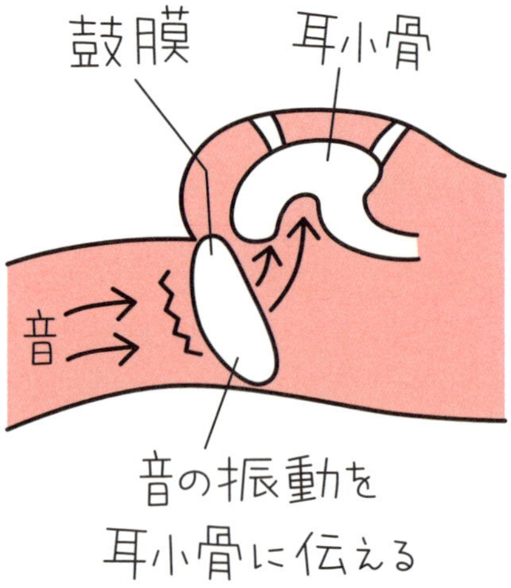

鼓膜は外耳と中耳の境目にあり、空気の振動として伝わってきた音の波をキャッチし、自ら細かく振動します。そのうえで、鼓膜はこの振動を中耳にある耳小骨に伝える役割を果たしています。

鼓膜は薄い膜ですから、耳かきなどで突ついたり、殴られるなど外から強い衝撃を受けると破けることがあります。また、中耳炎になって中耳に膿《うみ》がたまると、鼓膜が破れて膿が出てくることもあります。

鼓膜に穴が開いたとき、穴が小さければ自然に治り、問題はありませんが、穴が大きかったりすると完全に治らずに、難聴になることがあります。

なぜ、高いところで耳がツーンとするのか？

高層ビルのエレベーターに乗ったり、飛行機で離陸、着陸するときに耳がツーンと痛くなることがあります。これは、気圧の急激な変化のために中耳と外耳を分ける鼓膜を境目として、内外の気圧の調整がうまくいかなくなるためです。気圧の弱いほうに鼓膜がひっぱられてしまい、そのために痛みや耳が詰まったような違和感が感じられます。

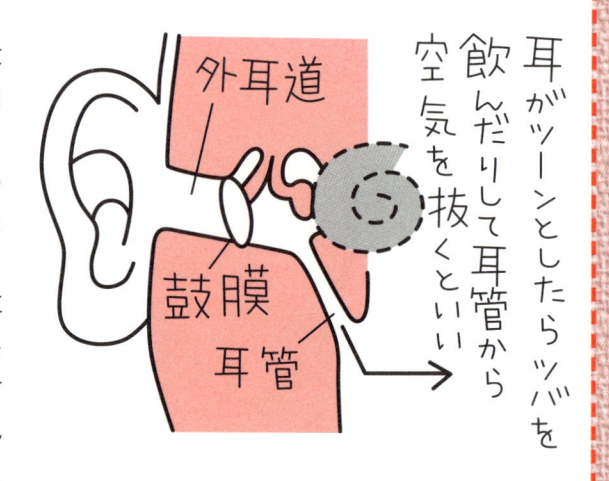

このような気圧の調節のために、鼻から耳へ抜ける空気抜きの調節を行うのが鼻と耳をつなぐ耳管です。ここの空気の通りをよくするために、ツバを飲み込んだり、鼻をつまんで空気をためると空気が抜けて、違和感がとれます。

ところが、たとえば鼻炎で鼻が詰まっていたり、耳管の機能がちゃんと発達していない子どもだと、この空気抜きがうまくいかず、ときにはひどい痛みが起こったり、場合によっては急性中耳炎にかかることもあります。もともと慢性鼻炎があったり、中耳炎の治療中などの場合には、飛行機に乗る前にかかりつけの耳鼻科に相談するとよいでしょう。

めまいはなぜ起こる？

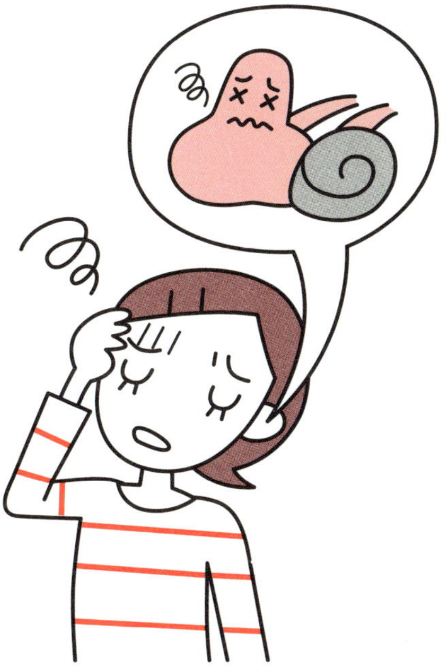

めまいとひと口にいっても、いくつかの種類があります。立ち上がったときにフラッとくるようなものは、めまいというよりも立ちくらみです。そうではなくて、長い時間グルグル周囲が回転するようなめまいは、内耳にある三半規管《さんはんきかん》や耳石器《じせきき》といったバランス感覚を保つための器官や、さらに奥にあるバランスを感じて脳に伝える前庭《ぜんてい》神経に異常があったときに起こります。代表的なものには、内耳にあるリンパ液が過剰に増えてしまうために起こるメニエール病があります。

めまいでもっとも怖いのは、脳血管障害など脳の障害による中枢《ちゅうすう》性のめまいです。この場合は、フワフワと宙に浮いているような感じのめまいが起きたり、手足のしびれなどのほかの症状を伴うこともあります。

乗り物酔いはなぜ起こる？

船やバスなどに乗ると起こる乗り物酔いは、目から入る視覚情報と、内耳にある三半規管《さんはんきかん》が感じる平衡感覚にズレが生じるためだと考えられます。

これに加えて、排気ガスのにおいや車内のいろいろなにおいなども刺激となって、自律神経が不安定になり、吐き気をもよおしたり、気持ちが悪くなったりします。

そのため、乗り物酔いは特に、三半規管のはたらきが未熟であったり、自律神経が安定しない子どもや思春期に多くみられます。

乗り物酔いの誘因としては、寝不足や食べすぎ、空腹感、車や船の中での読書、緊張感などがあります。酔いやすい人はこういう要因をなくし、乗り物に乗る30分ぐらい前には酔い止めの薬を飲むとよいでしょう。

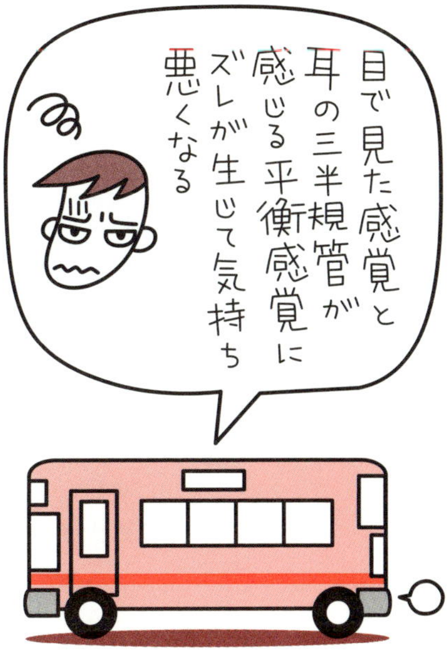
目で見た感覚と
耳の三半規管が
感じる平衡感覚に
ズレが生じて気持ち
悪くなる

耳あかの正体は？

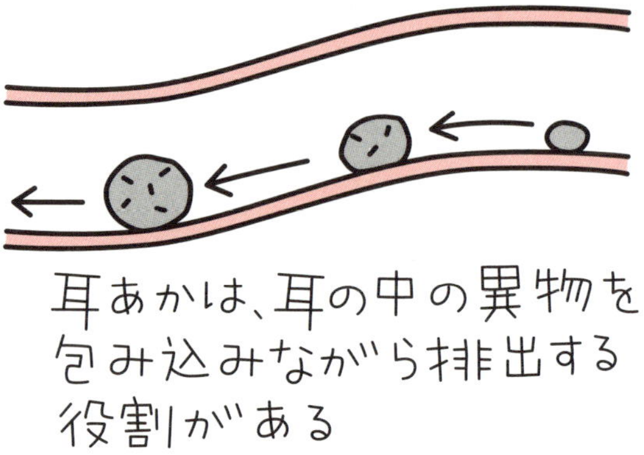
耳あかは、耳の中の異物を
包み込みながら排出する
役割がある

耳あかは、外耳道にある耳垢腺《じこうせん》というアポクリン腺の一種から分泌される分泌物と、それにはがれ落ちた表皮やホコリ、雑菌などからできています。耳あかは、耳の中に入ってきた異物を包み込んで排出し、体内に異物が入ってくるのを防ぐ役割をしています。その成分は酸性で、殺菌作用があるうえ、細菌の細胞壁を壊す酵素なども含まれています。

耳あかはほうっておいても、外へ出てくるものなので、あまり神経質に耳掃除をする必要はありません。逆に耳掃除をしすぎると、外耳を痛めたり、殺菌をするメカニズムに狂いを生じてしまうこともあります。風呂上がりに軽くバスタオルで耳をふく程度か、掃除をしても入り口付近だけにとどめることです。

原因によっていろいろある中耳炎

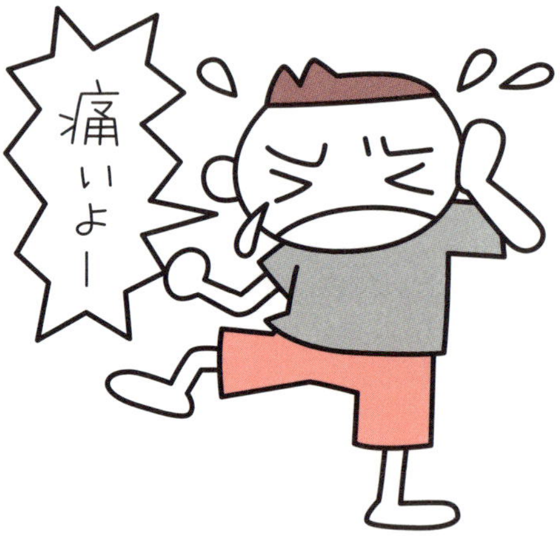
痛いよー

中耳炎は中耳に細菌が感染して、炎症を起こす病気です。いくつかの種類があり、それぞれに症状や原因も違ってきます。

★ 急性中耳炎

一般的にいわれる中耳炎はこの急性中耳炎が多いのですが、たいていはかぜに引き続いて起こるもので、子どもによくみられます。鼻やのどに侵入した細菌が、耳管を通じて中耳に達して炎症が起こります。鼓膜が赤くはれ、発熱、耳の痛み、膿《うみ》がたまるといった症状が見られます。基本は抗生物質での治療ですが、鼓膜切開が行われることもあります。

★ 慢性中耳炎

急性中耳炎がしっかり治療できなかったことなどが原因となって起こるもので、鼓膜に穴が開き、急性中耳炎を繰り返します。

★ 滲出性中耳炎

鼓膜の内側に浸出液がたまるもので、痛みはありませんが、耳の聞こえが悪くなります。子どもに多く、ほうっておくと難聴が進行していきます。耳管の通りをよくする治療や、鼓膜を切開して、浸出液を出す治療が行われます。

音を集めて聞こえをよくする耳介

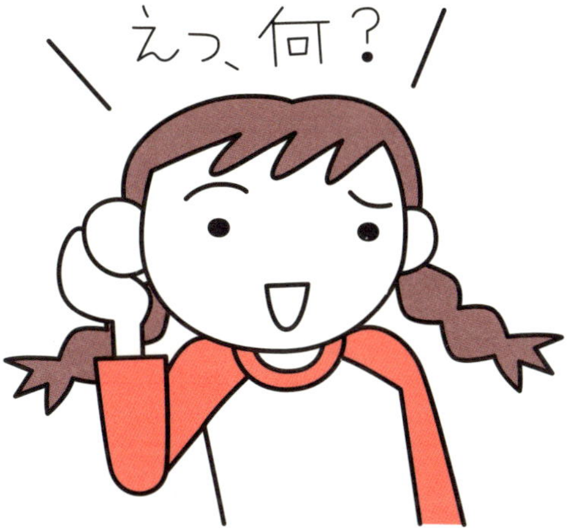

耳介《じかい》は、広い範囲から聞こえる音を集めて、音の聞こえをよくする役割を果たしています。ゾウのように耳介が大きければ大きいほど、聞こえもよくなります。人間の場合、耳介は動かせないので後ろから聞こえてくる音よりも、前から聞こえてくる音がよく聞こえますが、動物の場合は、耳を前後左右などに動かせますから、後ろから聞こえてくる音もよく拾うことができます。

小さな音や声でよく聞こえないときに、私たちは耳の後ろに手を当てて聞こうとしますが、これはまさに耳介を大きくしたのと同じ原理で、実際、ふつうの聞こえよりもだいぶ違います。

年をとると耳が遠くなるのはなぜ？

年をとると、だんだん耳が遠くなってきます。これは内耳の蝸牛《かぎゅう》というカタツムリのような形をした管の中にある有毛細胞がすりへり、壊れてくるためです。有毛細胞はその名のとおり、毛が生えていて、音を感じると毛が振動して、聴神経にその信号が伝わります。この毛が加齢とともにすりへってくると、特に高い音から聞こえが悪くなってきます。最初は女性の話し声やテレビの音、電話の音や電子音などが聞きとりにくくなり、そのうちにいろいろな音が全体的に聞きとりにくくなってきます。

そのほか、年をとると鼓膜も弾性がなくなり、鼓膜から音が伝わる耳小骨《じしょうこつ》も振動しにくくなることも耳が遠くなる原因です。

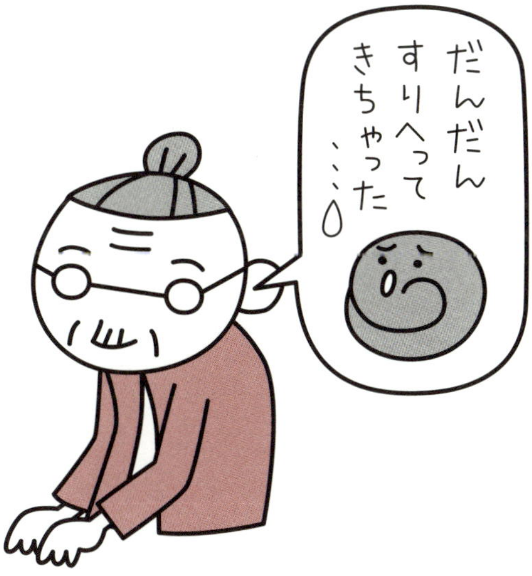

加齢による難聴は完全に防ぐことはできませんが、日ごろから大きい音を聞きすぎていると難聴の進みが早くなります。騒音の少ない環境で生活することが難聴を防ぐ一つの方法です。

なお、加齢による難聴は回復することはありません。ひどくなったら、補聴器によって聴力を補う必要があります。

からだを保護する
外装部分が皮膚。
外からの刺激に反応し、体温調整もしている

皮膚

体をおおう皮膚は表皮《ひょうひ》、真皮《しんぴ》、皮下組織の三層からできています。表皮は外側の一番薄い層で、内側にある基底層ではたえまなく新しい細胞が作られ、成長しながら上に移動しやがて細胞はあかとなります。人種や個人によって違う皮膚の色は、基底層に含まれる細胞が持つメラニン色素によって決まります。真皮には汗腺《かんせん》、皮脂腺、毛細血管、神経細胞などがあります。体の三分の一以上の皮膚を失うと、生命に危険が及ぶといいます。

皮膚の地図帳

●皮膚の総面積

7㎡弱

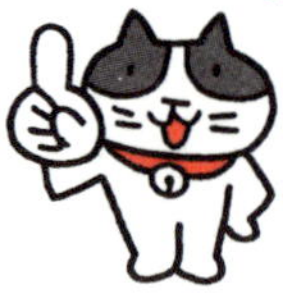

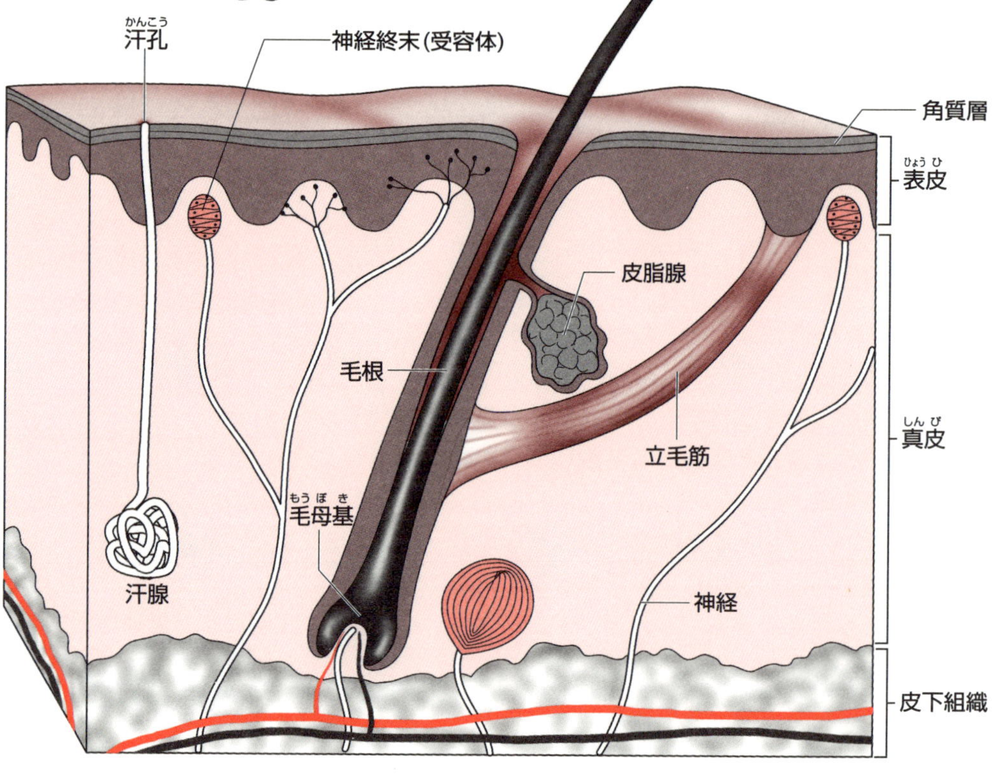
毛幹
汗孔《かんこう》
神経終末(受容体)
角質層
表皮《ひょうひ》
皮脂腺
毛根
真皮《しんぴ》
立毛筋
毛母基《もうぼき》
汗腺
神経
皮下組織

皮膚の感覚

皮膚には五つの感覚がある

真皮《しんぴ》には温覚、冷覚、圧覚、痛覚、触覚の五つの感覚を感知する点状の受容器がはたらいています。それぞれのはたらきをみると、温覚は熱いものに触れると熱を吸収し、皮膚温度が上がるのを感知します。冷覚は冷たいものに触れると皮膚温度が下がるのを感知します。圧覚は弱い圧力と強い圧力を感じ分けます。痛覚は神経の末端が皮膚に加わった痛みを感知します。触覚は物に触れたときに手触りを感知します。

五つの受容器は指先など集中している場所と背中などの少ないところがあります。

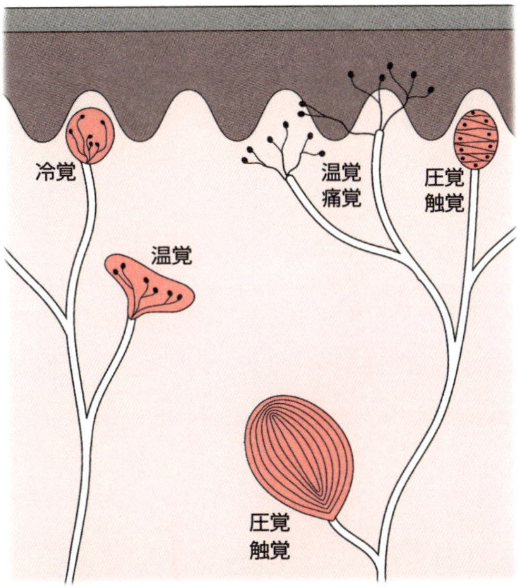

毛のサイクルについて

毛髪は毎日成長を続けている

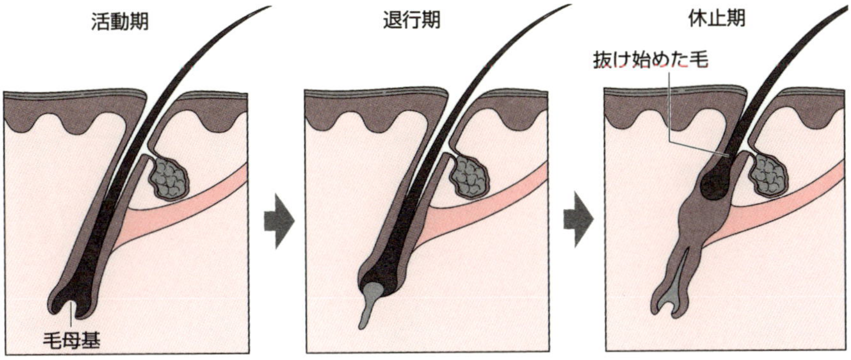

からだを保護し、体温を保温するはたらきがある毛髪は、毎日成長を続けています。成長が止まると死んで抜け落ちます。成長を三つに分けると、活動期は毛髪の根元にある毛母基《もうぼき》で細胞分裂を繰り返し毛が成長します。退行期は毛母基で細胞分裂ができなくなり毛の成長が止まります。休止期は古い毛が抜け毛母基で新しい毛が誕生します。毛の成長のサイクルは場所によって違いがあります。

毛髪の成長は真皮《しんぴ》内で行われるので、たとえばひげや髪をそっても成長は止まりません。毛髪は１か月に約1.2cm伸び、約３〜４年生き続けます。

汗が出るのはどうして？

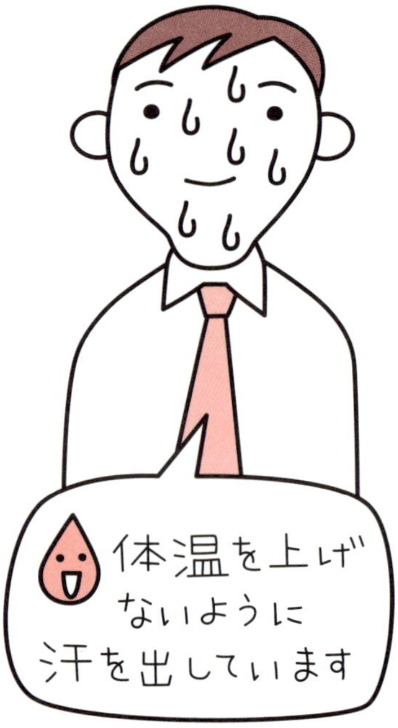
体温を上げないように汗を出しています

私たちのからだは、だいたい37度前後に保たれるようになっています。汗は体温が上昇したときに、体温を下げるために出てくるものです。皮膚の表面に出てきた汗が蒸発するときに、熱を奪う性質があり（気化熱といいます）、体温が上昇したときに汗の気化熱によって体温を下げるわけです。

からだからは、特に運動などをしなくても、1日600㎖程度の汗が出ています。たとえば、眠っている間でも体温の調節のために、コップ１杯程度の汗をかいています。それに加えて、周囲の気温が高くなったり、運動をしたりすると、体温が上昇するのを防ぐため、汗がたくさん出てきます。

体温の調節とは関係なく出る汗もあります。たとえば、緊張したときやドキドキしたときなどに手のひらや足の裏などにかく汗で、これは精神性発汗と呼ばれています。

また、カレーなど極端に辛い、あるいはすっぱい食物を食べたときに顔に吹き出す汗もあります。これは、味覚性発汗と呼ばれています。

どうしてニキビはできるの？

思春期になると、男性ホルモンが盛んに分泌されるようになり、その影響で皮脂の分泌が過剰になります。過剰に分泌された皮脂が表皮《ひょうひ》の汚れと一緒に固まって、毛穴を詰まらせ、そこにさらに分泌された皮脂が表皮の中でふくらみます。これがニキビとなります。さらに表皮にたまった皮脂に細菌が感染すると、膿《うみ》を持って化膿《かのう》することもあります。

男性ホルモンの影響でニキビはできるので、男性に多いのですが、女性でも男性ホルモンが分泌されていますので、ニキビができます。

ニキビのできやすさは遺伝がありますが、食物の影響やストレス、睡眠不足などもきっかけとなります。予防には、毎日の洗顔とともにニキビの誘因をなくすことも大切です。

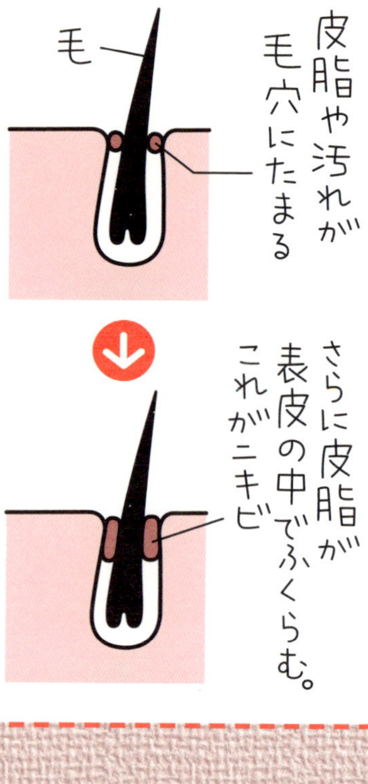
毛
皮脂や汚れが毛穴にたまる
さらに皮脂が表皮の中でふくらむ。これがニキビ

危険なホクロはどんなホクロ？

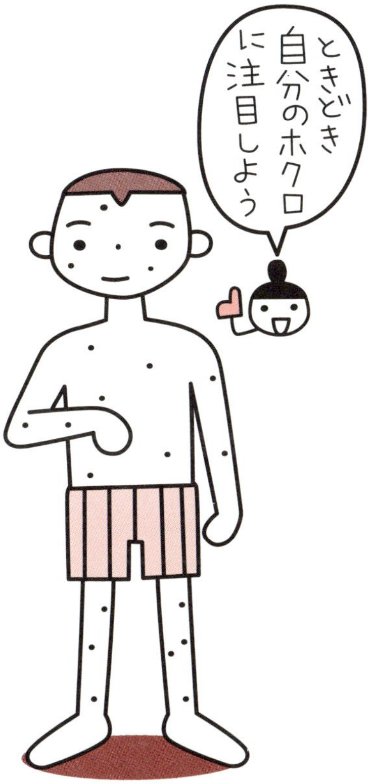
ときどき
自分のホクロ
に注目しよう

ホクロはだれにでもあるものですが、ホクロの中には、悪性黒色腫《こくしょくしゅ》という皮膚がんがあり、初期のうちから全身に転移しやすいなどのやっかいな特徴を持っています。悪性黒色腫は欧米人に多く、日本人にはそれほど多いものではありませんが、次のようなホクロは念のため皮膚科の専門医に診断をあおぐほうがよいでしょう。

★20歳以降にできたホクロで、急に大きくなったもの。特に直径5mm以上になったホクロは要注意。
★形が左右対称ではないもの。
★ふちがギザギザしているもの。あるいは境界が不鮮明でシミが広がった感じのもの。
★ホクロの色がばらついているもの。もしくは、薄い茶褐色だったものが、濃い黒色に変化したもの。
★平らだったホクロが徐々に厚みを帯びてきたもの。
★ホクロから出血しているもの。あるいはびらん状になっているもの。

あかが出るしくみは？

私たちの皮膚は常に、新陳代謝を繰り返しています。皮膚は何層もの細胞の積み重ねでできていますが、表皮の一番下にある基底層で新しい細胞が作られ、それがだんだん上へ上へと押し上げられていきます。

押し上げられた細胞は、死んで角質層にたまります。角質層の一番上に達すると、自然にはがれ落ちます。これがあかの正体です。頭皮だと、死んではがれ落ちた細胞がフケとなります。

基底層で生まれた細胞が角質層に達するのに、だいたい2週間ほどかかり、最終的にあかとなってはがれ落ちるまでに4週間くらいかかるといわれています。切り傷などが治るのは、常に繰り返される皮膚の新陳代謝のおかげなのです。

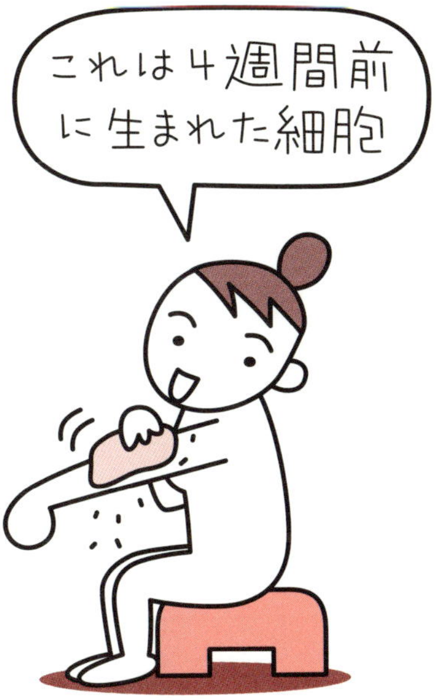
これは4週間前
に生まれた細胞

寒いと鳥肌が立つのはなぜ？

寒いところに行ったり、怖い思いをすると私たちの皮膚は、ブツブツと盛り上がり、いわゆる「鳥肌」が立ちます。これは、寒いと感じると、自律神経がはたらき、表皮の下にある立毛筋という筋肉が収縮するために起こるものです。立毛筋が縮むと、その反動で皮膚が盛り上がり、鳥肌が立ちます。鳥肌を立てることによって、毛穴や汗腺《かんせん》をふさいで、熱が蒸発するのを防ぎます。こうすることで、体温が下がらないようにしているのです。

逆に、気温が高くなったり、運動をして体温が上がると皮膚は汗を出して、それを蒸発させて熱を発散させ、体温を下げます。このように、皮膚は上手に体温の調節を行っているのです。

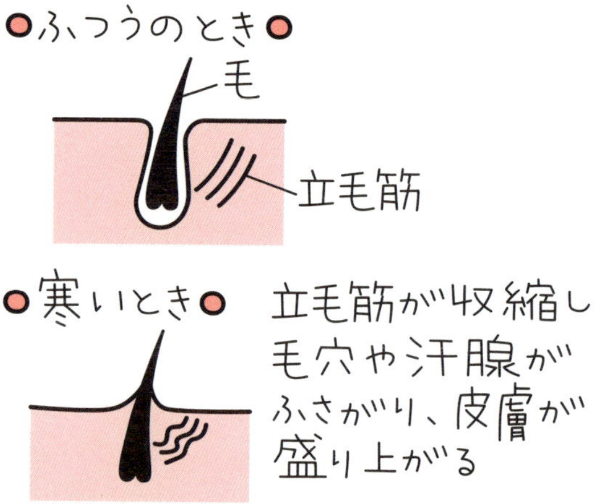
ふつうのとき
毛
立毛筋
寒いとき
立毛筋が収縮し
毛穴や汗腺が
ふさがり、皮膚が
盛り上がる

日焼けすると、なぜ黒くなる？

私たちの表皮《ひょうひ》の一番下には、メラノサイトという色素細胞があります。日焼けによって、紫外線が皮膚に侵入してくると、肌の一番上にある角質細胞がそれを察知して、メラノサイトに命令を出し、メラニン色素という色素をたくさん作り、有害な紫外線がさらに奥まで達するのを遮断《しゃだん》します。このメラニン色素が黒褐色をしているので、日に当たってたくさんメラニン色素が作られると、肌が黒くなるのです。

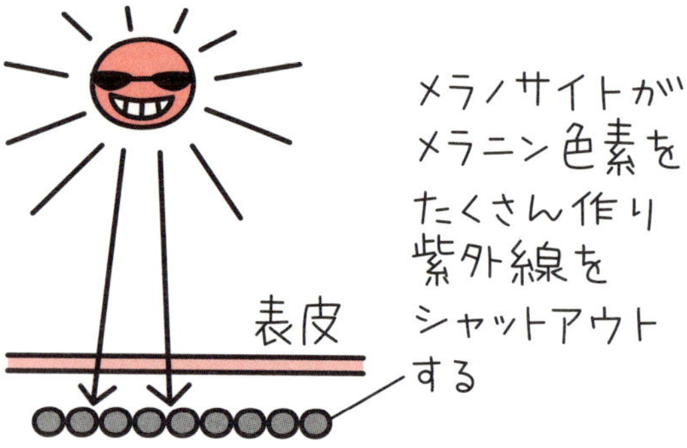
表皮
メラノサイトが
メラニン色素を
たくさん作り
紫外線を
シャットアウト
する

メラニン色素の量によって、人種間の肌の色にも違いが出ますし、同じ黄色人種の日本人の中でも、メラニン色素を作る細胞の数は人によって差があります。同じように日焼けしてもすぐに黒くなってしまう人と、赤くなるだけで白い肌に戻ってしまう人もいます。

たくさん作られたメラニン色素も、時間がたつと、皮膚の新陳代謝によって、あかと一緒に皮膚からはがれ落ちます。日に当たらなくなると、皮膚の色が白くなってくるのはこのためです。なお、メラニン色素ができても、紫外線によって細胞は傷つきます。日焼け止めクリームや帽子などで日焼けは極力防ぐようにしましょう。

爪は皮膚の角質層が厚くなったもの

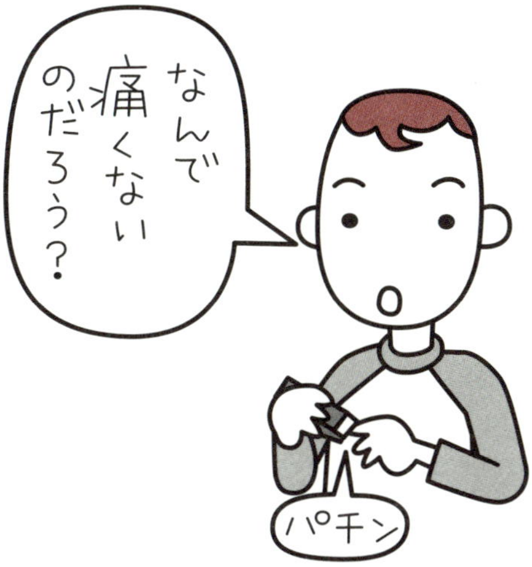
なんで痛くないのだろう？
パチン

爪はかたいために、骨の一部のように思えますが、実は皮膚の一部。皮膚の表面にある死んだ皮膚の細胞が集まった角質層が厚くなったもので、ケラチンというたんぱく質の一種からできています。死んだ細胞なので、爪を切っても痛みを感じないわけです。

爪の役割は、指先を保護し、さらに指を支えて物をつかみやすくしたり、細かい作業ができるようにするなどです。

私たちの皮膚は常に新陳代謝を繰り返し、内側でどんどん新しい細胞が作られ、それが上へ上へと押し上げられるため、爪も1日に約0.1mmほど伸びており、だいたい3か月から半年ほどで生え変わる計算になります。

なぜ白髪が生えてくる？

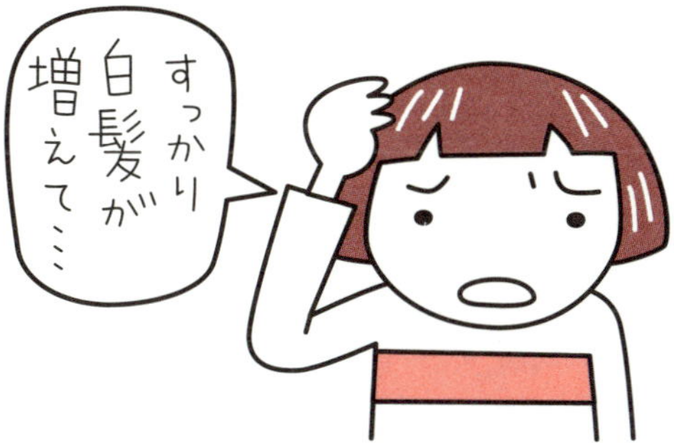
すっかり白髪が増えて…

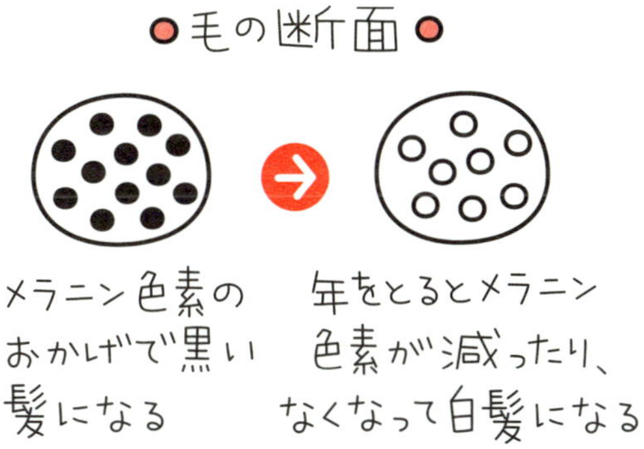

日本人の髪の毛が黒いのは、毛髪が毛根で作られる間にメラノサイトという色素細胞から黒褐色のメラニン色素が作られ、それが毛髪にとり込まれるため。ところが、白髪ができるのは、何らかの原因でメラノサイトのはたらきが弱まって、メラニン色素の量が減るためと考えられます。ただし、どういうメカニズムでメラノサイトのはたらきが弱まるのかということは、はっきりわかっていません。

だいたい、一般的には男性では30歳以降、女性では35歳以降から白髪が生えてきます。これには遺伝も多くかかわっているようですが、薬の影響や、甲状腺《こうじょうせん》や脳下垂体《のうかすいたい》の疾患、尋常性白斑《じんじょうせいはくはん》（白なまず）などの疾患も関係していることがあります。また、ストレスも白髪を増やすのに関係しているといわれています。

6章 脳と神経

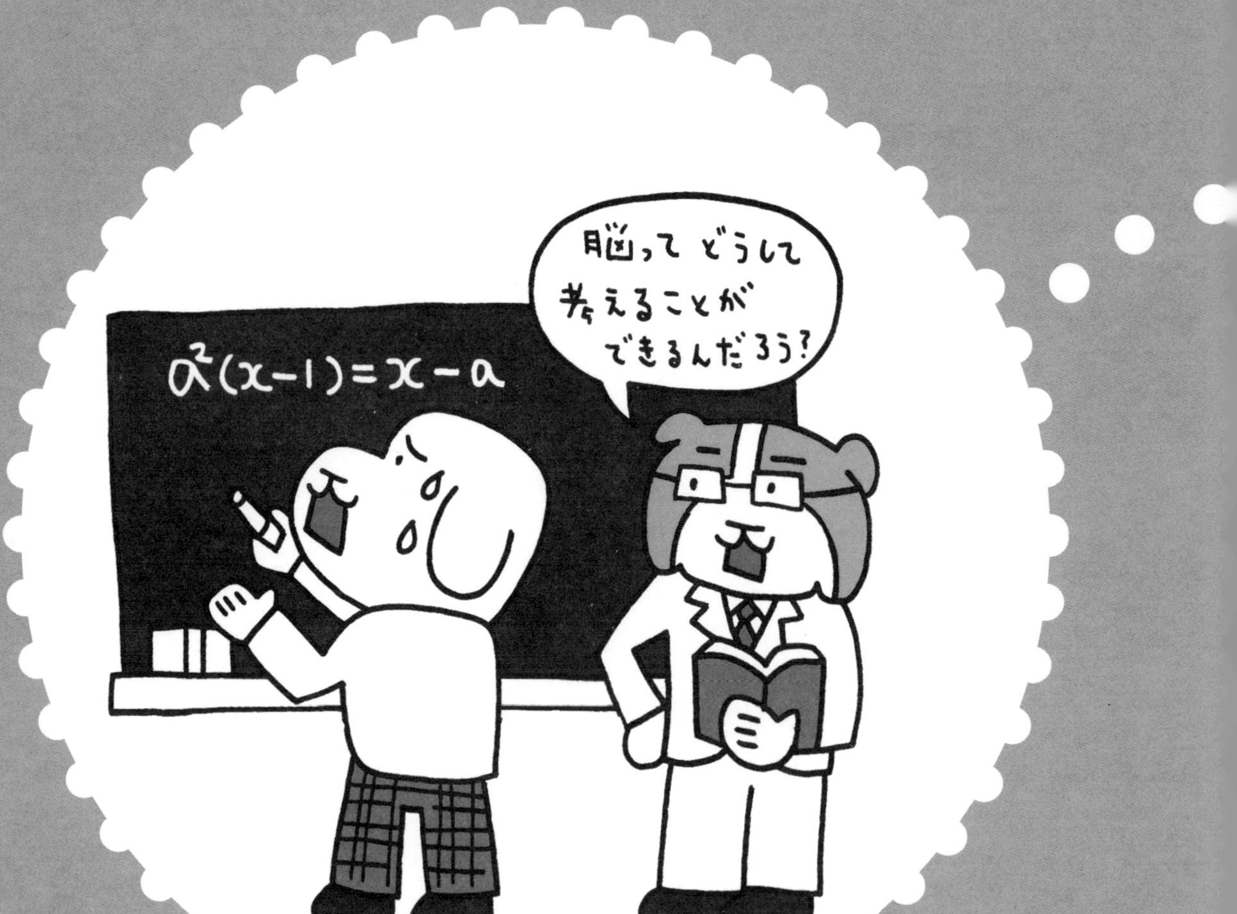

脳は記憶したり、考えたりするだけでなく、からだの各器官をコントロールするなど、生命の維持にかかわる仕事をしているところです。

脳の中には、無数の神経細胞があり、これらが互いに連絡をとり合って、さまざまな情報をスピーディに処理しています。まさにコンピュータの集積回路のようなものが脳の中にあり、絶えず入ってくる情報を次から次へと読みとったり、解析したりして処理しているのです。

お答えします！

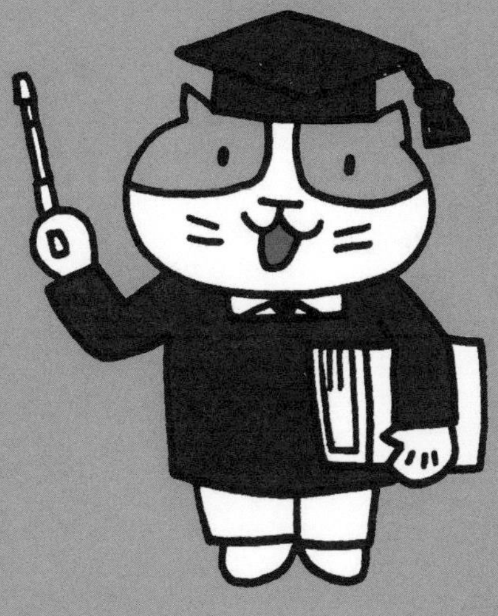

脳と神経の仕事ぶりは次ページから

脳はからだの各器官をコントロールする司令塔。考えたり、記憶したりする場所でもある

脳

からだを動かし、生命維持をしているのが脳です。脳は大脳、小脳、脳幹《のうかん》から成り立ち、全身の器官をはじめ運動機能、言語機能をコントロールし、物事を記憶するはたらきをします。人間としての感情や本能をつかさどる場所です。脳幹は大脳半球と脊髄《せきずい》を結び、呼吸や体温調整などを行います。そして脊髄は大脳との情報交換の大切なパイプです。

脳の地図帳

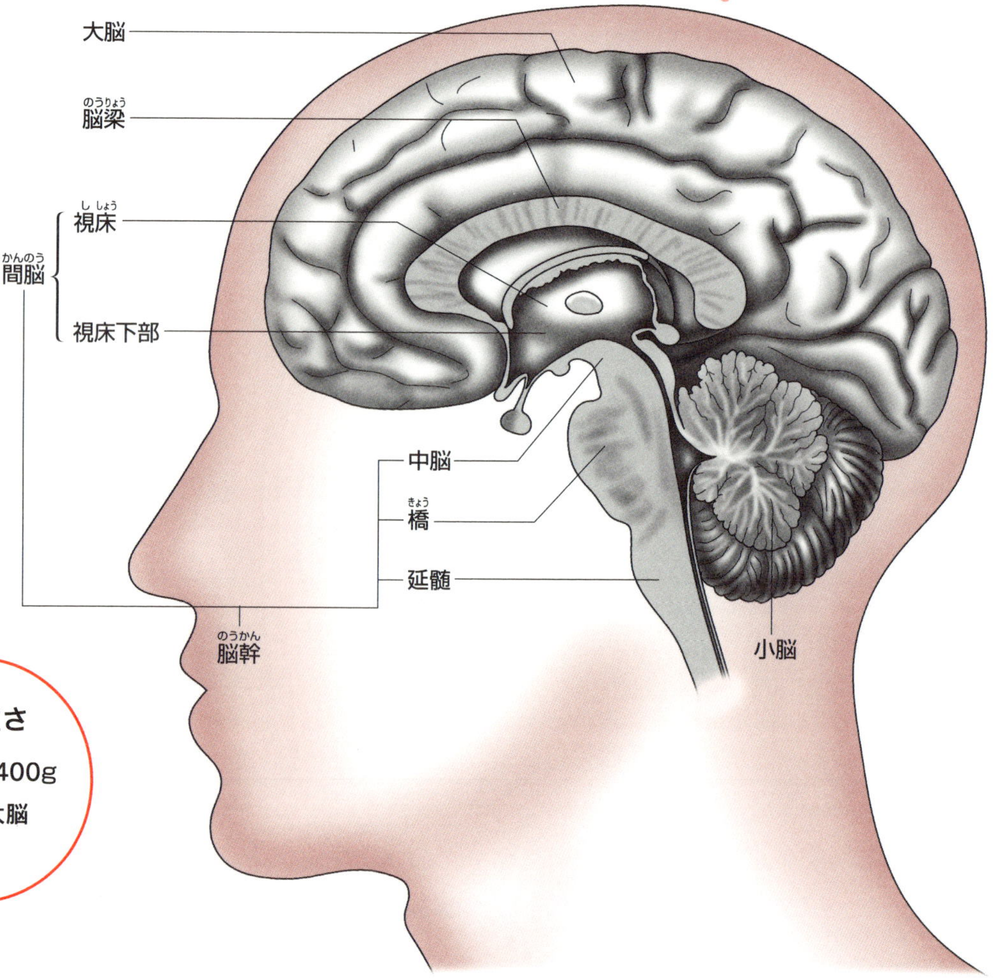
大脳
脳梁《のうりょう》
視床《ししょう》
間脳《かんのう》
視床下部
中脳
橋《きょう》
延髄
脳幹《のうかん》
小脳

●脳の重さ

1200〜1400g

約８割が大脳

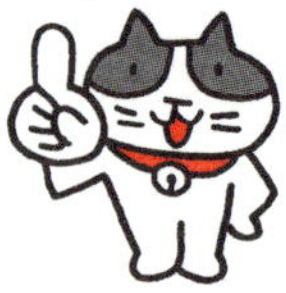

脳の構造

脳の約8割を占める大脳は、左右の二つの大脳半球から成り立ちます。両方の半球は中心部の脳梁《のうりょう》で多くの神経線維によって互いの連絡をとり合います。大脳の表面は大脳皮質《ひしつ》と呼ばれ、灰白質のシワにおおわれています。しわの厚みは約2～5㎜。

大脳皮質の内部にあるのが髄質《ずいしつ》と呼ばれる白い色をしている白質です。その中心部にあるのが大脳基底核です。この部分は歩く、走るなどの動作が自動的にできるようにはたらきます。右脳と左脳のはたらきは異なり、からだを動かす司令も右脳は左半身の動きを、左脳は右半身の動きに司令を出します。また、感覚的なことや想像力をはたらかせるのは右脳で、書く、読む、話すなどのはたらきは左脳が担当します。

表面は大脳皮質に包まれている

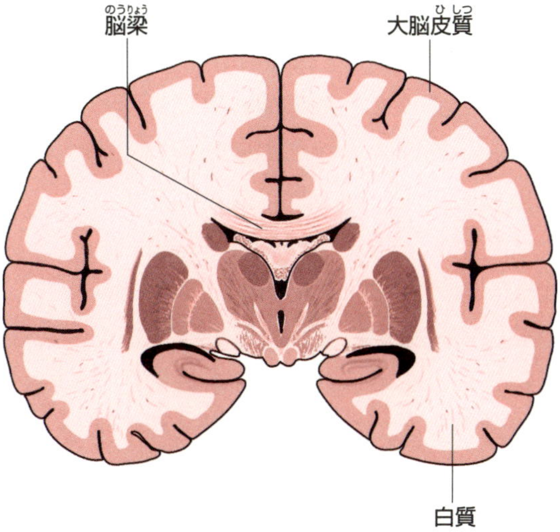

脳梁《のうりょう》
大脳皮質《ひしつ》
白質

大脳皮質

四つの部位が特定の機能を持つ

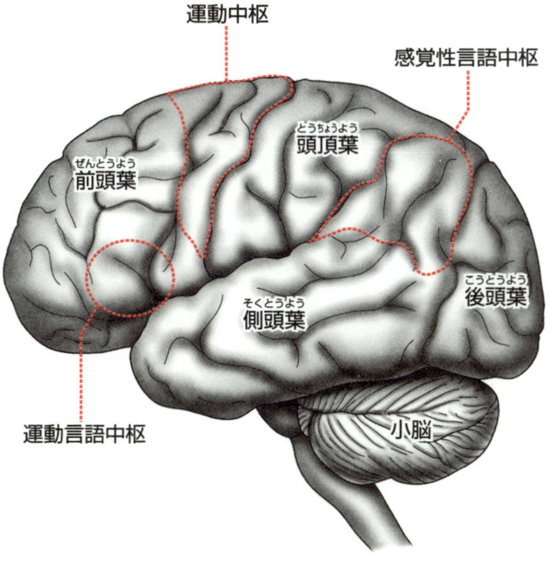

運動中枢
感覚性言語中枢
頭頂葉《とうちょうよう》
前頭葉《ぜんとうよう》
後頭葉《こうとうよう》
側頭葉《そくとうよう》
運動言語中枢
小脳

大脳皮質《ひしつ》にはニューロンと呼ばれる神経細胞と神経線維が詰まっています。ニューロンの数は約140億ともいわれ、脳全体で見ると数千億のニューロンがはたらき、とても複雑な神経回路網が脳を動かしています。

大脳皮質《ひしつ》の外側には中心溝、外側溝、後頭溝の三つの溝があり、大脳半球はこの溝により前頭葉《ぜんとうよう》、頭頂葉《とうちょうよう》、後頭葉《こうとうよう》、側頭葉《そくとうよう》の四つの部分に分かれます。この四つの部分が機能により領野というさらに小さい部分に分かれます。

大脳皮質は各部分により機能が異なりますが、脳の中で運動機能、言語機能、創造的活動、精神的活動などのもっとも重要なはたらきをしているところです。

小脳のはたらき

大脳に比べ小脳は脳全体の約10%の重さです。成人男性なら約135g程度です。小脳の層は小脳皮質《ひしつ》と呼ばれ、ここにはからだに分布する半分以上の神経細胞が集まっています。その数は1平方mm当たり約50万個の神経細胞が回路を作り、まるで精密機械のように正確な情報処理を行っています。小脳は大脳からの運動指令を細かく調整してから、からだに送り出すはたらきをします。

小脳は新小脳と古小脳の二つからなり、新小脳は運動機能に関係しています。たとえば指先などを使う細かな動きは新小脳の指令で動きます。体の平衡感覚を保つのは古小脳のはたらきです。古小脳が故障すると、めまいなどの症状を起こします。

大脳からの運動指令をからだに送り出す

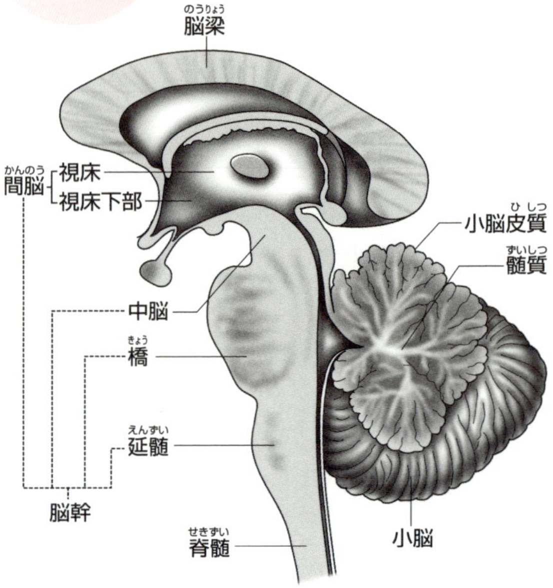

脳幹のはたらき

呼吸、心臓、自律神経やホルモンなどと関係する

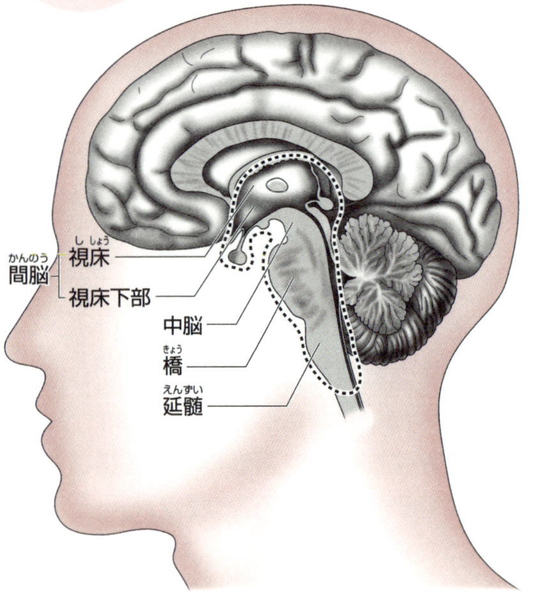

脳幹《のうかん》は脳の中で大脳半球と小脳を除いた部分です。脳と全身をつなぐ神経線維を通す管のことをいいます。重さが約200mgあります。脳幹は間脳《かんのう》、延髄《えんずい》、中脳、橋《きょう》の四つから成り立つ器官です。さらに間脳は視床《ししょう》、視床下部に分かれます。

四つの器官のはたらきは、視床は体の嗅《きゅう》覚《かく》以外の感覚を大脳に伝える神経の中継地点です。視床下部は内分泌や自律神経の中《ちゅう》枢《すう》です。橋は呼吸のリズムを調整し、顔や目を動かします。中脳は眼球や瞳孔《どうこう》の調節をし、体のバランスを保ちます。延髄は咀《そ》嚼《しゃく》や唾液《だえき》分泌、発声などの中枢です。脳幹には生命を維持するための神経が集合しています。まさに「命の座」といわれるように重要なはたらきをしています。

脳は肉よりご飯が好き!?

からだの多くの臓器は、炭水化物や脂肪やたんぱく質をエネルギー源としますが、脳はブドウ糖のみをエネルギー源としています。脳の重量というのは、からだ全体からみれば約2％程度しかないのに、脳のエネルギー消費量は非常に大きく、からだ全体のエネルギー消費量の20％にもなるといわれています。

人間の血液1㎗にブドウ糖は通常100㎎ほど含まれていますが、これがたとえば空腹時や運動をしたあとには、60〜70㎎に落ちます。この時点で思考能力が低下したり、イライラするなどの症状が現れ、50〜60㎎にまで落ちると、意識がなくなることもあります。

ブドウ糖は脳に貯蓄できない栄養分。朝にはしっかり炭水化物中心の食事をとることは、脳に栄養を十分与えて、効率的に仕事や勉強を進める秘訣です。

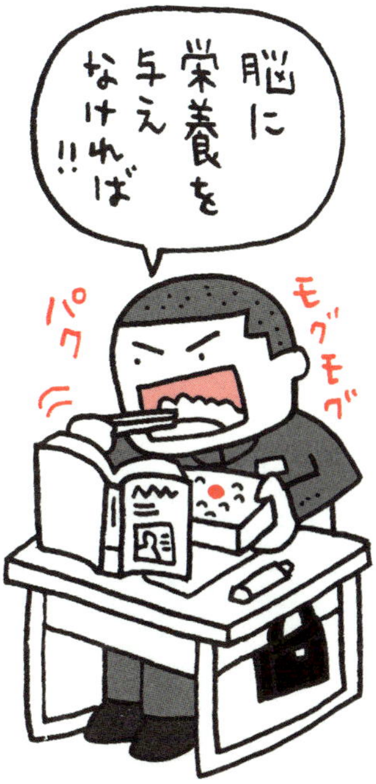
脳に栄養を与えなければ!!
パク
モグモグ

脳だってしっかり眠りたい

昔は睡眠は肉体を休ませるための生理現象、と考えられていました。しかし、20世紀に入って睡眠の研究が進み、今では睡眠は脳を休ませるためにある生理現象と考えられるようになりました。脳というのは、非常にエネルギーを消耗するもので、起きている間中、活発に活動をしています。意思的に眠らないでいられるのは、せいぜい3〜4日で、もし強制的にそれ以上睡眠を妨げると、体温を調節したり免疫《めんえき》を調節する機能に狂いが出て、やがて死に至るといわれています。

もっとも、眠っている間でも、脳のすべてが休んでいるわけではなく、生命を維持するための司令塔である間脳や中脳ははたらき続けており、睡眠と覚醒《かくせい》のリズムも脳幹《のうかん》によってコントロールされています。

なお、1日何時間眠れば睡眠が足りるのかは個人によって違いがあります。短時間で十分に足りる人もいれば、8時間眠らないとすまないという人もいますが、特にこれだけ眠らなければいけないという決まりはありません。

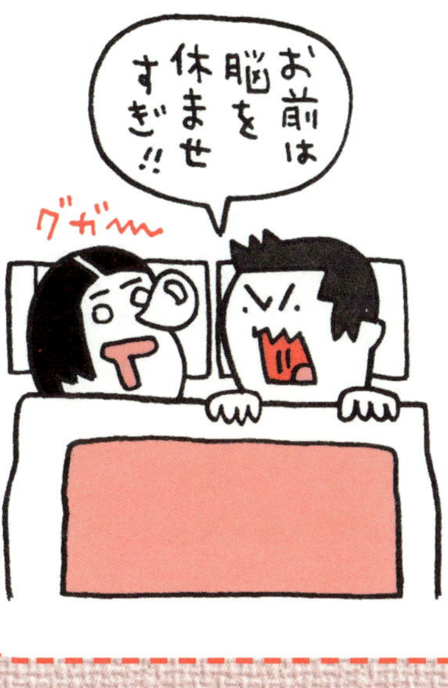
お前は脳を休ませすぎ!!
グガ

やる気を起こす脳の神経は？

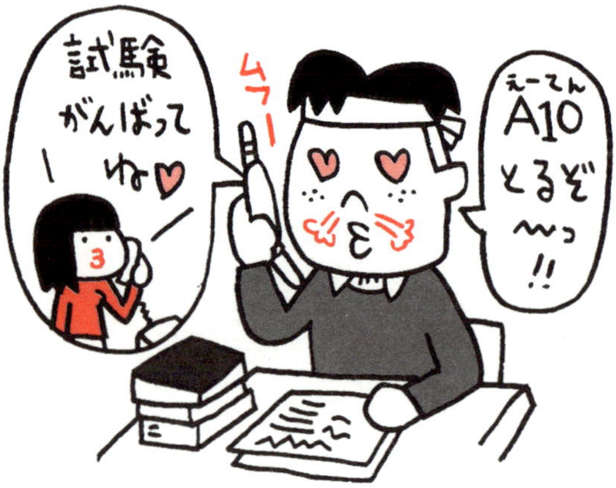
試験
がんばってね♡
ムフー
えーてん
A10
とるぞ
〜っ!!

脳内にはたくさんの神経がありますが、人間のやる気と関係しているのは、精神系だけを走っているA10と呼ばれる神経です。この神経は、私たちの喜怒哀楽など情動のもととなる神経で、別名「快感神経」と呼ばれています。

A10神経は、刺激されるとドーパミンという神経伝達物質を分泌します。ドーパミンは脳を覚醒《かくせい》し、意欲をかきたたせ、快楽を感じさせる物質だといわれています。コカインなどの覚醒剤は、このドーパミンとよく似たもので、使用するとドーパミンの作用が高まり、人間に強い快感を与えるのです。

私たちの行動には、何にでも動機があります。その動機づけに関連したはたらきをするのがA10神経であり、ドーパミンなのです。

なお、この神経伝達物質であるドーパミンが不足するとパーキンソン病になったり、あるいは過剰になると幻覚が見えたり、統合失調症の原因になることがあります。

脳死と植物状態とはどう違う？

臓器移植などで問題になる脳死と、植物状態とでは、同じように意識がないとしても、明らかに違います。人間の脳は、大脳、小脳、脳幹《のうかん》に大きく分けることができます。大脳はものを考えたりする意識の中枢《ちゅうすう》、小脳は運動機能をつかさどる、脳幹は呼吸や心臓のはたらき、消化など生命を維持するための機能をつかさどるなどの役割分担があります。

脳死というのは、これら三つの脳がすべて死んでしまった状態のことをいいます。人工心肺装置をつけなければ、生命は維持できず、それも長くはもちません。一方、植物状態は大脳や小脳が死んでいても、脳幹が生きている状態で、自力で心肺機能を維持することができ、痛みなどにも反応します。

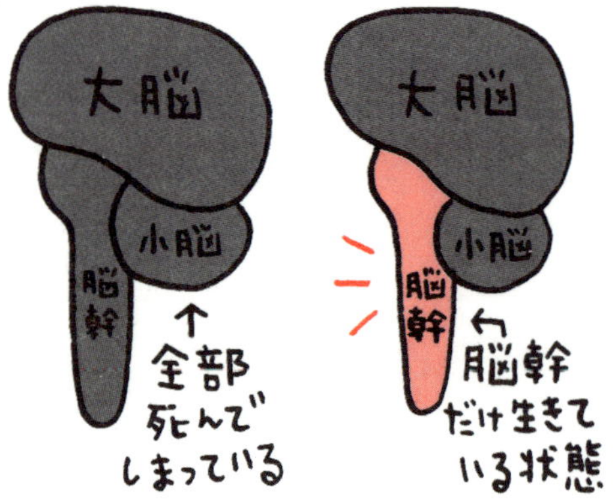

人によって違う利き脳

人間の脳は脳梁《のうりょう》を境に、右と左、二つに分かれており、それぞれを右脳、左脳と呼んでいます。右脳と左脳、二つはまったくバラバラにはたらいているというわけではなく、同じはたらきをすることもあります。しかし、大きなはたらきとしては、右脳は左半身をつかさどり、左脳は右半身をつかさどっています。そのため、右脳に出血などのトラブルが生じると、左半身が麻痺《まひ》し、逆に左脳に何かが起こると右半身に障害が出るわけです。

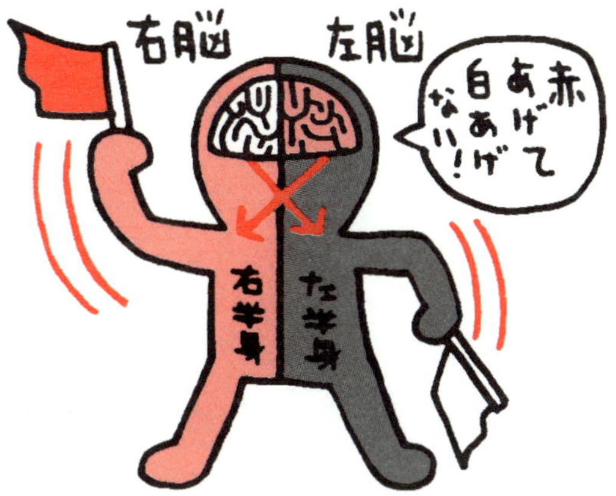

また、右脳は直感的なイメージや音楽や絵画などのクリエイティブな発想をつかさどり、左脳は言語や計算など理論的な考え方をつかさどるという役割があります。脳が左右に分かれて別々な機能を持っているのは、数多く存在する生物の中で、人間だけです。

ところで、だれでも左右の脳のうち、より多く使う脳が決まっているそうです。それを利き脳などと呼んでいますが、腕を組んだときに、上にくるほうの腕が右の場合は左脳が、逆に左の場合は右脳が利き脳だといわれています。

指を使うと頭がよくなる？

自らの意思でからだを動かす運動を随意運動といいますが、随意運動は大脳運動野が制御しています。大脳運動野の中でも、からだのそれぞれの部分を動かす担当が決まっていますが、指先や手を動かす担当はその中でもっとも大きな部分を占めています。指先を動かす指令というのは、大脳運動野の広い部分を使ううえ、他の感覚器から中脳や小脳など脳のほかの部分まで信号が送られます。

つまり、指先を使うことで、脳の信号を伝える神経細胞のネットワークが強固になるうえ、脳の多くの部分を使うので、脳が活性化するわけです。こういったことから、高齢者施設や脳卒中患者のリハビリ、あるいは幼児教育の場などでも、指先を使う運動が盛んに行われています。

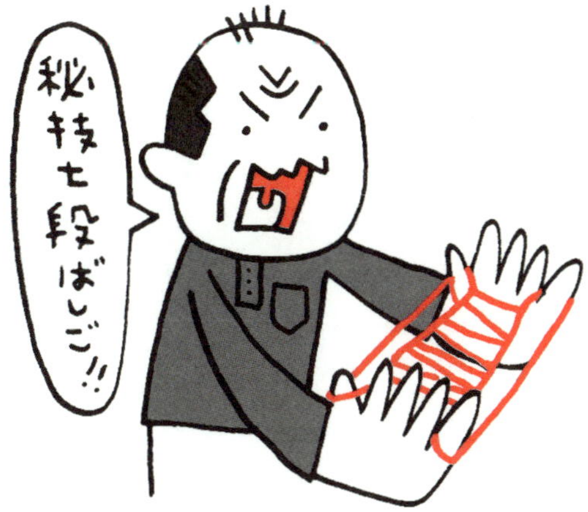

かむことで脳が活性化される

かむこと、すなわち咀嚼《そしゃく》は食物を細かくして飲み下しやすくしたり、消化しやすくするといった役割以外に、脳の機能を保つのに非常に大切な役割を担っています。

物をよくかむことで、脳のさまざまな部分で血流量が増え、大脳のニューロン活動が上昇します。特に、記憶にかかわる海馬《かいば》が活性化され、記憶力がよくなります。これは、たとえば、歯の数が減って食物がよくかめなくなった高齢者ほど痴呆《ちほう》の割合が高くなることでもわかります。

また、動物実験で抜歯をした動物を観察していくと、時間がたつごとに正常な動物に比べ、脳機能のスピードが落ちてくることでも証明されています。特に、上あごの歯をすべて抜歯した動物は記憶障害や空間認知機能など海馬にかかわる脳の機能の衰えが目立つそうです。

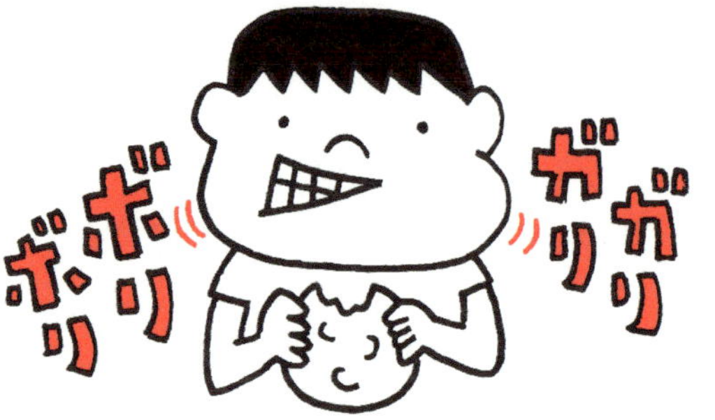
ポリポリ
ガリガリ

子どもはやわらかいものばかりでなく、かたい食物を与えてあごを鍛えることで、頭脳の発達も促されますし、高齢者の場合はなるべく自分の歯を残してかんで食べるように心がけることが、痴呆の防止につながっていくのです。

大量の飲酒は脳を萎縮させる

ある程度の量以上のアルコールを長年飲み続けると、慢性アルコール中毒になったりする以外に、脳が萎縮《いしゅく》することがわかっています。ある調査によると、1日2合以内のアルコールの摂取量では、影響はないのですが、2合以上飲んでいると、脳の萎縮が見られるようになり、年月とともにその割合は高くなることがわかりました。脳の萎縮は、加齢によっても起こるものですが、アルコールによる脳の萎縮は健康な人より10年速く進行します。脳の萎縮が起こると、物忘れや作業能力の低下から始まり、ひどくなると痴呆《ちほう》状態になります。

ただ、アルコールによる脳の萎縮は、細胞と細胞をつなぐネットワークに支障を起こすものなので、アルコールをやめて時間がたてば、元に戻るという点は救いだといえます。

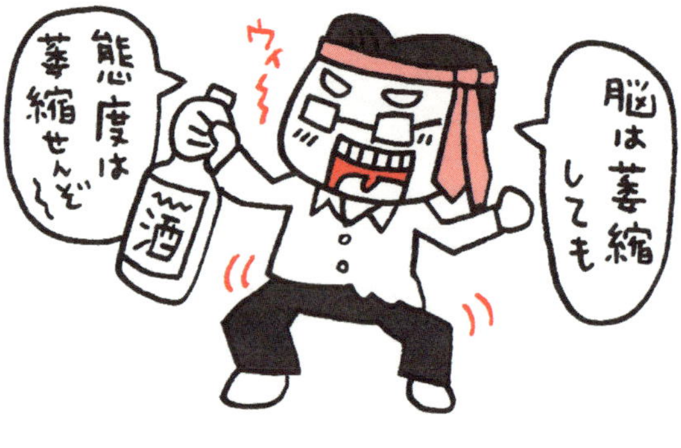
脳は萎縮しても
態度は萎縮せんぞ〜
ウィ〜
酒

脳の神経細胞は再生しないというが…

脳の神経細胞は、からだのほかの部分の細胞と大きく異なる点があります。ほかの部分の細胞は一度死んでも再生する能力を持っています。たとえば、皮膚の細胞などは古いものが死んで角質層となって、からだから落ちますが、どんどん新しい細胞が作られています。また、肝臓は一部切りとっても再生することが知られています。指なども切ったら生えてはきませんが、すぐにつなぐ手術を行えば、神経回路が再生して再び使えるようになります。

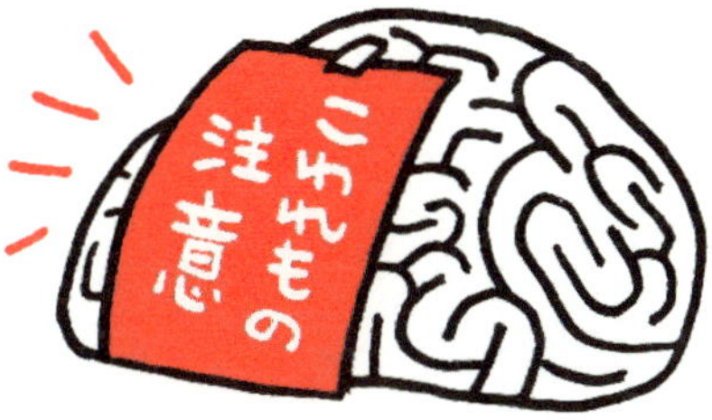

ところが、脳細胞は一度死んだら、二度と再生しません。そのため、事故や病気で脳を損傷すると、リハビリが非常にたいへんなのです。そのうえ、健康な人でも、ほぼ毎日10万個単位で、神経細胞は死滅しているといいます。

ただし、もともと人間の脳には約140億個もの神経細胞があり、毎日死滅したとしても、十分すぎるほどの神経細胞が残ります。また、最近では神経細胞を再生する研究も始まってきており、大量に神経細胞が死滅するアルツハイマー病などの治療に役立つとして期待されています。

ボケを予防する秘訣はあるか？

痴呆症《ちほうしょう》の中には、脳血管障害型痴呆とアルツハイマー型痴呆とがあります。脳血管障害型痴呆は脳梗塞《のうこうそく》など脳血管の障害によって起こるものですが、アルツハイマー型痴呆は原因不明で脳が萎縮《いしゅく》していく病気です。

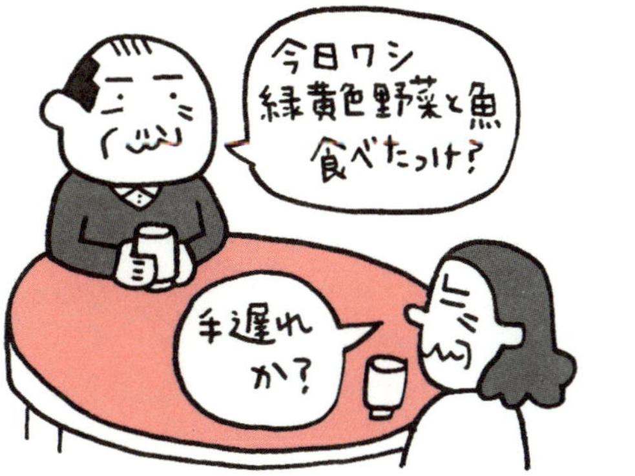
今日ワシ
緑黄色野菜と魚
食べたっけ?
手遅れか?

そんなアルツハイマー型痴呆の危険因子が少しずつわかってきました。加齢、女性に多いということ、さらにはアポリポタンパクE4という遺伝子を持っていることなどです。ところが、この遺伝子を持っているから必ず発症するかというと、そうとも限りません。それに加えてこの病気を発症した人には、偏食が多く、特に緑黄色野菜や魚を嫌う、また、高血圧症や高コレステロール血症にかかっていた割合が高いという結果も出ています。遺伝子だけでなく、環境因子もかかわっていることがわかり、アルツハイマー型痴呆の予防のヒントになると注目されています。とはいえ、痴呆予防の解明にはしばらく時間を要するようです。

情報伝達網である神経によって
からだはコントロールされている

神経

神経の中心は脳と脊髄《せきずい》にあります。これを中枢《ちゅうすう》神経と呼びます。そして、脳と脊髄をからだの各部分につなぐのが末梢《まっしょう》神経です。脳神経から12対、脊髄から31対の末梢神経が全身に伸びています。中枢神経は末梢神経から届く情報を受けて指令を発します。からだにある約60兆個の細胞を状況に応じてコントロールし、はたらかせているのが神経という機構です。精神活動や生命維持に大切なはたらきをします。

神経の地図帳

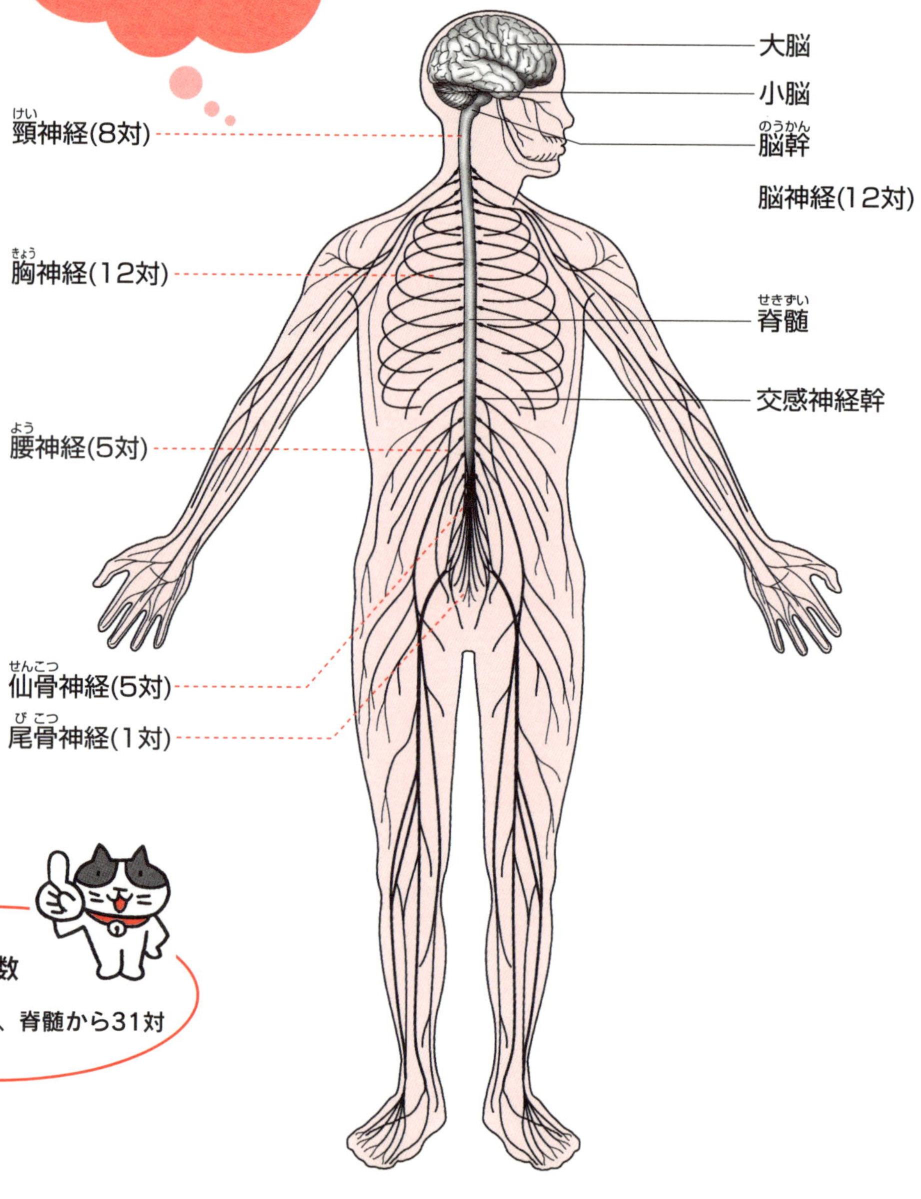
大脳
小脳
脳幹《のうかん》
脳神経(12対)
脊髄《せきずい》
交感神経幹
頸《けい》神経(8対)
胸《きょう》神経(12対)
腰《よう》神経(5対)
仙骨《せんこつ》神経(5対)
尾骨《びこつ》神経(1対)

●末梢神経の数

脳神経から12対、脊髄から31対

神経の伝わり方

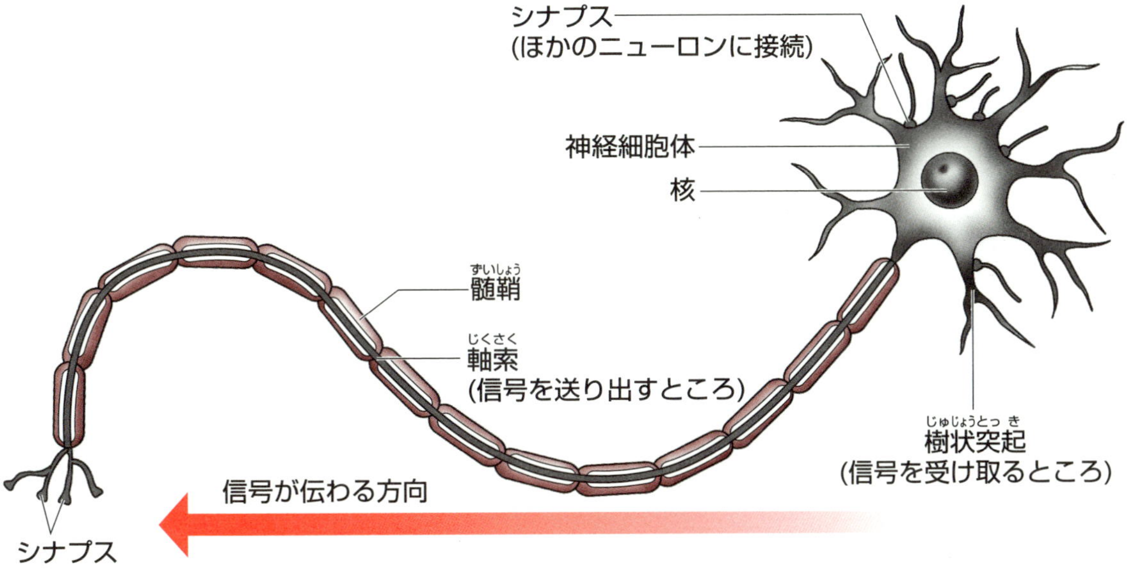

神経細胞の細胞体をニューロンという

からだの内側、外側の情報を伝え、処理し、積み重ねていく組織が神経系です。その基本単位をニューロンといいます。ニューロンとニューロンの間にはわずかなすきまがあり、シナプスと呼ばれています。

ニューロンは、神経細胞体とそこから伸びている樹状突起《じゅじょうとっき》と軸索《じくさく》から成り立っています。情報の伝達は次のようにして行われます。暖かい光や心地よい音、肌に当たる衝撃など、からだの外部からいろいろな刺激を受けると、目や耳、皮膚などに関係する感覚の受容器が興奮して電気信号を発信します。

電気信号は樹状突起から神経細胞体、軸索へと伝わります。

そして信号が軸索の末端に到達すると、シナプス小胞《しょうほう》という小さな袋から神経伝達物質が分泌されます。この化学物質がシナプスのすきまに拡散して、次のニューロンの軸索や樹状突起にとりつき、信号を伝えていきます。

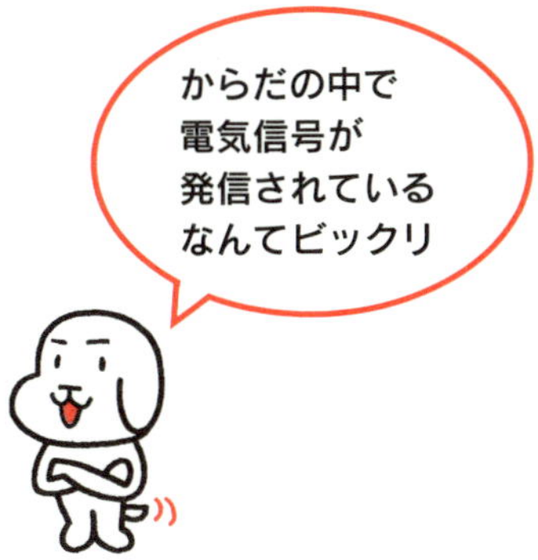
からだの中で
電気信号が
発信されている
なんてビックリ

脊髄にある神経はどんなはたらきをするのか？

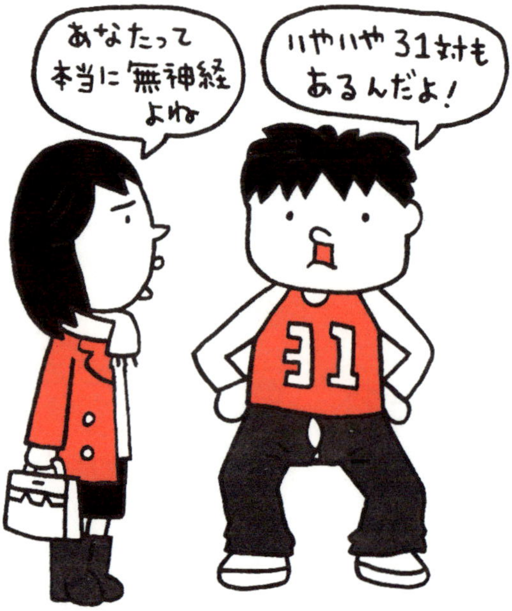
あなたって本当に無神経よね
いやいや31対もあるんだよ！

脊髄《せきずい》神経というのは、脊髄からからだの左右に枝分かれして全身に伸びる神経です。頸《けい》神経８対、胸《きょう》神経12対、腰《よう》神経5対、仙骨《せんこつ》神経5対、尾骨《びこつ》神経1対の全部で31対の神経から成り立っています。坐骨《ざこつ》神経や肋間《ろっかん》神経、大腿《だいたい》神経などはよく聞く名前ですが、これらが脊髄神経です。

脊髄神経は、知覚神経と運動神経に分かれ、知覚神経は皮膚に、運動神経は筋肉を中心に分布しており、からだの末梢《まっしょう》までいきわたっています。脊髄では、末梢神経である脊髄神経から伝わってきた情報を脳に伝えたり、逆に脳からの指令を脊髄神経に伝えてからだを動かします。脊髄が中継点となって、からだの中に電波網のようにはりめぐらされているのが脊髄神経だといえるでしょう。

手術時の麻酔は神経を遮断させる

手術を行う際に使われる麻酔にはいくつかの種類があります。

全身麻酔は文字どおり、全身にかけるもので患者が眠っている状態にして手術を行います。静脈注射や吸入などの方法がありますが、心筋以外の筋肉や呼吸も止まります。そのため、気管にチューブを挿入して呼吸状態を管理する必要があります。

脊髄《せきずい》麻酔は、局所麻酔で意識はある状態です。脊髄の外側にあり脊髄を守っている硬膜、クモ膜を通過して、脊髄液の中に薬を入れます。下腹部や足の痛みをとる方法で、薬が少量ですみます。盲腸や足の手術などに用いられます。

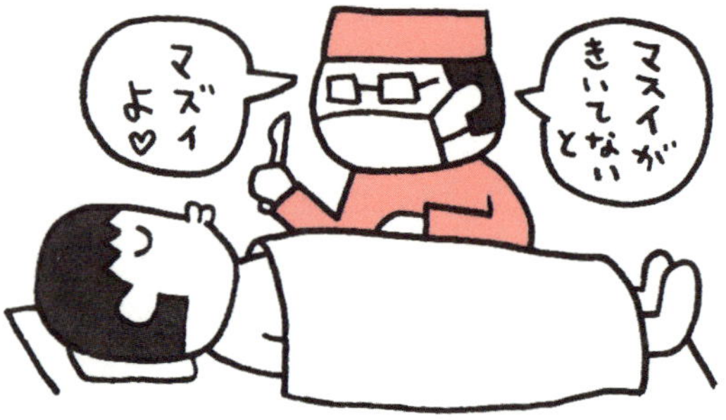
マズイよ♡
マスイがきいてないと

硬膜外《こうまくがい》麻酔は脊髄をおおっている硬膜の外側から薬を入れるもので、そのままにした管から薬を追加できるので、手術後の痛みのコントロールもでき、全身麻酔と併用されることもあります。運動神経を麻痺《まひ》させないので、無痛分娩のお産のときに利用される方法です。

頭部や顔面の機能に関係する脳神経

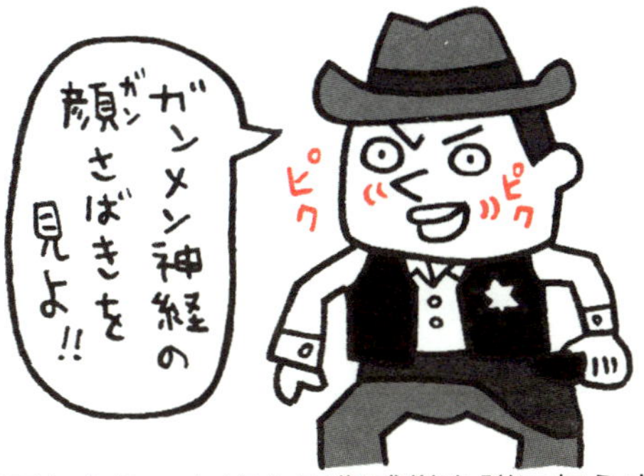

脳神経は脳から出て左右に分かれている12対の神経で、脊髄《せきずい》神経と合わせて末梢《まっしょう》神経と呼ばれています。

★ 嗅《きゅう》神経、視神経

それぞれ嗅覚、視覚を脳に伝えます。

★ 動眼神経、滑車《かっしゃ》神経、外転《がいてん》神経

脳からの命令で、眼球を動かす神経です。

★ 三叉《さんさ》神経

眼神経、上顎《じょうがく》神経、下顎《かがく》神経の3本に分かれ、涙の分泌や咀嚼《そしゃく》や舌の運動を支配しています。

★ 顔面神経

脳からの命令で顔の表情を動かしたり、味覚を脳に伝えたり、唾液《だえき》分泌にかかわっています。

★ 内耳神経

耳から入った音と平衡感覚を脳に伝えます。

★ 舌咽《ぜついん》神経

舌の後ろのほうやのどの知覚を脳に伝えたり、飲み込むときの筋肉を支配しています。

★迷走神経

内臓の感覚を脳に伝えたり、脳から咽頭《いんとう》に声を出す命令を伝えます。

★ 副神経

首を曲げたり、肩を上げ下げしたりする筋肉に脳からの命令を伝えます。

★ 舌下《ぜっか》神経

舌の動きを支配する神経です。

自律神経は生命の維持や恒常性を保つ

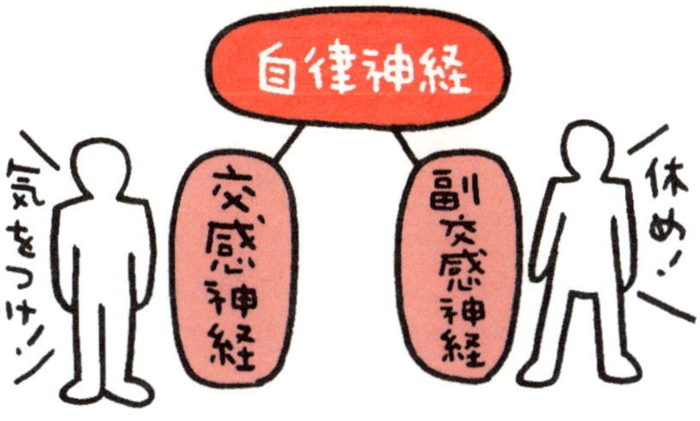

自律神経というのは、脳からの命令を受けずに（自分の意思とは無関係に）はたらく神経で、生命の維持やからだを一定の状態に保つための役割を果たしています。

自律神経には、交感神経と副交感神経という二つの種類の神経があります。交感神経は脊髄《せきずい》の両側に脊髄と並行して縦に走っており、内臓や分泌腺などのはたらきにかかわっています。一方、副交感神経は脳幹《のうかん》に中枢《ちゅうすう》があり、脊髄の下のほうの仙髄《せんずい》というところからも両側に伸びています。

交感神経と副交感神経はお互い相反する役割を果たします。交感神経は心拍数を増やしたり、血圧を上げたり、発汗作用を促すというように、からだを活動的な状態にします。逆に、副交感神経は、心拍数を減らして、血圧を下げる、発汗を抑制するなどからだを休めるような状態に持っていきます。このような相反する作用によって、からだのバランスを保っているのです。

運動神経のよしあしとは？

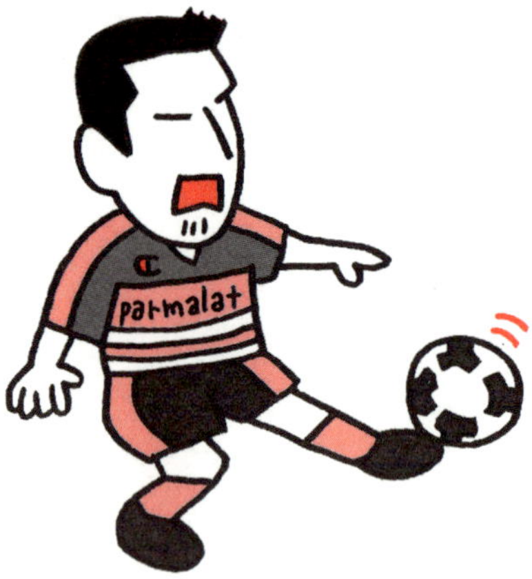

運動神経というのは、手足などからだの各部分を動かすように脳からきた命令を伝える神経です。大脳皮質《ひしつ》にある運動野という部分から命令が出て、小脳や脳幹《のうかん》、脊髄《せきずい》を通って目的の場所に伝えられます。

ところで、一般的に運動能力を見るときに、運動神経がよい、悪い、あるいは発達しているといういい方がされます。ただし、運動能力に差があるといっても運動神経の数や太さなどに個人差があるというわけではありません。運動神経の差は、たとえば光や音などが目や耳に入り、それに反応して脳から指令が出て、からだを動かすまでの時間が速いか遅いかによって決まります。

もちろん、生まれつき運動神経がいい人はどんな運動をやってもある程度こなすことができますが、ふつうの人でも、同じ運動を繰り返し練習することで、脳からの指令に対してからだを動かす反応がスムーズになり、その運動が上達していきます。

感覚神経は末梢の感覚を大脳に伝える

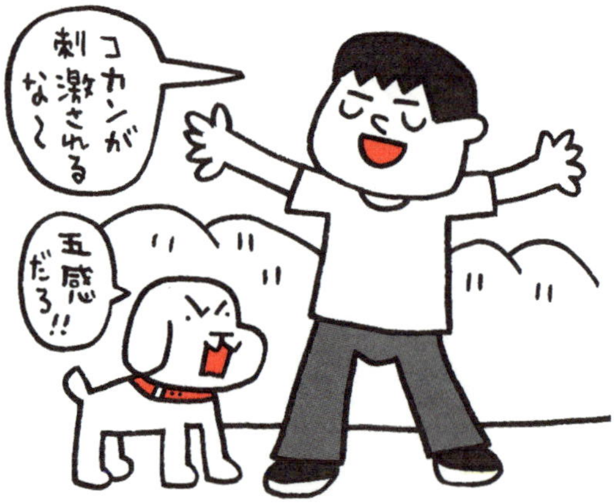

人間の神経の末端には感覚受容器があります。感覚受容器というのは、目や耳や鼻、あるいは皮膚や舌など、外の状態を知るための器官です。この感覚受容器から受けとった刺激を中枢《ちゅうすう》まで伝える役割を果たしている末梢《まつしょう》神経が、感覚神経です。

いろいろな音を聞いたり、景色を見たり、においをかぐ、味を感じる、物の形を触る、暑さ寒さを感じるといった感覚受容器によって受けた刺激はすべて電気信号となって、感覚神経を通って脳に伝わるわけです。

感覚神経は、嗅《きゅう》神経（においを感じる神経）、視神経（目で見たものを伝える神経）、内耳神経（音や平衡感覚を伝える神経）、そのほかの神経から成り立っています。

運動神経は脳から各効果器（筋肉や腺）へ情報を伝え、感覚神経は感覚受容器から脳に情報を伝えるというふうに、情報を伝える方向が違っているのが特徴です。

反射とはどういうもの？

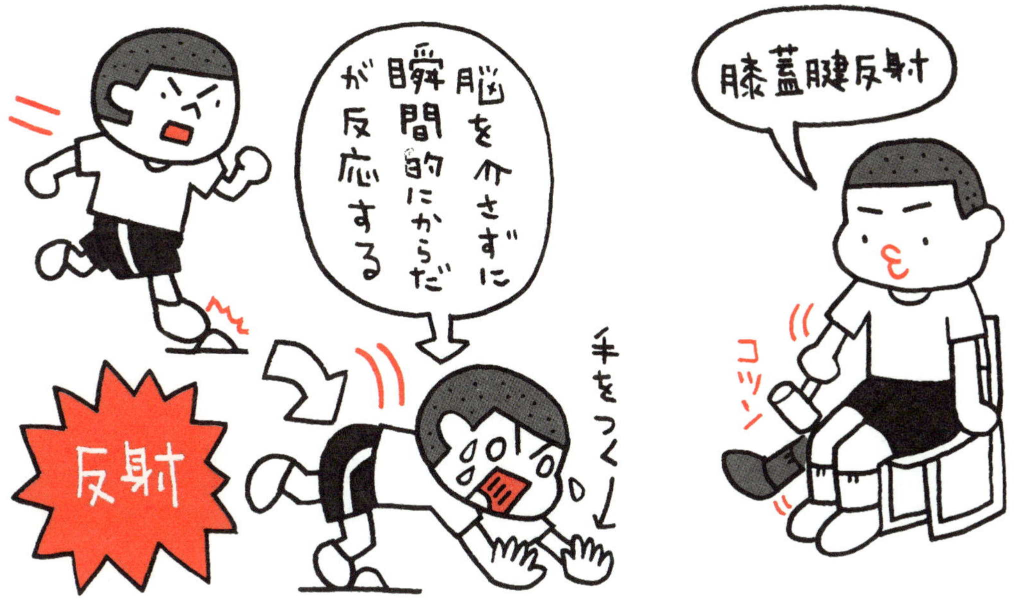

私たちの行動は、耳や目、鼻、口、皮膚などの感覚受容器で受けた刺激が、神経を介して大脳に伝わって情報処理され、大脳からの指令によって何らかの反応や行動を起こすというしくみになっています。ところが、反射というのは、脳を通さず、感覚受容器からの刺激が神経を介して、直接、筋肉や腺などの効果器に作用を及ぼすもののことをいいます。いわば、まったくの無意識の状態で、自然と何らかの動きが起こるものです。

たとえば、転びそうになると手が出るとか、熱いものに触れると手を引っ込めるという動きなどが反射にあたります。

反射の中でも、脊髄《せきずい》が反射中枢《ちゅうすう》となるものを「脊髄反射」と呼びます。脊髄反射には、脊髄に刺激が伝わると筋肉が伸びたり、収縮したりする伸張反射（たとえば、ひざをたたくと足が動く膝蓋腱《しつがいけん》反射など）と、皮膚に痛みが生じると危険を回避するように手や足を引っ込める屈曲反射などがあります。

また、反射を感覚受容器によって分類する方法もあります。皮膚や粘膜の刺激に対する反射を「表在反射」、筋肉や腱に対する反射を「深部反射」といいます。病院では、神経のはたらきを見るために、表在反射や深部反射をみて診断をつける目安の一つとします。

表在反射には、目の角膜に触れようとするとまばたきをする角膜反射、のどの奥を突つくとゲッとなる咽頭《いんとう》反射などがあり、深部反射には、膝蓋腱反射のほかに、下あごの真ん中をたたいてあごが上がるかをみる下顎《かがく》反射などがあります。

7章 骨格系・筋肉系

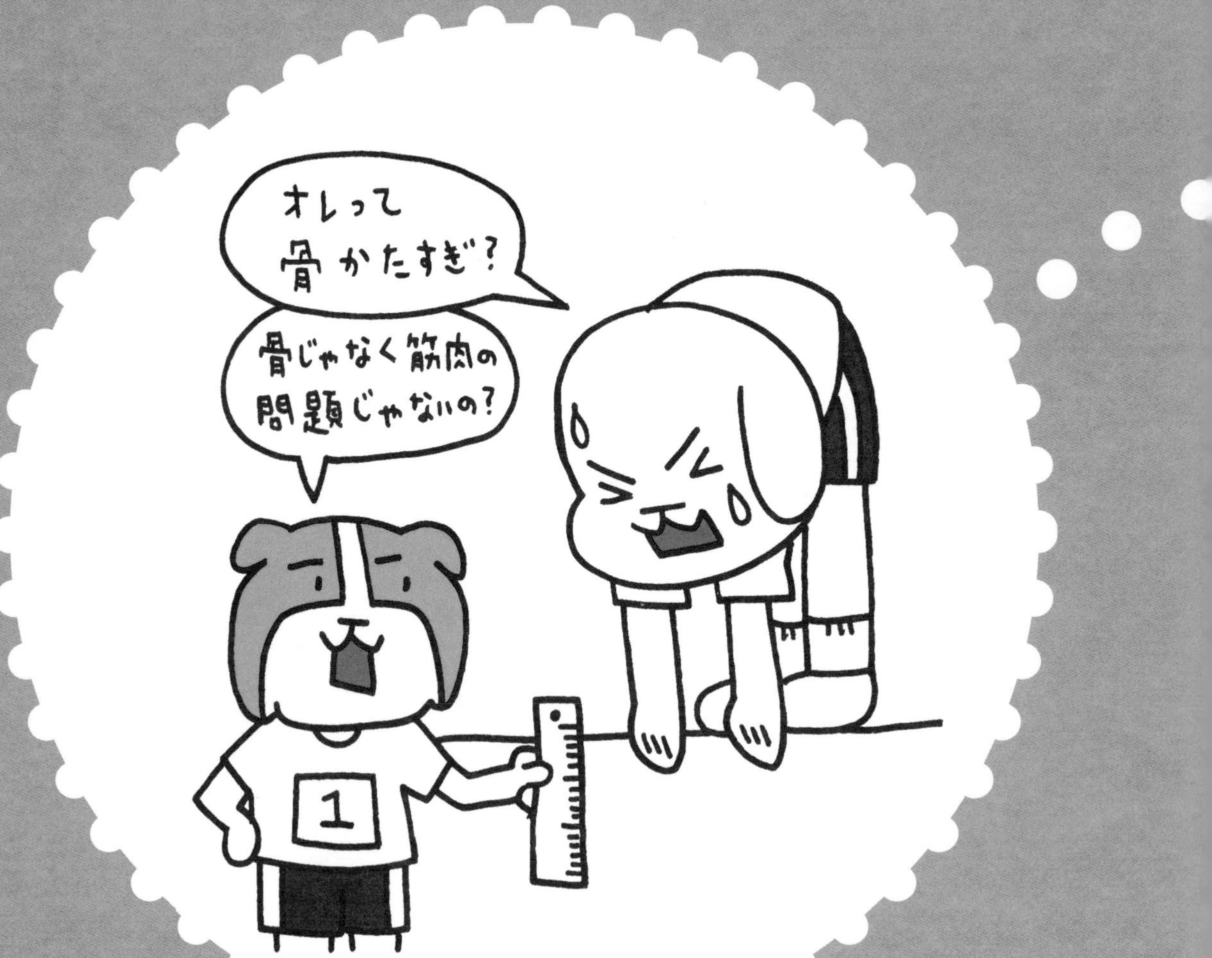
オレって
骨かたすぎ？
骨じゃなく筋肉の
問題じゃないの？

からだはいくつもの骨によって支えられています。その骨と骨の接続部分が関節で、関節が動くことによって、わたしたちはからだを動かすことができます。

そして、その関節を動かしているのが筋肉です。筋肉の筋原《きんげん》線維が縮んだり（収縮）、伸びたり（弛緩《しかん》）することで、関節が動くのです。

筋肉がかたいと、左のイラストのような前屈姿勢のときに手を下に伸ばすのがつらいものです。

お答えします！

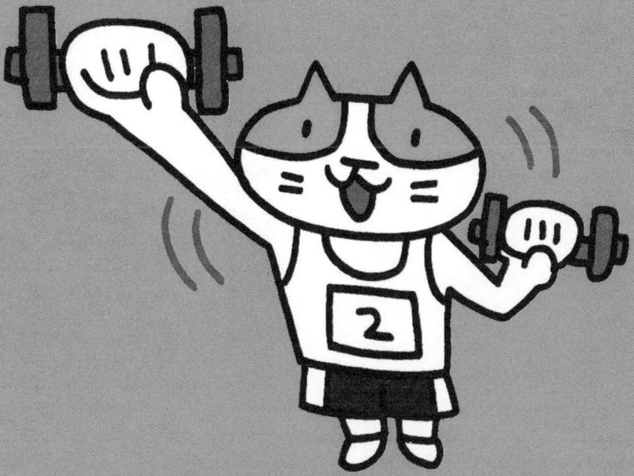

骨格系・筋肉系の仕事ぶりは次ページから

骨

骨はからだを支え、内臓を保護している。そして、血液を作る場所でもある

骨は体重を支え、大切な内臓を保護する役目があります。骨の主成分はコラーゲンとカルシウム、リンなどの無機質と水分です。そして、全体重の約15%を骨が占めています。骨は外側をおおう骨膜と、かたい骨の塊の緻密骨《ちみつこつ》と、多孔質《たこうしつ》の構造からできている骨の海綿骨で構成されています。骨膜には神経や血液が通って骨に栄養を与え、知覚を伝達します。また、骨折などの場合は骨の修復を調節するはたらきをします。骨髄《こつずい》（髄《ずい》腔《くう》の中の組織）では血液が作られています。

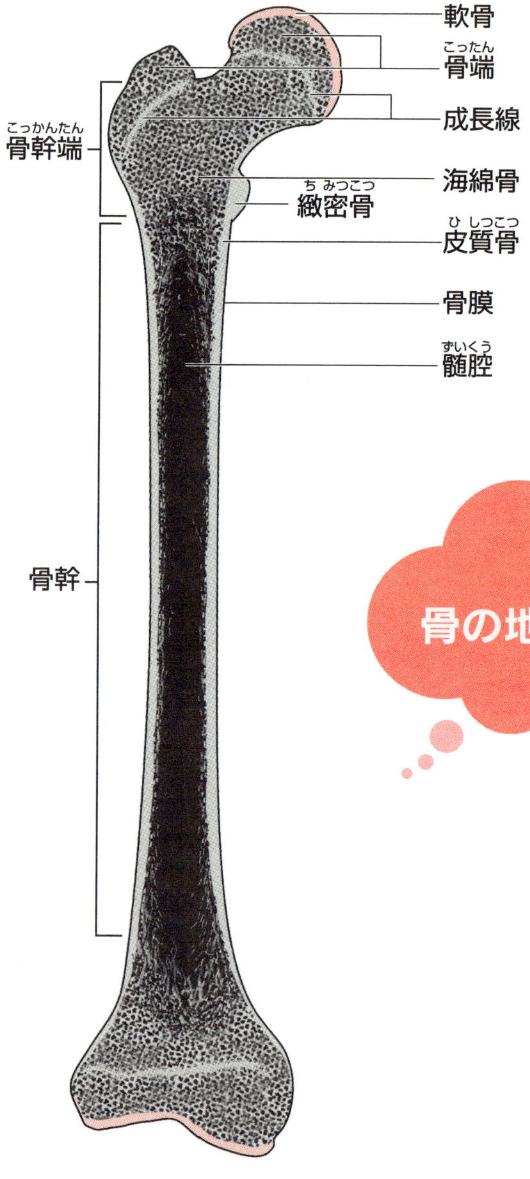
軟骨
骨端《こったん》
成長線
骨幹端《こっかんたん》
海綿骨
緻密骨《ちみつこつ》
皮質骨《ひしつこつ》
骨膜
髄腔《ずいくう》
骨幹

骨の地図帳

●人体にある骨の数

206個

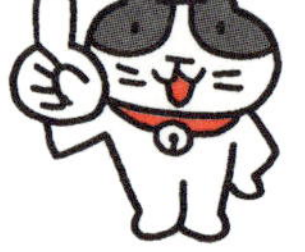

主な骨格

脊柱

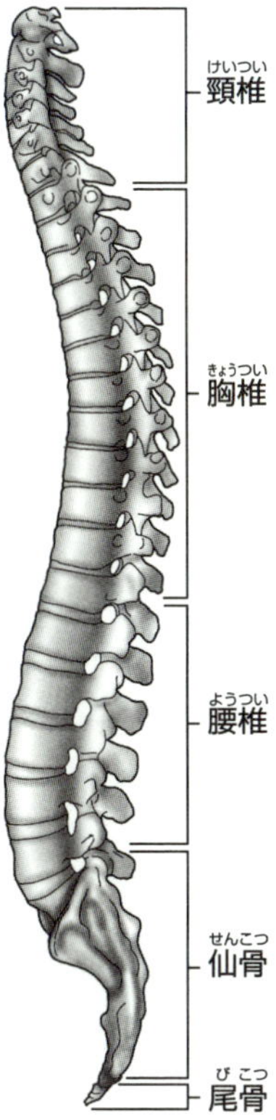
頸椎《けいつい》
胸椎《きょうつい》
腰椎《ようつい》
仙骨《せんこつ》
尾骨《びこつ》

手の骨

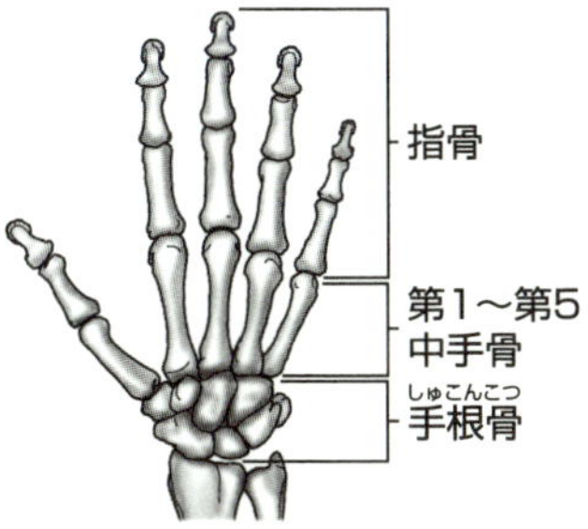
指骨
第1〜第5
中手骨
手根骨《しゅこんこつ》

頭蓋骨

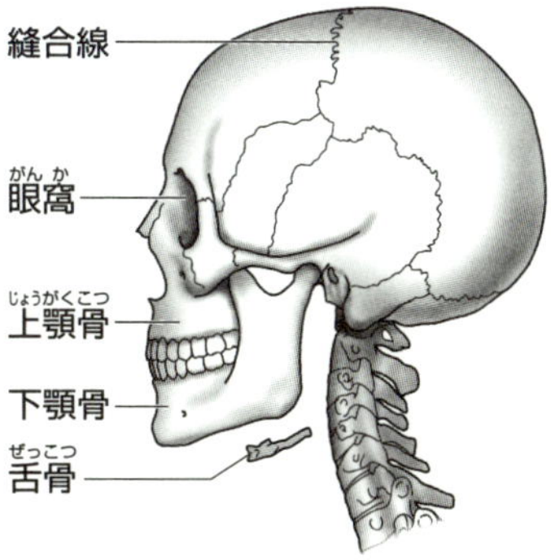
縫合線
眼窩《がんか》
上顎骨《じょうがくこつ》
下顎骨
舌骨《ぜっこつ》

骨盤とその付近

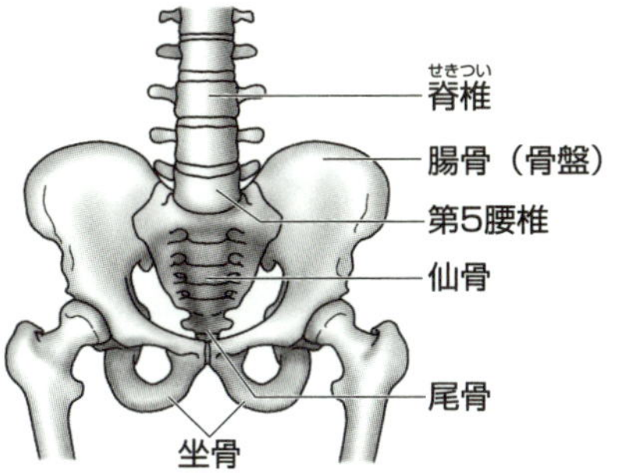
脊椎《せきつい》
腸骨（骨盤）
第5腰椎
仙骨
尾骨
坐骨

足の骨

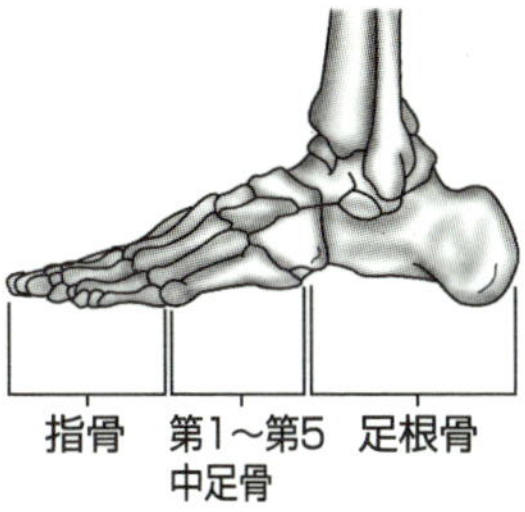
指骨
第1〜第5
中足骨
足根骨

からだの内臓器官を守る骨組み

骨格とは骨組みのことをいいます。人間のからだは206個の骨で構成され、脳や内臓などやわらかい部分の器官を保護しています。骨格の数は上から頭蓋骨《ずがいこつ》29個、脊柱《せきちゅう》26個、肋骨《ろっこつ》・胸骨25個、肩・腕・手64個、骨盤・脚・足62個に分類できます。

頭蓋骨は脳や眼球、耳などを保護しています。脳頭蓋と顔面頭蓋の二つに分かれ、さらに脳頭蓋は5つの部分からなっています。各骨を波形の縫合線が組み合わせています。縫合線の結合が脳を外部の衝撃から守るクッション役をしているのです。

脊柱は骨の柱で、緩やかなカーブを描くように頸椎《けいつい》、胸椎《きょうつい》、腰椎《ようつい》の骨が積み重なっています。一番下にあるのが仙骨《せんこつ》と尾骨《びこつ》です。脊柱にある一つひとつの骨の間には、クッションの役目をする椎間板《ついかんばん》という軟骨があります。

骨盤は腸、泌尿器《ひにょうき》、生殖器を守っています。横広のおけのような形をしています。女性が妊娠した場合、子宮の中の赤ちゃんを保護するのも骨盤の役目です。

手の骨は複雑で細かな動きができるように、骨は27個の小さな骨で構成されています。

足の骨は立っているときに全体重を支えています。足の骨は26個の小さな骨と33か所の関節でできています。また、足指の関節はスムーズに歩くはたらきを助けます。

骨は絶えず新しくなっている

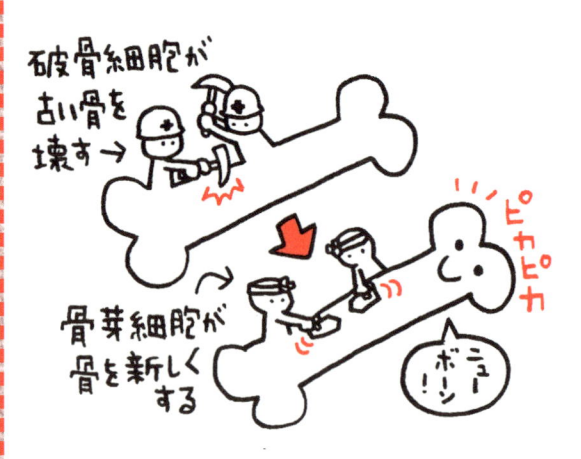

皮膚と同じように、骨も常に新陳代謝を繰り返しています。骨には、骨を作る骨芽《こつが》細胞と逆に骨を破壊する破骨《はこつ》細胞とがあり、常に古い骨は破壊され、新しい骨が作られているわけです。こうして、骨の強さを保っており、このしくみを骨のリモデリング（再構築）と呼んでいます。骨折をしても、時間がたつと治るのは、骨のリモデリングのしくみがあるためです。骨が折れると、骨芽細胞が折れた部分に集まり、修復を始めます。ただ、一方的に骨芽細胞が活躍するのではなく、新しい骨を作る途中でも、破骨細胞がはたらき、不要な部分を壊すといったはたらきもしています。

成人の場合、骨折などしなくても、1年で約20%の骨が新しく入れ替わるため、5年でからだ中の骨が入れ替わる計算になります。

なお、骨の破壊と形成がバランスよく行われていれば問題はありませんが、何らかの理由でこのバランスがくずれ、骨の破壊ばかりが進んでしまうと骨はもろく折れやすくなります。

骨はカルシウムの貯蔵庫

カルシウムは骨そのものの形成だけでなく、筋肉の収縮などにかかわり、からだを正常に保つのに欠かせない栄養素です。カルシウムは無機イオンのため、海水で生活している生物にとっては、海水に含まれるイオンでカルシウム不足になることはありませんが、陸で生活しているわれわれにとっては、不足するとたいへんなことになります。そのため、骨はカルシウムの貯蔵庫としての役割を果たしています。

骨の成分は、70%がカルシウムですが、人間のからだのカルシウムの99%が骨に集まっています。からだのカルシウムが不足してくると、骨から補われるため、カルシウム不足は骨をもろくする原因となります。

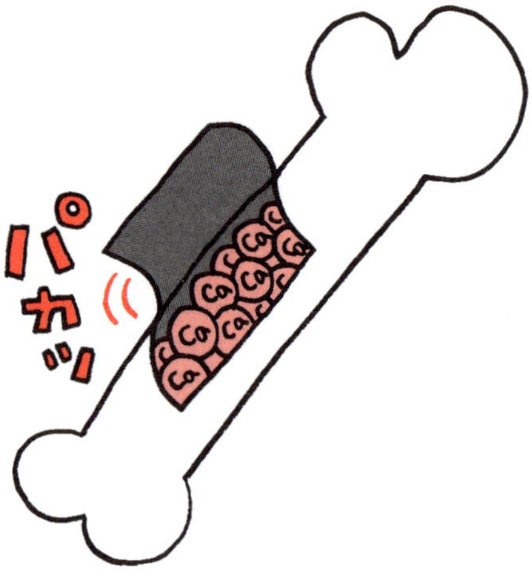

骨粗鬆症は
なぜ起こる？

骨粗鬆症《こつそしょうしょう》というのは、骨に含まれるカルシウムやコラーゲン、リンなどの量（骨量）が減って、骨の構造が粗くなってスが入ったようになり、もろく折れやすくなるものです。骨粗鬆症は圧倒的に女性、しかも閉経後の女性に多いのが特徴です。これは加齢とともに、骨の形成と破壊を繰り返す骨代謝が低下することも関係しますが、閉経を迎えて女性ホルモンが分泌されなくなるのが大きな理由です。

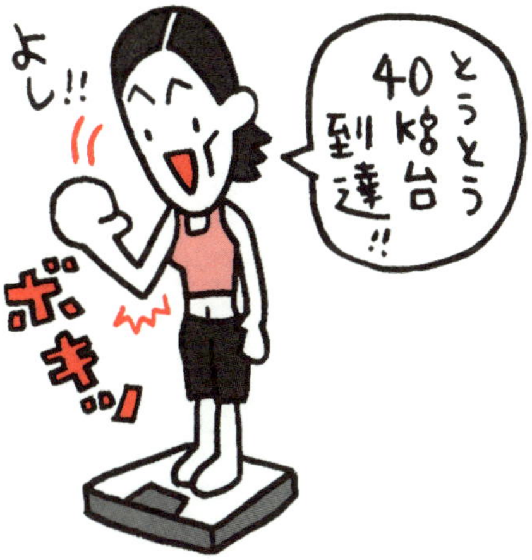
よし!!
とうとう40kg台到達!!
ボキッ

女性ホルモンは、骨の代謝に大きく関わっています。骨が破壊されるのを抑えたり、骨が形成されるのを助ける役割を果たしています。そのためエストロゲンが分泌されなくなる閉経後に大幅に骨量が減る結果となります。

また、最近では若い女性に骨粗鬆症の予備軍が増えてきています。20歳代ですでに骨量が極端に少ない例が少なくありません。これは過度のダイエットによる影響が大きく、食事量を減らすため、骨の材料になるカルシウムやたんぱく質の摂取量が足りなくなるためです。

宇宙へ行くと
骨はもろくなる!?

私たちの骨は運動をしなくても、1Gという重力下にあるために、一定の骨量を維持していますが、重力のほとんどない宇宙に行くと、骨はみるみる弱くなっていきます。これは無重力状態だと、骨の中のカルシウムとリンが尿や便に排泄《はいせつ》されてしまうからです。そのスピードはかなり速く、10日で3.2%も減少してしまうといわれています。

また、筋力も無重力化では極端に落ちてしまいます。長い時間宇宙を旅行する宇宙飛行士にとって非常に深刻な問題で、地球に帰ってきたときに立つこともできない状態に陥ることになります。これを防ぐために、宇宙船上で運動器具を用いて、筋肉や骨を鍛えるトレーニングが行われています。

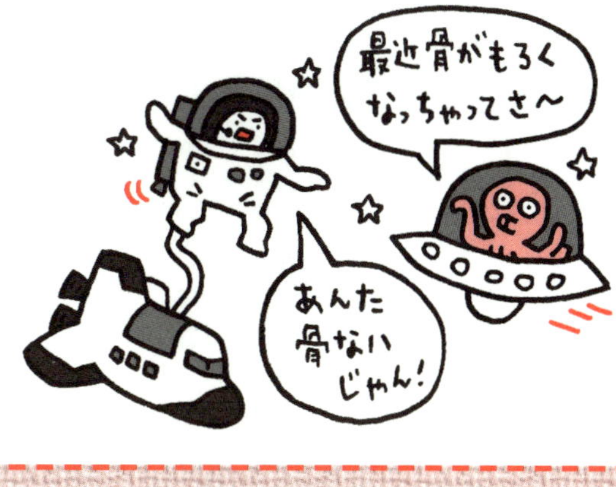
最近骨がもろくなっちゃってさ〜
あんた骨ないじゃん!

軟骨にはどんな役割がある？

軟骨というのは骨と骨の間にあるもので、ふつうの骨に比べるとやわらかいのが特徴です。その役割は、クッションのように、外からの衝撃を少しでもやわらげて、骨を守るというものです。たとえば、関節にある関節軟骨は、骨と骨とのつなぎ目の組織が傷つかずにスムーズに動くのに役立っています。また、肋骨《ろっこつ》と胸骨のつなぎ目の軟骨は、呼吸によって肋骨がふくらんだり縮んだりする際のクッションのような役割を果たしています。

なお、軟骨は骨がついたままくり抜いてとり出し、培養して軟骨の欠けた部分に移植するということも可能です。実際、整形外科ではそのような方法で治療が行われることもあります。

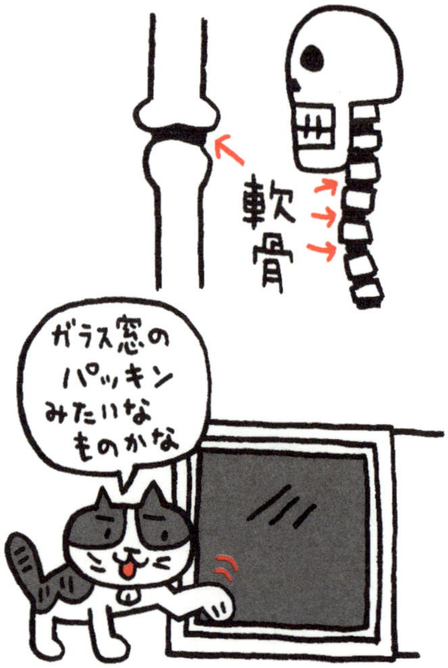

背骨のカーブは衝撃をやわらげるため

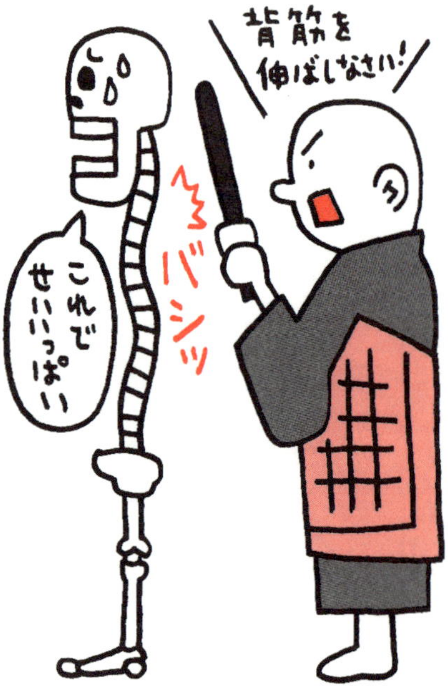
背筋を伸ばしなさい!
バシッ
これでせいいっぱい

背骨は24個の椎骨《ついこつ》がちょうどブロックが積み重なったようにできています。椎骨と椎骨の間にはやわらかい椎間《ついかん》軟骨があり、上体を曲げたり、立ったり座ったりの行動をスムーズに行えるようになっています。また、背骨は立っているときや座っているときに体重を支えるという大切な役割を果たしています。

背骨は横から見ると、首のところで前に湾曲《わんきょく》し、胸で後ろに、腰の部分で再び前に湾曲するというS字形のカーブを描いています。これは体重を支えている背骨の外部から伝わる衝撃をやわらげ、衝撃が直接脳に伝わるのを防ぐためです。

そのほか、背骨の真ん中には脊椎管《せきついかん》というトンネルがあり、その中を神経の中軸、脊髄《せきずい》が通っています。背骨はこの脊髄を守るという役割も果たしています。そのため、背骨を骨折したりすると、脊髄も圧迫され、脳からの命令が末端に届かずに、手足が麻痺《まひ》するなどの障害が起こります。

呼吸に欠かせない肋骨の役割

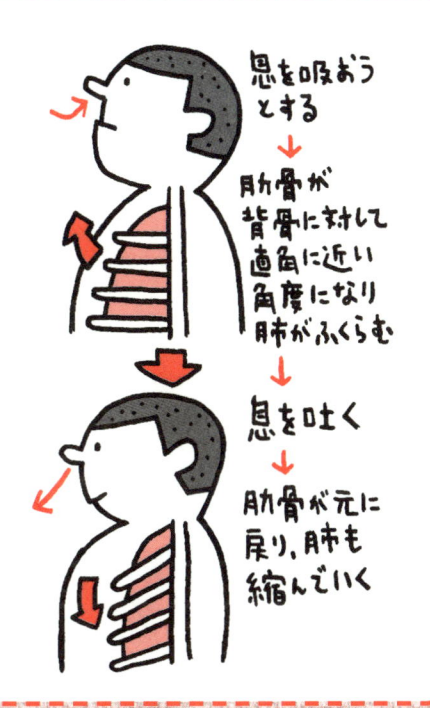

呼吸には胸式呼吸と腹式呼吸があります。腹式呼吸では横隔膜《おうかくまく》のはたらきが中心ですが、胸式呼吸では、肋骨《ろっこつ》が重要な役割を果たしています。

息を吸おうとするときには、呼吸筋が緊張して、肋骨《ろっこつ》の前面についている胸骨側に肋骨をひっぱり上げます。すると、肋骨の中の胸の空間が広がり、胸の厚みが増して、肺がふくらみます。そこで、空気が入ってくるわけです。逆に、空気を吐き出すときには、呼吸筋の緊張がとかれ、筋肉が伸びると肋骨は胸骨に当たる部分が下がり、胸の厚みが薄くなって空気が吐き出されるしくみになっています。一般的に、女性の場合は、肋骨による胸式呼吸が多いのです。

いつまでも丈夫な骨を維持したい

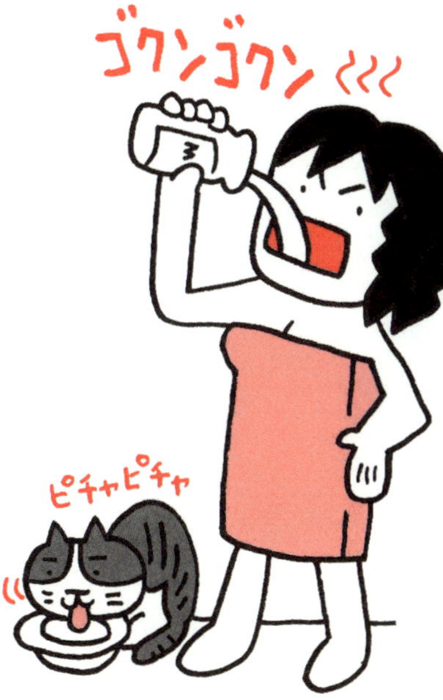

骨は破壊と形成を繰り返す代謝を行っています。しかし、加齢とともにこの代謝が低下して、骨がもろくなってきます。特に女性は骨を強くするエストロゲンが減る更年期を境に骨量がぐっと減ってしまいます。

これを予防するためには、まず、カルシウムをたくさんとること。特にカルシウムの吸収率のよい牛乳、小魚、緑黄色野菜を意識してとることです。また、カルシウムの吸収率を高め、骨量を増やすビタミンDを増やすために、サケやサバ、ウナギ、マグロなどの魚類、干ししいたけを食べるのも大切です。

また、骨の形成を促すためには、適度な運動も大切です。骨にある程度の負荷を与えないと、すぐにもろくなってしまいます。

最後に、ビタミンDを増やすには、紫外線に当たることも必要です。皮膚がんの心配もあるので、長い時間日光浴をする必要はありませんが、家にこもりきりでまったく外に出ないというのは考えものです。

関節

骨と骨の連結部分が関節。滑液によってスムーズに動く

関節は凸《とつ》形の関節頭と凹《おう》形の関節窩《かんせつか》が組み合い、そのまわりを関節包《かんせつほう》という組織が包んでいます。靭帯は丈夫な線維状の帯で二つの骨をつなぐように関節をつなげています。骨と骨の間には滑膜《かつまく》という膜があり、ここから滑液が分泌され関節の動きをスムーズにしています。また、関節にはひざやひじなどのように動く関節と、骨盤のように少し動く関節と、頭蓋骨《ずがいこつ》のように動かない関節があります。

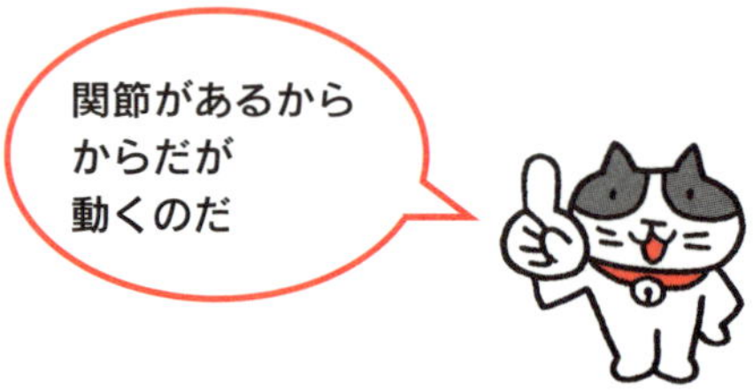
関節があるから
からだが
動くのだ

〈ひじの関節〉

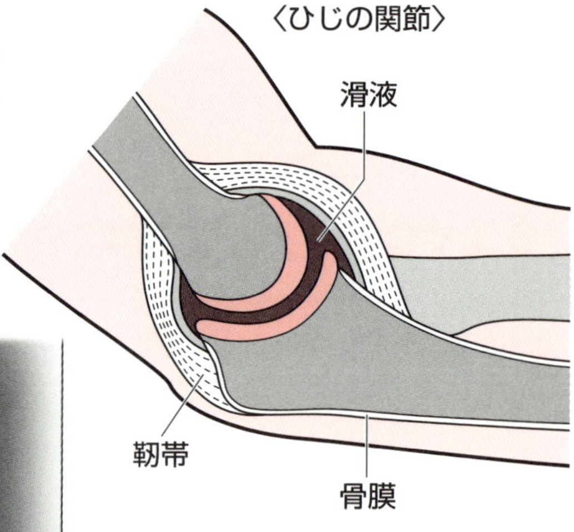
滑液
靭帯
骨膜

関節の地図帳

〈ひざの関節〉

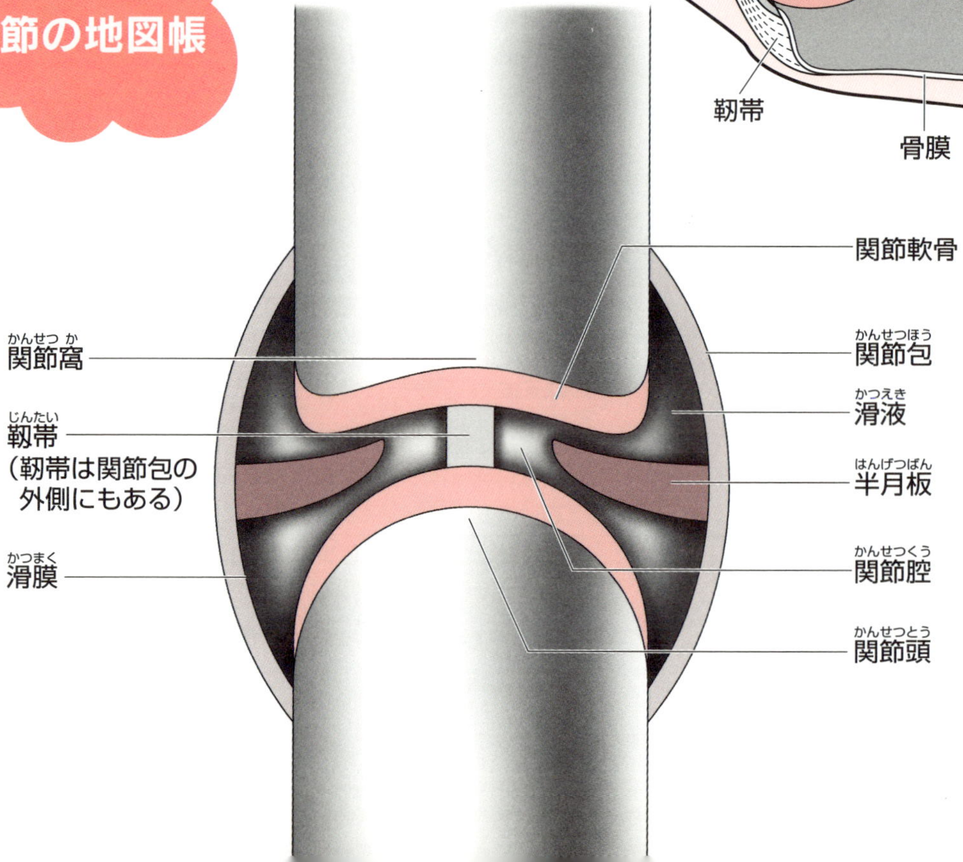
関節軟骨
関節窩《かんせつか》
関節包《かんせつほう》
滑液《かつえき》
靭帯《じんたい》
（靭帯は関節包の
外側にもある）
半月板《はんげつばん》
滑膜《かつまく》
関節腔《かんせつくう》
関節頭《かんせつとう》

部分によって形と構造が違う

肩や股《また》などの関節は、いろいろな方向に動かしたり、回したりできる関節で、機械部品の軸受けに形が似ていることから球《きゅう》関節と呼ばれています。

ひじ、ひざなどは蝶番《ちょうつがい》関節といわれ、ドアの蝶番に形が似ていることから呼ばれています。この関節は一方向にしか動かすことができません。しかし、回転機能がある車軸《しゃじく》関節という関節もあるので、ひじやひざなどを内側・外側に回すことができます。

手首や足首などの関節は鞍《くら》関節といいます。まるで馬の鞍にまたがるような形で組み合わさっているからです。

手や足の甲は不定形の骨が石垣のように組み合わさっており、これは平面関節といいます。

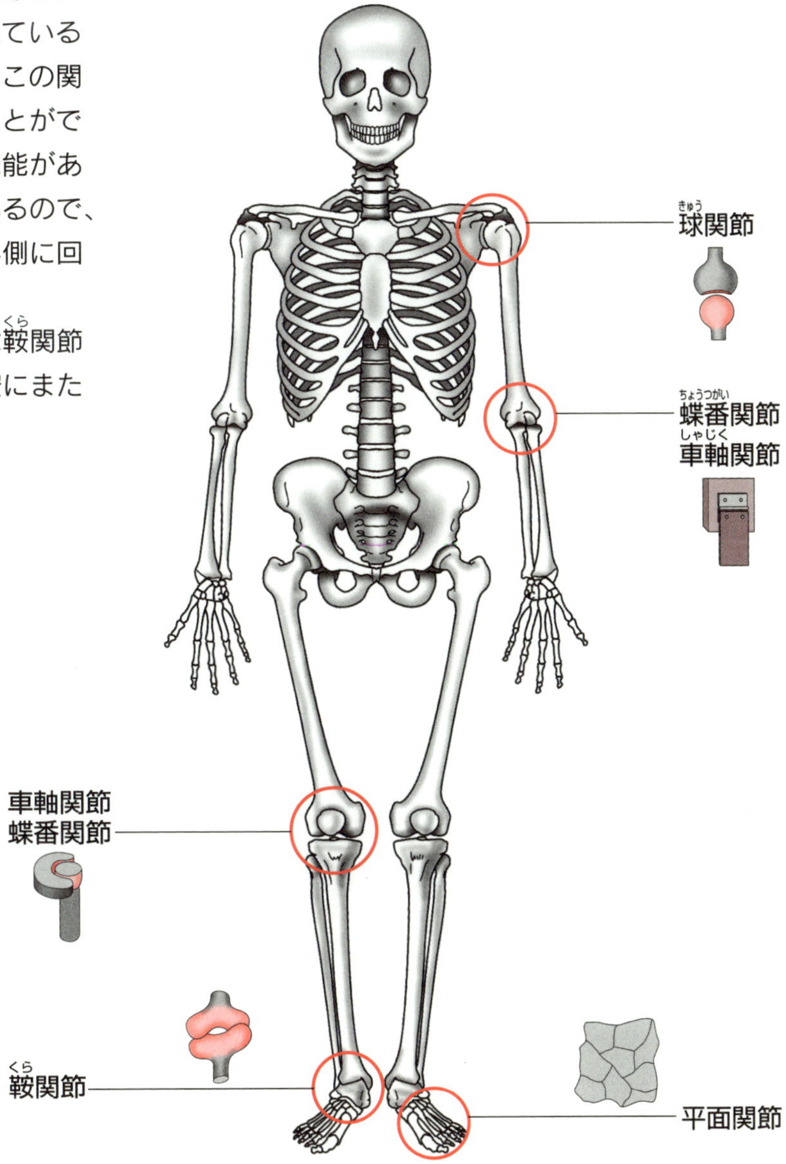

球《きゅう》関節
蝶番《ちょうつがい》関節
車軸《しゃじく》関節
車軸関節
蝶番関節
鞍《くら》関節
平面関節

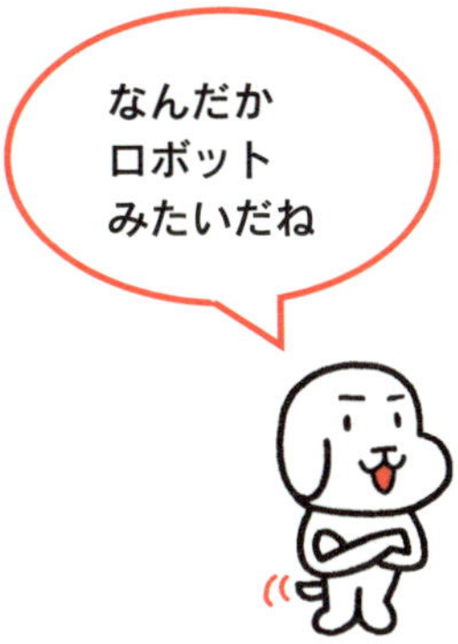

なんだか
ロボット
みたいだね

なぜ関節ははずれないの？

骨と骨のまわり、あるいは骨とほかの組織の間には、ゴムのパッキンのような強くて弾性のある靭帯《じんたい》があります。この靭帯が、関節がいろいろな方向へ曲がったり、はずれたりしないようにつなぎとめる役割を果たしています。また、足の靭帯では、上体から加わる重みがバランスよく足にかかるような役割も果たしています。

靭帯は関節を結びつけているため、強靭で、伸び縮みするバネのようなものですが、強い力が加わったり、年をとって弾力がなくなってくると、伸びきったりゆるんだりして、不都合が生じてきます。靭帯が伸びると、痛みやはれが出てきます。ひどくなると、靭帯が切れ、関節がはずれてしまいます。

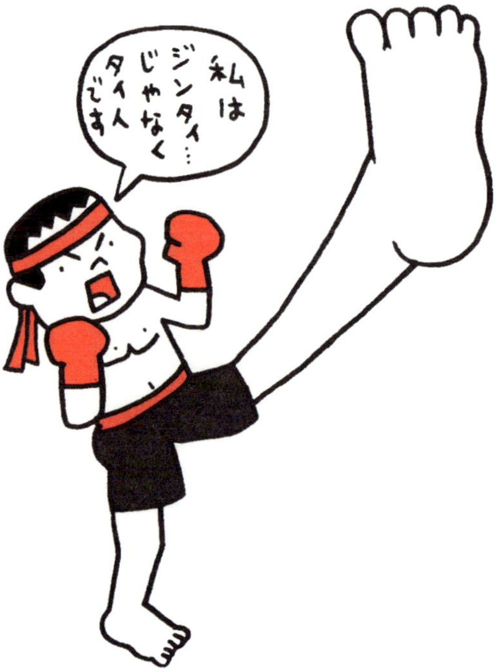
私は
ジンタイ…
じゃなく
タイ人
です

熱が出ると関節が痛くなるのはなぜ？

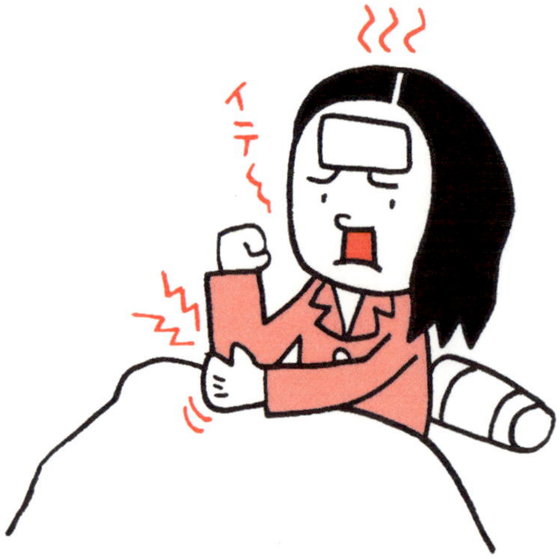
イテ〜

かぜをひいたときに、手足の関節が痛むことがあります。また、以前関節を痛めたことがある人などは、季節の変わり目や冷えたときに関節が痛みやすくなります。なぜ、このようなことが起こるのでしょうか。

関節は骨と骨をつなぐ大切な役割を果たしているため、角度や重さ、動きや負荷がどれくらいかかっているかといったことを敏感に感じとるための深部感覚という神経を持っています。

かぜをひくと、からだはそのウイルスに対して抗体を作ったり、白血球や化学物質などがたくさんできて、ウイルスに対抗しようとします。それらの化学物質などが、関節にある敏感な深部感覚に作用して痛みが起こるのです。

酷使されているひざの関節

40〜50歳以上になると、ひざや股《こ》関節などの関節に強い痛みを持ち、歩いたり、正座がうまくできないなどの症状が現れる人がいます。この多くは、変形性関節症です。これは加齢のためにひざの筋肉が衰えて、関節にある軟骨がすりへって、骨と骨とのすきまや関節の間隔が狭くなるために起こるものです。

股関節やひざの関節は、体重を支えているのですから、どうしても軟骨の消耗が激しくなりますが、加齢が原因といっても、だれでもなるわけではありません。特に肥満の人に多くみられるものです。重い体重を支えるために股関節やひざへの負担が非常に大きくなるためです。そのほか、激しいスポーツをやっている人にもよくみられます。

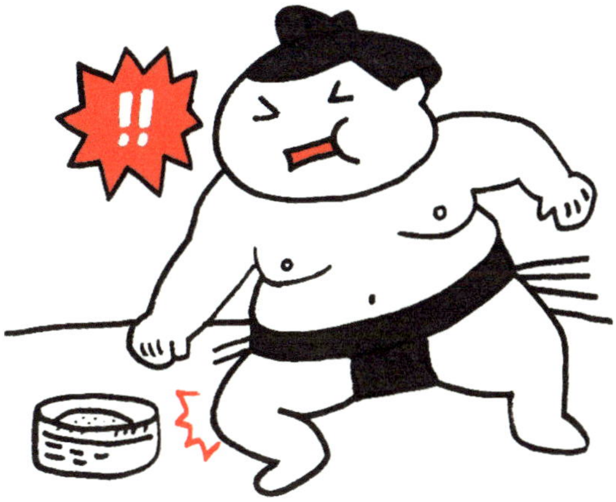
!!

一度すり減った軟骨は、自然に元に戻ることはありません。治療法は薬で痛みをとるなどの対症療法を行いながら、太っている人はまず、体重を減らし、過度の運動をしている人はそれをやめます。そのうえで、まわりの筋肉をつけるための適度な運動を行います。

四十肩、五十肩はやはり老化現象？

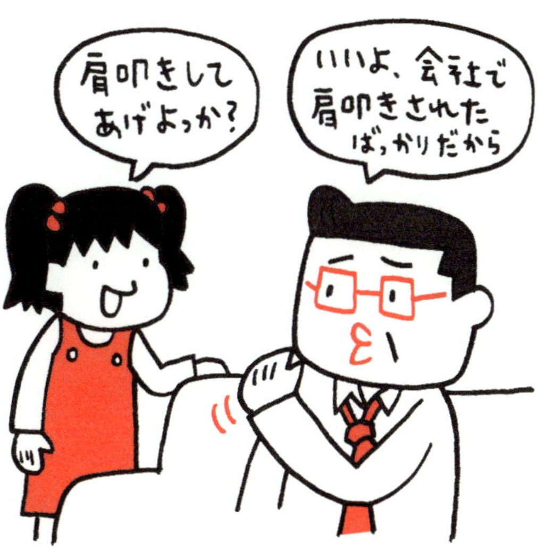
肩叩きしてあげよっか?
いいよ、会社で肩叩きされたばっかりだから

40歳代、あるいは50歳代の人で肩が痛くなって、動かしづらくなるという症状が起こることがあります。これを四十肩、あるいは五十肩といいます。これは加齢によって肩の周辺の筋肉や腱《けん》、靭帯《じんたい》などの組織に変性や炎症が起こってくるものです。正式な病名は「肩関節周囲炎」と呼ばれます。

発症してから２〜３週間は強い痛みがあり、腕が上がりづらくなります。この時期は無理をせず、肩を使うような運動は控えるように心がけましょう。痛みがひどい、腕がまったく上がらないようなときには、病院にかかって、痛み止めなどの薬を処方してもらいます。急性期を過ぎたあとは、徐々に肩を動かすような体操や運動をして、慣らしていきます。

筋肉

からだを動かす筋肉は、ファイバー状の筋細胞の集合体

筋肉には、からだを動かす骨格筋、内臓などの壁を作る平滑《へいかつ》筋《きん》、心臓を動かす心筋《しんきん》の三つの種類があり、それぞれ構造が違いますが、いずれも筋線維《きんせんい》と呼ばれる筋細胞によって構成されています。

なかでも体重の半分以上を占める骨格筋の場合、筋線維の直径はわずか0.1㎜ほど。しかし、長さは長いもので10数cmもあります。筋線維には、筋原《きんげん》線維という装置があり、これを収縮させたり、弛緩させることで関節を動かしています。

筋肉の地図帳

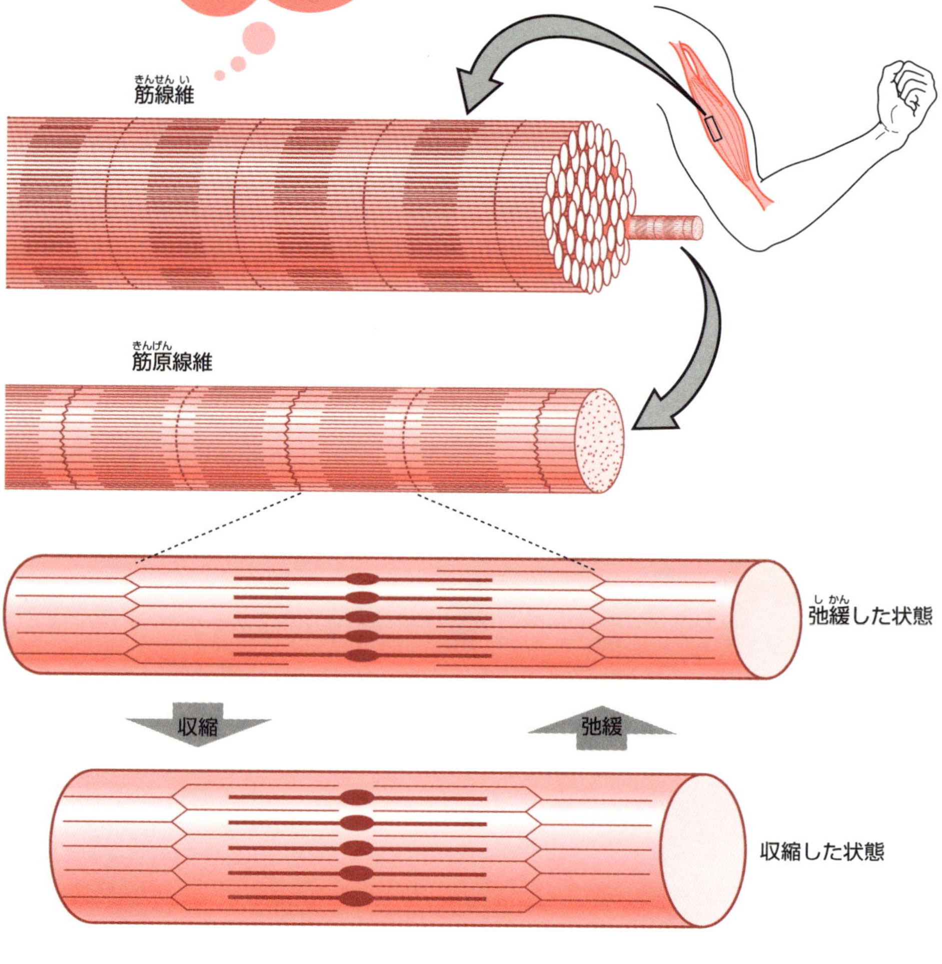

筋線維《きんせんい》
筋原線維《きんげん》
弛緩《しかん》した状態
収縮
弛緩
収縮した状態

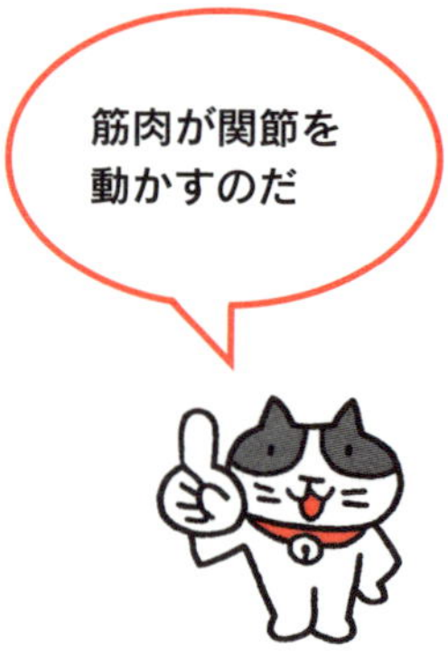

筋肉が関節を
動かすのだ

骨格筋について

骨格につながっている筋肉

骨格筋は手足や腕、背骨などの骨格についている筋肉で、それらを動かすはたらきをします。骨格筋は左ページの図のような構造になっています。筋《きん》線維《せんい》は1本1本に核を持っていますが、これらが束になって筋肉を構成しています。さらに筋肉の両端には腱《けん》があり、筋肉と骨をつないでいます。

骨格筋は随意筋《ずいいきん》であり、自分の意思で動きを制御できます。

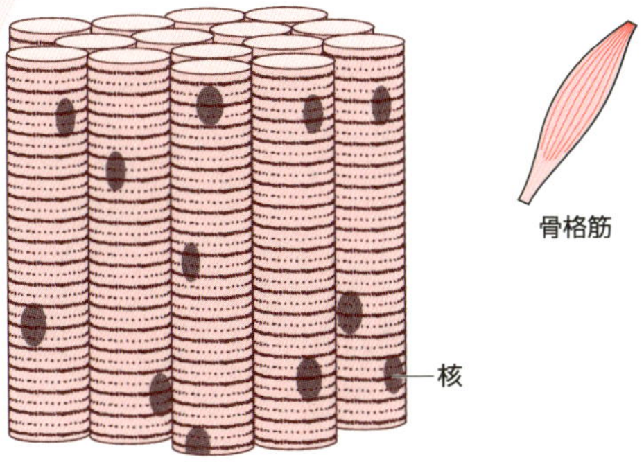

心筋について

休むことなく心臓を動かす筋肉

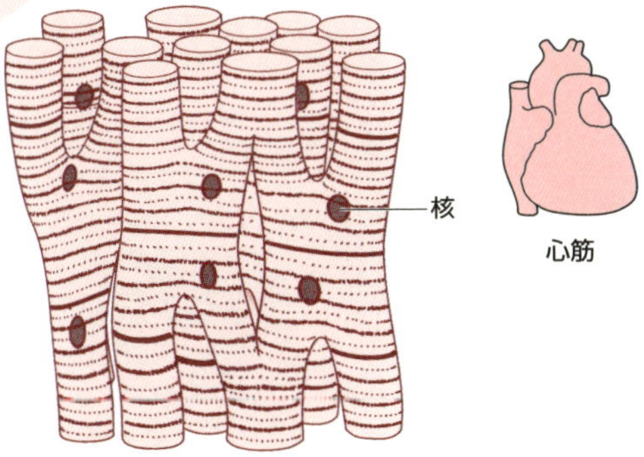

心筋《しんきん》は心臓を動かすだいじな筋肉です。そのため、からだ中の筋肉でもっとも頑丈な組織です。心筋の構造は心筋細胞の束が横に枝を伸ばすように互いに結び合い、刺激に対して一つの細胞のように反応します。特に血液を全身に送り出す左心室の心筋は、とても大きな力が必要なため、右心室の心筋の約３倍の厚さがあります。

心筋は不随意筋《ふずいいきん》で、自分の意思で動きを制御することはできません。

平滑筋について

血管や内臓の壁を作る筋肉

平滑筋《へいかつきん》は骨格筋に比べて細く長いのが特徴です。心筋や骨格筋を除くすべての筋肉が平滑筋です。血管、泌尿器《ひにょうき》、生殖器、呼吸器、消化器、皮膚の毛を立てる筋肉などです。それぞれの内臓器官は平滑筋の収縮と弛緩《しかん》運動で機能しています。たとえば消化器のはたらきを見ると、胃が食物を消化し腸へと送る蠕動《ぜんどう》運動は平滑筋が行います。平滑筋細胞の収縮は緩やかなので、胃や腸の蠕動運動はゆっくりとしています。

平滑筋は不随意筋《ふずいいきん》であり、自分の意思で動きを制御できません。

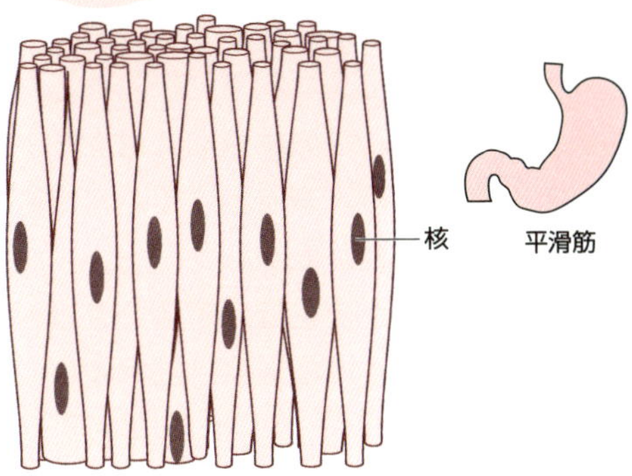

腱はどんなしくみになっている？

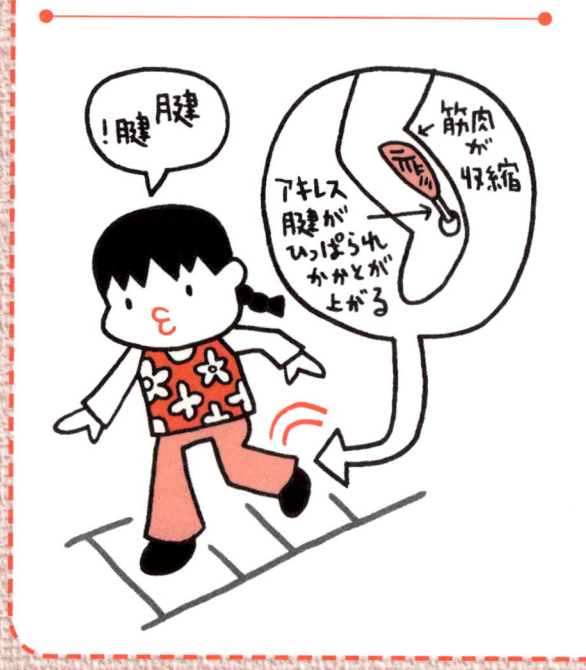

腱《けん》とは、筋肉の両側についているもので、ひものように細長いものと、薄く広がっているものなどがあります。腱は骨格を動かす骨格筋と骨との仲介役として、筋肉が収縮すればそれに伴って、骨をひっぱり上げて動かすという役割を果たしています。

腱の中で、もっとも太く大きいものといえば、ふくらはぎの筋肉や、かかとの骨とをつないでいるアキレス腱です。ふくらはぎの筋肉が収縮すると、アキレス腱がひっぱり上げられ、かかとも持ち上がります。アキレス腱はかなり丈夫で、450kg程度の力に耐えられるといわれていますが、実際にはスポーツやジャンプした瞬間などに強い力が加わると、切れてしまうことがあります。

筋肉をほぐすストレッチの効用

ストレッチとは、からだの筋肉や腱《けん》などをしばらく伸ばす運動です。

主にスポーツなどの準備運動として用いられます。ストレッチを行うと、まず緊張している筋肉がほぐれ、やわらかくなります。また、関節の可動範囲が広くなり、それだけ俊敏に大きく動くことができるようになります。そのほか、筋肉の血行がよくなったり、神経と筋肉の情報の伝達が円滑に行われるなどの利点があります。このようなことから、これから行おうとするスポーツにすんなり移行することができるわけです。

もし、ストレッチを行わずにいきなりスポーツを始めようとした場合、筋肉がほぐれていないと肉離れや骨折、腱の切断などの事故が起こりやすくなります。ストレッチはこのような事故を未然に防ぐのに役立ちます。

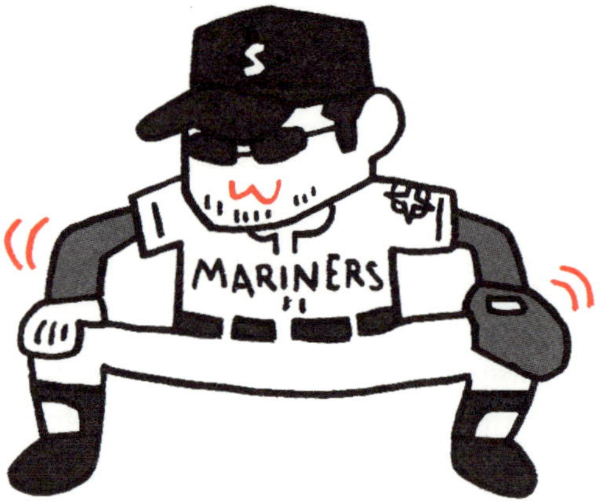

また、運動後に行えば、血行がよくなり、筋肉に疲労感を残さずにすむというメリットもあります。

筋肉はエネルギーの貯蔵庫でもある

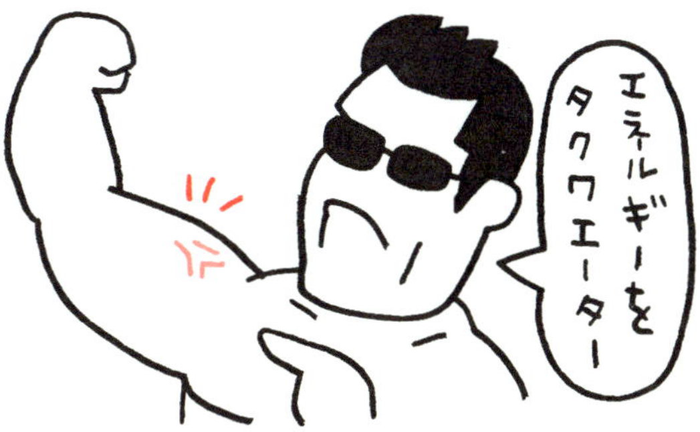
エネルギーをタクワエーター

人間のエネルギーのもとになるのは、ブドウ糖です。食物の中の炭水化物は、腸でブドウ糖や果糖、ガラクトースなどに分解され、血液に混ざって肝臓へ運ばれます。そこで、ブドウ糖に完全に統一され、一部は血液に混ざって全身をめぐり、酸素の力でエネルギーに変化します。

ただ、血液中にはブドウ糖を蓄えておくしくみになっておらず、余ったブドウ糖はグリコーゲンという形に変わって、肝臓と筋肉に貯蔵されます。そして、エネルギーをたくさん使う運動をして、血液中のブドウ糖が足りなくなって、エネルギー需要が高まると、肝臓や筋肉に貯蔵されていたグリコーゲンが使用されるというしくみになっています。

そのため、筋肉にたくさんグリコーゲンが貯蔵されていれば、持続的な運動をしてもへたばらない持久力が身につくわけです。筋肉にたくさんグリコーゲンを貯蓄するためには、たんぱく質をしっかりとって、運動をすれば、筋肉がたくさんついて、それだけ持久力もアップします。

スポーツ選手でなくても筋肉は鍛えたほうがいい？

生命を維持するための必要最低限のエネルギー消費量を、基礎代謝といいます。男性で1日に1600〜1800kcal、女性で1日1200〜1400kcalといわれていますが、この基礎代謝は年齢とともに筋肉が減っていくにつれ、低下していきます。「若いときと同じように食べているのに、最近太ってきた」と、中年太りを嘆く人も多いようですが、この原因の一つとして、基礎代謝の低下があげられます。つまり、食べる量が同じでも、エネルギー消費量が減っているので太ってしまうのです。

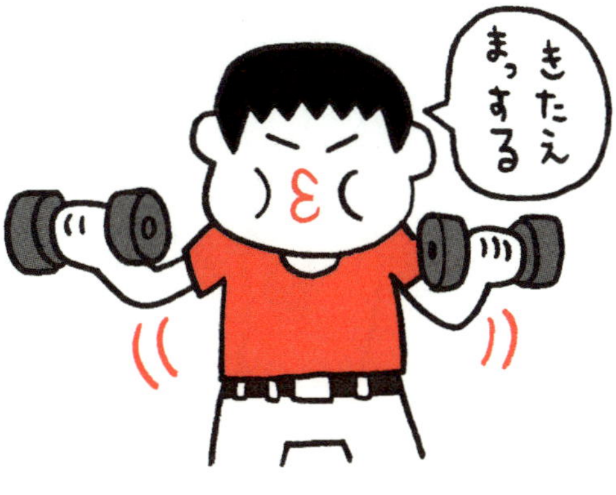
きたえまっする

ですから、中年太りを防止するには、筋肉を鍛えて、エネルギーを消費しやすいからだにするのがベスト。ダンベル体操や、スポーツジムのマシーン、エクササイズなどで、適度に筋肉を鍛えておきたいものです。

また、筋肉を鍛えておけば、関節への負担が減って関節炎が防げるなどのメリットもあります。

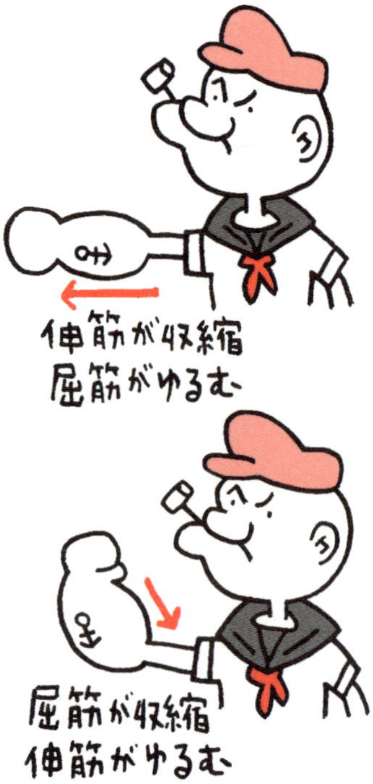
伸筋が収縮
屈筋がゆるむ
屈筋が収縮
伸筋がゆるむ

骨格筋は二つの筋肉が対になってはたらく

骨格筋は骨に結合している筋肉のことですが、からだの運動は、脳からの指令によって骨格筋が収縮や伸展を繰り返すことで行われています。

ほとんどの骨格筋は、関節を曲げるはたらきをする屈筋と、逆に関節を伸ばすはたらきをする伸筋と二つの種類の筋肉が存在し、それぞれ対になってはたらいています。つまり、曲げるときには屈筋が収縮し、伸筋はゆるみ、逆に関節を伸ばすときには伸筋が収縮して屈筋がゆるむというぐあいです。

なお、大きな関節ほど、ねじったり回したりといった複雑な動きが加わるため、いろいろな骨格筋が存在し、それらが協力し合ってさまざまな動きを可能にしています。

筋肉が疲れるとはどういうこと？

スポーツをしたあとに足や背中がすごく疲れたり、デスクワークばかりをしすぎたりすると、肩がこったりします。こういうときに筋肉に触ってみると、カチカチにかたくなっていることがわかります。これは、筋肉を使いすぎたり、緊張しすぎると、筋肉が疲れて疲労物質がたまってくるためです。

筋肉を使うと、グリコーゲンと酸素をたくさん含んだ血液が供給されます。エネルギーのもととなるグリコーゲンは筋肉そのものに貯蓄されているほか、肝臓にも貯蓄されています。

ところが、筋肉が使われすぎて疲労物質がどんどんたまると、このシステムでは追いつかなくなります。そうなると筋肉がかたくなり、こりとして感じられたり、痛みを感じるようになるわけです。

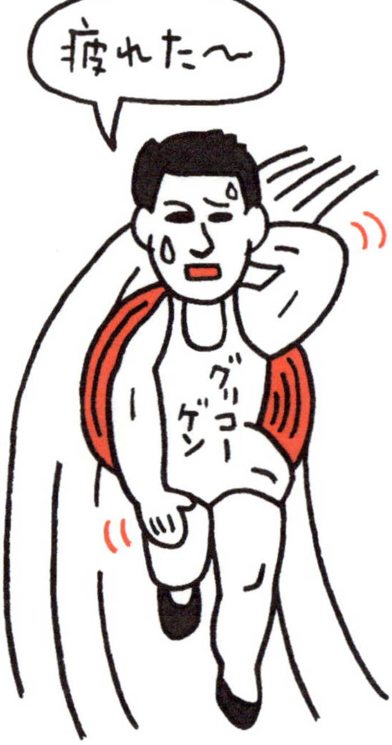
疲れた～
グリコーゲン

肉離れとはどんな状態？

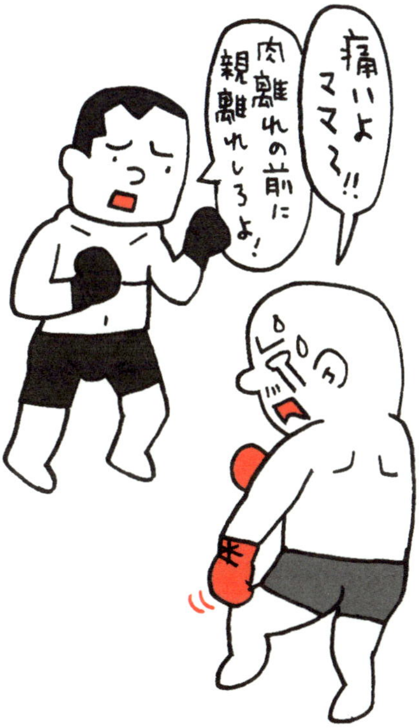

痛いよママ〜!!
肉離れの前に親離れしろよ!

線維の一部あるいは、筋膜が断裂してしまうものが肉離れです。ふくらはぎや太ももにある筋肉に起こりやすく、特に太ももの後ろ側にある「ハムストリングス」と呼ばれる筋肉によく起こります。長い時間をかけてやる運動よりも、スタートするときなど急激に筋肉に負担がかかったり、あるいは疲労しきった筋肉に何らかの力が加わったときに起こりやすくなります。

肉離れは程度によって症状も変わってきますが、ひどい場合は立つ、歩くということもほとんどできなくなります。肉離れの恐れがあるときは、すぐに病院にかかり、適切な処置を受ける必要があります。

死ぬと筋肉がかたくなるのはなぜ？

死ぬと筋肉がかたくなる死後硬直が起こりますが、これは、細胞の動力源であるATP(アデノシン三リン酸)が産生されなくなるため、筋肉を作っているアクチンとミオシンという線維がかたく結びついてしまうためです。

人が死んで、だいたい2〜3時間ぐらいでからだのあちこちから死後硬直は始まり、半日ぐらいで全身がいちばんかたくなります。そのため、死後硬直のぐあいで、死亡時刻などが推定できるわけです。ただし、温度や本人の生前の持病などの環境によって、死後硬直の時間もずいぶん変わってきます。

また、死後硬直はずっと続くわけではなく、24〜48時間くらいたつと、今度はたんぱく質が変性してくるため、逆に硬直がとれてからだはやわらかくなってきます。

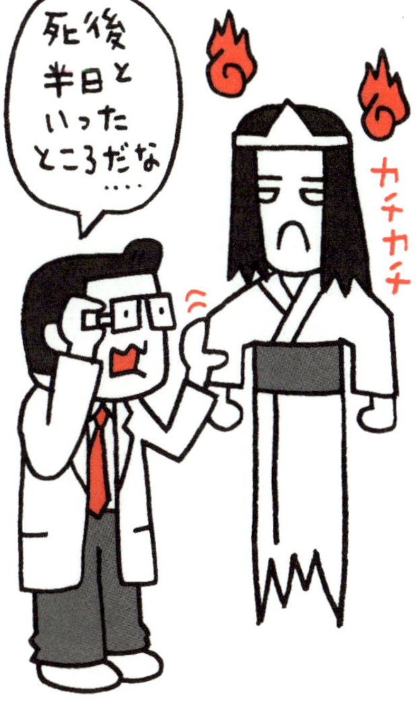

死後半日といったところだな……
カチカチ

成長と老化について

身体的には いつからが大人か？

身長は乳児期、幼児期から年々高くなっていきますが、特に伸びが著しいのが乳児期と思春期です。生まれてから1歳までに約25cmも背が伸びます。また思春期になると、女の子の場合は初潮前の10〜13歳ごろ、男の子の場合は12〜15歳ごろがまさに伸び盛りです。

そしてそれを過ぎると身長の伸びはだんだん小さくなり、女の子は16歳ごろ、男の子は18歳ごろでほぼ伸びが止まります。

つまり、このころが骨の完成期。内臓の機能などはすでに完成していますから、成長が止まり、大人のからだになったといえます。

大人になれば からだはどうなる？

成長期の子どものからだの中では、細胞分裂が活発に行われ、またからだの成分であるたんぱく質もどんどん作られています。

では、成長が止まった大人のからだでは、もうそういうことは起こらないのかというと、それは違います。

実は私たちのからだは常に新しくなっています。というのは、個々の細胞のもとになる幹細胞によって、細胞は一定期間で新しいものが生まれ、古い細胞と交換されているからです。たとえば、赤血球の寿命は120日で、その代わり新しい赤血球が生まれています。

また、細胞には、代謝回転という修復機能があり、何らかの原因で細胞が傷つくとその部分をただちに修復してしまいます。

ですから、からだは大人になっても絶えず新しく生まれ変わっているといえます。

人間の寿命の 限界は120歳？

細胞は古くなると、新しい細胞に交換されるわけですが、これは細胞分裂によって起こります。しかし、細胞分裂は永遠に行われるわけではありません。正常な細胞でも50回ぐらいが限界とされています（ヘイフリック博士という人が証明したため、ヘイフリック限界と呼ばれている）。

また、細胞が分裂して新しい細胞が生まれるまでの期間は約2年強といわれ、それが50回繰り返すとして120年。それが人間の寿命の限界ではないかと考えられています。実際、長寿の記録をみても、世界でいちばん長生きしたというフランス人は122歳で亡くなっています。

なぜ老化が 起こるのか？

老化のメカニズムはいろいろいわれています。まず、生まれたときにすでに遺伝子に老化や死がプログラミングされているというプログラム説があります。

それに対して、生きているうちに外的要因によって遺伝子や細胞が傷害を受けることで老化が起こるという説もあります。つまり、何らかの原因で遺伝子のエラーや変節が起こり、それに活性酸素、ストレス、体内の老廃物などさまざまな原因が重なった結果老化が起こるという説があります。

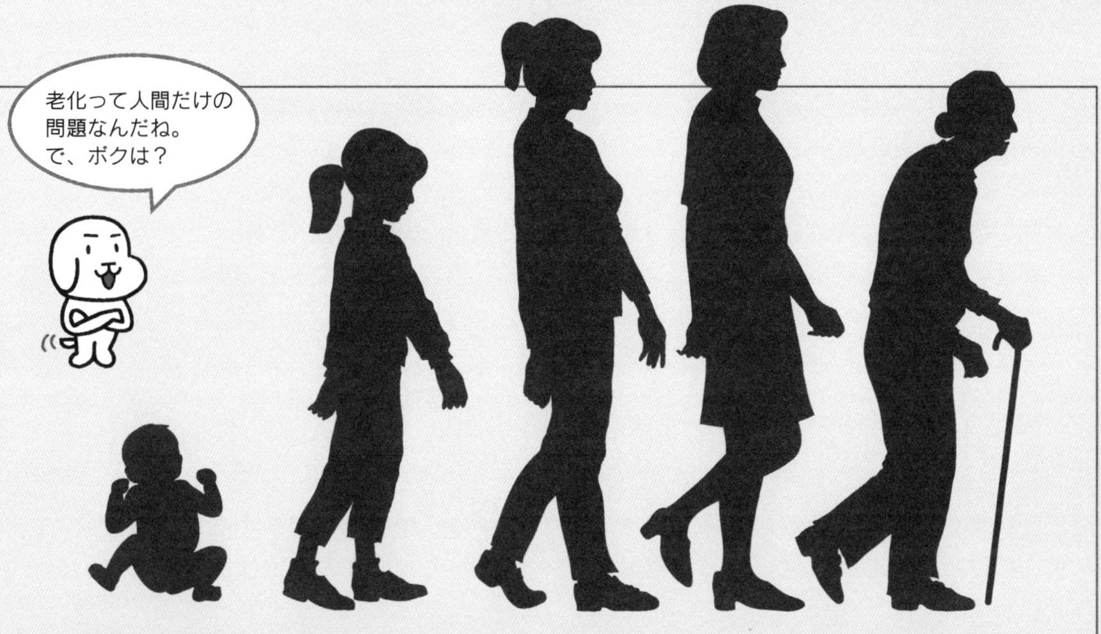

野生動物は生殖の役割を果たすと、ほどなくして死んでしまうが、生きる環境が整った人間は長生きする。そのため、老化という問題がクローズアップされる

不老不死は可能か？

老化のメカニズムが少しずつわかるにつれ、さまざまな角度から老化予防のためのアプローチがなされています。

たとえば、遺伝子に老化や死がプログラミングされているのなら、その部分の遺伝子の入れ替えや修復をしてやれば寿命は延びるのではという研究もあります。

また、先に述べた細胞分裂のヘイフリック限界についても、細胞分裂のたびに劣化していく部分を修復することが可能になれば、細胞の寿命を延ばせるのではという研究もあります。

さらに最近はiPS細胞やES細胞を用いた再生医療の研究が注目を浴びていて、将来は細胞や組織を再生することも可能になるのではと期待されています。

老化のカギを握る活性酸素

同じ年なのに、老け込んでいる人と若々しい人がいます。その差がどこからきているのか、いろいろな分析がされていますが、そのひとつとして、活性酸素が注目されています。

人間は酸素がなければ生きていけませんが、体内の酸素はエネルギー代謝の過程で活性酸素に姿を変えます。やっかいなことに活性酸素は細胞の構成部分に傷害を与え、それが蓄積されていくと、細胞の機能が低下してしまいます。その結果、細胞が構成している器官や組織の機能も低下してしまうというわけで、これが老化の一因とみられています。

体内で活性酸素が多くなる原因としては、乱れた食生活や食べすぎ、過剰な運動などがあげられています。

脳の老化は神経細胞の老化？

人間の脳には無数の神経細胞がありますが、神経の基本単位をニューロンといいます。ニューロンとニューロンのすきまにはシナプスがあり、そこから神経伝達物質が送られ、次のニューロンへと伝わっていきます（P217参照）。

年をとると、このニューロンの数が減ったり、シナプスのはたらきが低下し、その結果脳のはたらきもまた低下すると考えられています。

しかし、脳全体のはたらきをみると、年をとったからすべてが衰えていくわけではないようです。記憶力などは若いときに比べると落ちてきますが、思考力は逆に高くなるといわれています。

ただし、それも個人差があるものです。頭を使わなかったり、刺激の少ない生活をしていると、ニューロンやシナプスは退化してしまいます。

筋力の低下は老化よりも生活習慣が問題

筋力の低下は年をとればしかたがないものと考えられていますが、実際には、老化よりも筋肉を使わない生活自体が問題です。

たとえば、50代でも若者に負けない筋力を維持しているという人はざらにいます。

逆に、ふだんから歩かない、運動しないといった生活を続けていると、20代、30代でも筋力が低下してしまいます。

老化だからしかたがないとあきらめるのではなく、ダンベル体操やマシンエクササイズなどで、筋肉を鍛えることが、若々しいからだをつくることにつながります。

骨の老化は骨折という形で起こる

骨には、骨を作る骨芽《こつが》細胞と、逆に骨を破壊する破骨《はこつ》細胞があり、常に古い骨が壊され、新しい骨に生まれ変わっています（P226参照）。

しかし、カルシウムの摂取量が少なかったり、女性の場合は閉経で女性ホルモンの分泌が激減すると骨の代謝のバランスがくずれてしまいます。

その結果、骨粗鬆症《こつそしょうしょう》という状態を招きます。骨粗鬆症の骨はもろく、ちょっとしたことでも骨折しやすくなります。

特に、大腿骨《だいたいこつ》骨折といって足のつけ根の部分を骨折すると、歩くことができなくなり、寝た状態で治療しなければならなくなります。高齢者の場合、これが寝たきりの原因になることが多く、問題になっています。

骨粗鬆症にならないためには、若いうちから問題意識を持つことが大切です。適度な運動をして足腰を鍛え、カルシウム不足にならない食生活をすること、当たり前のことですが、これをすることで丈夫な骨を維持していくことがなにより大切です。

紫外線による光老化という老化

皮膚の老化現象としては、シミやシワがあげられますが、特に日光にさらされる顔や腕などにそれが目立つようになります。

シミは紫外線によって傷ついた表皮《ひょうひ》のメ

ラニン色素がいつまでも表皮内に残って、色素沈着を招く結果できるものです。

シワは、皮膚のハリを保っている弾性線維の弾性が低下してできます。強い日光をあびると、弾性線維もまた悪影響を受けます。

日焼けを予防するのは、皮膚を老化現象から守ることにつながります。

老人はなぜ、病気に対する抵抗力が弱くなるのか？

人のからだには免疫《めんえき》というシステムがあり、病原菌や異物などが体内に侵入してくると、それをすばやくキャッチして、攻撃・除去します。

しかし、年をとると、たとえばリンパ球の反応が鈍くなるなど、免疫にたずさわっている細胞のはたらきが低下したり、数が少なくなったりしてきます。その結果、病原菌や異物がたやすく体内に侵入してしまうのです。これを免疫力の低下といいます。

しかし、免疫力は栄養や運動、精神的なものにも影響されています。たとえば、免疫機能に関与するサイトカインというたんぱく質があるのですが、これが減少すると免疫力は落ちます。ところが、十分な栄養と適度な運動をしたり、日々の生活を楽しむように行動すると、サイトカインが増加することがわかっています。

つまり、食生活や運動、精神面が充実すると免疫力は高まるといえるのです。

ホルモン補充で老化は防げるか？

女性の場合、閉経後に女性ホルモンが減少することで、更年期障害と呼ばれるさまざまな症状が出てきます。その治療法として、女性ホルモンのエストロゲンを投与する方法があります。これをホルモン補充療法といいます。

実際、エストロゲンの投与により、更年期障害の症状はかなり改善されます。そのうえ、骨《こつ》粗《そ》鬆症《しょうしょう》や高脂血症、心臓病などの予防にも効果があります。

女性にとっては、うれしい薬といえますが、効果を維持するためには、薬をずっと使い続けなければならないことと、5年以上の長期投与で乳がんの発生率が高まるという研究結果もあります。

また、脳の松果体《しょうかたい》という部分が分泌するメラトニンというホルモンも注目されています。メラトニンは睡眠と覚醒《かくせい》の調整をするホルモンで、時差ボケや不眠症を改善する薬として使われています。その一方で、免疫《めんえき》機能を高めたり、活性酸素の除去作用などもあり、若返りのホルモンといわれています。

しかし、先のエストロゲンと同様に、ホルモンを長期に投与するとからだがどうなるのか、まだ十分な立証ができていない段階です。

安全な投与法が確立されれば、これらのホルモン療法が老化を防ぐ方策として一般化される日がくるかもしれませんが、まだ時間がかかりそうです。

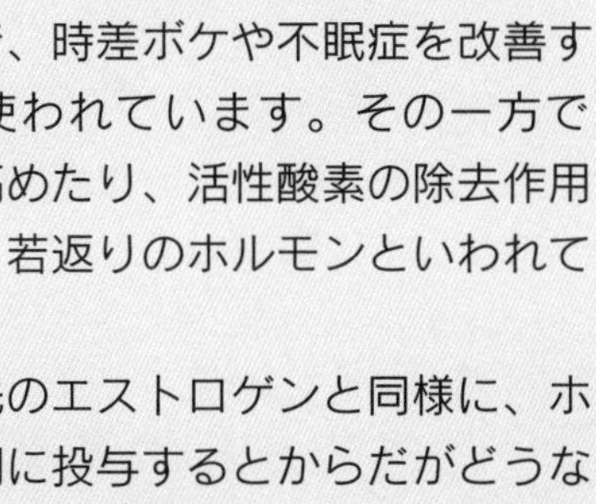
将来、人間は
何歳まで生きられる
ようになるのかな？

ホルモンの話

ホルモンって いったい何？

ホルモンと聞くと、女性ホルモンや男性ホルモンを思い浮かべる人が多いかもしれませんが、ホルモンはそれだけではありません。右の図のように、からだの中にはさまざまなホルモンがあり、からだを正常な状態に保つためにはたらいています。

たとえば、人間のからだには、胃腸や心臓、肝臓などいくつもの臓器があります。これらは、それぞれが独立して役割を果たしていますが、ほかの臓器とも連携プレーをしながら、相互に協調して動いているという面もあります。

したがって、各臓器や組織の間でうまく情報を交わし合わないと、動きがバラバラになり、連携プレーができなくなります。

人のからだの中では、この情報の連絡をするシステムがいくつかありますが、その一つがホルモンなのです。

ホルモンは どこで作られるのか？

ホルモンは、からだの中の特定の組織（ホルモン産生組織）で作られます。

たとえば、右の図にあるとおり、いろいろな臓器がホルモンを分泌しています。

ホルモンはどうやって 運ばれるか？

ホルモンのほか、体内で分泌される物質はいろいろあります。たとえば、汗や唾液《だえき》、胃液などですが、これらは分泌する器官や組織から導管が出ていて、その導管から液が分泌されていることから外分泌と呼ばれています。

一方、ホルモンは内分泌と呼ばれています。これは導管を経由することなく、直接、血液や体液に分泌されるからです。ホルモンを分泌する器官や組織は内分泌腺と呼ばれています。

そして、血液や体液の流れにのったホルモンは全身を駆けめぐり、全身の細胞や特定の細胞のところへ行って作用を及ぼします。

ちなみに、ホルモンの語源はギリシャ語で「呼び覚ます」という意味です。からだのいろいろな組織や臓器にはたらきかけてその活動や代謝を促すことから、その名前がついたといわれています。

ホルモンの量は とってもわずか

重要なはたらきをするホルモンですが、その量はまさに微量です。多いものでも、血液1dℓ中に存在するのは、マイクログラム（1マイクログラムは1/1000mg）といった単位の量でしかありません。

この微量のホルモンは、目的の細胞についているレセプター（受容体）という機構によってキャッチされ、結合します。

ホルモンは不足しても、 多すぎても問題

微量のホルモンですが、それが何らかの原因で分泌過剰になったり、分泌不足になると、体の機能に支障が生じます。

たとえば、甲状腺のはたらきが活発すぎ

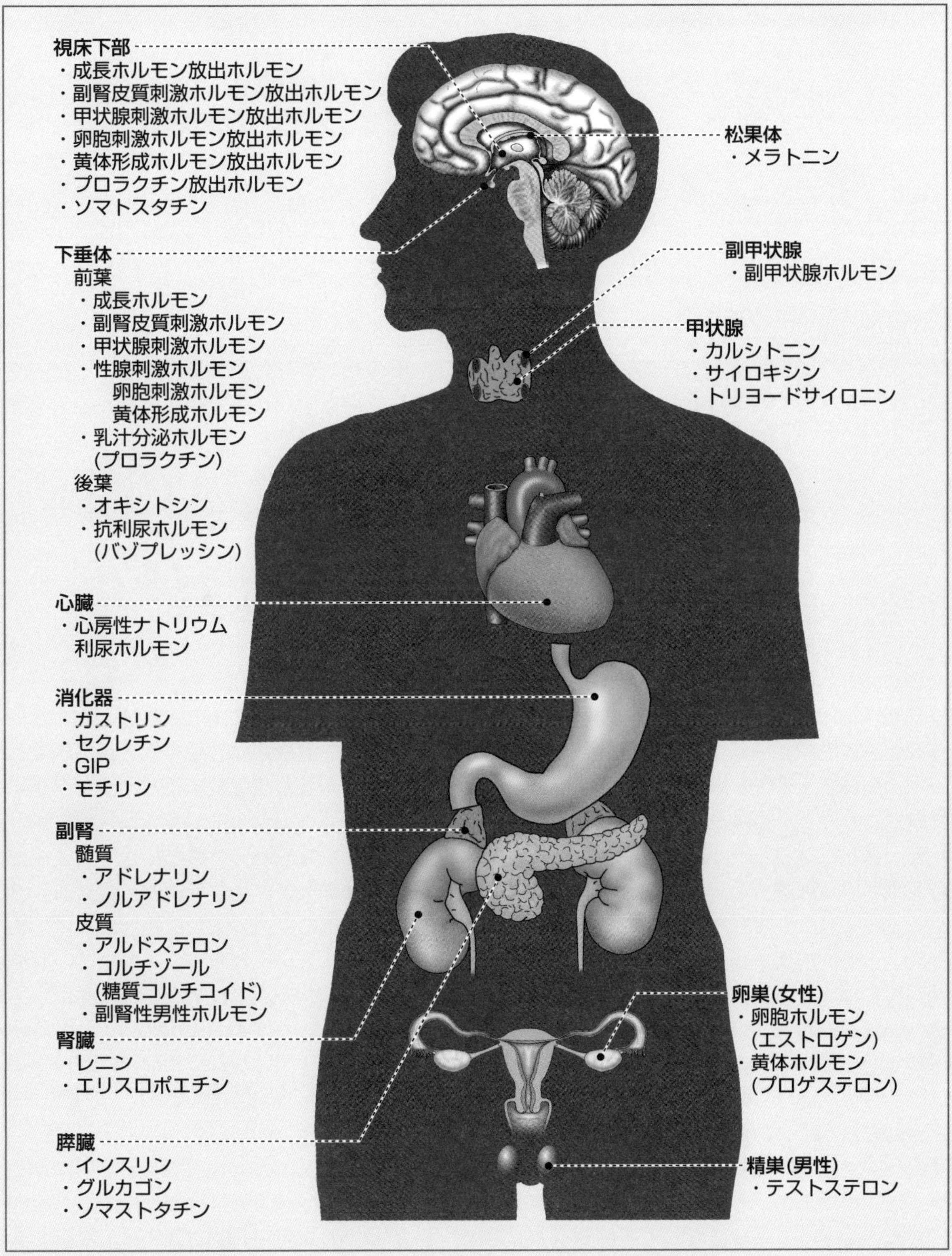
視床下部
・成長ホルモン放出ホルモン
・副腎皮質刺激ホルモン放出ホルモン
・甲状腺刺激ホルモン放出ホルモン
・卵胞刺激ホルモン放出ホルモン
・黄体形成ホルモン放出ホルモン
・プロラクチン放出ホルモン
・ソマトスタチン
下垂体
前葉
・成長ホルモン
・副腎皮質刺激ホルモン
・甲状腺刺激ホルモン
・性腺刺激ホルモン
卵胞刺激ホルモン
黄体形成ホルモン
・乳汁分泌ホルモン
(プロラクチン)
後葉
・オキシトシン
・抗利尿ホルモン
(バゾプレッシン)
心臓
・心房性ナトリウム
利尿ホルモン
消化器
・ガストリン
・セクレチン
・GIP
・モチリン
副腎
髄質
・アドレナリン
・ノルアドレナリン
皮質
・アルドステロン
・コルチゾール
(糖質コルチコイド)
・副腎性男性ホルモン
腎臓
・レニン
・エリスロポエチン
膵臓
・インスリン
・グルカゴン
・ソマストタチン
松果体
・メラトニン
副甲状腺
・副甲状腺ホルモン
甲状腺
・カルシトニン
・サイロキシン
・トリヨードサイロニン
卵巣(女性)
・卵胞ホルモン
(エストロゲン)
・黄体ホルモン
(プロゲステロン)
精巣(男性)
・テストステロン

て甲状腺ホルモンの分泌が過剰な状態を、甲状腺機能亢進症といいます。症状としては、不必要に新陳代謝が高まり、運動しているわけでもないのに脈が速くなって動悸《どうき》がしたりします。

逆に、甲状腺のはたらきが低下して、甲状腺ホルモンが不足する状態を甲状腺機能低下症といいます。症状は、体内の代謝がうまくいかなくなるので、からだがだるくなって気力がわかないなどが起こります。

ホルモンの分泌を支配しているのは脳

ホルモンの量やはたらきを支配しているのは、脳にある視床下部《ししょうかぶ》や下垂体《かすいたい》です。

たとえば、女性の場合、視床下部から卵胞《らんぽう》刺激ホルモン放出ホルモンが分泌される→下垂体が刺激され、卵胞刺激ホルモンが分泌される→卵巣が刺激され、卵胞が発育→成熟した卵胞から卵胞ホルモンが分泌される→子宮内膜が増殖されると同時に、血液中に卵胞ホルモンが増える→視床下部が刺激される、という流れができます。この一連の流れをフィードバッグ（もう一度入力するという意味）といいます。

フィードバッグされた視床下部は、黄体形成ホルモン放出ホルモンを放出→下垂体が刺激され、黄体形成ホルモンが分泌される→卵巣が刺激され、排卵する、となるわけですが、このように個々のホルモン分泌はつながりがあり、視床下部と下垂体が重要拠点になっているというわけです。

以上は女性ホルモンの例で説明しましたが、ほかのホルモンも同じようなメカニズムで視床下部や下垂体によってその分泌がコントロールされています。

体温調節もホルモンのおかげ

人間の体温は、病気になると上昇することがありますが、ふだんは外気がいくら高くなろうが、あるいはいくら低くなろうが、その影響をほとんど受けずに一定に保たれています。

そのための熱の産生を調節するはたらきをしているのが、甲状腺から分泌される甲状腺ホルモンです。甲状腺ホルモンは、このほか、糖質や脂質、たんぱく質の代謝や人の成長などにも関与しています。

尿の量を調整するホルモンもある

抗利尿ホルモンは、視床下部《ししょうかぶ》で作られ、下垂体後葉《かすいたいこうよう》から血液中に入り込むホルモンで、腎臓《じんぞう》に働きかけて尿の水分量を調整しています。たとえば、からだが水分不足のときには、このホルモンが分泌されて尿として排泄《はいせつ》される水分を減らします。この結果、尿は量が少なくなり、濃くなります。

また、抗利尿ホルモンは夜、眠っているときに多く分泌されます。そのため、睡眠中の8時間ぐらいはトイレに行かなくても大丈夫なのです（P180参照）。

大人にも必要な成長ホルモン

身長が伸びるのは、成長ホルモンのおかげです。このホルモンが分泌されるのは、

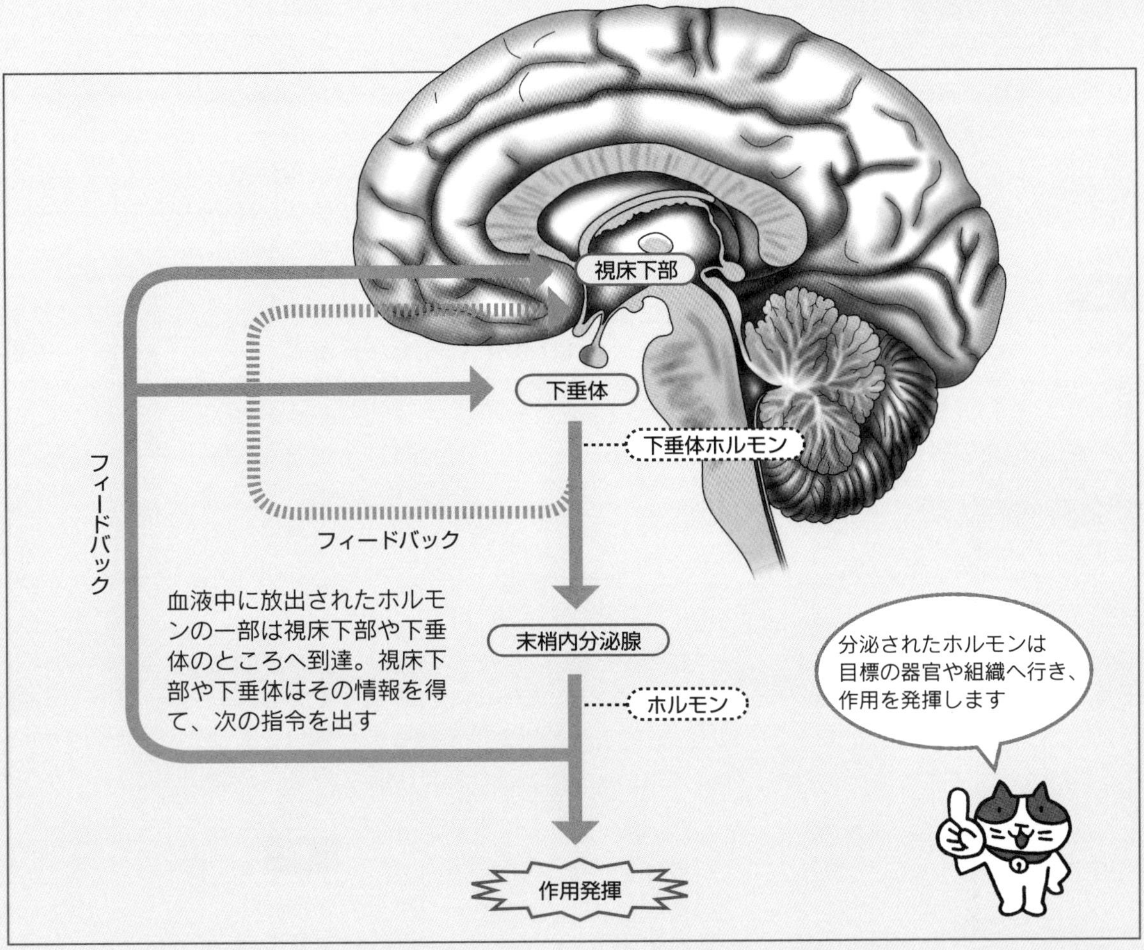
視床下部
下垂体
下垂体ホルモン
フィードバック
フィードバック
血液中に放出されたホルモンの一部は視床下部や下垂体のところへ到達。視床下部や下垂体はその情報を得て、次の指令を出す
末梢内分泌腺
ホルモン
作用発揮
分泌されたホルモンは目標の器官や組織へ行き、作用を発揮します

夜、ぐっすりと眠っている間です。「寝る子は育つ」という言葉がありますが、まさにそのとおりのはたらきをするホルモンです。

では、大人になったら成長ホルモンはもう分泌されないのかというと、実は大人になっても不可欠なホルモンで、代謝や免疫《めんえき》にかかわるはたらきをしたり、からだの組織が損傷を受けたときにそれを修復するのを助けたりなどをします。

よく聞くアドレナリンもホルモンの一種

興奮した状態を比喩的に「体内のアドレナリンが一気に増量し…」いうことがありますが、このアドレナリンもホルモンの一種です。

アドレナリンを分泌しているのが、腎臓《じんぞう》の上部にある副腎《ふくじん》という内分泌腺で、ここからは副腎髄質《ずいしつ》ホルモンと副腎皮質《ひしつ》ホルモンが分泌されています。アドレナリンは副腎髄質ホルモンの一種です。

アドレナリンとノルアドレナリンは、何かストレスがあるときに主に分泌され、交感神経を刺激して特に心臓の動きを活発にします。その結果、血圧が上がったり、脈拍が増えるわけです。

さくいん

あ

RNA ……77
Iga ……104
亜鉛 ……89
あかが出るしくみ ……203
アキレス腱 ……65・236
悪性黒色種 ……203
悪玉菌 ……111
アクチン ……239
汗 ……202
アセトアルデヒド ……114・117
圧覚 ……201
アデニン ……77
アデノシン三リン酸 ……239
アドレナリン ……245・247
あぶみ骨 ……195
アポクリン腺 ……198
アポリポタンパクE4 ……215
アミノ酸 ……103・116
アミラーゼ ……104・121・122
アメーバー運動 ……171
アルコール ……**114**
アルツハイマー型痴呆 ……215
アルデヒド脱水素酵素 ……117
アルドステロン ……245
アレルギー ……80
アレルギー性鼻炎 ……132・133
アレルゲン ……80
アンモニア ……115
胃 ……58・**59**・60
胃液 ……94・95・**97**
胃潰瘍 ……100
胃角 ……59
胃カメラ ……93
胃がん ……101
息が切れる ……150
胃酸 ……94・97
胃・十二指腸 ……**94**
萎縮性胃炎 ……101
胃小窩 ……95
胃腺 ……95
胃体部 ……59・94
１回呼吸気量 ……149
遺伝子 ……**76**
命の座 ……47・210
胃の幽門部 ……96
いびき ……136・137
陰核 ……72
陰茎海綿体 ……68・69
インスリン ……**121**・**124**・125・245
インスリン依存型 ……124
インスリン非依存型 ……124
咽頭 ……**134**
咽頭反射 ……221
咽頭扁桃 ……134・135
陰嚢 ……68・69
うがい ……141
右腎 ……62
右心室 ……55・57・154・155
右心房 ……55・56・57・154・155
右脳 ……209・213
膿 ……172
右葉 ……61・112
ウレアーゼ ……101
ウロビリノーゲン ……179
ウロビリン ……109
運動言語中枢 ……209
運動神経 ……220
運動中枢 ……209
運動野 ……220
永久歯 ……87
会陰 ……72
ALDH ……117
A10神経 ……212
ATP ……239
S状結腸 ……58・106
S状静脈洞 ……46
エステラーゼ ……122
エストロゲン ……243・245
エナメル質 ……85・88
エネルギー ……237
エラスターゼ ……122
エリスロポエチン ……245
円回内筋 ……65
嚥下反射 ……91
塩酸 ……94・97
遠視 ……190
延髄 ……47・48・208・210
エンテロキナーゼ ……122
塩分 ……160・179
塩分摂取量 ……160
横隔膜 ……54・61・112・149
横行結腸 ……58・106
黄体形成 ……73
黄体形成ホルモン ……245
黄体形成ホルモン放出ホルモン ……245
黄体ホルモン ……73・245
黄疸 ……170
嘔吐 ……98
嘔吐中枢 ……98
黄斑 ……189
横紋筋 ……155
大食い ……99
オキシトシン ……245
悪心 ……98
音の伝わり方 ……195
お腹が鳴る ……100
主な骨格 ……**225**
親知らず ……87
温覚 ……201
音波 ……195

か

外括約筋 ……182・183
快感神経 ……212
外頸静脈 ……46
外頸動脈 ……46・67
外肛門括約筋 ……108
外耳 ……51・194
外子宮口 ……72
外耳道 ……51・194
外耳道軟骨 ……194
咳嗽中枢 ……144
外側半規管 ……195
外弾性膜 ……162
回腸 ……58・102・106
外転神経 ……48・219
外尿道口 ……62・72
海馬 ……47・214
外鼻孔 ……128
外分泌 ……244
外膜 ……162・182
海綿骨 ……169・224

海綿質……………………………169
海綿静脈洞 ………………………46
下顎骨……………………………225
下顎反射…………………………221
下眼瞼 ……………………………50
蝸牛 …………… 51・195・199
蝸牛窓……………………………195
核…………………………………169
角質層……………………………200
拡張期血圧………………………159
角膜 ………………………50・188
下行結腸…………………58・106
下口唇 ……………………………53
下行大動脈 ………55・56・57
下矢状静脈洞 ……………………46
下肢静脈瘤………………………167
下斜筋 ……………………………50
下唇 ………………………………84
下垂体 …………47・245・246
ガストリン………………95・245
下大静脈
……55・56・57・61・67・154
肩関節周囲炎……………………233
下直筋 ……………………50・188
滑液………………………………230
顎下腺 ……………………44・86
滑車神経…………………48・219
活性酸素…………………………241
滑膜………………………………230
括約筋 ……………………………92
下鼻甲介 ………52・128・129
下鼻道 …………52・128・129
過敏性腸症候群 ……109・110
下葉 ………………………55・146
顆粒球……………………………169
カルシウム………………………226
カルシトニン……………………245
肝炎………………………………115
肝円索 ……………………61・112
感覚受容器………………………220
感覚神経…………………………220
感覚性言語中枢…………………209
眼窩脂肪体 ………………………50
肝管………………………………118
眼球 ………………………50・188
眼球軸……………………………192
汗孔………………………………200
肝硬変……………………………117
肝細胞……………………………113
冠状動脈………………56・161
肝静脈 …………61・112・114
肝小葉……………………………113
肝性脳症…………………………115
関節 ………………………**230**・232
関節窩……………………………230
関節が痛む………………………232
関節腔……………………………230
関節頭……………………………230
関節軟骨 ………………228・230
関節包……………………………230
汗腺………………………………200
肝臓 …58・**61**・**112**・**114**・115
肝動脈……………………………114
冠動脈……………………………154
間脳 ……………47・208・210
眼房水 …………………188・189
間膜 ………………………………61
顔面静脈 …………………………46
顔面神経…………………48・219
顔面頭蓋…………………………225
気化熱……………………………202
気管…………………54・**55**・**142**
気管支 ……………………**55**・**142**
気管支炎…………………………145
気管腺……………………………143
気管軟骨…………………………143
利き脳……………………………213
基礎体温 …………………………73
基礎代謝…………………………237
亀頭 ………………………………69
きぬた骨…………………………195
キモトリプシン ……121・122
球関節……………………………231
嗅球 ………………………52・128
球形嚢……………………………195
嗅細胞 …………………………**129**
吸収上皮…………………………103
嗅神経 ……48・**129**・219・220
急性胃炎…………………………100
急性膵炎 ………………………**123**
急性中耳炎………………………198
嗅部 ………………………52・128
橋 ………………47・208・210
胸骨 ………………………………54
胸骨体 ……………………………54
胸骨柄 ……………………………54
狭窄部 ……………………………93
胸鎖乳突筋 ………………………65
胸式呼吸 ………………149・229
胸神経 …………………216・218
狭心症……………………………161
胸髄 ………………………………49
胸椎 ………………………49・225
胸部 ……………………………**54**
強膜 ………………………50・188
曲精細管 …………………………69
近位中心子 ………………………70
筋原線維…………………………234
近視 ……………………………**190**
筋線維 …………………234・235
筋層………………………………182
筋肉 ……………………**234**・**237**
筋力の低下………………………242
グアニン …………………………77
空気抜きの調節…………………196
空腸 ……………58・60・96
クーパー腺 ………68・69・183
くしゃみ ………………………**130**
口 ……………………………**53**・**84**
口呼吸……………………………131
屈曲反射…………………………221
屈筋………………………………238
クモ膜 ……………………………49
鞍関節……………………………231
グリコーゲン …116・237・238
グルカゴン …………121・245
グロブリン………………………173
クロマチン ………………………77
黒目………………………………193
脛骨 ………………………………64
頸神経 …………………216・218
頸髄 ………………………………49
頸椎 ………………………49・225
血圧 ……………………**159**・160
血液 ……164・165・**168**・169
血液凝固因子……………………172
血液透析…………………………181
血管 ……………**66**・**162**・165
血管抵抗…………………………159
血球………………………………168
月経 ………………………………73
血行………………………………166
血漿 ……………………168・172
血小板 ……78・168・169・172

血栓 ……………………161・167
結腸 ……………………**107**
結腸ひも ……………………58
血沈……………………………173
げっぷ …………………………98
結膜………………………50・188
解毒作用……………………114
毛のサイクル …………**201**
ゲノム …………………………77
ケラチン……………………205
下痢便 …………………**109**
腱 ………………………………**236**
健胃薬 ………………………99
肩甲骨 …………………54・64
犬歯 ……………………………85
剣状突起 ……………………54
原始卵胞 ……………………73
原尿……………………………178
瞼板腺 …………………………50
好塩基球 ……………78・171
高温期 …………………………73
口蓋垂 …………………53・84
口蓋扁桃 ……53・84・86・135
硬化療法……………………167
睾丸 ……………………68・69
交感神経……………………219
交感神経幹 …………………49
後眼房 …………………………50
抗原 ……………………………80
硬口蓋 …………………53・84
虹彩 ……………50・188・189
好酸球 ………………78・171
口臭 ……………………88・89
甲状腺機能亢進症…………246
甲状腺機能低下症…………246
甲状腺刺激ホルモン………245
甲状腺刺激ホルモン放出ホルモン …245
甲状腺ホルモン……………246
甲状軟骨 ……………54・134
抗体 ……………………………80
好中球 ………78・171・172
喉頭 ………………**134**・142
喉頭蓋 ……53・134・135・142
喉頭筋………………………135
後頭筋 …………………………65
後頭骨 …………………………64
後頭葉 …………………45・209
喉頭隆起……………………138
更年期障害…………………243
広背筋 …………………………65
後半規管……………………195
硬膜 ……………………………49
硬膜外麻酔…………………218
肛門 ……………58・**106**・108
肛門括約筋…………………108
抗利尿ホルモン…180・245・246
声変わり……………………138
股関節………………………233
呼吸…………………………149
呼吸細気管支 ………………55
鼓室 ……………………51・194
五十肩………………………233
古小脳………………………210
後大脳動脈 …………………46
骨格 ……………………………**64**
骨格筋 ……**65**・234・**235**・238
骨芽細胞……………………226
骨幹…………………………224
骨幹端………………………224
骨髄 ………………169・172
骨髄移植……………………172
骨髄幹細胞…………………172
骨髄腔………………………169
骨髄系幹細胞 ………………78
骨髄造血幹細胞 ……………78
骨粗鬆症 …………227・242
骨端…………………………224
骨盤…………………………225
骨膜 ………49・169・224・230
骨膜化脂肪層 ………………49
骨量 ………………227・229
鼓膜…………44・51・194・196
固有肝動脈…60・61・112・113
こり…………………………238
ゴルジ体 ……………………76
コルチゾール………………245
コレステロール……………119
コレステロール胆石………119

さ

細気管支 ………55・142・147
サイトカイン ………171・243
細胞質 …………………………76
細胞膜 …………………………76
サイロキシン………………245
杯細胞 ………………143・145
鎖骨 ……………………54・64
坐骨 ……………………64・225
坐骨神経……………………218
左腎 ……………………………62
左心室 ……………55・57・155
左心房 ………55・56・57・155
左脳 ………………209・213
左葉 ……………………61・112
三角筋 …………………………65
三叉神経 ……………48・219
三尖弁 …………………57・155
酸素…………………………170
三半規管 ………51・194・197
GIP……………………105・245
CAPD ………………………181
C型肝炎ウイルス …………115
シェーグレン症候群 …89・192
耳介 ………51・194・195・199
耳下腺 …………………44・86
歯冠 ……………………………85
耳管…………44・51・194・196
耳管口………44・52・128・134
耳管扁桃……………………135
子宮 ……………………………71
子宮頸管 ………………………72
子宮頸部 ………………………72
糸球体………………………177
子宮体腔 ………………………72
子宮体部 ………………………72
子宮底 …………………………72
軸索…………………………217
歯垢 ……………………………88
耳垢腺………………………198
死後硬直……………………239
指骨…………………………225
篩骨洞 …………………52・129
歯根 ……………………………85
歯根膜 …………………………85
脂質 ……………………………76
四十肩………………………233
歯周病 …………………………**88**
歯周ポケット …………………88
視床 ……………47・208・210
視床下部
……47・208・210・245・246
耳小骨 ……51・194・195・196
糸状乳頭 ……………53・86
茸状乳頭 ……………53・86

視神経
………48・50・188・219・220
耳神経………48・51・194・195
視神経鞘……………………50
視神経乳頭……50・188・189
歯髄……………………………85
歯石……………………………88
耳石……………………………195
耳石器………………195・197
歯槽骨…………………………85
舌…………………………84・**86**
膝蓋腱反射……………………221
膝蓋骨…………………………64
膝蓋靱帯………………………65
シトシン………………………77
シナプス……………217・242
シナプス小胞…………………217
歯肉………………………85・88
脂肪肝…………………………**117**
脂肪酸…………………………116
脂肪組織………………………63
シミ……………………………242
視野……………………………191
尺側手根屈筋…………………65
尺側皮静脈……………………67
斜行筋…………………………95
車軸関節………………………231
射精管…………………………69
射精管開口部…………………69
しゃっくり……………………136
尺骨……………………………64
習慣性扁桃炎…………………139
シュウ酸カルシウム…………184
収縮期血圧……………………159
縦走筋……………………91・95
重炭酸塩………………………122
終動脈…………………………46
十二指腸 58・**59**・60・94・**96**・118
十二指腸球部…………………59
終末細気管支…………………147
絨毛……………………………103
手根骨…………………………225
樹状突起………………………217
主膵管……………………60・96
受精……………………**74**・75
受精卵…………………………75
受容体…………………………200
シュレム管……………………50
小陰唇…………………………72
消化液…………………………95
消化管…………………………84
消化管ホルモン………………96
消化管抑制ペプチド…………105
上顎骨…………………………225
上顎洞…………………52・129
消化酵素………84・**104**・122
松果体………………243・245
消化薬…………………………99
上眼瞼…………………………50
上眼瞼挙筋……………………50
小臼歯…………………………85
上行結腸……………58・106
上矢状静脈洞…………………46
硝子体…………50・188・189
小十二指腸乳頭……60・120
上唇……………………………84
上大静脈……55・56・57・67・154
小腸……………………………**102**
上直筋………………50・188
小動脈…………………………143
小脳…45・47・208・209・210
小脳のはたらき………………**210**
上鼻甲介……52・128・129
上鼻道………52・128・129
小胞……………………………76
小胞体…………………………76
静脈………**67**・**163**・164・165
静脈血…………………………148
静脈弁…………………………163
上葉……………………55・146
小葉間静脈……………………113
小葉間胆管……………………113
小葉間動脈……………………113
上腕骨…………………………64
上腕三頭筋……………………65
上腕動脈………………………66
上腕二頭筋……………………65
食道…………59・**90**・93・142
食道がん………………………92
食道発声法……………………92
女性のからだのリズム………73
女性の生殖器…………………**71**
触覚……………………………201
白髪……………………………205
自律神経……………193・**219**
白目……………………………193
シワ……………………………242
腎盂……………………63・177
心筋……155・161・234・**235**
伸筋……………………………238
心筋梗塞………………………161
心筋の拡張と収縮……………156
神経…………………200・**216**
神経細胞体……………………217
神経終末………………………200
神経線維………………………49
神経伝達物質…………………242
神経の伝わり方………………**217**
人工透析………………………181
心室が拡張……………………155
心室が収縮……………………155
心室中隔………………………155
滲出性中耳炎…………………198
腎小体…………………………177
新小脳…………………………210
腎静脈…………………63・177
心臓………54・**56**・**154**・155
腎臓……………………**62**・**176**
心臓の収縮……………………157
靱帯…………………230・232
腎柱……………………………63
身長の伸び……………………240
心電図…………………………158
腎動脈…………………63・177
腎乳頭…………………………63
腎杯……………………63・177
心拍出量………………………159
真皮…………………200・201
深部感覚………………………232
深部反射………………………221
心房性ナトリウム利尿ホルモン…245
随意運動………………………213
膵液………96・120・**121**・**122**
膵管……………………………120
髄腔……………………………224
髄質…………63・177・209
髄質部…………………………177
髄鞘……………………………217
水晶体……50・188・189・192
水晶体の湾曲…………………190
膵臓………58・**60**・118・**120**
錐体……………………………189
膵体部…………………………120
膵頭部…………………………120

膵尾部……120
水分代謝……141
髄放線……63
睡眠……211
睡眠時無呼吸症候群……137
頭蓋骨……44・225
ストレッチ……236
ストレプトコッカス・ミュータンス…88
精管……68・69
精管膨大部……69
精丘……69
制酸薬……99
精子……**70**
精奨……183
精神性発汗……202
性腺刺激ホルモン……245
精巣……68・**69**
精巣上体……68・69
精巣上体管……69
声帯……134・135・136
声帯ひだ……135
声帯ポリープ……140
成長……**240**
成長線……224
成長ホルモン……245・246
成長ホルモン放出ホルモン…245
精嚢……69・183
声門……135
正乱視……190
せき……144
脊髄……47・**49**
脊髄神経……218
脊髄反射……221
脊髄麻酔……218
脊柱……225
脊椎……64
脊椎骨……49
セクレチン……96・122・245
舌咽神経……48・219
舌下神経……48・219
舌下腺……44・86
赤血球……78・168・169・170
舌骨……134・225
舌根……86
舌体……86
舌乳頭……86
舌扁桃……53・86・135
舌盲孔……53
背骨……228
セメント質……85
線維鞘……70
前下行枝……56
前眼房……50
前鋸筋……65
仙骨……64・225
仙骨神経……216・218
腺細胞……145
染色体……76・**77**
前心静脈……56
全身麻酔……218
仙髄……49
前大脳動脈……46
善玉菌……111
仙椎……49
前庭神経……195・197
前庭窓……195
前庭ひだ……135
蠕動運動……91・94・95・110
前頭筋……65
前頭洞……52・128・129
前頭葉……45・209
前半規管……195
繊毛……143
前立腺…63・68・69・182・183・185
前立腺肥大症……185
総肝管……60・61・112・118
象牙質……85
造血器官……169
造血細胞……142
桑実胚……75
桑実胚期……75
総胆管……60・118・120
僧帽筋……65
僧帽弁……57・155
足根骨……225
側切歯……85
側頭筋……65
側頭葉……45・209
足背動脈……66
咀嚼……214
ソマストタチン……245

た

大陰唇……72
大臼歯……85・87
大胸筋……65
大孔……48
第５腰椎……225
第３大臼歯……85・**87**
代謝回転……240
代謝作用……116
体循環……156・164
大心静脈……56
大腿骨……64
大腿四頭筋……65
大腿神経……218
大腿動脈……66
大腿二頭筋……65
大腸……**106**
大殿筋……65
大動脈……57・66
大動脈弓……55・56・66・154
大動脈弁……57・155
第二頸椎……138
大脳……208
大脳運動野……213
大脳基底核……47・209
大脳動脈輪……46
大脳皮質……**209**
大伏在静脈……67
唾液……**86**・89
唾液アミラーゼ……86
唾液腺……44・**86**
多列線毛円柱上皮……143
たん……145
胆管……**118**
単球……78・169・171
胆汁……96・**116**・**119**
胆汁酸……116・119
胆汁色素……119
男女のからだ……**68**
弾性線維……243
男性の生殖器……**68**
胆嚢…58・60・**118**・**119**・120
胆嚢管……60・118
たんぱく質……116
恥丘……72
恥骨……68・71
腟……71・72
腟口……72
痴呆症……215
緻密骨……224
チミン……77
着床……75

中硬膜動脈 ……46
中耳 ……51・194
中耳炎 ……**198**
中手骨 ……225
中心静脈 ……113
虫垂 ……58・106・107
虫垂口 ……107
中切歯 ……85
中足骨 ……225
中大脳動脈 ……46
中脳 ……47・208・210
中鼻甲介 ……52・128・129
中鼻道 ……52・128・129
中膜 ……162
中葉 ……55・146
腸液の分泌腺 ……103
腸管 ……114
蝶形骨洞 ……52・129
腸骨 ……64・225
蝶番関節 ……231
腸内細菌 ……111
腸閉塞 ……105
直腸 ……58・68・**106**・**108**
椎間軟骨 ……228
椎間板 ……225
椎骨 ……49
椎骨動脈 ……46
痛覚 ……201
つち骨 ……195
爪 ……205
DNA ……76・77
DNA二重らせん ……77
Tリンパ球 ……78・80・169
低インスリンダイエット法 ……125
低温期 ……73
デオキシリボ核酸 ……76
デオキシリボヌクレアーゼ ……122
テストステロン ……245
電気信号 ……217・220
トイレが近い ……180
導管 ……244
動眼神経 ……48・219
瞳孔 ……50・188・189
橈骨 ……64
糖質コルチコイド ……245
橈側皮静脈 ……67
頭頂骨 ……64
頭頂葉 ……45・209
糖とリン酸のバックボーン ……77
糖尿病 ……**124**・125
頭部 ……**44**
洞房結節 ……158
動脈 ……**66**・162・164・166
動脈血 ……148
動脈硬化 ……161・166
動脈壁 ……166
ドーパミン ……212
ドライアイ ……192
鳥肌が立つ ……204
トリプシノーゲン ……122
トリプシン ……121・122
トリヨードサイロニン ……245

な

内括約筋 ……182・183
内頸静脈 ……46
内頸動脈 ……46
内肛門括約筋 ……108
内耳 ……44・51・194
内子宮口 ……72
内視鏡 ……93
内耳神経 ……48・219・220
内弾性膜 ……162
内鼻孔 ……52・128
内皮細胞 ……162
内分泌 ……244
内分泌腺 ……244
内膜 ……162
涙 ……193
軟口蓋 ……53・84・134
軟骨 ……224・**228**
軟骨間靱帯 ……143
軟骨膜 ……143
難聴 ……199
軟膜 ……49
ニキビ ……202
肉離れ ……239
二酸化炭素 ……170
乳歯 ……**87**
乳汁分泌ホルモン ……245
乳頭 ……53・96・177
乳頭口 ……53
ニューロン ……209・217・242
ニューロン活動 ……214
尿 ……178
尿管 ……63・176・182・183
尿管口 ……63・69・182
尿細管 ……177
尿素 ……115
尿道 ……62・63・68・69・176・182・183
尿道海綿体 ……68・69
尿道括約筋 ……185
尿道球腺 ……183
尿の色 ……179
尿の検査 ……181
尿崩症 ……179・180
尿路 ……**183**
尿路結石 ……184
人間の寿命 ……240
ネフロン ……177
粘液 ……97
粘膜 ……182
粘膜上皮 ……95
脳 ……**45**・**208**
脳幹 ……45・208
脳幹のはたらき ……**208**
脳血管障害型痴呆 ……215
脳死 ……212
脳神経 ……**48**・216
脳神経細胞の再生 ……215
脳底動脈 ……46
脳頭蓋 ……225
脳の萎縮 ……214
脳のエネルギー消費量 ……211
脳の血管 ……**46**
脳の構造 ……**209**
脳の内部 ……**47**
脳の老化 ……242
脳梁 ……208
のど ……137
のどが渇く ……141
のどぼとけ ……138
乗り物酔い ……197
ノルアドレナリン ……245

は

歯 ……84・**85**
肺 ……**55**・**146**
肺炎 ……151
肺活量 ……149
肺がん ……150
肺循環 ……156・164
肺静脈 ……57・67・147・155
肺塞栓症 ……167

肺動脈………57・66・147・155
肺動脈弁………………57・155
排尿中枢……………………185
排便 ……………………108・110
排便中枢……………………108
排便反射……………………108
肺胞 ……………55・**147**・148
肺胞毛細血管………………147
肺門…………………………142
排卵 ……………………73・**74**
吐き気 ………………………98
麦芽糖 …………………84・86
歯茎 …………………………85
白質…………………………209
白体 …………………………73
破骨細胞……………………226
バゾプレッシン……………245
白血球……**78**・168・169・171・172
白血病………………………172
鼻 ……………………**52**・**128**
鼻クソ………………………131
鼻呼吸………………………131
鼻血 ………………………**132**
鼻づまり……………………133
鼻水 ………………………**131**
歯並び ………………………**87**
馬尾 …………………………49
ハムストリングス…………239
パンクレオザイミン…96・122
半月板………………………230
半腱様筋 ……………………65
反射…………………………221
B細胞………………………104
Bリンパ球 ……………78・169
皮下組織……………………200
光老化………………………242
鼻腔…………………………134
腓骨 …………………………64
尾骨 ……………………64・225
尾骨神経 ……………216・218
ひざの関節…………………233
皮脂腺………………………200
皮質 ……………………63・177
皮質骨………………………224
皮質部………………………177
尾状核 ………………………47
脾静脈 ………………………60
ヒス束………………………158
ヒスタミン …………………80
鼻前庭 …………………52・128
脾臓 ……………………58・**60**
左胃動脈 ……………………60
左肝管 …………………60・118
左肝管 …………………60・118
左冠状動脈 …………………56
左鎖骨下動脈………………154
左主気管支…………………142
左腎静脈 ……………………62
左腎動脈 ……………………62
左総頸動脈…………………154
左肺 ……………………54・142
左肺静脈 ………55・56・154
左肺動脈 ………55・56・154
左尿管 ………………………62
鼻中隔 …………………52・129
尾椎 …………………………49
脾動脈 ………………………60
鼻粘膜………………………130
皮膚 ………………………**200**
腓腹筋 ………………………65
皮膚の感覚…………………201
皮膜…………………………177
被膜 …………………………63
日焼け………………………204
病気と免疫 …………………**78**
病気に対する抵抗力………243
表在反射……………………221
病巣扁桃……………………139
表皮…………………………200
ビリルビン ……116・119・170
ビリルビンカルシウム……119
ビリルビン胆石……………119
鼻涙管 …………………44・133
ピロリ菌……………………101
貧血…………………………173
頻尿…………………………180
ファーター乳頭…59・60・118・120
フィードバック ……246・247
腹腔動脈 ……………………60
副睾丸 …………………68・69
副交感神経…………………219
副甲状腺ホルモン…………245
腹式呼吸 ……………149・229
副腎…………………………247
副神経 …………………48・219
副腎髄質ホルモン…………247
副腎性男性ホルモン………245
副腎皮質刺激ホルモン……245
副腎皮質刺激ホルモン放出ホルモン…………245
副腎皮質ホルモン…………247
副膵管 …………………60・96
腹大動脈 ………………60・66
腹直筋 ………………………65
副鼻腔 ……………………**129**
腹部 …………………………**58**
腹膜透析……………………181
フケ…………………………203
不正乱視……………………190
プチアリン …………………86
ブドウ糖…103・116・121・124・237
不老不死……………………241
プロエラスターゼ…………122
プロゲステロン……………245
プロスタグランジン ………80
プロテアーゼ………………104
プロラクチン………………245
プロラクチン放出ホルモン 245
分界溝 ………………………53
噴門 ……………59・92・94
平滑筋 …143・162・234・**235**
平衡機能 …………………**195**
ヘイフリック限界…………240
平面関節……………………231
ペースメーカー細胞………158
ペプシノーゲン ……………94
ペプシン ………………94・97
ヘモグロビン …165・170・173
ヘリコバクター・ピロリ菌…………………100・101
便 …………………………**109**
弁……………………………155
変形性関節症………………233
扁桃…………………………135
扁桃腺 ……………………**139**
扁桃腺手術…………………139
扁桃体 ………………………47
扁桃肥大……………………139
便秘 …………………110・**111**
防御反応……………………145
膀胱 ……58・**62**・68・69・71・**182**
膀胱炎………………………184
膀胱括約筋…………………185
縫工筋 ………………………65

監修者紹介

伊藤善也（いとう よしや）

日本赤十字北海道看護大学教授

1958年東京生まれ、北海道帯広市育ち。旭川医科大学を卒業して、小児科医となる。小児内分泌学を専門とし、糖尿病、肥満、低身長や思春期早発症の診療にあたっている。「子どもの気がかり事典」（永岡書店）の企画・編集を担当した。その他に小児期からの肥満予防に関する著作・出版物等が多い。からだのしくみについて、やさしく書かれた本があれば、一般の人がもっと自分のからだや健康について興味をもってくれるのではとの思いから本書の監修を担当。

●デザイン―――清水良子（R-coco）
●図　版―――MEDICA（川本 満）
●イラスト―――いぢち ひろゆき
よしだ みぽ
ツグヲ・ホン多
五十嵐 亨
●執筆協力―――馬場直子（有限会社トライ）
中村友子
●編集協力―――青木信子（Star Ring）

図解　からだのしくみ大全

監　修―――伊藤　善也
発行者―――永岡　純一
発行所―――永岡書店
〒176-8518　東京都練馬区豊玉上1-7-14
電話　03-3992-5155（代表）
03-3992-7191（編集）

製 版―――センターメディア／東京プロディア
印 刷―――横山印刷
製 本―――ヤマナカ製本

ISBN978-4-522-42363-9　C2047
●落丁・乱丁本はお取り替えします。
●本書の無断複写・複製・転載を禁じます。　㉔